图书在版编目(CIP)数据

中国药茶大全/蒋力生,叶明花主编.—上海:上海科学技术出版社,2014.8(2025.2 重印)
ISBN 978-7-5478-2261-6
Ⅰ.①中... Ⅱ.①蒋...②叶... Ⅲ.①茶剂-验方 Ⅳ.①R289.5

中国版本图书馆 CIP 数据核字(2014)第 119696 号

中国药茶大全

主编/蒋力生　叶明花

上海世纪出版(集团)有限公司
上 海 科 学 技 术 出 版 社　出版、发行
(上海市闵行区号景路159弄A座9F-10F)
邮政编码 201101　www.sstp.cn
山东韵杰文化科技有限公司印刷
开本 889×1194　1/32　印张 19.5　插页 4
字数 600 千字
2014 年 8 月第 1 版　2025 年 2 月第 9 次印刷
ISBN 978-7-5478-2261-6/R・744
定价:60.00 元

主编·蒋力生　叶明花

中国药茶大全

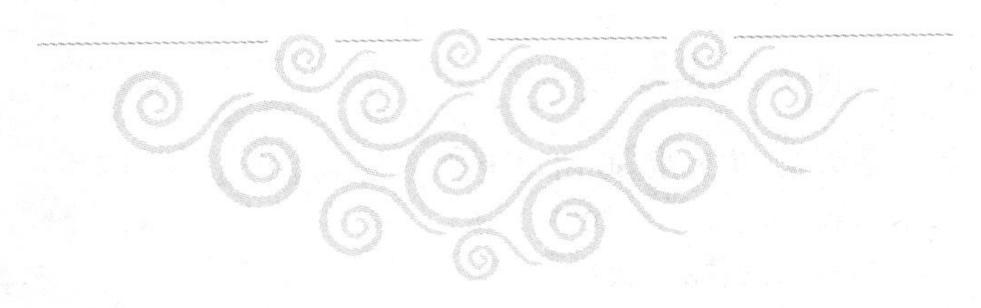

ZHONGGUO YAOCHA DAQUAN

上海科学技术出版社

内•容•提•要

药茶是我国民间常用的医疗保健方法，也是中医养生治病的重要手段。我国人民在应用药茶的过程中，不仅创造发明了数以千计的药茶方，而且还对药茶的制作、功用等积累了丰富的经验，并形成了独到理论认识。本书在广泛文献调查的基础上，对历代药茶方进行了系统的整理和研究，是药茶应用的集大成之作。

本书分上、中、下三篇。上篇为药茶概论，对药茶的历史源流、文化意义及其原料、制作、功用、宜忌等进行了概要论述；中篇为养生保健茶、下篇为临床疗病茶，共载录药茶方 1 300 多首，每首在详细介绍组成、制作、功效、适应证的基础上，重点对药茶的药用机制、服法、宜忌及应用经验进行了分析评点，对于药茶的推广应用具有很强的指导意义。

本书内容丰富、实用性强，既可为大众百姓家居应用药茶提供经验指导，也可供专业的医药保健及科研人员多元防治疾病参考和借鉴。

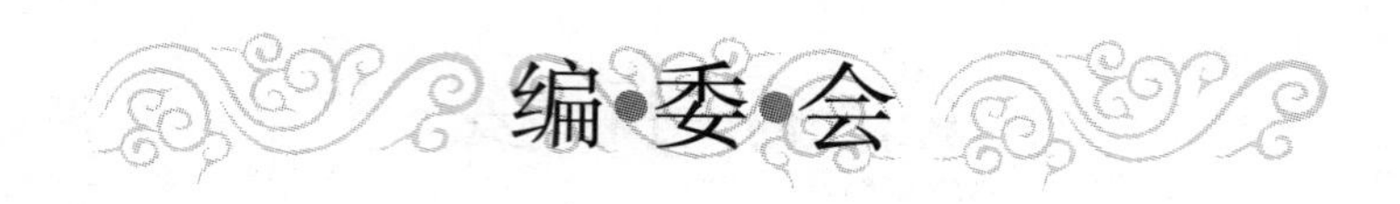

编委会

主 编

蒋力生　叶明花

副主编

曹　征　章德林

编 委

蒋力生　叶明花　曹　征　章德林　简　晖

俞大军　叶春林　龙奉玺　刘春援　张志明

夏鑫华　陈　静　韩培海　蒋维昱　蒋维晟

毛祥坤　谢双峥　苗瑞恒　王凯勋　郑文华

前●言

药茶，就是将中草药与茶叶配用，或直接用中草药代茶冲泡、煎煮饮用，是一种以茶为名、以药为用而独具特色的中药剂型。药茶以药代茶，或药、茶配合，不仅可以用来预防疾病、保健养生，而且还可以治疗一些常见病、多发病，就是对一些疑难杂病，甚或肿瘤顽症，也有一定的疗效。由于其取材容易、制作简单、饮用方便，深受广大百姓的喜爱。

药茶作为民间中医药的一种创造发明，肇始于民间，流行于民间，是传统中医药藏医于民的典型表现，也是中医药融合于百姓日常生活、培养中医信仰、传播中医药知识的重要途径。近百年来，中医之所以备受西方医学的冲击而大劫不灭，不绝如缕，除了中医临床的确有疗效、中药治病的确有特色之外，很大程度还取决于诸如药茶、药酒、药羹、药食等中医药膳食疗的社会基础和民间信仰。也就是说，在普通老百姓的日常生活中，自觉不自觉地在贯彻中医药的理念，实践中医药的主张，维系对中医药的信任，传承中医药的方法和经验。一句话，如果没有深深的民间信仰，没有来源于底层百姓的殷殷情结，没有社会普遍的活水源头、沃土膏壤，中医之树可能早已枯萎凋亡。

药茶的应用历史悠久。可以说，中国人自从有了饮茶的习惯，就有了以药代茶或以药配茶的方法。传说中，神农氏是茶叶的发现者。周武王时期，茶叶已经是巴国的珍贵贡品。春秋战国时期，饮茶已经成为社会的普遍习惯。药茶也应该就此流传开来。记载在《诗经》中的饮茶史料虽不能全作为药茶看待，但在《神农本草经》中，以药代茶煎煮的资料明显多了起来。唐代《外台秘要》卷三十一已有“代茶新饮方”，用药多达14味，煎以代茶饮，是典型的药茶方。宋代《太平圣惠方》设有“药茶诸方”专节，“药茶”也就成为专门的中药剂型。根据初步统计，记载在古代医籍中的药茶方，多达上千首。而大量的药茶方，主要流行于民间实用经验中。近现代以来，有关人员从不同角度对民间药茶搜集整理，见诸报道的药茶方有3 000多首。因此，古今合计，药茶方当在5 000首以上。

为了弘扬传承中医药文化遗产，发展创新中医药特色优势，全面挖掘整理民间药茶的应用方法，总结民间药茶的应用经验，本书编写人员在广泛调查古代药茶文献的基础上，结合社会调查，重点对当代药茶的应用进行了较系统的研究。经过汰除重复，精选实用效良的药茶方1 300多首，撰成《中国药茶大全》一书，为大众利用药茶防治疾病、保健养生提供依据和方便。

本书分上、中、下三篇。上篇为药茶概论，从药茶的历史源流、历史价值、文化意义及原料制作等方面，进行概要叙述，使读者对于药茶的理论、知识有个整体的把握。中篇为养生保健茶，下篇为临床疗病茶，共收载药茶方1 300多首，根据其功用分类排列，每一类下则基本按文献出处的时间顺序排列。每首药茶方，在详细介绍组成、制作、功效、适应证的基础上，专设“按语”一项，重点对药茶的应用机制、应用经验及用法、宜忌进行评点，便于老百姓据书选方，依方制备饮用，对于药茶的推广应用具有很强的指导意义。

本书为古今药茶集大成之作，内容丰富，实用性强，既可为大众百姓家居应用药茶提供经验指导，也可供专业的医疗保健及科研人员保健养生、防治疾病参考和借鉴。

编　者

2014年3月

目录

上篇　药茶概论

中篇　养生保健茶

下篇　临床疗病茶

【咳嗽】/114

【哮喘】/136

【支气管炎】/142

【肺结核】/149

【腹泻】/219

【痢疾】/234

【便秘便血】/244

【肝胆疾病】/253

【高血压】/276

【冠心病】/303

【心悸】/317

【高脂血症】/320

二、外科/456

【疔疮痈疖疹癣】/456

【肛肠疾病】/468

三、妇科/475

【月经病】/475

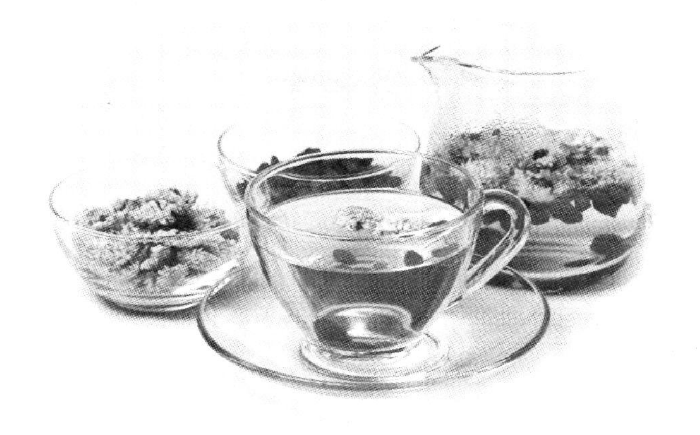

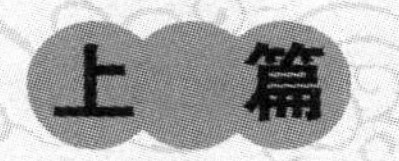

上篇

药茶概论

一、药茶起源

药茶，也称茶剂，指以植物的叶、花、实、根等切制净洗后直接泡用，或以单味或小复方中药材为原料配用茶叶采用不同工艺制成粗末、茶块状、茶袋等多种剂型，以沸水冲泡或加水稍煎后饮用的一种中药传统剂型。

作为中医学宝库中的瑰宝，药茶具有悠久深远的发展历史，在历代医书中多有记载。

我国最早的茶学专著《茶经》提出“茶之为饮，发乎神农氏”，认为神农氏是饮茶的发明者。最早的本草学专著《神农本草经》中就已经有茶的记载，并将茶列为上品，认为茶“主五脏邪气，厌谷，胃痹。久服，安心益气，聪察少卧，轻身耐老”。可见早在上古时期，人们就已经发现茶叶的药用价值，并把茶作为一种健身治病的佳品饮用。

秦汉时期，人们更加深刻认识到茶的药用价值，并且开发出精细的制茶、烹茶工艺，为后来药茶的发展奠定坚实的基础。东汉张揖在《广雅》中最早记载了药用茶方和烹茶方法：“荆巴间采茶做饼。叶老者，饼成以米膏出之。欲煮茗饮，先炙令赤色，捣末，置瓷器中，以汤浇覆之，用葱姜、橘子芼之。其饮醒酒，令人不眠。”

魏晋南北朝时期，随着饮茶风气的盛行及医药知识的丰富，人们开始将一些植物的不同部位切制加工或净洗加入茶叶煎泡饮用，使之药用效果更好，适应范围更广，药茶的雏形开始出现。南朝陶弘景《神农本草经集注》引用《桐君采药录》记载“西阳、武昌、庐江、晋陵好茗，皆东人作清茗。茗有饽，饮之宜人。凡可饮之物，皆多取其叶，天门冬、菝葜取根，皆益人”。

唐代，药茶开始作为一种临床剂型出现，如孙思邈《备急千金要方》记载了“竹茹芦根茶”等药茶十首，其中多不含茶叶。而唐代著名医药学家王焘在《外台秘要》卷三十一列“代茶新饮方”一则，记载了最早的药茶中成药：将“黄芪、通草、茯苓、干姜、干葛、桑根白皮、鼠粘根、生干地黄、枸杞根、忍冬、薏苡仁、菝葜、麦冬、萎蕤”等十四味药，“捻成饼子，中心穿孔，曝干，百余饼一穿，挂之通风阴处妙。若须煮用，以灰火上炙令香熟，勿令焦，臼中捣末，任随时取足，煎以代茶”。

宋代，药茶以其简便易行且有实效，成为一种重要的治疗保健方法，获得广泛的认可，并作为一种被正式确认的中药处方剂型编入当时的国家级大型医学方书《太平圣惠方》中，这也是药茶一词首次见载于医书。如《太平圣惠方·卷九十七》载录“药茶”诸方，如葱豉茶方，治伤寒头痛壮热，石膏茶方，治伤寒头痛烦热，薄荷茶方，治伤寒鼻塞头痛烦躁，等等。而宋代的医家也注意对药茶治病的机制进行探索。如杨士瀛在《仁斋直指方》中，对当时应用较广的姜茶进行初步探讨，提出：“姜茶治痢，姜助阳，茶助阴，又能消暑解酒食毒，且一寒一热，调平阴阳，不论赤白冷热，用之皆良。”

元代，药茶的制作施用更加精致，从太医忽思慧在《饮膳正要》中对贵族社会中多种药茶的记录可略微管窥。如记述枸杞茶制作：“枸杞五斗，水淘洗净，去浮麦，焙干，用白布筒净去蒂萼黑色，选拣红熟者，先用雀舌茶展溲碾子，茶芽不用，次碾枸杞为细末，然后空腹饮用，香茶以白茶一袋、龙脑成片者三钱、百药煎五分、麝香二钱组成，研细后用香粳米熬粥和成剂印作药饼。”邹铉编的《寿亲养老新书》记载了“食治老人热风下血，明目益气，除邪治齿疼，利脏腑顺气”的槐茶方和“食治老人风冷痹，筋脉缓急”的苍耳茶，两首药茶首开老年养生保健专用药茶的先河。

明代，周王朱橚主纂、藤弘等协编的《普济方》卷二百五十九“食治门”中，又继续罗列了早已见载于《太平圣惠方》中的药茶八则，并对其应用进行探讨，药茶的辨证使用开始出现。李时珍在本草巨著《本草纲目》中也多有药茶应用的记载，如“失眠，用灯心草煎水代茶喝。”“梅毒，用土茯苓四两、皂角子七个，煎水代茶饮”，等等。并且明代药茶的种类也增添了不少新内容，如顾元庆所著《茶谱》一书记录的鲜花药茶（木樨、茉莉、玫瑰、蔷薇、兰蕙、橘花、栀子、木香、梅花皆可作茶。诸花开时，摘其半含半放，蕊之香气全者，量其茶叶多少，摘花为茶）和韩懋在《韩氏医通》中记载的全粮药茶“八仙茶”[粳米、黄粟米、黄豆、赤小豆、绿豆（五者炒香熟，各一升）、细茶（一斤）、脂麻

（净，五合）、花椒（净，一合）、小茴香（净，二合）、干白姜（泡，一两）、白盐（炒，一两），以上十一味俱为极细末，和合一处，外加麦面，炒黄熟，与前十一味等分拌匀，瓷罐收藏。胡桃仁、南枣、松子仁、瓜仁、白砂糖之类，任意加入。每用二三匙，白汤点服]，两者都极具代表性。

清代，药茶得到了宫廷贵族的喜爱，并在清代宫廷医疗中大量应用。近年编撰出版的《慈禧光绪医方选议》记载，慈禧热病咳嗽时曾饮用清热止嗽代茶饮。此外，慈禧太后饮用的药茶还有生津代茶饮、滋胃和中代茶饮、清热理气代茶饮、清热化湿代茶饮、清热养阴代茶饮等。由此可见，清代宫廷药茶的特点是与中医辨证论治理论紧密结合，使得药茶更加切中病证，从而进一步提高了药茶的养生祛病疗效。如清热茶方，就按证分为清热理气茶、清热化湿茶、清热养阴茶、清热止咳茶等。

近代，药茶以其经济方便和良好的治病作用，日益受到人们的关注。中华人民共和国成立后所编著的第一部《中华人民共和国药典》（以下简称《中国药典》）（1963 年版）附录中登载了药茶的一般制法和要求，对药茶的发掘起到了有益的促进作用。后来诸多方剂学著作和民间单验方集、各类医学报刊等，也刊载了不少方便实用的药茶方。许多医院和药厂也适时推出了许多药茶成品，如各种降压茶、减肥茶、排毒茶、养颜茶及午时茶等，进一步推动了药茶的发展。为满足人们的实际需要，确保使用安全，国家卫生部已陆续公布了《既是食品又是药品的物品名单》《可用于保健食品的物品名单》和《保健食品禁用物品名单》，为保健型药茶的研制生产保驾护航。

二、药茶原料

药茶是由食用植物或药用植物的叶、花、实、根为原料制成。药茶的构成可以含茶叶，也可以不含茶叶。有的药茶是由茶叶与药材或药材提取物组成，有的药茶是单味药材或多味药材成方。

以茶树叶为原料制成的茶，如普洱茶、乌龙茶、珍眉、龙井、碧螺春等。药用植物的叶亦可作为茶的原料，如桑叶、紫苏叶等。

以植物的花为原料制成的茶，如菊花、玫瑰花、金银花、桂花等，通过一定的制作工艺对花进行加工制成花茶，供人们直接冲泡饮用。

以植物的果实为原料制成的茶，如柚子茶的制作原料就是柚子。

以植物的根茎为原料制成的茶，如荆芥茶、芦苇茶、牛蒡茶、天麻茶等。

药茶可由单味茶叶或药材构成，亦可由茶叶和药材或者多味药材成方组成。

单味药材制成的茶，如紫苏叶茶，以紫苏叶 10 g 加水煎煮取汁，代茶饮，具有解表散寒、行气止呕的功效。

茶叶与药材成方制作茶：如川芎茶，原料为川芎 5 g，茶叶 10 g，将川芎锉碎与茶叶混匀，用热水冲泡饮用即可，具有解表散寒、通窍止痛的功效。午时茶，原料为苍术、陈皮、柴胡、连翘、白芷、枳实、山楂、羌活、防风、前胡、藿香、川芎、神曲、甘草各 300 g，桔梗、麦芽、紫苏叶、厚朴各 450 g，陈茶 1 000 g。将上药研粗末混匀，每次取 10～20 g，以沸水闷泡 15 分钟即可饮用，具有疏表导滞、化浊和胃的功效。

多味药材成方制作茶，如玉石饮，原料为玉竹、石斛各 15 g，以沸水冲泡即可饮用，具有清热养阴、益胃生津的功效。

需要注意的是，药茶原料在选择上，应根据不同的体质及病证，按中医辨证论治原则，合理选择适当的原料。一般而言配制药茶的中药尽可能是水溶性的，而且具有芳香气味的药物，这样才能使患者乐于接受并充分发挥其药效。

三、药茶制作

药茶的剂型可分为汤剂、丸剂、袋泡剂、颗粒剂、散剂、茶块、袋装茶等，制法最简便的是制成汤剂或煮散形式。

汤剂，是将含茶叶或不含茶叶的药材放入砂锅，加水煎汤。反复煎 2～3 次，合并前后煎好的汤液，过滤入热水瓶，代茶频饮。或将药茶原材料放入茶杯或热水瓶，用沸水沏入，搅匀，盖好闷 5～20 分钟后，如茶饮服，可加数次沸水至味淡为止。煮散是将药茶原料粉碎成粗末，以水煎煮或冲泡，代茶饮用。

丸剂，是在汤剂应用的基础上发展起来的剂型。丸剂的药茶制作是将药茶方中多味原材料粉碎成细末，搅拌均匀，以蜂蜜、稀面糊或浓茶汁等将之黏合成团块，再制成丸粒，置通风处晾至微干，再晒干或低温烘干，最后以防潮性能较好的纸张包装，置密闭容器内贮存。使用时按粒取剂量，煎煮或冲泡后以代茶饮，药渣可同时饮下。

袋泡剂，是采用现代包装的一种新形式。它是将药茶方中的原材料粉碎成粗粉，分装于通透性好、机械强度高的纸袋中，饮用时沸水冲泡。具有体积小、溶出快、服用方便的优点。现在市面上有许多制作好的袋泡剂药品，如银翘袋泡剂、川芎茶调袋泡剂等。

颗粒剂，是将方中多味原材料粉碎成细粉，或将原材料用水（或乙醇）提取所得的提取物，加入其他辅料，制成干燥颗粒状。也可将原材料部分粉碎成细粉，部分提取，细粉与提取物混合制成干燥颗粒状。使用时，用开水冲饮即可。这种颗粒剂也是汤剂的发展，它既保持了汤剂的特色，又可克服汤剂体积大、容易变质霉败的缺点，且易运输和贮存。由于在制备时可加入糖粉作为辅料，对于味苦的药茶，又能掩盖其苦味，使人乐意饮用。颗粒剂在人们日常使用中也非常广泛，如感冒冲剂、小柴胡颗粒等。

茶块，分为不含糖茶块和含糖茶块。不含糖茶块是将药材打成粗粉或碎片，与适宜的黏合剂压制成块状；含糖茶块是将药材提取物与蔗糖等辅料压制成块状。

袋装茶，其制作方法不仅包含前面所述袋泡剂的制作方法，还可将药茶方中的原材料部分粉碎成粗粉，部分提取，然后用粗粉吸取提取液，混合均匀和干燥后，装入包(袋)中。这样制备出来的药茶，看上去是药材粗粉，实际上有另一部分药材的提取物"隐"在其中。

上述药茶剂型各有优势，饮用者可根据自己实际情况进行选择制作。

四、药茶作用

药茶以其取材简易，调配方便，针对性强，灵活度大，疗效确切，深受广大群众欢迎，在临床上运用广泛，主要有以下几方面作用。

1. *养生滋补*　人体的衰老源于自身气血阴阳的慢慢衰退，药茶药性平和，无损胃气，可长期饮服，滋补阴阳气血，润物无声，对于养生保健，延年益寿大有裨益。所以药茶历来是中医养生滋补的重要方法，如《韩氏医通》所记载的“八仙茶”，便是益寿延龄的经典茶方。而且药茶加减灵活，使用者可根据自身需要，针对性地加减，使效果更好，如益气多配用人参、黄芪、西洋参，养血多配用当归、白芍、大枣，滋阴多配用麦冬、沙参、生地黄、石斛，温阳多配用肉桂、干姜、生姜。

2. *疾病调养*　慢性病患者及病后术后者，若施以汤剂，虽疗效显著，但煎煮汤药烦琐不便，加之味多量大，增加胃肠负担，易致反胃、腹胀，使长期服用存在一定困难。而一般的丸、散、膏、丹虽适于长期服用，但毕竟作用过缓。若据病情选用针对性强的药茶，作用温和，不仅方便效显，且无壅滞胃气之弊，常服频饮，渐复正气，缓图其效，对疾病调养颇为相宜。

3. *预防保健*　药茶是中医预防保健的重要方法，尤对防瘟疫和防中暑最有奇效。瘟疫为急性传染病，此病预防十分重要。药茶配服方便，适于日常频饮，于瘟疫流行时节，酌情选用适宜的药茶方，日常频饮，对预防瘟疫具有积极意义。如验方“板蓝根茶”由板蓝根、大青叶、野菊花、金银花四味组成，沸水冲泡，代茶频饮，清热解毒功专力大，为预防流行性感冒（简称流感）首选茶方。中暑为夏季特有疾病，感受暑热之邪所致，发病较急，易于伤津耗气。饮用配伍金银花、薄荷、六一散等清凉祛暑类药的药茶，对该病具有未病先防及治轻防重之作用。而且夏季饮用凉茶，亦是老百姓颇为流行的生活习惯。

4. *病证治疗*　药茶为一种治疾疗病的简易可靠的方法，历代医药学家对此积累了丰富的经验，在所著之医药著作中多有论述，载方甚多。如孙思邈《备急千金要方》中用于治疗呃逆的“竹茹芦根茶”（竹茹、芦根、生姜），《太平圣惠方》中用于调气血安胎的“糯米黄芪饮茶”（糯米、黄芪、川芎），李时珍《本草纲目》中用于治疗小儿遗尿的乌药嫩叶煎饮代茶，等等。近代，更有根据药理学研究成果，开发出的各种防癌、治癌茶和防辐射茶，对维护民众健康有着积极的作用。

五、药茶宜忌

临床使用药茶，为保证服药安全，使药力能够充分发挥，达到最佳疗效，必须注意以下几点。

（1）药茶的施用应注意辨证论治，就是通过四诊（望、闻、问、切）收集病情资料，通过分析、综合，辨清疾病的病因、性质、部位，以及正气的盛衰，然后根据辨证结果选用恰当的茶方。如此才可取得显著效果。

（2）配伍药茶时，应慎用或不用附子、乌头等有毒性的药物及龟甲、龙骨、赭石等金石贝壳类质地坚硬、有效成分不易溶出的药物。应注意药物配伍宜忌，如“十八反”“十九畏”。

（3）为确保药茶疗效，必须保证所用药材的质量。一般中药材首先须洗涤干净，去除泥土杂质，凡有异味、虫蛀、霉烂、变质变性者均应剔除。长期饮用质量不合格的药茶，不但疗效不佳，甚至会加重疾病或引发新的疾病。

（4）制好的药茶应妥善保管。对调配好的药茶原料及散形茶、块形茶、袋泡茶应注意置于阴凉干燥处，避光保存，以备使用。注意贮存处通风降温防潮，必要时可用生石灰、干燥木炭等吸湿剂。而且每次制作药茶的数量不宜过多，以免发霉变质。

（5）泡制药茶的茶具以紫砂陶器最好，以其能保存茶味，便于洗涤，且传热均匀，透气性好，不易炸裂，化学性质较为稳定，不易与药物的化学成分发生化学反应。另外，也可选择瓷器茶具，尤其以白瓷为妙。再次，可以选用耐热玻璃器皿或不锈钢器皿。泡制药茶不宜使用铁、铜、铝等金属器皿，因金属在煎泡过程中易与药物的某些化学成分发生化学反应，使药物变质、变味或发生沉淀，影响药物疗效，甚至产生有毒物质，服后出现不应有的毒副作用。茶具买来之后，第一次使用前先用水煮沸，杀菌之后再使用。茶具应经常清洗，以防止细菌滋生。

(6) 为了发挥药茶的功效，在泡制时选用适宜的水非常重要。被尊为“茶圣”的陆羽先生在其《茶经》中提出：“其水用山水上，江水中，井水下。”现代科学研究亦证明，泉水、溪水经山岩沙层自然过滤，水色清澄，洁净甜美，水质软，成分丰富，所含杂质少，是最为理想的药茶用水。用江、湖、河水，必须经过充分煮沸，使其中所含的酸性碳酸盐分解、沉淀，否则它可与茶中的茶多酚结合，影响药茶效果。自来水中漂白粉多，内含大量的氯离子，本不宜煎泡药茶，但若贮存过夜或延长煮沸时间，经沉淀，氯离子自然挥发后，亦为常用之药茶用水。井水一般含钙、磷等无机盐和氧化物质最多，用它煮水泡茶，茶水上会浮现一层薄薄的“彩油”，影响药茶的药用效果。

(7) 泡制药茶时应注意水温和泡制时间，一般冲泡中药粗末时宜用沸水，以水沸滚起泡时停火为宜，药中水溶性成分能迅速溶解出来，使药效得以充分发挥。冲泡花、叶、块状茶时宜用 80 ℃左右的温水，且冲泡时间不宜过久，以免挥发油破坏过多及茶叶中的维生素等营养成分受破坏。对上述药茶每次冲泡约 15 分钟，冲泡 3～5 次；对药茶配方中含有难以出汁药材的，可采取先用冷水浸泡 30 分钟，再煮 30 分钟的方法取汁。

(8) 服用药茶，则以温饮为宜，不可过烫，亦不可过冷。因长期饮用过烫的茶水易刺激咽喉、食管和胃，发生黏膜病变；若长期饮用过冷的茶水则对身体有滞寒、聚痰的副作用。适宜的饮用温度应在 60 ℃左右。

(9) 饮服药茶时，应根据药茶性质和疾病状况选择恰当的时间。如发汗解表用的药茶，宜温饮顿服，不拘时间，病除为止，但其发汗需以微出为度，避免大汗淋漓发生虚脱；补益药茶为使其充分吸收宜在饭前服用；对胃肠消化道有刺激性的药茶为使其减轻刺激，应在饭后服用；泻下药茶宜早晨空腹服用，使之充分吸收，并能观察服药后大便的次数、色质等，如泻下次数过多，可食冷粥即止；清咽类药茶，宜缓缓温服；治疗泌尿系统疾病的药茶，宜持续频服；安神药茶，宜在夜间临睡前服用；防疫病的药茶，宜按照相应流行季节选用；治疗慢性病或用于老年保健的药茶等，宜经常性、规律性、持续地饮用。

(10) 药茶宜现制现服，忌隔夜饮用。因隔夜药茶浸泡的时间过长，味道过浓，且多次冲泡会使药材中的有害物质被浸出。再者药茶搁置时间过长给病原菌的污染造成便利条件，容易变质。

（11）在服用药茶期间内，应注意饮食禁忌，即所谓的“忌口”，以免降低疗效，甚或引起不良反应。通常，饮药茶时，凡属生冷、油腻、辛辣、腥臭等不易消化及有特殊刺激性的食物，均应予以避免。尤须注意的是：哮喘、过敏性皮炎等过敏性疾病患者，服药茶时切忌食用鱼虾蟹等味腥、有刺激性的食物；黄疸患者，服药茶时切忌油炸、黏腻、辛辣等妨碍脾胃运化的食物；经常头目眩晕，烦躁易怒者，服药茶时切忌食用胡椒、辣椒、大蒜、白酒等辛热助阳的食品；伤风感冒患者，服药茶时切忌食用生冷、酸涩的食物；胸闷腹胀患者，服药茶时切忌豆类、薯类等易引起胀气的食物等等。

（12）药茶不宜与某些西药同服，以免因药茶的作用，增加这些西药的毒性，影响疗效或产生其他副作用，甚至造成生命危险。如苯巴比妥类镇静药、阿司匹林类解热镇痛药，均不宜与药茶同用。

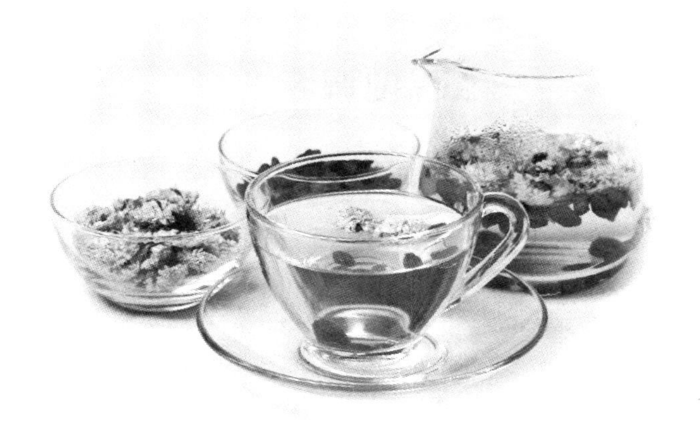

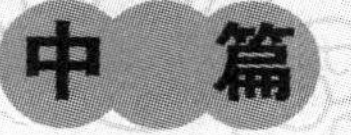

中篇

养生保健茶

一、保健调养

生脉茶

【方源】《千金方》。

【组成】五味子 5 g，人参 3 g，麦冬 3 g，花茶 3 g，冰糖 10 g。

【制作】用 300 ml 开水冲泡后饮用，冲饮至味淡。

【功效】养阴益气，生津止渴。

【适应证】热伤元气，常见症状为肢体倦怠、气短懒言、口干作渴、汗出不止等。

【按语】五味子味酸、甘，性温，能收敛固涩、益气生津、补肾宁心。用于久咳虚喘，梦遗滑精，遗尿，尿频，久泻不止，内热消渴，心悸失眠。

人参味甘、微苦，性微温，大补元气、补脾益肺、生津止渴、安神增智。可用于气虚欲脱之危证，脾气不足之倦怠无力、食欲不振、上腹痞满、呕吐泄泻等，肺气亏虚之呼吸短促、神疲乏力、动则气喘、脉虚自汗等；津伤口渴、消渴、心神不安、失眠多梦、惊悸健忘等疾患均可选用。

麦冬味甘、微苦，性微寒，能润肺养阴、益胃生津、清心除烦。用于肺阴不足，温燥伤肺，干咳气逆，咽干鼻燥等；用于胃阴不足，舌干口渴；用于温病邪热入营，身热夜甚，烦躁不安；还可用于肠燥便秘。

三药合用，可益气养阴，敛汗生脉。注意，表邪未尽或有痰饮湿浊，以及内有实热，咳嗽初起，麻疹初发均不宜用。

诃梨勒茶

【方源】《食医心镜》。

【组成】诃梨勒 30 g，盐适量。

【制作】将诃梨勒去核，取水 500 ml 煮开，三沸后入诃梨勒，再煮三至五沸加入盐少许。

【功效】 润肺止咳，消食下气，涩肠止泻。

【适应证】 久咳失音及饮食积滞或久泻不止。

【按语】 诃梨勒，性温微苦。《南方草木状》谓："可作饮，变白髭发令黑。"可见它有黑发美容的作用。《食医心鉴》曰："治下气消食，诃梨勒茶方。"但湿热内盛者忌服。

萝藦茶

【方源】《太平圣惠方》。

【组成】 萝藦叶适量。

【制作】 夏季采摘萝藦叶，不拘多少洗净，蒸熟焙干，碾成细末，收藏备用。

【功效】 补益精气。

【适应证】 一切劳损力役，筋骨血脉疲惫。

【按语】 萝藦叶，为萝藦科植物萝藦的叶，其性平味甘、辛，有补益精气、通乳、解毒的功效，主治虚损劳伤、阳痿、带下、乳汁不通、丹毒疮肿等病证。《本草汇言》："萝藦，补虚劳，益精气也。此药温平培补，统治一切劳损力役之人，筋骨血脉久为劳力疲痹（惫）者，服此立安。然补血、生血，功过归、地；壮精培元，力堪枸杞；化毒解疖，与金银花、半枝莲、紫花地丁，其效验亦相等也。"每日取其末 5 g，开水冲泡代茶服，可治疗上述诸病证。

法制芽茶

【方源】《寿世保元》。

【组成】 芽茶（绿茶）500 g，白檀香 25 g，白豆蔻 25 g，冰片 5 g，甘草适量。

【制作】 将芽茶洗净焙干，白檀香、白豆蔻碾成细末，冰片成粉；芽茶和甘草熬成膏状后，撒入另三味药末，晒干成块备用。

【功效】 清热化痰，消食止渴。

【适应证】 心神烦闷，饮食不下，肺热咳嗽以及醉酒。

【按语】 法制芽茶即古人制茶的方法之一。除了主料芽茶外，还用了芳香理气的檀香、白豆蔻和清凉醒神的冰片，以及甘甜调味的甘草，共成芬芳清香的名茗。可经常饮用。用时取一小块放在嘴中，咀嚼咽下。正如《寿世保元》所说:“法制芽茶,清火化痰,消食解酒止渴。”

脑子茶

【方源】《竹屿山房杂部》。

【组成】好茶适量,梅花片脑 3 g。

【制作】先将好茶研细,用薄纸把梅花片脑包好,放在茶末里,用茶末埋好,过一夜,第 2 日取茶末,用开水冲泡。

【功效】清心醒脑,解毒除烦。

【适应证】气郁心烦,热病神昏,口腔溃烂,牙龈肿痛以及饮酒过量。

【按语】这是一道著名的古代茗茶,因其具有清心醒脑的作用而得名。梅花片脑即冰片,气味清香,有清热解毒、醒脑开窍的功能。每次取 3 g,用开水冲泡即可。《本经逢原》:“凡茶皆能除火,清头目。”

乌梅甘草茶

【方源】《医门八法》。

【组成】乌梅 3 枚,甘草 3 g,绿茶 3 g,冰糖 10 g。

【制作】用开水冲泡乌梅、甘草、绿茶饮用。

【功效】生津止渴,敛肺止咳,涩肠安蛔。

【适应证】肝气有余,肝血不足,以致胃气痛。

【按语】乌梅性平,味酸、涩,能敛肺、涩肠、生津、安蛔;可用于肺虚久咳、久痢滑肠、虚热消渴、蛔厥呕吐腹痛、胆道蛔虫病。注意,外有表邪或内有实热积滞者均不宜服。

远安鹿苑茶

【方源】清代名茶。

【组成】黄茶。

【制作】制法主要分杀青、炒二青、闷堆、炒干四道工序。另外有揉捻工序与炒二青和炒干工序同时进行,而闷堆则是该茶在精制中的关键工序,使其色泽成为谷黄色。

【功效】健脾,消食。

【适应证】 消化不良，食欲不振，懒动肥胖。

【按语】 黄茶是一种与绿茶的加工工艺略有不同的茶，是用产于湖北远安县鹿苑寺一带的鹿苑茶，经一道闷堆沤黄工序后，使叶变黄，再经干燥制成。黄茶浸泡，色泽谷黄，略带鱼子泡，白毫显露，条索紧结稍曲，呈环子脚。汤色黄绿，叶底黄亮，清香味醇，故而得名。此茶在清代就已闻名，清代光绪临济正宗四十五世僧金田在品尝鹿苑黄茶后赞叹道："山精石液品超群，一种馨香满面薰。不但清心明目好，参禅能伏睡魔军。"这首赞誉鹿苑茶的诗文，今已成为鹿苑山进山之碑刻。

保元茶Ⅰ

【方源】 经验方。

【组成】 人参 1 g，黄芪 3 g，甘草 3 g，花茶 3 g。

【制作】 用 250 ml 开水冲泡后饮用，冲饮至味淡。

【功效】 补气保元，益卫固表。

【适应证】 元气虚弱，脾肺不足，中气下陷，表虚自汗，倦怠无力，食少便溏，气短懒言。

【按语】 人参味甘、微苦，性微温，有益智、抗疲劳、降血糖、降血脂、抗衰老、保肝和增强机体抗应激能力的药理作用。中医认为人参能大补元气、补脾益肺、生津止渴、安神增智，可用于气虚欲脱之危证，脾气不足之倦怠无力、食欲不振、上腹痞满、呕吐泄泻等症，肺气亏虚之呼吸短促、神疲乏力、动则气喘、脉虚自汗等症及津伤口渴，消渴，心神不安，失眠多梦，惊悸健忘。治疗阳痿，多与鹿茸、紫河车等补阳药同用，可以起益气壮阳的效果。使用时需注意：人参为珍贵药材，一般宜炖服或研末吞服，实证、热证须慎用。另外人参反黎芦、畏五灵脂、恶皂荚，服人参不宜喝茶及吃萝卜。

黄芪味甘，性微温，对免疫功能有双向调节作用，还有强心、降血压、促进机体代谢、利尿及抗实验性肾炎等作用。中医认为，黄芪能补气固表、利尿消肿、托毒排脓、敛疮生肌，善补脾肺之气，为补气要药，且有升举阳气的作用，故可用于脾肺气虚或中气下陷之证。使用时注意：本品补气升阳，易于助火，又能止汗，实证、阴虚阳亢、痈疽初起或溃后热毒炽盛者，均不宜用。

甘草味甘，性平，炙甘草则味甘，性微温。甘草具有盐皮质激素样和糖皮质激素样作用，故不可大剂量使用及久用；有抗炎、免疫调节、解毒、抗脂肪肝等功效。中医认为，甘草能补脾益气、清热解毒、祛痰止咳、缓急止痛、调和诸药，故有“国老”之称。使用时注意：清热解毒宜生用，补中缓急宜炙用。湿盛、中满及呕吐者忌服。甘草反海藻、大戟、甘遂、芫花，久服大剂甘草易致水肿，使用亦当注意。

上三药合用，补气保元，益卫固表。实证、热证、阴虚阳亢者均不宜用。

保元茶Ⅱ

【方源】 经验方。

【组成】 焦曲 3 g，谷芽 3 g，茯苓 3 g，山楂 3 g，花茶 3 g。

【制作】 用 300 ml 开水冲泡后饮用，冲饮至味淡。

【功效】 消食导滞，健脾渗湿。

【适应证】 病后体弱，食纳欠佳。

【按语】 焦曲即神曲，与谷芽、山楂三味共用，增强消食之功。茯苓利水渗湿、健脾安胎。茯苓利水而不伤气，药性平和，为利水渗湿要药，凡水湿、停饮均适用。本茶孕妇不宜服用。

参莲茶

【方源】 经验方。

【组成】 党参 5 g，莲子肉 5 g，花茶 3 g。

【制作】 用前两味药的煎煮液 250 ml 泡茶饮用。也可不用茶。

【功效】 补中益气，健脾安神。

【适应证】 中气不足，症状可见食欲不振、大便溏薄、心悸失眠等。

【按语】 党参性平，味甘，能补中益气、健脾益肺，为常用的补中益气药，适用于中气不足导致的食少便溏、四肢倦怠，肺气亏虚引起的气短咳喘、言语无力、声音低弱等。使用时注意，本品对虚寒证最为适用，若属热证，则不宜单独应用。反藜芦，与其不宜同用。

莲子肉鲜者，味甘、涩，性平；干者，味甘、涩，性温。现代药理研究证实，莲子有镇静、强心、抗衰老等多种作用。中医认为莲子肉具有清心醒脾、健脾止泻、养心安神、明目益肾、涩精止带的作用，可用于心烦失眠，脾虚久泻，大便溏泄，久痢，男子遗精，妇人赤白带下等疾患。古人说，吃莲子能返老还童、长生不老。这一点固不可信，但关于其在养心安神、健脑益智、消除疲劳等方面的药用价值，历代医药典籍多有记载，如《神农本草经》《本草拾遗》《本草纲目》《本草备要》中都有载录。但要注意，中满痞胀及大便燥结者忌服。另外，莲子不能与牛奶同服，否则会加重便秘。

莲子作为保健药膳食疗时，一般是不弃莲子心的。莲子心是莲子中央的青绿色胚芽，味苦，有清热、固精、安神、强心之功效。

党参、莲子肉两药合用，补中益气，健脾安神。

苹果茶

【方源】 经验方。

【组成】 鲜苹果 1 个，酸枣仁 5 g，绿茶 3 g，白糖 15 g。

【制作】 将苹果切成小块，与酸枣仁同煮，用其煮液泡茶饮用。

【功效】 补心益气，生津止渴。

【适应证】 心脾气虚，失眠，口渴。

【按语】 苹果味甘酸而平、微咸，含有丰富的微量元素和多种维生素，具有降低胆固醇、降血压、抗氧化、强化骨骼、预防癌症等药理作用，是具有多种药效的水果，国外谚语“一天一苹果，医生远离我”也说明它的药用价值。中医认为苹果能生津润肺、补脑养血、安眠养神、解暑除烦、开胃消食、醒酒。《千金方·食治》云，苹果能“益心气”。唐代药学家孟诜认为，苹果“主补中焦诸不足气，和脾”。《滇南本草图说》载苹果“治脾虚火盛，补中益气”。《医林纂要》云：“止渴，除烦，去瘀。”《随息居饮食谱》云：“润肺悦心，生津开胃。”因此，无论是对心脾两虚、阴虚火旺、肝胆不和还是肠胃不和所致之失眠症都有较好的疗效。

加上酸枣仁养心安神，对于心脾气虚者能补心益气，生津止渴，还有一定的安眠养神效果。但要注意，脾胃虚寒者不能多吃。

苹果陈皮茶

【方源】 经验方。

【组成】 鲜苹果1个，陈皮3 g，绿茶3 g，冰糖15 g。

【制作】 用苹果、陈皮的煎煮液泡茶饮用。

【功效】 解暑开胃，醒酒。

【适应证】 食欲不振及醉酒。

【按语】 苹果味甘酸而平、微咸，能生津润肺、补脑养血、安眠养神、解暑除烦、开胃消食、醒酒。陈皮味苦、辛，性温，理气健脾、燥湿化痰。合用后具有一定的解暑开胃和醒酒作用。需注意，脾胃虚寒者不能多饮。

橘姜茶

【方源】 经验方。

【组成】 鲜橘2个，生姜3 g，花茶3 g。

【制作】 将橘去皮后，用水煎煮橘、生姜至水沸后，泡茶饮用。

【功效】 开胃健脾，生津。

【适应证】 脾胃弱见口渴、欲呕等。

【按语】 鲜橘润肺生津、理气和胃；生姜味辛，性温，发汗解表、温中止呕。合用可以开胃健脾，生津止渴。注意，阴虚内热者忌服。

柑陈茶

【方源】 经验方。

【组成】 鲜柑1个，陈皮5 g，绿茶3 g。

【制作】 柑去皮，与陈皮共煎至水沸后，泡茶饮用。可加冰糖。

【功效】 醒酒利尿，生津止渴。

【适应证】 食欲不振及醉酒口渴。

【按语】 鲜柑润肺生津、理气和胃；陈皮味苦、辛，性温，理气健脾、燥湿化痰。合用可醒酒利尿，生津止渴。注意，脾胃虚寒者不能多吃。

柚楂茶

【方源】 经验方。

【组成】 鲜柚3瓣，山楂3 g，陈皮3 g，绿茶3 g。

【制作】 去除柚瓣皮后，与山楂、陈皮共煎至水沸后，泡茶饮用。可加冰糖。

【功效】 开胃，生津，醒酒。

【适应证】 食欲不振及醉酒口渴。

【按语】 鲜柚子含有糖类（碳水化合物），多种维生素和钾、磷等微量元素，具有降低血液中的胆固醇、血糖，减少动脉壁的损坏，帮助身体更容易吸收钙及铁质等药理作用。中医认为，柚子果肉性寒，味甘、酸，有止咳平喘、清热化痰、健脾消食、解酒除烦的功效。山楂味酸、甘，性微温，开胃消食、化滞消积、活血散瘀、化痰行气。陈皮味苦、辛，性温，理气健脾、燥湿化痰。

合用后能开胃，生津，醒酒。但需注意，脾虚泄泻的人吃了柚子会腹泻，故身体虚寒的人不宜多食。另外柚子中含有大量的钾，肾病患者要在医生指导下服用。

葡萄参茶

【方源】 经验方。

【组成】 鲜葡萄 30 g，人参 3 g，花茶 3 g，白糖 10 g。

【制作】 用 400 ml 水煎煮葡萄、人参后泡茶。

【功效】 补气血，益精神。

【适应证】 体弱神差。

【按语】 葡萄号称“水晶明珠”，因为它果色艳丽、汁多味美、营养丰富，果实含糖量为 10%～30%，以葡萄糖为主，并含有多种微量元素，具有降低胆固醇、抗血小板聚集、抗氧化、清除自由基等作用。中医认为，葡萄性平、味甘酸，有补气血、益肝肾、生津液、强筋骨、止咳除烦、补益气血、通利小便的功效。《神农本草经》载文说：葡萄主“筋骨湿痹，益气，倍力强志，令人肥健，耐饥，忍风寒。久食，轻身不老，延年”。

人参味甘、微苦，性微温，能大补元气、补脾益肺、生津止渴、安神增智。

两者合用，补气血，益精神。但要注意，糖尿病患者、便秘者、脾胃虚寒者宜少食。本茶忌与海鲜、鱼、萝卜、四环素同食。

甘蔗生地茶

【方源】 经验方。

【组成】 鲜甘蔗（去皮）200 g，生地 3 g，绿茶 3 g。

【制作】 将甘蔗切成小块，用水煎煮甘蔗、生地至水沸后，泡茶饮用。可加冰糖。

【功效】 清热养阴。

【适应证】 热病伤阴。

【按语】 甘蔗含多种氨基酸、有机酸、维生素和糖类，营养价值很高，其含铁量在各种水果中名列前茅。甘蔗是能清、能润，甘凉滋养的食疗佳品。中医认为，甘蔗具有清热、生津、下气、润燥、补肺益胃的特殊效果，可治疗因热病引起的伤津、心烦口渴、反胃呕吐，肺燥引发的咳嗽气喘。此外，甘蔗还可以通便解结，饮其汁还可缓解酒精中毒。古往今来甘蔗被人们广为称道，就连那些清高儒雅的文人墨客们对其也情有独钟。唐代诗人王维在《樱桃诗》中写道："饮食不须愁内热，大官还有蔗浆寒。"而大医药学家李时珍对甘蔗则别有一番见解，他说："凡蔗榨浆饮固佳，又不若咀嚼之味隽永也。"将食用甘蔗的微妙之处表述得淋漓尽致。生地味甘、苦，性寒，具有清热凉血及养阴作用，能凉血止血、生津止渴。两药合用可清热养阴，生津止渴。注意，脾胃虚寒、胃腹寒疼者不宜食用。

龙眼肉茶

【方源】 经验方。

【组成】 龙眼肉 10 g，红茶 3 g。

【制作】 用龙眼肉的煎煮液泡茶饮用。可加糖。

【功效】 益心脾，补气血，安神益智。

【适应证】 心脾亏虚之心悸、失眠、健忘及身体虚弱怕冷。

【按语】 龙眼俗称"桂圆"，味甘，性温，含葡萄糖、蔗糖、蛋白质、脂肪、B族维生素、维生素 C、磷、钙、铁、酒石酸、腺嘌呤、胆碱等多种营养成分。中医认为它能益心脾、补气血、安神。明代李时珍曾有"资益以龙眼为良"的评价。龙眼可治疗贫血、心悸、失眠、健忘、神经衰弱及病后、产后身体虚弱等。《随息居饮食谱》谓其能"大补气血，力胜参芪"。注意，内有痰火及湿滞停饮者忌服。

龙眼参茶

【方源】 经验方。

【组成】 龙眼肉10 g,人参3 g,红茶3 g,白糖10 g。

【制作】 用前两味药的煎煮液泡茶饮用。

【功效】 补气养血。

【适应证】 气血虚弱,心脏疾病。

【按语】 龙眼有温阳益气、补益心脾、养血安神、润肤美容等多种功效,人参大补元气、安神益智。合用能补气养血。注意,内有痰火、表邪未尽、湿滞停饮者忌服。

龙眼百合茶

【方源】 经验方。

【组成】 龙眼肉10 g,百合5 g,花茶3 g。

【制作】 用前两味药的煎煮液泡茶饮用。可加糖。

【功效】 补心安神。

【适应证】 虚烦惊悸,失眠多梦。

【按语】 龙眼功效参见"龙眼肉茶""龙眼参茶"。百合味甘,性微寒,养阴润肺、清心安神,主治阴虚久咳,痰中带血,虚烦惊悸,失眠多梦。合用后能补心安神。注意,内有痰火及湿滞停饮者忌服。

大枣茶

【方源】 经验方。

【组成】 大枣5枚,红茶3 g,红糖5 g。

【制作】 用大枣的煎煮液泡茶饮用。

【功效】 温补脾胃,生津。

【适应证】 脾胃虚弱。

【按语】 大枣味甘,性温,富含蛋白质、脂肪、糖类、胡萝卜素、B族维生素、维生素C、维生素P以及钙、磷、铁和环磷酸腺苷等营养成分。其中维生素C的含量在果品中名列前茅,有维生素王之美称。大枣的现代药理研究表明其具有增加白细胞内的cAMP的作用,具有增强免疫力、抗变态反应、降血脂、降胆固醇、保肝、增加肌力、镇静、催眠和降压等作用。这些均有利于延年益寿,对人体有多种保健治病功效。中医认为大枣具有益气生津、养血安神、健脾和胃等作用,对胃虚食少、脾弱便溏、倦怠无力、失眠多梦、气血津液不足、营卫不和、心悸怔忡等有效。注意，凡有湿痰、积滞、齿病、虫病者，均不宜服用。

大枣甘茶

【方源】 经验方。

【组成】 大枣5枚，甘草3 g，绿茶3 g，冰糖10 g。

【制作】 用大枣、甘草的煎煮液泡茶饮用。

【功效】 益胃生津，解毒。

【适应证】 气阴不足、营卫不和，临床表现为心悸怔忡、口干渴等，及妇女脏躁。

【按语】 大枣具有益气生津、养血安神、健脾和胃等作用，加入甘草益气解毒。注意，凡有湿痰、积滞、齿病、虫病者，均不宜服用。

人参果茶

【方源】 经验方。

【组成】 鲜人参果30 g，绿茶3 g。

【制作】 用人参果的煎煮液泡茶饮用。

【功效】 强心补肾，生津止渴，补脾健胃，调经活血。

【适应证】 神经衰弱，失眠头昏，烦躁口渴，不思饮食等。

【按语】 人参果味甘，性温，有"抗癌之王"的美誉，具有低糖和富含多种维生素、氨基酸以及微量元素的特点，所含营养成分多，具有较高的保健价值。并能防治高血压、肥胖、冠心病、癌症。中医认为它能强心补肾、生津止渴、补脾健胃、调经活血等。

荔枝茶

【方源】 经验方。

【组成】 鲜荔枝(去皮)5个，绿茶3 g，冰糖10 g。

【制作】 用荔枝的煎煮液泡茶饮用。

【功效】 益血生津，理气止痛。

【适应证】 肝脾气血亏虚。

【按语】 荔枝味甘、酸，性温，含有丰富的糖分，能补充能量，增加营养，明显改善失眠、健忘、神疲等症状；含丰富的维生素C和蛋白质，有助于增强机体免疫功能，提高抗病能力，可促进微血管的血液循环，防止雀斑的发生，令皮肤光滑润泽。中医认为荔枝具有补脾益肝、理气补血、温中止痛、补心安神的功效，其果核具有理气、散结、止痛的功效，可止呃逆，止腹泻，是顽固性呃逆及五更泻者的食疗佳品，同时可以补脑健身、开胃益脾，有促进食欲之功。荔枝与香蕉、菠萝、龙眼一同号称“南国四大果品”，但不耐储藏。因杨贵妃喜食荔枝，使得杜牧写下“一骑红尘妃子笑，无人知是荔枝来”的千古名句。

需注意，空腹要少食荔枝，因为鲜荔枝含糖量很高，空腹食用会刺激胃黏膜，导致胃痛、胃胀，甚至发生“高渗性昏迷”，医学上称之为荔枝急性中毒，也称“荔枝病”。另外，阴虚火旺者慎服，糖尿病患者慎用。

荔枝芍茶

【方源】 经验方。

【组成】 鲜荔枝(去皮)5个，白芍5 g，绿茶3 g。

【制作】 用荔枝、白芍的煎煮液泡茶饮用。可加适量冰糖。

【功效】 养阴血，清热，解渴。

【适应证】 素体阴血亏虚，口渴。

【按语】 荔枝具有补脾益肝、理气补血、温中止痛、补心安神的功效。白芍味苦、酸，性微寒，养血敛阴、柔肝止痛、平抑肝阳。两者合用能养阴血，清热，解渴。注意：阴虚火旺者、糖尿病患者与阳衰虚寒之证不宜应用。

猕猴桃茶

【方源】 经验方。

【组成】 鲜猕猴桃(去皮)2个，绿茶3 g。

【制作】 用250 ml水煎煮后泡茶饮用。

【功效】 解热止渴，通淋。

【适应证】 烦热，消渴，黄疸，呕吐，腹泻，石淋，关节痛等。

【按语】 猕猴桃味酸、甘，性寒，它除了含有丰富的维生素C、维生素A、维生素E以及钾、镁、纤维素之外，还含有其他水果比较少见的营养成分——叶酸、胡萝卜素、钙、黄体素、氨基酸、天然肌醇。猕猴桃的别名为奇异果。它的含钙量是葡萄、柚的2.6倍，苹果的17

倍，香蕉的4倍；维生素C的含量是柳橙的2倍。因此，它的营养价值远超过其他水果。因其维生素C含量在水果中名列前茅，一颗猕猴桃能提供一个人一日维生素C需求量的2倍多，故被誉为“水果之王”。猕猴桃富含的维生素C，可强化免疫系统，促进伤口愈合和对铁质的吸收；它所富含的肌醇及氨基酸，可缓解抑郁症，补充脑力劳动所消耗的营养；它的低钠高钾的完美比例，可补充熬夜加班所失去的体力。中医认为猕猴桃不仅有解热、止渴、通淋、健胃的功效，而且还有抗衰老的作用。注意：脾虚便溏、风寒感冒、疟疾、寒湿痢、慢性胃炎、痛经、闭经、小儿腹泻患者均不宜食用。

草莓葛根茶

【方源】 经验方。

【组成】 鲜草莓5个，葛根3 g，绿茶3 g，冰糖10 g。

【制作】 用草莓、葛根的煎煮液泡茶饮用。

【功效】 清热生津，解酒。

【适应证】 烦热、口渴及饮酒后口干、头痛。

【按语】 草莓味甘、酸，性凉，具有润肺生津、健脾、消暑解热、利尿止渴的功效，可治风热咳嗽，口舌糜烂，咽喉肿毒，便秘，高血压等。葛根味甘、辛，性凉，解肌退热、生津、透疹、升阳止泻。合用能清热生津，解酒。注意：痰湿内盛、肠滑便泻、尿路结石患者不宜多食。

芒果茶

【方源】 经验方。

【组成】 鲜芒果(去皮)1个，绿茶3 g。

【制作】 用芒果的煎煮液泡茶饮用。

【功效】 益胃止呕，解渴利尿。

【适应证】 胃阴不足，口渴咽干，胃气虚弱，呕吐晕船等。

【按语】 芒果味甘酸、性凉，含有糖类、蛋白质、纤维素。芒果所含有的维生素A的量特别高，是所有水果中少见的。其次维生素C含量也不低。再者，无机盐、蛋白质、脂肪、糖类等，也是其主要营养成分之一。芒果营养丰富，具有清热生津、解渴利尿、益胃止呕等功能。食用芒果具抗癌，润泽肌肤，防治高血压、动脉硬化，防治便秘，清肠胃的功效。《食性本草》上说:“中药认为芒果能治‘妇人经脉不通,丈夫营卫中血脉不行’之证。”注意:芒果易致湿毒,若脾胃虚弱或患有皮肤病或肿瘤,应忌食或慎食。

芒果芦根茶

【方源】 经验方。

【组成】 鲜芒果(去皮)1个,芦根3 g,绿茶3 g。

【制作】 用芒果、芦根的煎煮液泡茶饮用。可加适量冰糖。

【功效】 清热养阴,利尿。

【适应证】 胃阴不足,口渴咽干,热病烦渴,胃热呕秽。

【按语】 芒果具有清热生津、解渴利尿、益胃止呕等功能。芦根味甘,性寒,清热生津、除烦止呕、利尿。适用于热病烦渴,胃热呕秽,肺热咳嗽,肺痈吐脓,热淋涩痛。合用能清热养阴,利尿。注意:脾胃虚弱者忌服。

芒果姜茶

【方源】 经验方。

【组成】 鲜芒果(去皮)1个,生姜3 g,红茶3 g。

【制作】 用芒果、生姜的煎煮液泡茶饮用。可加适量白糖。

【功效】 养阴,和胃,止呕。

【适应证】 胃阴不足所致口渴咽干,胃气虚弱所致呕吐等。

【按语】 生姜辛温,发汗解表、温中止呕。与芒果合用,养阴,和胃,止呕。注意:阴虚内热者、脾胃虚弱者忌服。

樱桃茶

【方源】 经验方。

【组成】 鲜樱桃30 g,绿茶3 g。

【制作】 用樱桃的煎煮液泡茶饮用。

【功效】 益气养血,涩精止泻。

【适应证】 脾胃虚弱,少食腹泻。

【按语】 樱桃味美形娇,性温,味甘微酸,营养丰富,医疗保健价值颇高,又有“含桃”的别称。樱桃中铁的含量居于水果首位,维生素A含量比葡萄、苹果、橘子多4～5倍。此外,樱桃中还含有B族维生素、维生素C及钙、磷等元素。具抗贫血、促进血细胞生成的作用,又可增强体质、健脑益智,还有发汗透疹解毒的作用,兼具补中益气、滋养肝肾、涩精止泻、祛风除湿、收敛止痛、养颜驻容、去皱消斑等功效。可用于脾胃虚弱,少食腹泻,或脾胃阴伤,口舌干燥;肝肾不足,腰膝酸软,四肢乏力,或遗精;血虚,头晕心悸,面色不华。注意:热性病及虚热咳嗽者忌食,有溃疡症状者、上火者慎食,糖尿病患者忌食。

樱桃木瓜茶

【方源】 经验方。

【组成】 鲜樱桃30 g,木瓜5 g,绿茶3 g,冰糖10 g。

【制作】 用樱桃、木瓜的煎煮液泡茶饮用。

【功效】 生津,强筋,祛风湿。

【适应证】 肝肾不足,腰膝关节酸重疼痛。

【按语】 樱桃能益脾胃、滋养肝肾、涩精止泻。木瓜味酸,性温,能平肝舒筋活络、和胃化湿。用于湿痹拘挛,腰膝关节酸重疼痛,吐泻转筋,脚气水肿。合用能生津,强筋,祛风湿。注意:热性病及虚热咳嗽者忌食,有溃疡症状者、上火者慎食,糖尿病患者、胃酸过多者不宜用。

桑椹茶Ⅰ

【方源】 经验方。

【组成】 鲜桑椹30 g,绿茶3 g,冰糖10 g。

【制作】 用桑椹的煎煮液泡茶饮用。

【功效】 补肝肾,息风。

【适应证】 阴血不足而致的头晕目眩、耳鸣心悸、烦躁失眠、腰膝酸软、须发早白、消渴口干、大便干结等症。

【按语】 桑椹又叫桑果、桑枣,味甘、酸,性微寒,含有丰富的活性蛋白、维生素、氨基酸、胡萝卜素、无机盐等成分。营养价值是苹果的5~6倍,是葡萄的4倍,具有多种功效,为滋补强壮、养心益智佳果,被医学界誉为“21世纪的最佳保健果品”。常吃桑椹能显著提高人体免疫力,改善皮肤(包括头皮)血液供应,营养肌肤,乌发,延缓衰老,促进新陈代谢,并对治疗糖尿病、贫血、高血压、高脂血症(脂血症)、冠心病、神经衰弱等疾病具有辅助功效。中医认为桑椹具有补肝益肾、补血滋阴、生津止渴、生津润肠、乌发明目等功效。注意:体虚便溏者不宜食用,儿童不宜大量食用。

桑椹茶Ⅱ

【方源】 经验方。

【组成】 桑椹 15 g。

【制作】 将桑椹取半熟品,用水洗净,拣去杂质,摘除长柄,晒干,瓷器贮藏。每日早晚各取 15 g,放入砂锅,加水煎煮后去渣取汁即成。

【功效】 滋补肾阴,清心降火。

【适应证】 病后体虚,心肾不交所致失眠、梦遗梦滑、心悸健忘等。

【按语】 桑椹,为桑科落叶乔木桑树的成熟果实,归心、肝、肾经,有补血滋阴、生津润燥的功效。《本草经疏》说:"桑椹,甘寒益血而除热,为凉血补血益阴之药。"《随息居饮食谱》说它能"滋肝肾,充血液,祛风湿,健步履,息虚风,清虚火"。100%桑椹煎液有中度激发淋巴细胞转化的作用。本方代茶温饮,不拘时常服。对心肾不交所致不寐,效果尤佳。注意:脾胃虚寒泄泻者忌用。

桑椹枸杞茶

【方源】 经验方。

【组成】 鲜桑椹 30 g,枸杞 5 g,绿茶 3 g,冰糖 3 g。

【制作】 用桑椹的煎煮液泡枸杞、绿茶、冰糖饮用。

【功效】 滋阴补肾,止渴生津。

【适应证】 肝肾阴虚所致头晕目眩、耳鸣心悸、烦躁失眠、腰膝酸软、须发早白、消渴口干、大便干结等症。

【按语】 桑椹具有补肝益肾、补血滋阴、生津止渴、生津润肠、乌发明目等功效。枸杞味甘、性平,能滋补肝肾、益精明目。两药合用能滋阴补肾、止咳生津。注意:体虚便溏者、外邪实热者不宜用,儿童不宜大量食用。

桑椹白芍茶

【方源】 经验方。

【组成】 鲜桑椹 30 g，白芍 3 g，绿茶 3 g。

【制作】 用桑椹、白芍的煎煮液泡茶饮用。

【功效】 养阴柔肝，生津润燥。

【适应证】 肝肾阴虚所致的头晕目眩、耳鸣心悸、烦躁失眠、腰膝酸软、须发早白、消渴口干、大便干结等症。

【按语】 白芍味苦、酸，性微寒，养血敛阴、柔肝止痛、平抑肝阳。与桑椹合用，养阴柔肝，生津润燥。注意：体虚便溏者、外邪实热者不宜用，儿童不宜大量食用。

桑椹菊花茶

【方源】 经验方。

【组成】 鲜桑椹 30 g，菊花 3 g，绿茶 3 g，冰糖 10 g。

【制作】 用桑椹的煎煮液泡菊花、绿茶饮用。

【功效】 清肝明目，滋肾益阴。

【适应证】 肝肾阴虚所致的头晕目眩、耳鸣心悸、目涩干痛等。

【按语】 菊花味辛、甘、苦，性微寒，散风清热、平肝明目。与桑椹合用，能滋肾益阴，清肝明目。注意：体虚便溏者、外邪实热者不宜用，儿童不宜大量食用。

菠萝蜜茶

【方源】 经验方。

【组成】 鲜菠萝蜜 20 g，花茶 3 g。

【制作】 用菠萝蜜的煎煮液泡茶饮用。

【功效】 补中益气，生津止渴。

【适应证】 胃阴不足，咽干口燥。

【按语】 菠萝蜜味甘，性平，含有丰富的糖类、蛋白质、B 族维生素（维生素 B_1、维生素 B_2、维生素 B_6）、维生素 C、无机盐、脂肪油等。其主要成分菠萝蜜蛋白质能加强体内纤维蛋白的水解作用，改善局部血液、体液循环，促进炎症和水肿吸收、消退。中医认为菠萝蜜能益胃生津，止渴。《本草纲目》中记载“菠萝蜜性甘香……能止渴解烦，醒脾益气”。另外，它还有健体益寿的作用，对减肥也有疗效。食用菠萝蜜时应注意避免发生过敏反应。预防的方法是在吃菠萝蜜前，先将其果肉放在淡盐水中浸泡数分钟，这种方法不仅可以预防过敏反应的发生，还能使果肉的味道更加醇美。

柠檬益母茶

【方源】 经验方。

【组成】 鲜柠檬(去皮)半个，益母草 5 g，红茶 3 g，红糖 10 g。

【制作】 用柠檬、益母草的煎煮液泡茶饮用。

【功效】 养阴生津，调经化痰。

【适应证】 妇女月经不调。

【按语】 柠檬味酸、甘，性平，能化痰止咳、生津健脾；益母草味辛、甘，性微温，能活血调经、利水消肿、清热解毒。两者合用，能养阴生津，调经化痰，用于妇女经水不利等。注意：胃溃疡、胃酸分泌过多，龋齿患者和糖尿病患者慎食。

柿子茶

【方源】 经验方。

【组成】 鲜柿子 30 g，绿茶 3 g，白糖 10 g。

【制作】 用柿子的煎煮液泡茶饮用。

【功效】 清热止渴，润肺祛痰，降压止血。

【适应证】 慢性支气管炎、高血压、动脉硬化、痔疮等。

【按语】 柿子味甘、涩，性寒，含有丰富的蔗糖、葡萄糖、果糖、蛋白质(瓜氨酸含量较高)、胡萝卜素、维生素 C、碘、钙、磷、铁等，营养价值很高，在预防心脏血管硬化方面功效远大于苹果，堪称有益心脏健康的水果王。另外，柿子还有一个特点就是含碘，所以因缺碘引起的地方性甲状腺肿患者，食用柿子有帮助。一般人平时经常食用，对预防碘缺乏也有好处。

中医认为，柿子有清热去燥、润肺化痰、软坚、止渴生津、健脾、治痢、止血等功能，可以缓解大便干结、痔疮疼痛或出血、干咳、喉痛、高血压等。所以，柿子是慢性支气管炎、高血压、动脉硬化、内外痔疮患者的天然保健食品。《本草纲目》中记载："柿乃脾、肺、血分之果也。其味甘而气平，性涩而能收，故有健脾涩肠，治止血之功。"

但要注意，空腹不能吃柿子，也不要与含高蛋白质的蟹、鱼、虾等食品一起吃，以防胃柿石的形成。糖尿病患者勿食。

甜瓜茶

【方源】 经验方。

【组成】 鲜甜瓜 50 g，绿茶 3 g，冰糖 15 g。

【制作】 用甜瓜的煎煮液泡茶饮用。

【功效】 清暑热，解烦渴，利小便。

【适应证】 发热，中暑，口渴，小便不利，口鼻生疮等。

【按语】 甜瓜味甘，性寒，含大量糖类及柠檬酸等，且水分充沛，可消暑清热、生津解渴、除烦；所含的转化酶可将不溶性蛋白质转变成可溶性蛋白质，能帮助肾脏疾病患者吸收营养。甜瓜茶能清热利尿、止渴，可治暑热、发热、中暑、口渴、小便不利、口鼻生疮等。注意：出血及体虚者，脾胃虚寒、腹胀便溏者忌食。

菊花枸杞茶

【方源】 经验方。

【组成】 菊花 5 g，枸杞 5 g，冰糖 15 g。

【制作】 用开水冲泡后饮用。

【功效】 滋肝清热，生津止渴。

【适应证】 肝肾阴虚所致口渴咽干、目涩干痛。

【按语】 菊花味辛、甘、苦，性微寒，散风清热、平肝明目；枸杞味甘，性平，能滋补肝肾、益精明目。两者合用，能滋肝清热，生津止渴。注意：外感热病、目痛咽痛者不宜用。

兰花茶

【方源】 经验方。

【组成】 兰花 2 g，绿茶 3 g，冰糖 10 g。

【制作】 用开水冲泡后饮用。

【功效】 清热生津。

【适应证】 津伤口渴，干咳久嗽等。

【按语】 兰花全草均可入药，其性平，味辛、甘，无毒。有养阴润肺、利水渗湿、清热解毒等功效。滋养阴液、生津润燥，可治疗恶性肿瘤放疗后出现的口干烦渴等后遗症；清热凉血、养阴润肺，可治干咳久嗽，肺咯血；顺气和血、利湿消肿，可治尿路感染，妇女白带；疏肝解郁、调和气血，可治头晕目眩，神经衰弱。现代药理研究也表明，兰花所含的芳香油，能解郁消闷、提神醒脑，治疗神经衰弱、失眠。

人参茶Ⅰ

【方源】 经验方。

【组成】 人参5 g。

【制作】 将人参切薄片沸水冲泡，加盖闷30分钟后，代茶频饮。

【功效】 补元气，补脾益肺，宁神益智。

【适应证】 体虚所致身倦乏力、食欲不振、心悸气短、失眠健忘属气虚证者。

【按语】 我国秦汉时所著的《神农本草经》就已将人参列为上品，谓“人参味甘微寒，主补五脏，安精神，定魂魄，止惊悸，明目开心益智，久服轻身延年”。代茶频饮，宜适量长期服用。注意：实证、热证忌服。

人参茶Ⅱ

【方源】 经验方。

【组成】 茶叶15 g，五味子20 g，人参10 g，龙眼肉30 g。

【制作】 五味子、人参捣烂，龙眼肉切细丝，共茶叶拌匀，用沸水冲泡5分钟。

【功效】 健脑强身，补中益气。

【适应证】 中老年人的气虚体弱。

【按语】 人参味甘、微苦，性平、微温。人参有大补元气、复脉固脱、补脾益肺、生津止渴、安神益智的功效。人参还有抗疲劳、提高机体适应性、保护心血管系统的作用。五味子性温，味酸、甘，有收敛固涩、益气生津、补肾宁心功效。此茶可随意饮。注意：实证、热证而正气不虚者忌服。

红茶党参汤

【方源】 经验方。

【组成】 红茶0.5～1.5 g，蜜炙党参10～20 g。

【制作】 将上述两味放入杯中，用沸水冲泡。

【功效】 补中益气，养血健脾。

【适应证】 脾胃虚弱，气血不足，面色无华。

【按语】 党参，补中、益气、生津。治脾胃虚弱，气血两亏，体倦无力，食少，口渴，久泻，脱肛。《本草从新》："补中益气，和脾胃，除烦渴。"用开水冲泡饮服，日服1剂。血压偏高者宜改红茶为绿茶0.5～2 g，生党参5～15 g煎服。注意：有实邪者忌服。

参梅甘草茶

【方源】 经验方。

【组成】 太子参、乌梅各15 g，甘草6 g，适量白糖。

【制作】 将太子参、乌梅、甘草加适量白糖后煎水，代茶饮。

【功效】 益气生津止渴。

【适应证】 防治夏季伤暑口渴、多汗、乏力等。

【按语】 太子参，生津润肺、益气健脾。治肺虚咳嗽，脾虚食少，病后虚弱，气阴不足，心悸自汗，精神疲乏。《本草再新》称其："治气虚肺燥，补脾土，消水肿，化痰止渴。"乌梅，收敛生津、安蛔驱虫。治久咳，虚热烦渴，久疟，久泻，痢疾，便血，尿血，血崩，蛔厥腹痛，呕吐，钩虫病，牛皮癣，胬肉。《本草拾遗》称其："去痰，主疟瘴，止渴调中，除冷热痢，止吐逆。"本茶代茶频饮。注意：有实邪者忌服。

红茶黄豆汤

【方源】 经验方。

【组成】 红茶1～3 g，黄豆25～30 g，食盐5 g。

【制作】 将黄豆入锅，加水500 ml，先用武火煮沸，再用文火煮至极酥。留汤去豆，加入红茶、食盐，沸腾后，即可连茶带汤倾入汤碗。

【功效】 健脾除湿，强壮补血。

【适应证】 贫血等。

【按语】 黄豆，解表除烦、宣发郁热，可用于感冒，寒热头痛，烦躁胸闷，虚烦不眠等病证。本茶煎汤温服，日饮1剂。若胃气积滞者，可去黄豆，改用绿豆，加生姜5～10 g。缺铁性贫血者可加大枣25～30 g。

红茶黄芪汤

【方源】 经验方。

【组成】 黄芪 15～25 g，红茶 5～10 g。

【制作】 黄芪煎汤后泡红茶 5～10 g，温服。

【功效】 益气强壮，固表止汗，利水消肿，托脓排毒。

【适应证】 气虚乏力，久泻脱肛，自汗，水肿等。

【按语】 黄芪，补气固表、托毒排脓、利尿、生肌。用于气虚乏力，久泻脱肛，自汗，水肿，子宫脱垂，慢性肾炎蛋白尿，糖尿病，疮口久不愈合等。本茶煎汤温服，日饮 1 剂。若腹部冷感、大便溏烂者，可加干姜 15 g；产后口渴者，可加蜂蜜 25 g；慢性咽炎患者，可加薄荷 5～10 g。注意：腹胀、风热咳嗽、感冒忌食黄芪。

红茶葡萄汤

【方源】 经验方。

【组成】 红茶 1～15 g，葡萄干果 30 g，蜜枣 25 g。

【制作】 上三药用水煎煮，取汁服用。

【功效】 调补脾胃，益气补血，生津止渴，解除挛急。

【适应证】 妇科疾病，手足冰冷，腰痛，贫血等，免疫力减弱。

【按语】 葡萄干功能补血强智利筋骨，健胃生津除烦渴，益气逐水利小便，滋肾益肝好脸色。与蜜枣、红茶共煎，代茶饮，日服 1 剂。

红茶糯米汤

【方源】 经验方。

【组成】 红茶 2 g，糯米 50～100 g。

【制作】 糯米放入沸水锅中煮熟后，捞出糯米；随后放入红茶，以糯米水煎煮片刻即可饮用。

【功效】 利尿消肿，健脾固卫。

【适应证】 消化不良，食欲不振，高血压，高脂血症等。

【按语】 红茶可以帮助胃肠消化、促进食欲、舒张血管、降低血脂。糯米可补中益气、止消渴、暖脾胃。《本草别录》谓其“温中，令人多热，大便坚”。孙思邈认为“脾病宜食，益气止泄”。煎汤服用，日服 1 剂。

绿茶圆肉汤

【方源】 经验方。

【组成】 绿茶 5 g，桂圆肉(龙眼肉)10～25 g。

【制作】 先将桂圆肉加盖蒸 1 小时，然后加茶用开水冲饮。

【功效】 益心脾，补气血，抗癌。

【适应证】 气血不足，体虚乏力等。

【按语】 桂圆，又称龙眼，为民间常用滋补食品之一。医籍也多有记载，《神农本草经》载龙眼“久服，强魄聪明，轻身不老”，《本草纲目》谓其“开胃益脾，补虚长智”。本茶煎汤温服，日饮 1 剂或隔日服 1 剂。若气血两虚、精神不振者可加蜜炙党参 9 g；脾虚便溏者加生姜 3 片；产后水肿者可加生姜 5 片，大枣 25 g。注意：内有痰火及湿滞停饮者忌服。

菠萝玉竹茶

【方源】 经验方。

【组成】 鲜菠萝(去皮)50 g，玉竹 5 g，绿茶 3 g。

【制作】 用菠萝、玉竹的煎煮液泡茶饮用。

【功效】 补脾益气，生津止渴，醒酒。

【适应证】 伤暑、伤津或醉酒。

【按语】 菠萝原名凤梨，营养丰富，其成分包括糖类、蛋白质、脂肪、维生素 A、维生素 B_1、维生素 B_2、维生素 C、蛋白质分解酵素及钙、磷、铁、有机酸类、烟酸和蛋白酶等，尤其以维生素 C 含量最高。能促进血液循环，降低血压，稀释血脂，预防脂肪沉积。而且在其果汁中还含有一种跟胃液相类似的酵素，可以分解蛋白质，帮助消化。中医认为其味甘、微酸，性微寒，有清热解暑、生津止渴、利小便的功效，可用于伤暑，身热烦渴，腹中痞闷，消化不良，小便不利，头昏眼花等。加入玉竹后具有补脾益气、生津止渴、醒酒的作用。

注意：切忌过量食用或进食未经处理的生菠萝。第一，容易降低味觉，刺激口腔黏膜；第二，容易导致产生菠萝蛋白酶，对这种蛋白酶过敏的人，会出现皮肤发痒等症状。食用菠萝前，用淡盐水浸泡 1 小时以上再吃，可以破坏菠萝蛋白酶，大大减少过敏反应的发生。另外溃疡病、肾脏病、凝血功能障碍患者应禁食菠萝，发热及患有湿疹疥疮的人也不宜多吃。

甘枣茶

【方源】 经验方。

【组成】 生甘草 10 g，大枣 20 g。

【制作】 将上两味用沸水闷泡 15 分钟后，即可饮用。

【功效】 健脾，消暑，防病。

【适应证】 血压偏低，咽喉干痒，睡眠不佳等。

【按语】 甘枣茶又称代参茶。方中甘草是一种补益中草药，有补虚益脾、清热、缓急等功能，李东垣称之能“补脾胃之不足……缓正气，养心血”。大枣补中益气、养血安神，可用于脾虚食少，乏力便溏。李杲谓其：“温以补脾经不足，甘以缓阴血，和阴阳，调营卫，生津液。”《本草新编》认为其：“通九窍，和百药，养肺胃，益气，润心肺，生津，助诸经，补五脏。”两味配伍后，其养心益脾、滋补阴血之力更加强，对于血压偏低、咽喉干痒、睡眠不佳的患者，如能较长时间饮用，其疗效并不逊于汤药，且服用便利，口味醇正，为此类慢性疾患的调度佳品，有益气健脾之功效。每日 1 剂，代茶饮用。但甘草长期应用有水钠潴留的弊端，故不宜长期饮用甘枣茶。一般人只宜少量、间歇饮用；肥胖者及有高血压者则不宜饮用。

双桂茶

【方源】 经验方。

【组成】 桂枝、肉桂、炙甘草各 15 g。

【制作】 将上述三味药同放入砂锅中，加水适量，煎煮片刻；或将各药洗净，同放入茶杯中，用沸水冲泡饮用。

【功效】 温阳升压。

【适应证】 血压偏低，畏寒肢冷，头晕乏力，脉沉迟。

【按语】 桂枝，味辛、甘，性温，有发汗解肌、温通经脉、助阳化气、平冲降气之功用。《本草汇言》：“桂枝，散风寒，逐表邪，发邪汗，止咳嗽，去肢节间风痛之药也。气味虽不离乎辛热，但体属枝条，仅可发散皮毛肌腠之间，游行臂膝肢节之处。”肉桂性大热，味辛、甘，可补火助阳、引火归原、散寒止痛、活血通经。《医学启源》说："补下焦不足，治沉寒痼冷及表虚自汗。"另外，《本草经疏》指出："桂枝、桂心、肉桂，夫五味辛甘发散为阳，四气热亦阳；味纯阳，故能散风寒；自内充外，故能实表；辛以散之，热以行之，甘以和之，故能入血行血，润肾燥。"再加甘草调和药性，饮用时将三味药沸水冲泡。每日 1 剂，代茶饮用。因本品辛温助热，易伤阴动血，凡温热病及阴虚阳盛、血热妄行、孕妇胎热以及产后风湿伴有多汗等情形均忌用。

清肝聪耳代茶饮

【方源】《慈禧光绪医方选议》。

【组成】菊花 6 g，石菖蒲 4.5 g，远志 2.4 g，杭芍 9 g。

【制作】以上四味加水煎煮。

【功效】清肝明目，安神通窍。

【适应证】心肝火盛，心烦失眠，视力、听力下降。

【按语】《慈禧光绪医方选议》载："清肝聪耳代茶饮，本方为内服代茶方。方中菊花、杭芍等清肝，石菖蒲、远志芳香开窍，安神定志，亦治本之法。"从此方的功效来看，可能当时慈禧或光绪患有心肝火盛，心烦失眠，视力、听力下降等病证，太医们为其配制此方，芳香甘润，口感较好，易于被他们所接受。

滋胃和中代茶饮

【方源】《慈禧光绪医方选议》。

【组成】竹茹 3 g，鲜青果 10 枚，厚朴花 1.5 g，羚羊角 1.5 g。

【制作】竹茹用蚕沙拌过，鲜青果去尖，研碎。以上四味加水煎煮。

【功效】滋胃和中，清热化痰。

【适应证】气虚痰生，精神委顿，舌短口干，胃不纳食。

【按语】这是慈禧太后临终前数小时用过的一张方子。据说她临终前气虚痰生，精神委顿，舌短口干，胃不纳食已数日，诸医束手，后由一著名太医开出此方，化痰下气，清热和胃，服后再进生脉散，以续气脱。西太后服此方后病情曾略见好转。竹茹有化痰之功效，鲜青果味甘、酸，性平，具有清热解毒、利咽化痰、生津止渴、开胃降气、除烦醒酒之功效，厚朴花有顺气除胀之功效，上药配伍应用有化痰助运的功效，对于年老气虚，肺热咳嗽及痰多而黄稠、难以咯出，口渴咽干，胃纳不香等有效。一般人群均可服用。

二、养颜美容

玫瑰花茶Ⅰ

【方源】《茶谱》。

【组成】玫瑰花,红茶。

【制作】沸水冲泡,代茶饮。

【功效】理气解郁,美容养颜。

【适应证】疲乏,伤口久不愈合,肝病,胃肠功能差等。

【按语】玫瑰花富含香茅醇、橙花醇、香叶醇、苯乙醇及苄醇等多种挥发性香气成分,因此玫瑰花具有甜美的香气,是食品、化妆品的主要添加剂,也是红茶窨花的主要原料。玫瑰窨制花茶,早在明代《茶谱》中就有详细的记载。《本草正义》云:"玫瑰花,香气最浓,清而不浊,和而不猛,柔肝醒胃,理气活血,宣通窒滞,而绝无辛温刚燥之弊,断推气分药之中,最有捷效而最为驯良者,芳香诸品,殆无其匹。"《本草纲目拾遗》认为玫瑰花能"和血行血,理气,治……肝胃气痛"。注意:此茶孕妇不宜用。

玫瑰花茶Ⅱ

【方源】《纲目拾遗》。

【组成】干玫瑰花6～10 g。

【制作】将干玫瑰花瓣放入茶盅内,冲入沸水,加盖焗片刻。

【功效】行气和血,疏肝解郁。

【适应证】肝胃气痛,胸胁胀满作痛,胃脘疼痛,嗳气则舒,纳呆不思食等。

【按语】玫瑰花味甘、微苦,性温,归肝、脾经,具有理气解郁、活血散瘀、调经止痛的明显功效。其温养心肝血脉,舒发体内郁气,可起到镇静、安抚、抗抑郁的作用。《本草再新》记载其"舒肝胆之郁气,健脾降火。治腹中冷痛,胃脘积寒,兼能破血"。玫瑰花茶性质温和,花形唯美，颜色粉嫩，香气优雅迷人，入口甘柔不腻，能令人缓和情绪、舒解抑郁，很适合上班一族。代茶饮用，不拘时温服。常饮可去除皮肤上的黑斑，令皮肤嫩白自然。

玫瑰花茶Ⅲ

【方源】 经验方。

【组成】 玫瑰花 1.5 g，花茶 3 g，冰糖 10 g。

【制作】 用开水冲泡后饮用。

【功效】 理气解郁，和血散瘀。

【适应证】 肝胃气痛，新久风痹，吐血咯血，月经不调，赤白带下，痢疾，乳腺小叶增生等。

【按语】 玫瑰花气香性温，含有少量挥发油、鞣质等。玫瑰油中主要成分为醇类化合物，能利气行血、治风痹、散瘀止痛。玫瑰花及其全株都有收敛性，可用于妇女月经过多、赤白带下，肠炎下痢，便血等。《食物本草》谓其“利肺脾、益肝胆，食之芳香甘美，令人神爽”。长期服用，美容效果甚佳，能有效地清除自由基，消除色素沉着，令人焕发青春活力。用于泡茶，可理气解郁、和血散瘀、调经止痛。注意：阴虚有火者勿服。

矿泉水茶

【方源】《食疗本草》。

【组成】 茶叶适量，矿泉水 500 ml。

【制作】 将矿泉水煮好后加入茶叶一起冲泡，即可饮用。

【功效】 补中益气，增强体力，美容护肤等。

【适应证】 身体乏力，皮肤粗糙等，一般人群日常保健。

【按语】 绿茶味微苦，性寒，有提神清心、清热解暑、消食化痰、去腻减肥的功效。绿茶还有抗衰老、抗病毒、抑制心血管疾病、美容护肤、降脂助消化等作用。矿泉水含有一定量的无机盐、微量元素，长期饮用对人体有较明显的保健作用，能促进骨骼和牙齿生长发育，有利于骨骼钙化，防治骨质疏松；还能预防高血压，保护心脏，降低心脑血管的患病率和死亡率。矿泉水茶经常饮用才能达到很好的保健作用。注意：肾功能不全者不宜饮用。

首乌茶

【方源】《本草纲目》。

【组成】何首乌 6 g。

【制作】将何首乌洗净后，切薄片，放入杯中，用沸水冲泡片刻即成。

【功效】补肝肾，益精血，乌须发，强筋骨。

【适应证】年老体虚，筋骨无力，白发衰颜。

【按语】首乌茶是我国传统的茶方。《本草纲目》言，何首乌苦、涩，微温，无毒，有"止心痛、益血气、黑髭发、悦颜色，久服长筋骨、益精髓、延年不老"之功，冠心病、高脂血症患者更宜久服。现代研究发现何首乌补肝肾、益精血、乌须发、强筋骨功效相关的药理作用是促进造血功能、提高机体免疫功能、降血脂、抗动脉粥样硬化、保肝、延缓衰老、影响内分泌功能、润肠通便等。何首乌功效作用的物质基础主要为磷脂、蒽醌类、葡萄糖苷类等成分。本方代茶温饮，不拘时常服。注意：因何首乌的不良反应具有很多肝病的体征和症状，包括黄疸、尿色变深、恶心、呕吐、乏力、虚弱、胃痛、腹痛、食欲减退。所以肝病患者不宜饮用首乌茶。

则天女皇茶

【方源】经验方。

【组成】益母草 10 g，滑石 3 g，绿茶 3 g。

【制作】用前两味药的水煎剂 350 ml 泡茶饮用。可加冰糖。冲饮至味淡。

【功效】润肤祛斑，消皱。

【适应证】面色晦暗，皮肤干燥，皱纹增多，黑斑。

【按语】益母草味辛、苦，性凉，能活血祛瘀、调经、利水消肿。滑石味甘、淡，性寒，能利尿通淋、清暑解热、渗湿。两药合用，具有一定的活血祛瘀、利水渗湿、润肤祛斑、消皱作用。注意：脾虚、热病伤津、阴虚血少、无瘀血、月经过多者和孕妇忌服。

玉芝茶

【方源】经验方。

【组成】 人参 2 g，白术 2 g，甘菊 2 g，葛根 2 g，蔓荆子 2 g，绿茶 5 g。

【制作】 用 450 ml 水煎煮前五味药至水沸后，冲泡绿茶饮用。可加冰糖。冲饮至味淡。

【功效】 润肤益神。

【适应证】 皮肤粗糙，肌肉松弛，神经衰弱。

【按语】 人参味甘、微苦，性微温，大补元气、补脾益肺、生津止渴、安神增智；白术味苦、甘，性温，补脾益气、燥湿利水、止汗安胎；菊花味辛、甘、苦，性微寒，散风清热、平肝明目；葛根味甘、辛，性凉，解肌退热、生津、透疹、升阳止泻；蔓荆子味辛、苦，性平，疏散风热、清利头目。诸药合用，人参、白术大补元气、补脾益肺，甘菊、葛根、蔓荆子清热生津、清利头目、引药上行，有一定的润肤益神作用。注意：血虚有火、阴虚内热伤津者忌用。

元宫养颜茶

【方源】 经验方。

【组成】 何首乌 2 g，肉苁蓉 2 g，菟丝子 2 g，泽泻 2 g，枸杞 2 g，绿茶 5 g。

【制作】 用前五味药的水煎液 400 ml 泡茶饮用。可加冰糖。冲饮至味淡。

【功效】 美发养颜。

【适应证】 肝肾不足所致脱发、白发、面容无华。

【按语】 何首乌味苦、甘、涩，性微温，能补肝肾、益精血、解毒润肠，自古为养发乌发要药；肉苁蓉味咸，性温，具有补肾益精、润肠通便的作用；菟丝子味甘，性平，补阳益阴、固精缩尿、明目止泻；枸杞味甘，性平，能滋补肝肾、益精明目；泽泻味甘、淡，性寒，利水渗湿、清热泻火。诸药合用，具有补肝肾、益精血、美发养颜的作用。注意：血虚有火、阴虚内热伤津者忌用。

明宫容颜永润茶

【方源】 经验方。

【组成】 枸杞 2 g，天冬 2 g，生地 2 g，人参 2 g，茯苓 2 g，绿茶

5 g,蜂蜜 10 g。

【制作】 用前五味药的煎煮液 450 ml 泡茶,待半温,调入蜂蜜饮用,冲饮至味淡。

【功效】 补气养阴,美肤强身。

【适应证】 面色不华,容颜憔悴。

【按语】 枸杞味甘,性平,能滋补肝肾、益精明目;天门冬味甘、苦,性大寒,能清肺降火、养阴润燥;生地味甘、苦,性寒,清热凉血止血、养阴生津止渴;人参味甘、微苦,性微温,大补元气、补脾益肺、生津止渴、安神增智;茯苓味甘、淡,性平,利水渗湿、健脾补中、宁心安神。诸药合用,补气生津、养阴益精,能美肤强身。注意:湿热内蕴者忌用。

玉容茶

【方源】 经验方。

【组成】 西洋参 2 g,当归 2 g,枸杞 2 g,合欢花 2 g,佛手 2 g,绿茶 5 g。

【制作】 用前五味药的煎煮液 400 ml 泡茶饮用。可加蜂蜜。冲饮至味淡。

【功效】 补益美颜,润泽肌肤。

【适应证】 年老肌肤失润、枯燥。

【按语】 西洋参味甘、微苦,性微凉,同人参作用相当,可以大补元气、补脾益肺、生津止渴、安神增智;当归味甘、辛,性温,补血活血、调经止痛、润肠通便;枸杞味甘,性平,能滋补肝肾、益精明目;合欢花味甘,性平,主要有宁神作用,多用于郁结胸闷、失眠健忘、神经衰弱等;佛手又名九爪木、五指橘、佛手柑,味辛、苦、酸,性温,能疏肝理气、和胃止痛,用于肝胃气滞、胸胁胀痛、胃脘痞满、食少呕吐。诸药合用,补气血、益肝肾、安心神、疏肝理气,有补益美颜、润泽肌肤的作用。注意:湿热内蕴者忌用。

清宫乌须茶

【方源】 经验方。

【组成】 当归 2 g,天麻 1 g,细辛 0.5 g,没食子 0.3 g,诃子

0.3 g，红茶 5 g。

【制作】 用前五味药的煎煮液 300 ml 泡茶饮用。可加蜂蜜。冲饮至味淡。

【功效】 补肾养血，黑发生发。

【适应证】 头发早白，脱发。

【按语】 当归味甘、辛，性温，补血活血、调经止痛、润肠通便；天麻味甘，性平，功专平肝息风止痉，为治疗头痛眩晕、肢体麻木的常用药；细辛味辛，性温，祛风、散寒止痛、温肺化饮、宣通鼻窍；没食子，味苦，性温，能固气、涩精、敛肺、止血；诃子味酸涩，能敛肺、涩肠、下气、利咽。诸药合用，补气血、温通经络。对于肾虚的头发早白、脱发需要配合其他药使用。注意：外邪未解、阴虚阳亢、内有湿热火邪者忌服，肾功能不全者慎用。

清宫生发茶

【方源】 经验方。

【组成】 何首乌 2 g，菟丝子 2 g，牛膝 1 g，生地 1 g，柏子仁 2 g，红茶 5 g。

【制作】 用前五味药的煎煮液 400 ml 泡茶饮用。可加蜂蜜。冲饮至味淡。

【功效】 滋补肝肾，生发黑发。

【适应证】 少发，脱发，须发早白。

【按语】 何首乌本名“交藤”，关于它的来历还有一个美丽的传说。有个叫首乌的人居住在深山老林之中很久，年事已高仍无妻儿。有一天夜里，他酒醉后睡卧于山野间，朦胧中看见两株藤本植物，相距不远，叶蔓忽然相交在一起，久而始解，解后又交。他见此情景，甚为惊异，次日晨就连根掘回。遍问众人，没有一人能够认得这是什么植物。后来有一位山老忽然走来，道：“你既然年老无子，这恐怕是天赐的神药吧，你何不服用试试呢？”于是他便将所挖之根捣为细末，每天早晨空腹时以酒送服 1 钱。常服不断，又一年后所患诸病痊愈，原已花白的头发变得乌黑油亮，本已苍老的容颜变得光彩焕发，遂娶妻成家。后来生了个男孩。从此以后，他家即将此药当作传家宝一代一代传下去，父子二人都活了160多岁。何首乌能补肝肾、益精血、解毒润肠，自古为养发乌发要药；菟丝子味甘，性平，补阳益阴、固精缩尿、明目止泻；牛膝味苦、酸，性平，活血通经、消痈肿、补肝肾、强筋骨，常用于治疗腰膝酸痛、阳痿等；生地清热凉血止血、养阴生津止渴；柏子仁味甘，性平，养心安神、止汗、润肠。诸药合用，滋补肝肾，生发黑发。注意：阴虚阳亢、内有湿热火邪者忌服。

金宫香口茶

【方源】 经验方。

【组成】 黄连1 g，升麻2 g，藿香2 g，木香1 g，甘草3 g，绿茶3 g，冰糖10 g。

【制作】 用前四味药的煎煮液450 ml，泡甘草、绿茶饮用。冲饮至味淡。

【功效】 清胃热，洁牙香口，固齿止痛。

【适应证】 胃热所致口臭、牙�出血、牙齿松动与疼痛等。

【按语】 黄连味苦，性寒，清热燥湿、泻火解毒、清心除烦；升麻味辛、甘，性微寒，发表透疹、清热解毒、升举阳气、引药上行；藿香味辛，性微温，芳香化浊、开胃止呕、发表解暑；木香味辛、苦，性温，行气止痛、健脾消食，主治胸脘胀痛、泻痢后重、食积不消、不思饮食等；甘草味甘，性平，炙甘草则味甘，性微温，补脾润肺、解毒、止痛。诸药合用，清热解毒、芳香化浊、健脾消食。注意：胃寒呕吐、脾虚泄泻者忌用。

元朝增颜茶

【方源】 经验方。

【组成】 冬瓜仁3 g，桃仁2 g，陈皮2 g，绿茶3 g，冰糖3 g。

【制作】 用前三味药的煎煮液300 ml泡茶饮用，冲饮至味淡。

【功效】 润肤增艳。

【适应证】 面色晦暗，憔悴，有斑点。

【按语】 冬瓜仁味甘，性凉，能清肺化痰、消痈排脓、利湿；桃仁味苦、甘，性平，能活血祛瘀、润肠通便、止咳平喘；陈皮性温，味辛、苦，理气健脾、调中、燥湿化痰。诸药合用，活血祛瘀、理气利湿。注意：胃寒呕吐、脾虚泄泻者忌用。

宫廷美肤茶

【方源】 经验方。

【组成】 枸杞2 g，龙眼肉2 g，山楂2 g，菊花2 g，橄榄2 g。

【制作】 用300 ml开水冲泡后饮用，冲饮至味淡。

【功效】 生血养阴，润肤美容。

【适应证】 阴血不足或久病后，面容枯瘦、肌肤无泽。

【按语】 《宁夏枸杞研究》记述，服用枸杞的老年人的免疫学、生理学、生物化学和遗传学功能状态的多项指标在向年轻化方向逆转。枸杞子虽无人参之名望，虫草之尊贵，但无论男女老幼、贵贱贫富，识之者众，用之者众，是一味天赐的百姓良药。枸杞味甘，性平，能滋补肝肾、益精明目；龙眼肉性温、味甘，能补益心脾、养血安神；山楂味酸、甘，性微温，开胃消食、化滞消积、活血散瘀、化痰行气；菊花味辛、甘、苦，性微寒，散风清热、平肝明目；橄榄又称青果，因果实尚呈青绿色时即可供鲜食而得名，性平，味甘、酸，清肺、利咽、生津、解毒。诸药合用，益精养血、清热生津、解毒散瘀。注意：阴虚阳亢、内有湿热火邪者忌服。

金龙杜仲茶

【方源】 经验方。

【组成】 杜仲10 g。

【制作】 沸水冲泡代茶饮。

【功效】 补肝肾，强筋骨。

【适应证】 用于强身健体，美容。

【按语】 历史上，杜仲茶为皇家贵族的宠物。可治腰脊酸疼，足膝痿弱，小便余沥，阴下湿痒，胎漏欲堕，胎动不安，高血压。据《本草纲目》记载，杜仲茶具有强身健体、美容等功效，深受日本朋友的青睐。《神农本草经》记载其“主腰脊痛，补中益精气，坚筋骨，强志，除阴下痒湿，小便余沥”。注意：本茶阴虚火旺者慎服。

红茶柠檬汤

【方源】 经验方。

【组成】 红茶5 g,腌柠檬1只,蜂蜜25 g。

【制作】 鲜柠檬、食盐按2∶1比例腌制,阳光下连续曝晒至柠檬皮皱、果发软,久存备用;上三味按量用沸开水冲泡5分钟,取汁分3次饮。

【功效】 生津解暑,助消化。

【适应证】 用于美容养颜。

【按语】 柠檬,生津、止渴、祛暑、安胎。可用于咽痛口干,胃脘胀气,高血压,心肌梗死,不思饮食。《食物考》载其"浆饮渴瘳,能避暑。孕妇宜食,能安胎"。《纲目拾遗》载其"腌食,下气和胃"。蜂蜜,补中、润燥、止痛、解毒,治肺燥咳嗽、肠燥便秘、胃脘疼痛、鼻渊、口疮、汤火烫伤,解乌头毒。《本草拾遗》载其"主牙齿疳䘌,唇口疮,目肤赤障,杀虫"。本茶用开水泡饮,日服1剂。注意:消化性溃疡和胃酸过多患者忌服。

黑芝麻茶

【方源】 经验方。

【组成】 黑芝麻15 g,适量冰糖。

【制作】 炒研成末的黑芝麻15 g,加适量冰糖,沸水冲泡代茶饮。

【功效】 补肝肾,润五脏。

【适应证】 头晕眼花,燥咳,耳鸣耳聋,须发早白,病后脱发,肠燥便秘等,及美容养颜用。

【按语】 《本草纲目》称:"服黑芝麻百日能除一切痼疾。一年身面光泽不饥,二年白发返黑,三年齿落更出。"黑芝麻补肝肾、益精血、润肠燥,一般人群均可服用。

美肤茶Ⅰ

【方源】 经验方。

【组成】 残茶水适量。

【制作】 用喝剩的残茶水洗脸。

【功效】 润泽肌肤,美容护肤。

【适应证】 皮肤缺乏光泽。

【按语】 绿茶有清热解毒、美容护肤、抗衰老的作用。据现代科学分析,茶叶中有300多种化学成分,其中茶多酚(以儿茶素为主体的酚类化合物)可抗氧化、抗衰老、抗菌、防肥胖;单宁酸吸收并排除人体黑色素,使皮肤更白皙,抗癌肿;叶绿素促进组织、血液再生;糖类可增强肌肤免疫力;咖啡因提神醒脑,有紧肤收敛作用;还有多种维生素、无机盐、氨基酸调节皮肤功能,促使皮肤更有活力。经常用茶水洗脸能起到很好的护肤作用。

美肤茶Ⅱ

【方源】《食物补疗大典》。

【组成】 绿茶末适量,软骨素1 g。

【制作】 先用沸水冲泡浓绿茶一杯,然后将软骨素调和茶水中。

【功效】 美艳肌肤,使皮肤富有弹性。

【适应证】 黑眼圈,雀斑,粉刺等。

【按语】 绿茶有清热解毒、美容护肤、抗衰老的作用。此茶经常饮用,能保持青春,保有美丽容颜。注意:此茶不适宜肾功能不全者服用。

护眉茶

【方源】 经验方。

【组成】 隔夜茶适量,蜂蜜少许。

【制作】 隔夜茶中加少许蜂蜜调匀。

【功效】 润泽护眉。

【适应证】 眉毛缺乏光泽,眉毛稀疏。

【按语】 未变质的隔夜茶还有很多保健作用,生发就是隔夜茶的功效之一。蜂蜜是一种营养丰富的天然滋养食品,也是最常用的滋补品之一。据分析,它含有与人体血清浓度相近的多种无机盐和维生素、铁、钙、铜、锰、钾、磷等有机酸和有益人体健康的微量元素,以及果糖、葡萄糖、淀粉酶、氧化酶、还原酶等,具有滋养、润燥、解毒之功效。所以隔夜茶与蜂蜜调匀用刷子蘸取刷眉,日子久了,眉毛自然变得浓密光亮。

乌发茶

【方源】 经验方。

【组成】 黑芝麻500 g,核桃仁200 g,白糖200 g,茶适量。

【制作】 黑芝麻、核桃仁同拍碎,糖熔化后拌入,放凉收贮。用时取芝麻核桃糖10 g,用茶冲服。

【功效】 乌发美容。

【适应证】 头发花白等。

【按语】 黑芝麻味甘,性平,有补肝肾、益精血的功效。可用于头晕眼花、耳鸣耳聋、须发早白、病后脱发。核桃仁味甘,性温,有补肾温肺、润肠通便的功效,可用于肾阳虚衰、肺肾不足。此茶适合常饮,可延缓衰老,常用可保持头发不花不白。注意:痰热咳嗽、便溏腹泻、素有内热及痰湿重者不宜服用。

芍药花茶

【方源】 经验方。

【组成】 芍药花2 g,生地3 g,绿茶3 g。

【制作】 用开水冲泡后饮用。

【功效】 养阴清热,柔肝疏肝。

【适应证】 用于女性保健。

【按语】 古人评花,牡丹第一,芍药第二,谓牡丹为花王,芍药为花相。因为芍药开花较迟,故又称为“殿春”。芍药花能养血柔肝、散郁祛瘀、强五脏、散恶血、调经,可以治疗内分泌紊乱引起的雀斑、黄褐斑、暗疮,促进新陈代谢,延缓皮肤衰老,提高机体免疫力。常饮可调节女性内分泌,去除黄气及色斑,使气血充沛,容颜润泽,精神饱满。生地能清热凉血止血、养阴生津止渴。两药合用可清热养阴、生津止渴、柔肝疏肝。注意:脾胃虚寒者不宜食用。

乌发童颜茶

【方源】 经验方。

【组成】 制首乌、大生地、绿茶各等分。

【制作】 将制首乌洗净、切片,蒸后晒干,生地用酒浸洗,这两味放入锅中(忌沾铁器),加水煎煮后取汁即成。

【功效】 滋补肝肾,荣养气血。

【适应证】 气血两虚证的体虚衰弱,青少年贫血体弱。

【按语】 制首乌味甘、涩，性微温，能补肝肾、益精血、乌须发、强筋骨。明朝李时珍《本草纲目》记载首乌能“养血益肝，固精益肾，健筋骨，乌须发，为滋补良药，不寒不燥，功在地黄、天门冬诸药之上”。首乌还有促进造血功能、增强免疫功能、降血脂、延缓衰老、润肠通便等作用。生地黄有清热凉血、养阴生津的作用。《开宝本草》论述道：“味甘、苦，寒，无毒。主男子五劳七伤，女子伤中、胞漏、下血，破恶血、溺血，利大小肠，去胃中宿食，饱力断绝，补五脏内伤不足，通血脉，益气力，利耳目。生者大寒。主妇人崩中血不止，及产后血上薄心闷绝，伤身胎动下血，胎不落；堕坠，踠折，瘀血，留血，衄鼻，吐血，皆捣饮之。”此方代茶频饮，不拘时温服，连服三四个月。注意饮食起居，心情要愉快，忌食各种血和鳞鱼、葱蒜、萝卜等食物。

慈禧珍珠茶

【方源】《御香缥缈录》。

【组成】 珍珠、茶叶适量。

【制作】 以沸水冲泡茶叶，用茶汁送服珍珠粉，每日 2～3 g。

【功效】 润泽肌肤，养颜美容。

【适应证】 面部皮肤衰老干燥憔悴。

【按语】 珍珠味甘、咸，性寒。据慈禧太后身边的女官德龄在《御香缥缈录》中记载，慈禧到了老年，面部与全身的皮肤仍然细嫩红润，与青年女子相差无几。这就是因为她平素注意养生和美容，特别是与她常年服用珍珠茶有关。据现代研究，珍珠中含有多种氨基酸和微量元素，对皮肤有很好的营养作用。该茶每隔 10 日服 1 次。

三、轻身减肥

雀舌茶

【方源】《饮膳正要》。

【组成】 雀舌茶、枸杞各等分。

【制作】 文火煎服。

【功效】 消食,化气,壮阳,减肥。

【适应证】 消化不良,食积,肥胖等。

【按语】 雀舌茶,也叫白毛尖,产于贵州南部的都匀市。据史料记载,该茶早在明代就被列为上贡之佳品,深受明崇祯皇帝所喜爱,曾赐名白毛尖为“鱼钩茶”。它以优美的外形,独特的风格被列为中国名茶珍品之一。其含多酚类化合物高于一般茶叶10%左右,氨基酸含量也较高。枸杞,味甘,性平,有养肝、滋肾、润肺的功效。现代研究,枸杞还有降低血糖、抗脂肪肝、抗动脉粥样硬化、抗衰老等作用。此茶尤其适用于肝肾亏虚者食用,既美味,药效又非常好,宜时常饮用。注意:外邪实热、脾虚有湿及泄泻者忌用。

清宫减体茶

【方源】 经验方。

【组成】 泽泻3 g,石菖蒲3 g,山楂3 g,紫苏3 g,绿茶3 g。

【制作】 用350 ml开水冲泡后饮用,冲饮至味淡。

【功效】 行水减肥,降脂。

【适应证】 肥胖,高脂血症。

【按语】 关于石菖蒲有一个传说:有一次汉武帝(刘彻)上嵩山,至山顶,忽然看见眼前一人,身高二丈,耳长垂肩,仙风鹤发,气度不凡。汉武帝急忙屈万乘之尊,上前施礼并问道:“仙者是何方人士,怎么会来到这里?”只听此老者回答说:“我是九嶷山中人也。听说中岳(五岳之中,嵩山为中岳)山顶的石头上,生有一种草叫石菖蒲。此草一寸九节，吃了它可以长生不老，所以特地到这儿来采集它。”说完之后，突然不见了。汉武帝刚听完老者的话就突然不见了人，心中顿时大悟，他对左右侍臣说：“这个老者并不是自己想采食菖蒲，而是特意来告诉朕的。”

泽泻味甘、淡，性寒，利水渗湿、清热泻火；石菖蒲气芳香，味苦、微辛，能化湿开胃、开窍豁痰、醒神益智，用于脘痞不饥、噤口下痢、神昏癫痫、健忘耳聋等；山楂又名山里果、山里红、酸里红，味酸、甘，性微温，开胃消食、化滞消积、活血散瘀、化痰行气；紫苏味辛，性温，解表散寒、行气和胃。

诸药合用，能利水渗湿、化湿开胃、化滞消积，可用于单纯性体胖和高脂血症者的减肥、降脂。注意：胃寒呕吐、脾虚泄泻者忌用。

仙女减肥茶

【方源】 经验方。

【组成】 茯苓 2 g，泽泻 2 g，车前草 2 g，山楂 2 g，大腹皮 1 g，绿茶 5 g。

【制作】 用 350 ml 开水冲泡后饮用，或用前五味药的煎煮液泡茶饮用，冲饮至味淡。

【功效】 利尿除湿，降血压，降血脂，减肥。

【适应证】 肥胖，水肿，高血压，高脂血症。

【按语】 茯苓味甘、淡，性平，利水渗湿、健脾补中、宁心安神；泽泻利水渗湿、清热泻火；车前草味甘、淡，性微寒，清热利尿、渗湿止泻、明目、祛痰；山楂开胃消食、化滞消积、活血散瘀、化痰行气；大腹皮为槟榔的干燥果皮，又名槟榔衣，性微温，主要功效为下气宽中、行水消肿。诸药合用，利水渗湿、化滞消积，对于单纯性肥胖者，或有高血压、高脂血症者具有降血压、降脂、减肥等效果。注意：胃寒、阴虚阳亢、脾虚泄泻者忌用。

红茶干姜汤

【方源】 经验方。

【组成】 红茶 1～2 g，干姜 3～5 g，炙甘草 3 g。

【制作】 干姜，晒干或微火烘干。蜜炙甘草，取甘草片，加炼熟的蜂蜜与开水少许，拌匀，稍闷，置锅内用文火炒至变为深黄色、不粘手为度，取出放凉。每甘草片 50 kg(100 斤)，用炼熟蜂蜜 12.5～15 kg(25～30 斤)。服时将干姜、红茶、炙甘草一起用开水泡饮。

【功效】 健胃消食，消脂去腻。

【适应证】 脾胃虚寒或食后饱胀，食欲不振，肥胖等。

【按语】 干姜，温中逐寒、回阳通脉，治心腹冷痛，吐泻，肢冷脉微，寒饮喘咳，风寒湿痹，阳虚吐衄、下血。《神农本草经》谓其"主胸满咳逆上气，温中，止血，出汗，逐风湿痹，肠癖下痢。生者尤良"。红茶，提神消疲、生津清热、养胃护胃。日服 1 剂，分 3 次饭后服。注意，孕妇及胃酸过多者慎用。血虚者可加剖开的大枣 25 g。

《本草纲目》记载："姜宜原湿沙地。四月取母姜种之，五月生苗，如初生嫩芦；而叶稍阔，似竹叶，对生。叶亦辛香。秋社前后，新芽顿长，如列指状，采食无筋，谓之子姜。秋分后者，次之。霜后则老矣。"苏东坡诗句："后春莼茁滑如酥，先社姜芽肥胜肉。"就是指春姜。王安石也说："姜能疆御百邪，故谓之姜。"朱熹注《论语》的文中有载："姜，通神明，去秽恶，故不撤。"姜不仅可以当佐料，增添美味，还有很好的食疗药效，几千年来，炎黄子孙世世代代，早已体验到了生姜强身保健、防病治病、益寿延年的作用。所以民间自古就有"常吃姜，寿而康""上床萝卜下床姜，不用医生开药方""朝含三片姜，不用开药方""冬有生姜，不怕风霜""早晨一片姜，胜似服参汤""男儿不可三日无姜"等等谚语流传。

荷叶茶

【方源】 经验方。

【组成】 干荷叶 9 g。

【制作】 搓碎(鲜荷叶为 30 g，切碎)，煎水代茶频饮。

【功效】 消肿降脂。

【适应证】 肥胖，高脂血症。

【按语】 荷叶性平，味苦、涩。《证治要诀》称："荷叶服之，令人瘦劣，故单服可以消阳水水肿之气。"中药研究结果表明，荷叶有降血脂作用。荷叶碱是荷叶中提取的生物碱，可扩张血管、清热解暑，有降血压的作用，同时还是减肥的良药。该茶连饮2～3月，每日1剂。注意：胃溃疡、胃酸过多者忌服，孕妇禁用。

减肥茶Ⅰ

【方源】 经验方。

【组成】 干荷叶60 g，生山楂、生薏苡仁各10 g。

【制作】 制细末，沸水冲泡代茶饮，以味淡为度。

【功效】 利水降脂。

【适应证】 高血压，冠心病，肥胖。

减肥茶Ⅱ

【方源】 经验方。

【组成】 干荷叶60 g，生山楂、生薏苡仁各10 g，橘皮5 g。

【制作】 制细末，沸水冲泡代茶饮，以味淡为度。

【功效】 利水降脂。

【适应证】 高血压，冠心病，肥胖。

减肥茶Ⅲ

【方源】 经验方。

【组成】 陈葫芦15 g，茶叶3 g。

【制作】 制细末，沸水冲泡代茶饮，以味淡为度。

【功效】 利水降脂。

【适应证】 高血压，冠心病，肥胖。

【按语】 以上三方俱为我国传统的减肥方，流传民间，广为应用。荷叶、山楂减肥降脂之功，在我国汉代以前便已有定论。《本草经疏》："山楂，《神农本草经》云：味酸气冷，然观其能消食积，行瘀血，则气非冷矣。"生薏苡仁有健脾利湿的作用。上三药配伍应用，可以起到利水降脂的功效。中医认为，山楂只消不补，脾胃虚弱者不宜多食。孕妇及胃酸过多、消化性溃疡和龋齿者，及服用滋补药品期间忌服本茶。

何首乌茶Ⅰ

【方源】 经验方。

【组成】 绿茶、何首乌、泽泻、丹参各10 g。

【制作】 上药水煎取汁。

【功效】 活血利湿，降脂减肥。

【适应证】 痰湿体质之肥胖。

【按语】 何首乌味苦、甘、涩，性微温，有养血滋阴、润肠通便的功效，还有抗衰老、提高免疫力、降血脂、保肝等作用。泽泻味甘、淡，性寒，有利水渗湿、泄热通淋的功效，又有降血脂、保肝的作用。丹参味苦，性微寒，有活血调经、祛瘀止痛的功效。三药合用，养血活血、利湿减肥。痰湿壅盛、素体肥胖者常饮此茶，每日1剂，有益身体健康。另外，为了有效减肥，还需配合饮食调理，避免高胆固醇、高脂饮食。

何首乌茶Ⅱ

【方源】 经验方。

【组成】 何首乌5 g，红茶3 g。

【制作】 将何首乌洗净后切细，放入砂锅，加水200 ml煎煮5～10分钟后去渣取汁，再以之冲泡红茶即成。

【功效】 补肝益肾，养血祛风，降血脂，解毒。

【适应证】 肝肾阴亏所致发须早白、头晕、遗精、腰膝酸软等，慢性肝炎，痈肿，瘰疬，痔疮。

【按语】 何首乌具有降胆固醇、抗动脉硬化、促进肠蠕动、抗病毒的药理作用，还有兴奋神经系统、类似肾上腺皮质激素样的作用，能补肝肾、益精血、解毒润肠。主要用于精血亏虚、头晕眼花、须发早白、腰酸脚软、遗精、崩漏、带下、肠燥便秘等。补益精血用制首乌，截疟、解毒、润肠宜用生首乌，鲜首乌解毒润肠的功效较生首乌更佳。本方代茶温饮，不拘时常服，冲饮至味淡。注意：大便溏泄及痰湿盛者不宜服。

桑枝茶

【方源】 经验方。

【组成】 嫩桑枝20 g。

【制作】 嫩桑枝20 g，切成薄片，沸水冲泡代茶饮。

【功效】 祛风湿，行水气。

【适应证】 风湿性关节炎、类风湿关节炎、肥胖等。

【按语】 桑枝，味苦，性平。《医部全录》载，桑枝茶能“逐湿，令人瘦，过肥者宜久服之”。桑枝有通经活络、祛风湿、行水气的作用。桑枝茶可以服用也可外洗应用。本品可以连续饮用2～3个月。注意：不宜用于体质瘦弱患者。

桑根白皮茶

【方源】 经验方。

【组成】 桑根白皮30 g。

【制作】 洗净切丝，晒干备用，每日30 g，煎水代茶频饮。

【功效】 降压利水。

【适应证】 肥胖，素有痰湿、血压偏高的眩晕，尿量减少，时有水肿和体虚盗汗。

【按语】 桑白皮的药理作用，在古书中已有记载。味甘，性寒，入肺经，具有利水消肿、修复瘢痕之功效。《名医别录》记载其利水道，去寸白，可以缝金创。《本草别录》载：“去肺中水气，唾血，热渴，水肿，腹满胪胀，利水道，可以缝金疮。”《本草钩元》载：“利水用生，咳嗽蜜炙或炒。”《本草备要》载：“如恐其泻气，用蜜炙之。”注意：肺寒无火及风寒咳嗽禁服。

消脂茶

【方源】 经验方。

【组成】 茶叶、生姜、诃子皮各等分。

【制作】 茶叶、诃子皮加水1碗共煮。

【功效】 健脾消食，减肥。

【适应证】 食积，肥胖。

【按语】 生姜，味辛，性微温，有开胃止呕的功效。诃子皮味苦、酸、涩，性平，有涩肠止泻、下气消胀的作用。上茶沸热后，再加生姜煎服。常饮此茶有很好的保健作用。

佩香茶

【方源】 《瀚海颐生十二茶》。

【组成】 佩兰 6 g,藿香 3 g,薄荷 4.5 g,白蔻仁 1.5 g。

【制作】 佩兰、藿香、薄荷、白蔻仁共制粗末,沸水冲泡后,加盖闷 10 分钟,代茶饮。

【功效】 化湿消滞醒胃。

【适应证】 过食肥腻,消化不良,纳呆食减,口中黏腻无味或口臭等。

【按语】 佩兰,清暑、辟秽、化湿、调经,治感受暑湿,寒热头痛,湿邪内蕴,脘痞不饥,口甘苔腻,月经不调。《本草别录》载佩兰"除胸中痰癖"。藿香,快气、和中、辟秽、祛湿,治感冒暑湿,寒热,头痛,胸脘痞闷,呕吐泄泻,疟疾,痢疾,口臭。《本草图经》谓藿香"治脾胃吐逆,为最要之药"。方中佩兰、藿香、白蔻仁,都有化湿醒脾之功。薄荷,能辟秽、解毒。四药合用,化湿和胃。该茶每日 1 剂。注意:阴虚者忌服。

三花减肥茶

【方源】《中成药研究》。

【组成】 玫瑰花、茉莉花、代代花各 2 g,川芎 6 g,荷叶 7 g。

【制作】 上药搓碎,置入热水瓶中,用沸水冲泡,加盖闷 10 分钟。

【功效】 芳香化浊,行气活血。

【适应证】 肥胖,体重超过正常标准,懒于行动。

【按语】 此方升清降浊、理气宽胸、活血降脂,肥胖体臃者饮用最合宜。方中玫瑰花甘苦而温,功专理气解郁、和血散瘀。《本草拾遗》说本品"和血,行血,理气"。茉莉花、代代花均有理气解郁、辟秽和中的作用,与玫瑰花相伍既走气分又走血分。荷叶升发清阳、醒脾利湿。四药理气解郁而有提神作用,辟秽化湿而奏祛痰利湿、消脂减肥之功。配以川芎活血行气,通行全身血脉,扩张血管,有助降脂。代茶饮。宜频频饮用,1 日内饮尽。注意:阴虚口渴者不宜饮用,孕妇禁服。

四、延年益寿

二子茶

【方源】《摄生众妙方》。

【组成】 枸杞子 10 g，五味子 3 g。

【制作】 将枸杞子、五味子研细，滚水泡封 3 日，代茶饮。

【功效】 养阴生津，延年益寿。

【适应证】 阴血亏虚和暑热伤津所致汗多、心烦、口渴等。

【按语】 枸杞子具有填精养血、滋补肝肾的作用；五味子可益气生津、补肾宁心。两味相伍可养五脏之阴、益心肺之气，是老人秋季调补气阴的佳品。将枸杞子、五味子研细泡水代茶饮。因五味子味酸性温，有收敛之性，枸杞子味甘性平，不宜用于外邪实热及脾虚有湿者，忌用于有湿热者。

八仙茶

【方源】《韩氏医通》。

【组成】 黄粟米、黄豆、赤小豆、绿豆各 750 g，细茶 500 g，净脂麻 375 g，净花椒 75 g，净小茴香 150 g，泡干白姜、炒白盐各 30 g。

【制作】 取炒熟黄粟米、黄豆、赤小豆、绿豆各 750 g，细茶、净脂麻、净花椒、净小茴香、泡干白姜、炒白盐，研末加炒熟麦面拌匀，置瓷罐中存贮待用，开水冲服。

【功效】 益精悦颜，保元固肾。

【适应证】 肾虚，早衰。

【按语】 方中芝麻、黄豆、赤小豆等均可补肾强健、抗老防衰，花椒、小茴香、干姜可温阳理气，因而可用于延缓衰老。开水冲服。用开水冲泡饮服时亦可任意加入核桃仁、松子仁、南枣等。

龟鹿二仙茶

【方源】《仙传四十九方》。

【组成】 鹿角 2 g，龟板 2 g，枸杞 5 g，人参 3 g，红茶 5 g。

【制作】 用 350 ml 水煎煮鹿角、龟板、人参至水沸后 15～30 分钟，冲泡枸杞、红茶饮用。可加蜂蜜。冲饮至味淡。

【功效】 滋精补血，益气提神。

【适应证】 中老年气血虚弱。

【按语】 本方明朝王肯堂之著作《证治准绳》收录曰：人以精、气、神为根本。“精”不足则无法生“气”，气不足则无法生“神”，然而补精必以滋味醇厚的药品为主。《本草纲目》记载，李时珍曰：龟鹿皆灵而有寿。龟首常藏于腹，能通任脉，故取其甲，以补心、补肾、补血，皆以养阴也。鹿鼻常返向尾，能通督脉，故取其角，以补命、补精、补气，皆以养阳也。乃物理之玄微，神工之能事也！

原方龟鹿二仙胶，又名四珍胶，出自《医便》卷一。龟、鹿皆为血肉有情之品，具有很好的填补精血、益气壮阳的作用。再加上人参、枸杞，益气生精。四者合一，可达精生而气旺，气旺而神昌的境界。久服可以延年益寿，故有“二仙”之美称。但要注意，脾胃虚弱者、有感冒或腹泻者，不宜服用。

芝麻养血茶

【方源】《醒园录》。

【组成】 黑芝麻 6 g，茶叶 3 g。

【制作】 黑芝麻炒黄，与茶叶一起加水煎煮 10 分钟。饮汤并食芝麻与茶叶。

【功效】 滋补肝肾，养血润肺。

【适应证】 肝肾亏虚引起的皮肤粗糙、毛发枯黄或早白、耳鸣等。

【按语】 芝麻，相传是西汉张骞通西域时引进中国的。现经科学考证，芝麻原产我国云贵高原。在浙江湖州市钱山漾新石器时代遗址和杭州水田畈史前遗址中，发现有古芝麻的种子，证实了中国是芝麻的故乡。黑芝麻味甘，性平。芝麻具有养血的功效，可以治疗皮肤干枯、粗糙，令皮肤细腻光滑、红润光泽。黑芝麻还有降血糖、抗炎等作用。注意：慢性肠炎、便溏腹泻患者忌食。

神仙寿茶

【方源】 经验方。

【组成】 人参 3 g，牛膝 2 g，巴戟 2 g，杜仲 2 g，枸杞 2 g，红茶5 g。

【制作】 用 500 ml 水煎煮上药至水沸后 10～15 分钟，即可冲泡红茶饮用。可加蜂蜜。冲饮至味淡。

【功效】 滋补气血，养精益脑。

【适应证】 中老年体弱。

【按语】 人参大补元气、补脾益肺、生津止渴、安神增智；牛膝味苦、酸，性平，活血通经、消痈肿、补肝肾、强筋骨，常用于治疗腰膝酸痛、阳痿等；巴戟味辛、甘，性微温，补肾阳、强筋骨、祛风湿；杜仲味甘，性温，具有补肝肾、强筋骨、安胎的作用，为治腰痛要药；枸杞味甘，性平，能滋补肝肾、益精明目。诸药合用，以温补肝肾为主，兼补气行血。该茶每日 1 剂。但阴虚火旺或有湿热者均不宜服。

真人茶

【方源】 经验方。

【组成】 茯苓 2 g，熟地 2 g，菊花 2 g，人参 2 g，柏子仁 2 g，红茶 5 g。

【制作】 用 500 ml 水煎煮上药至水沸后 10～15 分钟，冲泡红茶饮用。也可去茶以煎液代茶饮。可加蜂蜜。冲饮至味淡。

【功效】 补脏益智，安神。

【适应证】 中老年体虚。

【按语】 茯苓味甘、淡，性平，利水渗湿、健脾补中、宁心安神；熟地味甘，性微温，养血滋阴、补精益髓，用于血虚、肾阴不足，为滋阴主药，凡腰酸脚软、头晕眼花、耳鸣耳聋、须发早白等一切精血亏虚证之表现均可应用；菊花味辛、甘、苦，性微寒，散风清热、平肝明目；人参大补元气，补脾益肺、生津止渴、安神增智；柏子仁味甘，性平，养心安神、止汗、润肠。诸药合用，补气健脾、养血滋阴、养心安神。该茶每日 1 剂。注意：湿热内蓄、腹胀便溏者均不宜服。

延寿茶

【方源】 经验方。

【组成】 远志2 g,山药2 g,巴戟2 g,菟丝子2 g,五味子2 g,红茶10 g。

【制作】 用500 ml水煎煮上药至水沸后10～15分钟,冲泡红茶饮用。可加蜂蜜。冲饮至味淡。

【功效】 延年益寿,益智宁神。

【适应证】 中老年体虚神衰。

【按语】 《本草纲目·远志》称:“此草服之能益智强志,故有远志之称。”远志味苦、辛,性温,安神益智、祛痰开窍、消散痈肿;山药味甘,性平,补脾养胃、生津益肺、补肾涩精;巴戟补肾阳、强筋骨、祛风湿;菟丝子味甘,性平,补阳益阴、固精缩尿、明目止泻;五味子味酸、甘,性温,收敛固涩、益气生津、补肾宁心。诸药合用,温补脾肾、益气生津、安神益智。注意:但凡实热或痰火内盛者、阴虚火旺者、湿盛中满或有积滞者忌服。

童春茶

【方源】 经验方。

【组成】 菟丝子3 g,牛膝2 g,山药2 g,茯苓2 g,续断2 g,红茶10 g。

【制作】 用500 ml水煎煮上药至水沸后10～15分钟,冲泡红茶饮用。可加蜂蜜。冲饮至味淡。

【功效】 补脾肾,益精神。

【适应证】 中老年体弱多病。

【按语】 菟丝子又名吐丝子、菟丝实、无娘藤、无根藤、菟藤、菟缕、野狐丝、豆寄生、黄藤子、萝丝子等,为旋花科植物菟丝子的种子,有“续绝伤、补不足、益健人”之功。《名医别录》谓其有“养肌强阴、坚筋骨”的作用。入肝、肾二经。具有补肾益精、养肝明目、安胎等作用。

牛膝活血通经、消痈肿、补肝肾、强筋骨,常用于治疗腰膝酸痛、阳痿等;山药补脾养胃、生津益肺、补肾涩精;茯苓利水渗湿、健脾补中、宁心安神;续断味辛,性微温,补肝肾、续筋骨、调血脉。诸药合用,对于中老年体虚者具有一定的补益作用。但需注意,凡实热或痰火内盛者、阴虚火旺者、湿盛中满或有积滞者忌服。

求真茶

【方源】 经验方。

【组成】 苍术 2 g，人参 2 g，鹿茸 0.5 g，淫羊藿 2 g，泽泻 2 g，红茶 5 g。

【制作】 用 500 ml 水煎煮上药至水沸后 10～15 分钟，泡茶饮用。可加蜂蜜。冲饮至味淡。

【功效】 补阳祛湿，强身壮体。

【适应证】 中老年体胖痰湿壅盛，性功能低下。

【按语】 淫羊藿名称由来有个故事。据记载，南朝时的著名医学家陶弘景是个业精于勤，对中医药具有执着追求的人。一日采药途中，他听一位老羊倌对旁人说：有种生长在树林灌木丛中的怪草，叶青，状似杏叶，一根数茎，高达一二尺。公羊啃吃以后，阴茎极易勃起，与母羊交配次数也明显增多，而且阳具长时间坚挺不痿。说者无心，听者有意。陶弘景暗自思忖：这很可能就是一味还没被发掘的补肾良药。于是，他不耻下问，虚心向羊倌实地请教，又经过反复验证，果然证实这野草的强阳作用不同凡响。后将此药载入药典，此药并由此得名“淫羊藿”。

淫羊藿味辛、甘，性温，具有补肾壮阳、祛风除湿的作用；苍术味苦、辛，性温，能燥湿健脾、祛风散寒、明目；人参大补元气，补脾益肺、生津止渴、安神增智；鹿茸味甘、咸，性温，补肾阳、益精血、强筋骨，壮阳益精功效较突出；泽泻味甘、淡，性寒，利水渗湿、清热泻火。方中人参、鹿茸、淫羊藿温肾壮阳、补气益精，苍术燥湿健脾，泽泻利水渗湿，诸药合用，能补阳祛湿、强身壮体。但需注意，阴虚火旺者、温热病患者忌服。

延龄茶

【方源】 经验方。

【组成】 菟丝子 2 g，肉苁蓉 2 g，枸杞 2 g，山茱萸 2 g，覆盆子 2 g，红茶 10 g。

【制作】 用上药的煎煮液 500 ml 泡红茶饮用。可加蜂蜜。冲饮至味淡。

【功效】 滋补肝肾,延年增智。

【适应证】 中老年肝肾不足,房事渐衰。

【按语】 菟丝子补阳益阴、固精缩尿、明目止泻;肉苁蓉味咸,性温,具有补肾益精、润肠通便的作用;枸杞味甘,性平,能滋补肝肾、益精明目;山茱萸性微温,味酸涩,能补肝肾、涩精、敛汗;覆盆子味甘酸,性平,补肝肾、缩小便、助阳、固精、明目。诸药合用,温肾壮阳、固精缩尿。注意:素有湿热、阴虚火旺者不宜服用。

蟠龙茶

【方源】 经验方。

【组成】 山茱萸 2 g,当归 2 g,牛膝 2 g,菟丝子 1 g,白鱼鳔 2 g,红茶 10 g。

【制作】 用 500 ml 水煎煮上药至水沸后 10～15 分钟,冲泡红茶饮用。可加适量蜂蜜。冲饮至味淡。

【功效】 温补肝肾,固精缩尿。

【适应证】 中老年体弱多病。

【按语】 山茱萸性微温,味酸涩,能补肝肾、涩精、敛汗;当归味甘、辛,性温,补血活血、调经止痛、润肠通便;菟丝子补阳益阴、固精缩尿、明目止泻;牛膝味苦、酸,性平,活血通经、消痈肿、补肝肾、强筋骨,常用于治疗腰膝酸痛、阳痿等;白鱼鳔以鲟鱼、鳇鱼的鱼鳔制成,有一定的治肾虚滑精的作用。诸药合用,温补肝肾、固精缩尿、补血活血。注意:脾胃虚弱者、有感冒或腹泻者,不宜服用该茶。

延年茶

【方源】 经验方。

【组成】 覆盆子 2 g,石斛 2 g,杜仲 2 g,续断 2 g,五味子 2 g,红茶 10 g。

【制作】 用 500 ml 水煎煮上药至水沸后 10～15 分钟,泡茶饮用。可加适量蜂蜜。冲饮至味淡。

【功效】 养生延年,益智健脑。

【适应证】 中老年体弱神衰健忘。

【按语】 覆盆子味甘、酸,性平,补肝肾、缩小便、助阳、固精、明目；石斛味甘，性微寒，益胃生津、养阴清热；杜仲味甘，性温，具有补肝肾、强筋骨、安胎的作用，为治腰痛要药；续断味辛，性微温，补肝肾、续筋骨、调血脉；五味子味酸、甘，性温，收敛固涩、益气生津、补肾宁心。诸药合用，补肝肾、强筋骨、养阴清热、益气生津。注意：脾胃虚弱者、湿热内蕴者、有感冒或腹泻者，不宜服用。

二子延年茶

【方源】 经验方。

【组成】 枸杞子、五味子各6 g，白糖适量。

【制作】 将前两味捣烂后，加糖，沸水冲泡，代茶饮。

【功效】 养心益肺。

【适应证】 老人秋季气阴亏虚。

【按语】 枸杞子具有填精养血、滋补肝肾的作用；五味子可益气生津、补肾宁心。两味相配可养五脏之阴、益心肺之气，宜长期服用。因五味子味酸性温，有收敛之性，枸杞子味甘性平，外邪实热、脾虚有湿及泄泻者忌服。

北宋文学家苏轼曾云："蜀青城山老人村，有见五世孙者，道极险远，生不识盐醯，而溪中多枸杞，根如龙蛇，饮其水，故寿。"至于五味子，孙思邈早已视之为益寿佳品，谓"五月常服五味子以补五脏气"，"六月常服五味子，以益肺金之气，在上则滋源，在下则补肾"。

玉竹茶Ⅰ

【方源】 经验方。

【组成】 玉竹9 g。

【制作】 玉竹制成粗末后，沸水冲泡代茶饮。

【功效】 养阴润燥，生津延年。

【适应证】 糖尿病或热病之阴虚、燥热、烦渴。

【按语】 玉竹，能养阴润燥、除烦止渴，治热病阴伤、咳嗽烦渴、虚劳发热、消谷易饥、小便频数。《本草拾遗》载其："主聪明，调血气，令人强壮。"沸水冲泡，每日代茶频饮。注意：胃有痰湿气滞者忌服。

玉竹茶Ⅱ

【方源】 经验方。

【组成】 玉竹 10 g,绿茶 3 g。

【制作】 用 300 ml 开水冲泡后饮用。可加冰糖。

【功效】 养阴润燥,除烦止渴。

【适应证】 热病伤阴,咳嗽烦渴,虚劳发热,消谷易饥,小便频数,咽喉不利。

【按语】 玉竹,性微寒,味甘,具有强心、类肾上腺皮质激素作用及润肠通便的药理作用。养阴润燥、生津止渴。注意:本品虽性质平和,但毕竟为滋阴润燥之品,故脾虚而有湿痰者不宜服。

龙眼茶

【方源】 经验方。

【组成】 龙眼肉 5～10 枚。

【制作】 龙眼肉,隔水蒸熟后,沸水冲泡代茶饮。

【功效】 益心脾,补气血,安神。

【适应证】 虚劳羸弱,失眠,健忘,惊悸,怔忡。

【按语】 龙眼茶,无病长饮,能益寿延年。相传魏文帝时,即已视龙眼为"南方果之珍异者"。《神农本草经》亦称其能"主五脏邪气,安志厌食,久服强魂,聪明,经身不老,通神明"。《神农本草经》载龙眼"主五脏邪气,安志、厌食,久服强魂魄,聪明"。代茶饮。注意:内有痰火及湿滞停饮者忌服。

灵芝茶 Ⅰ

【方源】 经验方。

【组成】 灵芝 10 g。

【制作】 灵芝切薄片,沸水冲泡后代茶饮。

【功效】 补中益气,益年延寿。

【适应证】 神经衰弱,健忘,慢性肝炎(乙肝),水肿,肾虚,高脂血症。

【按语】 灵芝素有"仙草""瑞草"之美誉,自古象征吉祥、富贵、美好、长寿,历来被古代帝王将相视为"灵丹妙药",并被西方人昵称为"神奇的东方蘑菇"。灵芝,入五脏,补全身之气,所以心、肺、肝、脾、肾脏虚弱,均可服之。灵芝所治病种涉及呼吸、循环、消化、神经、内分泌及运动等各个系统，涵盖内、外、妇、儿、五官各科疾病。其根本原因，就在于灵芝扶正固本，增强免疫功能，提高机体抵抗力的巨大作用。《神农本草经》载其性味甘平，“主耳聋，利关节，保神，益精气，坚筋骨，好颜色”。

灵芝茶Ⅱ

【方源】 经验方。

【组成】 灵芝草 10 g，绿茶少许。

【制作】 灵芝草切薄片，沸水冲泡，加绿茶饮用。

【功效】 补中益气，增强筋骨，保持青春美颜。

【适应证】 虚劳，咳嗽，气喘，失眠，消化不良，恶性肿瘤等。

【按语】 灵芝味甘，性平，有益精气、坚筋骨、利关节等功效。现代药理研究发现灵芝还有抗肿瘤、保肝、抗衰老、抗神经衰弱等作用。中华传统医学长期以来一直视其为滋补强壮、固本扶正的珍贵中草药。民间传说灵芝有起死回生、长生不老之功效。此茶可日常饮用，尤其适合体弱多病者饮用。常饮此茶能扶正固本、延缓衰老、延年益寿。注意：实证者慎服，忌与扁青、茵陈蒿同用。

首乌松针茶

【方源】 经验方。

【组成】 何首乌 18 g，松针（松花更佳）30 g，乌龙茶 5 g。

【制作】 先将何首乌、松针或松花用清水煎沸 20 分钟左右，去渣，以沸烫药汁冲泡乌龙茶 5 分钟即可饮用。

【功效】 补精益血，扶正祛邪。

【适应证】 肝肾亏虚，从事化学性、放射性、农药制造、核技术工作及矿下作业等人员保健，放疗、化疗后白细胞减少等。

【按语】 何首乌有养血滋阴、润肠通便、截疟、祛风、解毒功效，还有增强免疫功能、保肝的作用。松针能祛风活血、明目、安神、解毒、止痒。所以此茶对于肝肾阴亏的患者及从事化学性、放射性等工作的人员具有很好的保健作用。此茶每日 1 剂，不拘时饮服。注意：大便清稀及有湿痰者不宜饮用。另外，制作本茶忌用铁器。

沙苑子茶Ⅰ

【方源】《中国药膳学》。

【组成】沙苑子 10 g。

【制作】将沙苑子洗净捣碎，沸水冲泡代茶饮。

【功效】健身益寿，久服可补肾强腰。

【适应证】肾虚所致遗精、滑精、腰膝酸软、小便频数、夜尿多等。

【按语】沙苑子功能补肝、益肾、明目、固精，治肝肾不足，腰膝酸痛，目昏，遗精早泄，小便频数，遗尿，尿血，白带。《本草纲目》载：沙苑子性味甘温无毒，"补肾，治腰痛泄精，虚损劳乏"。《本经逢原》则云："沙苑蒺藜，性降而补，益肾，治腰痛，为泄精虚劳要药。以之点汤代茶，亦甚甘美益人。"注意：相火炽盛、阳强易举者忌服。

沙苑子茶Ⅱ

【方源】经验方。

【组成】沙苑子 5 g，红茶 3 g。

【制作】沙苑子洗净后切细，与红茶放入杯中，用 250 ml 沸水冲泡即成。

【功效】补肝益肾，明目固精。

【适应证】肝肾不足所致腰膝酸痛、目昏、遗精、早泄、遗尿。

【按语】沙苑子又名潼蒺藜、沙苑蒺藜，性温，味甘，具有降压、降脂、护肝、提高免疫力、抗疲劳及抑制肿瘤细胞生长的药理作用，能温补肝肾、固精缩尿、明目。多用于肝肾虚弱所致腰痛、遗精、早泄、白浊带下、小便余沥、眩晕目昏等。本方代茶温饮，不拘时常服，冲饮至味淡。注意：阴虚火旺、阳强易举者忌服。

五、防疫辟邪

硫黄止疟茶

【方源】《本草纲目》。

【组成】硫黄、茶叶各等分。

【制作】上两味共研末，和匀备用，每次取上药用茶汤候温送服。

【功效】温肾壮阳，截疟。

【适应证】寒湿疟疾或久疟不止等，临床可见寒战、口不渴、神疲倦怠、胸脘痞满等症状。

【按语】此方选用硫黄，味酸，性温，有毒，入肾经、大肠经，具有温肾壮阳、消毒截疟之效。现代实验表明，硫黄对脑干有抑制性影响，具有抗炎、缓泻等作用。《本草纲目》中说："茶苦而寒，阴中之阴。"故方中茶叶取其寒凉之性，可防硫黄过温过燥。饮用该茶每日1～2次。特别须注意的是，硫黄虽属低毒危险品，但其蒸气及硫黄燃烧后产生的二氧化硫对人体有剧毒。"十九畏"中还有记载："硫黄原是火中精，朴硝一见便相争。"所以不要和朴硝同用。胃溃疡者慎用。

生地豆卷茶

【方源】经验方。

【组成】生地 5 g，豆卷 3 g，绿茶 3 g。

【制作】用前两味药的煎煮液 300 ml 泡茶饮用，冲饮至味淡。

【功效】通达宣利，养阴解表。

【适应证】湿热入营血而致身热、发红疹、烦躁不安，乳痈初起，胃热烦渴等病证。

【按语】生地味甘、苦，性寒，清热凉血止血、养阴生津止渴。豆卷为豆科植物大豆黑色的种子(即黑大豆)发芽者，味甘，性平。一般煎服用10～30 g，能透邪解表、清利湿热，可用于湿温、暑湿初起，湿热内蕴、发热烦躁、胸闷不舒、身重体痛、发热、恶寒、苔腻等。两药合用，养阴解表。注意：脾胃虚寒、食少便溏者忌服。

玄青茶

【方源】 经验方。

【组成】 玄参5 g，大青叶3 g，绿茶3 g。

【制作】 用300 ml开水冲泡后饮用。可加冰糖。

【功效】 清热凉血，养阴解毒。

【适应证】 乳蛾肿痛，感冒发热，腮腺炎。

【按语】 玄参味苦、甘、咸，能凉血滋阴、泻火解毒。大青叶为板蓝根的叶子，味苦，性大寒，功用大致与板蓝根同，长于清瘟解毒，常用于防治多种急性热性传染病，如流行性感冒（简称流感）、流行性脑脊髓膜炎（简称流脑）、流行性乙型脑炎（简称乙脑）、腮腺炎及大叶性肺炎和败血症等疾病。两药合用，能清热凉血、养阴解毒。注意：脾胃虚寒者忌用。

水蜈蚣茶

【方源】 经验方。

【组成】 水蜈蚣30 g。

【制作】 水蜈蚣，煎水代茶饮。

【功效】 截疟。

【适应证】 疟疾。

【按语】 水蜈蚣，又名三荚草（《岭南采药录》），金钮子（《广州植物志》），金钮草（《福建民间草药》），夜摩草（《广西药植图志》），寒气草（《民间常用草药汇编》），十字草（《江西民间草药》），姜虫草、露水草、水牛草、三步跳（《贵州民间药物》），散寒草、姜芽草、寒筋草（《四川中药志》），水香附、燕含珠（《重庆草药》），发汗草（《中国药植图鉴》），山蜈蚣、水乌梅、无头香附、龙吐珠（《泉州本草》）等。性温，味辛，治感冒风寒、寒热头痛、筋骨疼痛、咳嗽、疟疾、黄疸、痢疾、疮疡肿毒、跌打刀伤。《植物名实图考》称其“杀虫，败毒”。《福建民间草药》谓其“解热利尿，治疟疾”。在疟疾发作前1～2小时，煎水代茶饮。

继则每次 20 g,沸水冲泡代茶饮。

鸡蛋花茶

【方源】 经验方。

【组成】 鸡蛋花 3～9 g。

【制作】 夏秋季采摘盛开的鸡蛋花花朵,晒干。放入杯中,用沸水冲泡。

【功效】 清热解暑利湿。

【适应证】 湿热下痢,中暑。

【按语】 《南宁市药物志》载鸡蛋花,性平味甘,无毒。《岭南采药录》载其"治湿热下痢,里急后重,又能润肺解毒"。《南宁市药物志》称其能"止咳"。

建曲茶

【方源】 经验方。

【组成】 陈曲 3 250 g,广藿香、苏叶、香附、苍术、广陈皮各 120 g,川朴、白芷、白蔻衣、法半夏、茯苓各 60 g,砂仁 45 g,桔梗、槟榔各 90 g,麦芽 240 g,山楂 180 g,甘草 30 g,榆树叶粉 425 g。

【制作】 将以上诸药干燥后混合碾细,再加榆树叶粉 425 g,加适量水调匀,制成曲块,每块 30 g。

【功效】 芳香化浊,健脾和胃。

【适应证】 防治暑湿病。

【按语】 建曲,亦名范志曲、百草曲,是传统的中成药。《本草纲目拾遗》载其"微苦香甘,搜风解表,调胃行痰,止嗽疟痢吐泻,能安瘟疫瘴岚,散疹消斑,感冒头痛,食滞心烦"。每次 10～20 g,沸水冲泡代茶饮,尤宜于夏日远行时备用。注意:过敏体质者慎用。

浮萍茶

【方源】 经验方。

【组成】 紫背浮萍干品 5～10 g。

【制作】 沸水冲泡代茶频饮。

【功效】 发汗祛风,清热解毒。

【适应证】 温疫斑疹,风疹。

【按语】 据《日华子本草》载，浮萍可“治热毒、风热疾、热狂、肿毒、汤火疮、风疹”等。《玉楸药解》云其“治温疫斑疹”有效。浮萍有疏风透疹的功效。风热所致的斑疹、风疹均可服用此茶。注意：不宜用于风寒所致的风疹。

萝卜英茶

【方源】 经验方。

【组成】 萝卜英阴干，每次 30 g，加适量冰糖。

【制作】 煎水代茶频饮。

【功效】 化痰消食，清利咽喉。

【适应证】 白喉流行期间的预防。

【按语】 萝卜英即白萝卜叶。萝卜英茶，是民间在白喉流行期间进行预防的茶方。《随息居饮食谱》云：“凡一切喉症，时行温疫，斑疹疟痢，水土不服，饮食停滞，痧毒诸病，洗净浓煎服之。”萝卜英的营养价值很高，纤维素含量高，其味甘、苦，性平，功用为消食理气。《饮片新参》简要地说它能“生津利气，化湿排毒”。气虚血弱者禁用。

青蒿茶Ⅰ

【方源】 经验方。

【组成】 青蒿 50 g，薄荷 3 g。

【制作】 将青蒿拣去杂质，与薄荷同为粗末，用开水冲泡。

【功效】 清热杀疟，对间日疟和恶性疟原虫有强大而快速的杀灭作用，对血吸虫也有杀灭作用。

【适应证】 疟疾，血吸虫病。

【按语】 《本草纲目》认为青蒿为“治疟疾寒热”之要药。青蒿乙醚提取中性部分和其稀醇浸膏对鼠疟、猴疟和人疟均有显著抗疟作用，青蒿素对疟原虫红细胞内期有杀灭作用。薄荷味辛，性凉，能疏散风热，助青蒿退热。此方用开水冲泡，代茶饮用，不宜煎煮，否则会破坏青蒿中活性成分。注意：脾胃虚寒者禁用。2011 年度“拉斯克奖”颁奖典礼在美国纽约举行。拉斯克基金会将临床医学研究奖授予 81 岁的中国中医科学院研究员屠呦呦，以表彰其在治疗疟疾的青蒿素研究中的贡献。屠呦呦在获奖感言中表示，青蒿素的发现是中国传统医学给人类的一份礼物，在研发的最关键时刻，是中医古代文献给予她灵感和启示，尤其是《肘后备急方》中的“青蒿一握，以水二升渍，绞取汁，尽服之”。

青蒿茶Ⅱ

【方源】 经验方。

【组成】 青蒿茎、叶。

【制作】 沸水冲泡5分钟后饮用。

【功效】 清热解暑，凉血。

【适应证】 功能性低热。

【按语】 青蒿，亦名“香蒿”“香青蒿”。中医学上以其茎、叶入药，性寒，味苦，功能清热、解暑、除蒸。治温病，暑热，骨蒸劳热，疟疾，痢疾，黄疸，疥疮，瘙痒。因此，我国南方地区暑天多有以此代茶饮的，清香阴凉，消暑解渴，颇为群众所欢迎。注意：产后血虚，内寒作泻及饮食停滞泄泻者勿用。

虎杖叶茶

【方源】 经验方。

【组成】 虎杖叶（川筋龙）50 g。

【制作】 上药煎水取汁，代茶频饮。

【功效】 清热利湿，活血解毒。

【适应证】 疟疾。

【按语】 虎杖叶，味苦、微涩，性微寒，归肝经，清热解毒、利胆退黄、祛风利湿、散瘀定痛、止咳化痰。《本草推陈》：“治风湿痛。”“采其嫩芽，干燥后煎汤为解热剂。”现代药理研究认为虎杖叶中的白藜芦醇对胆固醇、甘油三酯（三酰甘油）、低密度脂蛋白在肝中积聚有一定抑制作用，对血脂的提高有一定抑制作用，减少了致动脉粥样硬化指数。此茶频服，连用3～5日。大量服用需要适当补充维生素B_1，因虎杖叶所含的鞣质可与维生素B_1永久结合。据相关报道，虎杖叶治疗疟疾360例，经7～12日的饮用，结果治愈324例，有效率达95%。

川芎胡桃茶

【方源】 经验方。

【组成】 雨前茶 9 g,胡桃肉 15 g,川芎 2 g。

【制作】 病未发前,上三味(寒多加胡椒 1 g)入茶壶内以滚开水冲泡,趁热频服之,饮至临发时也不可停。

【功效】 补肾,强筋骨,定寒热。

【适应证】 寒热疟疾。

【按语】 川芎,味辛,性温,活血行气、祛风止痛。《本草纲目》中记载川芎"可燥湿,止泻痢,行气开郁。芎劳,血中气药也,肝苦急以辛补之,故血虚者宜之;辛以散之,故气郁者宜之"。《本草正》:"川芎,其性善散,又走肝经,气中之血药也。"现代药理研究认为其有明显的镇静作用。川芎挥发油少量时对大脑的活动具有抑制作用,而对延脑呼吸中枢、血管运动中枢及脊髓反射中枢具有兴奋作用。胡桃肉即核桃仁,有补肾固精、温肺定喘之功。上药以开水冲泡,于疟疾发作前趁热频服之。注意:阴虚火旺者慎用。

青蒿止疟茶

【方源】 经验方。

【组成】 青蒿鲜者 30 g(干者 18 g),地骨皮鲜者 30 g(干者 18 g),茶叶 6 g。

【制作】 地骨皮鲜者加水适量,煮沸 10～15 分钟即可,待冷先服,青蒿鲜者水渍绞汁后服。

【功效】 清热散寒,止疟。

【适应证】 疟疾所致寒热往来等。

【按语】 青蒿性寒,味苦。《本草新编》中有记载:"青蒿专解骨蒸劳热,尤能避暑热之火。"《本草纲目》中说青蒿为"治疟疾寒热"之要药。现代医药研究证明,青蒿素有较强的抗疟作用。地骨皮清热凉血,对伤寒杆菌、甲型副伤寒杆菌与弗氏痢疾杆菌有较强的抑制作用,能助青蒿止疟;茶叶既可矫正青蒿之苦,又可以使之清热而不伤脾胃之气。该茶每日 1 剂,于发作前 2 小时 1 次顿服。注意:脾胃虚寒者禁用。中华人民共和国卫生部编撰《中华人民共和国药典中药彩色图集》(1990 年版)时将药用"青蒿"定为:"本品为菊科植物黄花蒿。"以纠正《本草纲目》中为香蒿之误。且青蒿素有效成分不溶于水，温度较高宜破坏其活性成分，故取鲜者水渍绞汁服。

乌梅茶

【方源】 经验方。

【组成】 乌梅 10 g。

【制作】 将上药放入沸水冲泡，代茶饮用。

【功效】 敛肺涩肠，安蛔截疟，生津止渴。

【适应证】 疟疾。

【按语】 此方单选乌梅，乌梅敛肺、涩肠、生津、安蛔。在《本草新编》中有记载："乌梅，止痢断疟，每有速效。"现代药理研究认为，乌梅对多种致病菌如痢疾杆菌、大肠杆菌、伤寒杆菌、副伤寒杆菌、百日咳杆菌、脑膜炎双球菌等有抑制作用；对结核分枝杆菌也有抑制性作用，这一作用可能与其所含枸橼酸和苹果酸有关；对某些致病性真菌如须疮癣菌、絮状表皮癣菌、石膏样小芽孢菌等也有抑制作用。只需将乌梅用沸水冲泡，每日频服，即可收截疟等功效，简便易行，尤适用于外出远行者。但有记载乌梅与猪肉不可同食。

板蓝根茶Ⅰ

【方源】 经验方。

【组成】 板蓝根 18 g。

【制作】 将板蓝根制成粗末，煎水代茶饮。

【功效】 清热，解毒，利咽。

【适应证】 流感、流脑、乙脑、肝炎、猩红热等的防治。

【按语】 板蓝根，清热、解毒、凉血，可防治流感、流脑、乙脑、肺炎、肝炎和丹毒、热毒发斑、神昏吐衄、咽肿、痄腮、火眼、疮疹、喉痹、烂喉丹痧、大头瘟疫、痈肿等。《日华子本草》称其："治天行热毒。"如和金银花、薄荷配伍为茶，则有清热疏风、消肿止痛之功。注意：体虚而无实火热毒者忌服。

板蓝根茶Ⅱ

【方源】 经验方。

【组成】 板蓝根、大青叶各 50 g，野菊花、金银花各 30 g。

【制作】 将上四味药同放入大茶缸中，用开水冲泡。

【功效】 清热解毒。

【适应证】 防治流感、乙脑、肝炎等。

【按语】 板蓝根味苦，性寒，归心、肝、胃经，清热解毒、凉血利咽；大青叶味苦，性寒；归肝、心、胃、脾经，清热解毒、凉血消斑。板蓝根和大青叶同源，分别来源于植物蓼蓝的根和叶。《本草便读》曰："板蓝根即靛青根，其功用性味与靛青叶同，能入肝胃血分，不过清热、解毒、辟疫、杀虫四者而已。但叶主散，根主降，此又同中之异耳。"野菊花清热解毒，金银花有清热解毒、凉散风热功效。此四味合用，常饮，对防治乙脑、急慢性肝炎、流行性腮腺炎、脊髓炎等有效。注意，体虚而无实火热毒者忌服。

荸荠石膏茶

【方源】 经验方。

【组成】 鲜荸荠不拘量，生石膏适量。

【制作】 将上两味加水同煎，取汁，代茶饮用。

【功效】 清热生津，泻火。

【适应证】 预防乙脑。

【按语】 莎草科荸荠属浅水性宿根草本，以球茎作为蔬菜食用，俗称马蹄。自古有"地下雪梨"之美誉，南方人视之为"江南人参"。荸荠既可作为水果，又可算作蔬菜，是大众喜爱的时令之品。荸荠味甘，性寒，归肺、胃经，有清热生津、化痰消积的功能。所含荸荠英，对金黄色葡萄球菌、大肠杆菌及产气杆菌均有抑制作用。《本草再新》认为其："清心降火，补肺凉肝，消食化痰，破积滞，利脓血。"石膏味甘，性大寒，为解实热、祛暑气、散邪热、止渴除烦之要药。两药合用清热生津、泻火除烦。注意：脾胃虚寒及血虚者慎服，故孕妇血渴忌之。

生津茶

【方源】《慈禧光绪医方选议》。

【组成】 青果5个，金石斛、甘菊、竹茹各6 g，麦冬、桑叶各9 g，鲜藕10片，黄梨2只，荸荠5只，鲜芦根2 g。

【制作】 青果碾碎，鲜藕10片，黄梨、荸荠去皮，鲜芦根2 g切碎，同金石斛、甘菊、竹茹、麦冬、桑叶煎水代茶饮。

【功效】 生津润燥。

【适应证】 温病热盛。

【按语】 青果，又名橄榄。相传有一位老中医，医术相当高明。一天，有个叫黄三的人来看病，他说："久仰先生大名，今日特来求医，吾黄胖、懒惰、贫寒，望能妙手医治。"老中医暗忖，此"三病"之根在于懒惰，须先将其由懒惰变得勤劳。便告诉他："从明天开始，你每日早晨去茶馆饮橄榄茶，然后拾起橄榄核，回家种植于房前屋后，常浇水护苗，待其成林结果，再来找我。"黄三遵嘱照办，细心护林。几年过去了，橄榄由苗而树，由树而林，由林而果，黄三终于变得勤快起来了，人也长得壮壮实实。可是他仍然很穷，便去找老中医。老中医笑曰："你已没了黄胖、懒惰之症了，你且回去，从明天开始，我叫你不再贫穷。"次日，果然有不少人前来向黄三买橄榄，从此，购买者陆续不断，黄三也就不再贫穷了。原来，老中医所开的一些处方需要橄榄作为药引，而这一带没有出产，便想出这个给黄三治病的办法。人们都叹服老中医的高明。橄榄，味涩、酸、甘，性平，清热、利咽、生津、解毒，用于咽喉肿痛、咳嗽、烦渴、鱼蟹中毒。石斛，生津益胃、清热养阴，治热病伤津、口干烦渴、病后虚热、阴伤目暗。此方源于《温病条辨》中五汁饮，慈禧、光绪服用时，改变了此方，使生津育阴润燥之功更著。但需注意，脾胃寒湿者慎用。

鸡骨草茶

【方源】 《中医良药良方》。

【组成】 鸡骨草 30 g。

【制作】 鸡骨草 30 g，制成粗末，煎水代茶饮。

【功效】 清热利湿，解毒止痛。

【适应证】 预防中暑。

【按语】 鸡骨草，清热解毒、舒肝散瘀，治黄疸肝炎、胃痛、乳痈、瘰疬、跌打伤瘀血疼痛。《中国药植图鉴》称其"治风湿骨痛，跌打瘀血内伤；并作清凉解热药"。《岭南草药志》载其"清郁热，舒肝，和脾，续折伤"。注意：脾胃虚寒较甚者不宜久服。

百花香茶

【方源】《便民图纂》。

【组成】 木犀、茉莉、橘花、素馨花各适量。

【制作】 将以上四种花晒干和匀，收藏备用。

【功效】 芳香辟秽，醒脑开胃。

【适应证】 心气郁痛、下痢腹痛、肝炎、肝硬化，预防四时瘟疫。

【按语】 这是一道著名的花茶，以四种香花组成。方中木犀即桂花，芳香扑鼻，是制作各种茶点的上品。茉莉花、橘花清香宜人，沁人心脾。素馨花又名耶悉茗花，为木犀科植物素馨花的干燥花蕾，气香味苦微涩，可以入茗饮用。除了有“解心气郁痛，止下痢腹痛”之功外，还有治肝炎、肝硬化的效果。不过，此茶主要还是用于日常饮用，预防四时瘟疫。

法制香茶

【方源】《便民图纂》。

【组成】 嫩茶芽 2 500 g，绿豆 250 g，山药 250 g，冰片 2.5 g。

【制作】 将嫩茶芽、绿豆、山药共碾成末放在一起，冰片研细，与药粉拌匀，倒进陶器罐内密封，放入地窖贮藏。20 日后取出，用开水冲服。

【功效】 清热除烦，健脾补肾。

【适应证】 流感，症见咽痛、热咳。也可用于预防流感。

【按语】 中国人饮茶历史悠久，茶的品种也很多，就药茶而言，亦不下数百种。《日用本草》认为茶能“除烦止渴，解腻清神”。加入中药则随药物的功效而能治多种疾病。本茶即以茶叶配以绿豆和冰片，意在加强其清热泻火的作用，配以山药兼有补益之效。且制作方法考究，因此其味香浓，且经久不变质。用时取 5 g，开水冲饮。

止疟茶

【方源】《中草药单验方选编》。

【组成】 鲜地骨皮 30 g，茶叶 3 g(鲜摘茶叶用 30 g)。

【制作】 上两味加水适量，煎沸 10～15 分钟即可。

【功效】 止疟。

【适应证】 疟疾。

【按语】 此方所选地骨皮在《本草述》中有记载："主治虚劳发热，往来寒热。"现代研究认为其可能有阻断交感神经末梢及直接舒张血管的作用，且对伤寒杆菌、甲型副伤寒杆菌与弗氏痢疾杆菌等有较强的抑制作用。茶叶中的儿茶素具抗氧化、抗突然异变、抗肿瘤、抑制血压上升、抑制血小板凝集、抗菌、抗过敏等功效。两者共奏止疟之效。此茶当于发作前2～3小时服用，1次服完，脾胃虚寒者当减量。据《中草药单验方选编》介绍，江苏省淮阴县卫生局用该茶曾治疗疟疾150例，于发作前2～3小时顿服，结果治愈145例，其中随访15例，均服1剂而愈。

贯众板蓝根茶

【方源】《中药临床手册》。

【组成】 贯众24 g，板蓝根15 g。

【制作】 上两味共为粗末，煎水，取汁。

【功效】 清热解毒。

【适应证】 预防流脑。

【按语】 贯众，味辛、苦，性寒，入肺经，清热解毒、凉血止血、杀虫。《新华本草纲要》认为其"根茎：有清热解毒的功效"。《东北常用中草药手册》载其："驱虫，止血，清热解毒。治蛔虫，绦虫，虫积腹痛；子宫功能性出血，白带。贯众放在水缸中，饮用其水，预防流行性感冒、流行性脑脊髓膜炎、麻疹。"板蓝根味苦，性寒，归心、肝、胃经，清热解毒、凉血利咽。代茶饮，连用3～5日。注意：阴虚内热、脾胃虚寒者不宜用，孕妇慎用。

银花甘草茶

【方源】《中药临床手册》。

【组成】 金银花30 g，甘草3 g。

【制作】 将甘草制成粗末，同金银花共放入茶杯中，沸水冲泡，代茶饮用。

【功效】 清热解毒。

【适应证】 预防乙脑、流脑。

【按语】 金银花味甘性寒，功能清热解毒，不仅是温热病及痈肿疮疡之要药，亦可用于预防乙脑、流脑。《神农本草》将金银花列为上品，并有“久服轻身”的明确记载。《名医别录》记述了金银花具有治疗“暑热身肿”之功效。宋人张邦基的《墨庄漫录》曾记载这样一件事：在宁宗年间，平江府天平山白云寺有几个和尚，在山间采了一篮子草菇，回寺后炒熟食之，到了半夜，均呕吐不止。其中三个和尚急忙跑出来，到山坡上采来“鸳鸯藤”(忍冬藤，为忍冬的茎叶。金银花则是忍冬的花蕾)生吃下去，结果平安无事了；另外两人不肯服用，则中毒而丧生。甘草味甘，性平，归心、肺、脾、胃经。方中生甘草清热解毒，为解诸毒之要药，且调和药性，以抑金银花甘寒之性。因茶方中含甘草，故不宜与京大戟、芫花、甘遂同用。

绿茶橄榄汤

【方源】 经验方。

【组成】 淡竹叶 25 g，橄榄 15 g，红糖 25 g，绿茶 3～5 g。

【制作】 前几味药煎汤后泡绿茶饮服。

【功效】 解毒，祛痰镇咳。

【适应证】 中毒，预防感冒。

【按语】 橄榄果肉内含蛋白质、糖类、脂肪、维生素 C 以及钙、磷、铁等无机盐，其中维生素 C 的含量是苹果的 10 倍，梨、桃的 5 倍。其含钙量也很高，且易被人体吸收。中医认为，橄榄味甘、酸，性平，入脾、胃、肺经，有清热解毒、利咽化痰、生津止渴、除烦醒酒、化刺除鲠之功，能治咽炎，还可解煤气中毒、乙醇中毒和鱼蟹之毒。日服 1 剂。脾胃虚寒及大便秘结者慎服此茶。

绿茶扁豆花汤

【方源】 经验方。

【组成】 甘草 25 g，绿茶 1～3 g，扁豆花 5～15 g(或白扁豆 25 g)。

【制作】 甘草煎汤浸泡绿茶、扁豆花，温服。

【功效】 解毒。

【适应证】 中毒。

【按语】 扁豆花，《本草纲目》谓其：“焙研服，治崩带；作馄饨食，治泄痢;擂水饮,解一切药毒。功同扁豆。解暑化湿,和中健脾。”本品性平,味甘淡,无毒,归脾、胃、大肠经。主治夏伤暑湿,发热,泄泻,痢疾,赤白带下,跌打伤肿。一般人群均可服用。日服1剂。

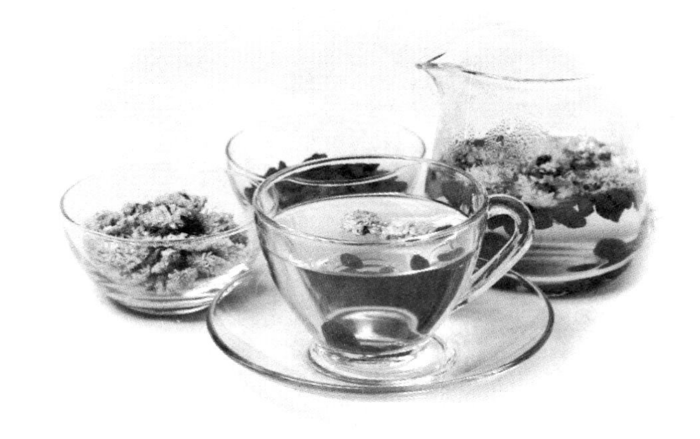

下篇

临床疗病茶

一、内　　科

【感冒】

白杨树皮茶

【方源】《梅师集验方》。

【组成】 白杨树皮干品 20 g。

【制作】 白杨树皮切碎后，煎水代茶饮。

【功效】 祛风除湿。

【适应证】 流行性感冒的预防。

【按语】 白杨树皮，祛风、行瘀、消痰。《唐本草》载其“主久风脚气肿，四肢缓弱不随，毒气游易在皮肤中，痰癖等。酒渍服之”。《本草拾遗》称其“去风痹宿血，折伤，血沥在骨肉间，痛不可忍，及皮肤风瘙肿，杂五木为汤，捋浸损处”。注意：津液不足者慎用。

柴风茶

【方源】《本事方》。

【组成】 柴胡 5 g，防风 3 g，陈皮 2 g，白芍 2 g，甘草 3 g，绿茶 3 g。

【制作】 用 300 ml 开水冲泡后饮用，冲饮至味淡。

【功效】 疏风解表，疏肝解肌。

【适应证】 外感风寒所致发热恶寒、头痛身痛等。

【按语】 柴胡名称的由来有个民间传说。从前，一地主家有两个长工，一姓柴，一姓胡。有一天姓胡的病了，发热后又发冷。地主把姓胡的赶出家，姓柴的一气之下也出走。他扶了姓胡的逃荒到了一座山中，姓胡的躺在地上走不动了。姓柴的去找吃的。姓胡的肚子饿了，无意中拔了身边的一种叶似竹叶的草的根入口咀嚼，不久感到身体轻松些了。待姓柴的回来，便以实告。姓柴的认为此草肯定有治病效能，于是再拔一些让胡食之，胡居然好了。他们两人便用此草为人治病，并为此草起名“柴胡”。柴胡具有解热、抗炎、提高免疫功能等作用。《医学启源》载“柴胡，少阳、厥阴引经药也。妇人产前产后必用之药也。善除本经头痛，非此药不能止”。防风祛风解表，陈皮理气和胃，白芍养血柔肝、缓中止痛。诸药合用，共奏疏风解表之功效。注意：肝阳上亢、肝风内动、阴虚火旺者忌用或慎用。

葱豉茶Ⅰ

【方源】《太平圣惠方》。

【组成】葱白3茎，豆豉15 g，荆芥0.5 g，薄荷3 g，栀子仁4 g，石膏30 g，茶末15 g（紫笋茶为佳）。

【制作】上药加水适量，煎煮代茶饮。

【功效】辛凉解表。

【适应证】风热感冒初起，邪在卫分。

【按语】葱白配豆豉，是治疗感冒的基本方，加入荆芥发散表邪，薄荷、茶末疏散风热，栀子、石膏泻火清热，共成辛凉散热之轻剂。正如《太平圣惠方》所说：“治伤寒头痛壮热，葱豉茶方。”若恶寒已罢，高热汗出者，非本方所宜。

葱豉茶Ⅱ

【方源】经验方。

【组成】葱白7根，豆豉10 g。

【制作】用沸水冲泡代茶饮。

【功效】辛温发汗，祛邪解表。

【适应证】风寒感冒初起。

【按语】《本草纲目》载：“黑豆性平，作豉则温。即经蒸熟，故能升能散，得葱则发汗。”《药性论》记载豆豉：“治时疾热病发汗；熬末，能止盗汗，除烦；生捣为丸服，治寒热风，胸中生疮；煮服，治血痢腹痛。”豆豉有和胃、除烦、解腥毒、去寒热等功效。凡风寒感冒，出现怕冷发热、寒热头痛、鼻塞喷嚏、腹痛吐泻等症状者皆宜食。葱白有通阳之功效，对外感风寒初起者有效，外感风热者不宜服用。

薄荷茶Ⅰ

【方源】《太平圣惠方》。

【组成】 薄荷30片，生姜1 g，人参15 g，石膏30 g，麻黄15 g。

【制作】 人参去芦头，石膏捣碎，麻黄去根节。以上五味药细锉，加水500 ml，煎至300 ml，过滤去渣。

【功效】 辛凉清热，益气解表。

【适应证】 体质素虚，外感风寒所致恶寒发热、鼻塞头痛、烦躁等。

【按语】 此茶寒热药物并用，益气与解表兼顾，具有寒热并调、攻补兼施的作用。

薄荷茶Ⅱ

【方源】 经验方。

【组成】 薄荷叶30片，生姜2片，人参5 g，麻黄2 g。

【制作】 制成粗末后煎汁代茶饮。

【功效】 凉能清热，消风散热。

【适应证】 体虚或年老者风热感冒，出现发热头痛、咽喉肿痛、咳嗽不爽等症状。

【按语】《本草纲目》载："薄荷，辛能发散，凉能清热，专于消风散热。吴、越、川、湖人多以代茶。"人参能大补元气、补脾益血、安神定志。注意：月经过多、孕妇、正气未虚者慎用。

薄荷茶Ⅲ

【方源】《医学入门》。

【组成】 细茶、薄荷各120 g，蜂蜜120 g，童便50 ml。

【制作】 用7碗水，放入细茶、薄荷，煎至约2碗时，过滤去渣，倒入蜂蜜，稍微冷却后加入童便50 ml，露天放一晚后收藏于荫凉处。

【功效】 清热泻火，止咳通便。

【适应证】 肺热咳嗽咯血，便秘及妇女闭经等。

【按语】《医学入门》载："薄荷茶，治火动咳嗽，便闭及妇人经水不调。"方中薄荷辛凉芳香，疏散风热，清利头目而止咳；茶叶性凉下气；蜂蜜润肺止咳，润肠通便；童便活血行瘀，善治瘀血经闭和出血病证。

石膏茶

【方源】《太平圣惠方》。

【组成】 生石膏60 g，紫笋茶末3 g。

【制作】 先将生石膏捣为末，加水适量煎取药汁，过滤，去渣，冲泡茶。

【功效】 清热泻火。

【适应证】 流感，乙脑，中暑，胃火牙痛等。

【按语】 石膏味甘性大寒，有很强的清热泻火作用。据研究，石膏内服经胃酸作用，一部分变成可溶性钙盐，至肠吸收入血能增加血清内钙离子浓度，可抑制神经应激反应，包括体温调节中枢神经应激反应，减低骨骼肌的兴奋性，缓解肌肉痉挛，又能减少血管渗透性，故有解热、镇痉、消炎的作用。紫笋茶产于浙江省长兴县。唐代陆羽著的《茶经》称："阳崖阴林，紫者上，绿者次，笋者上，芽者次。"紫笋茶制茶工艺精湛，茶芽细嫩，色泽带紫，其形如笋，唐代广德年间至明洪武八年(1375 年)紫笋茶被列为贡茶。紫笋茶具有抗菌、杀菌的功效，茶中的茶多酚和鞣酸作用于细菌，能凝固细菌的蛋白质，将细菌杀死。注意：身体虚弱、胃纳不佳及无发热者忌服此茶。

八味茶

【方源】 《太平惠民和剂局方》。

【组成】 川芎、荆芥各 120 g，白芷、羌活、甘草各 60 g，细辛 30 g，防风 30 g，薄荷 240 g。

【制作】 以上八味共碾末，每次服用 5 g，用清茶服下。

【功效】 辛温解表，祛风止痛。

【适应证】 外感风邪头痛。

【按语】 方中羌活味辛、苦，性温，散表寒、祛风湿、利关节、止痹痛，为治太阳风寒湿邪在表之要药；防风味辛、甘，性温，为风药中之润剂，祛风除湿、散寒止痛；细辛、白芷、川芎祛风散寒，宣痹止痛，其中细辛善于止少阴头痛，白芷擅解阳明头痛，川芎长于止少阳厥阴头痛；薄荷味辛，性凉，能疏散风热、清利头目、利咽喉、理气；甘草性平，能调和诸药。饮用此茶，每次取碾好药末 5 g，用清茶服下。本方为辛温燥烈之剂，故风热表证及阴虚内热者不宜饮用。

香苏茶

【方源】 《太平惠民和剂局方》。

【组成】 香附 5 g，紫苏叶 3 g，陈皮 3 g，甘草 3 g，花茶 3 g。

【制作】 上五味用 300 ml 开水冲泡后饮用，冲饮至味淡。

【功效】 解表理气。

【适应证】 风寒伴气滞所致恶寒发热、咳嗽、胁肋不舒等。

【按语】 香附具有理气解郁、调经止痛之功。紫苏叶归脾、肺二经，能理气和营、行气宽中、和胃止呕，主治外感风寒所致恶寒发热、头痛无汗、咳嗽气喘等。对于进食鱼蟹而引起的腹痛、吐泻，紫苏叶可单用或配生姜、白芷煎服。陈皮气香性温，能行能降，具有理气运脾、调中快膈之功。注意：气虚、阴虚及温病患者慎服本茶。

香薷茶

【方源】《太平惠民和剂局方》。

【组成】 香薷 10 g，厚朴、白扁豆各 5 g。

【制作】 选用洁净之香薷、厚朴用剪刀剪碎，将白扁豆炒熟捣碎，放入保温杯中，以沸水冲泡，盖严温浸 1 小时。

【功效】 祛暑解表，和中化湿。

【适应证】 夏季感冒所致发热、头痛、头沉、胸闷、倦怠、腹痛、吐泻等。

【按语】 本方据香薷饮改编而来。方中香薷辛温发散，兼能利湿，为夏季解表之要药，有"夏月麻黄"之称，一方面发汗解表，驱除暑湿从体表而解，一方面温中利水散湿，促使暑湿从下道而出；白扁豆、厚朴同用，有燥湿运脾、祛暑和中的作用，还可助香薷安中止泻。明代陆粲《说听》中写道："洞庭叶翁，冬月遘疾几殆，群医咸以痰火治之。王时勉后至，独云中暑也，众皆掩口。时勉曰：诸君莫嗤，定是初寒服夏藏晒衣，偶触其热气耳。问翁果然。投以香薷饮而愈。"此方用于夏月胃肠型感冒轻证，代茶频饮，疗效较好。非暑天感冒、气虚者，一般不宜饮用。痢疾腹泻而兼有寒热者忌用。

参苏茶 Ⅰ

【方源】《太平惠民和剂局方》。

【组成】 党参 15 g，苏叶 12 g。

【制作】 将党参、苏叶洗净，放入茶壶中，用沸水冲泡。

【功效】 益气解表。

【适应证】 气虚感冒。

【按语】 党参味甘，性平，补中益气、生津养血，能够调节微循环，提高机体适应能力。《本草从新》记载其"补中益气、和脾胃、除烦渴。中气微弱，用以调补，甚为平妥"。苏叶味辛，性温，能够发汗解表、散寒理气，能够增进胃肠道蠕动。两药都是归脾、肺经。每日1剂，代茶服用，实是一种较好的预防感冒的茶，是老年人和体质虚弱者较理想的保健饮料。中药的十八反禁忌中注明"诸参辛芍反藜芦"，所以在饮用此茶的同时，注意不要吃藜芦或者含有藜芦的成药。

参苏茶Ⅱ

【方源】 经验方。

【组成】 人参3 g，紫苏3 g，花茶3 g。

【制作】 用200 ml开水冲泡后饮用，冲饮至味淡。

【功效】 益气开胃，利气化痰。

【适应证】 喘咳，慢性支气管炎肺气虚喘嗽不止。

【按语】 肺为主气之脏，肺气亏虚则可出现呼吸短促、行动乏力、动则气喘、脉虚自汗等症状。人参能大补元气，益肺气，故用治肺气亏虚之证有效。人参被人们称为"百草之王"，是闻名遐迩的"东北三宝"(人参、貂皮、鹿茸)之一，是驰名中外、老幼皆知的名贵药材。人参自古以来拥有"百草之王"的美誉，更被东方医学界誉为"滋阴补气，扶正固本"之极品。紫苏发表散寒、行气宽中，对于外感咳嗽、气喘等，紫苏能发散表寒，开宣肺气。注意：本茶实证、热证而正气不虚忌服。人参反藜芦，畏五灵脂，恶皂荚，以及不宜与萝卜同用。

生姜茶

【方源】《本草纲目》。

【组成】 生姜3 g。

【制作】 切薄片，沸水冲泡代茶饮。

【功效】 发散风寒、化痰止咳，又能温中止呕、解毒。

【适应证】 外感风寒，胃寒呕吐，风寒咳嗽等病证。

【按语】《本草纲目》载："姜茶治痢。姜助阳，茶助阴，并能消暑，解酒食毒。且一寒一热，调平阴阳，不问赤、白、冷、热，用之皆良。生姜细切，与真茶等分，新水浓煎服之。苏东坡以此治文潞公有效。”生姜还具有解毒杀菌的作用，生姜中的姜辣素进入体内后，能产生一种抗氧化本酶，它有很强的对付氧自由基的本领，比维生素 E 还要强得多。青少年吃生姜可以美容，少女吃生姜可以使面色红润，更加充满青春魅力。生姜的提取物能刺激胃黏膜，引起血管运动中枢及交感神经的反射性兴奋，促进血液循环，振奋胃功能，起到健胃、止痛、发汗、解热的作用。姜的挥发油能增强胃液的分泌和肠壁的蠕动，从而帮助消化；生姜中分离出来的姜烯、姜酮的混合物有明显的止呕吐作用。注意：阴虚内有实热或患痔疮者忌用。且生姜茶久服积热，损阴伤目，高血压患者亦不宜多食。

芝麻姜茶

【方源】《奇效良方》。

【组成】 姜 3 片，芝麻 25 g，葱白 3 根，细茶 10 g，水酒 300 ml。

【制作】 先将芝麻炒热，与姜、葱白、细茶一起捣烂，再加入水酒 300 ml 一同煎煮，等酒煎到半量时，用纱布过滤去渣取汁。

【功效】 补肾消食，解表散寒。

【适应证】 伤寒夹有消化不良或伤寒后房事以致病情反复。

【按语】 这是一道治疗伤寒夹食夹色的药茶。茶中生姜、葱白解表散寒，芝麻补肾，细茶消食下气，水酒行药通阳。该茶清香略辛，口味甚好。注意：风热感冒者忌服。

天中茶

【方源】《沈氏尊生书》。

【组成】 制半夏、制川朴、杏仁（去皮）、炒莱菔子、陈皮各 90 g，荆芥、槟榔、香薷、干姜、炒车前子、羌活、薄荷、炒枳实、柴胡、大腹皮、炒青皮、炒白芥子、猪苓、防风、前胡、炒白芍、独活、炒苏子、土藿香、桔梗、蒿本、木通、紫苏、泽泻、炒苍白术各 60 g，炒麦芽、炒神曲、炒山楂、茯苓各 12 g，白芷、甘草、炒草果仁、秦艽、川芎各 30 g，红茶叶 300 g。

【制作】 大腹皮煎汁，过滤去渣，取汁。其余各味共研粗末，与大腹皮汁拌后晒干，用纱布包袋，每袋 9 g，备用。每次用 1 袋，沸水冲泡，闷5～10分钟，当茶饮。

【功效】 疏散风寒。

【适应证】 风寒感冒所致恶寒发热、头痛肢酸、胸闷呕恶等。

【按语】 本方源于《沈氏尊生书》，也为有名的中医茶疗成药，常用于风寒感冒。方中汇集了大量的具有辛温解表、健脾燥湿、和胃消食、淡渗利水功能的中药，组方合理，配伍确当，故对风寒感冒行之有效。代茶饮，每日2次。流行性感冒发热重者不宜饮用。

川芎茶Ⅰ

【方源】 《串雅外编》。

【组成】 鲜川芎、生姜、陈皮、鲜紫苏各等分，细茶用量与总药量相同。

【制作】 将新鲜川芎、新鲜紫苏梗叶切碎(如无鲜品，用干的也可以)；生姜、陈皮切成丝，加上细茶及切碎的川芎、紫苏拌匀，放入盒内盖好过一夜，使药、茶气味互相渗透，第2日取出用微火焙干，放入瓷瓶内收藏备用。

【功效】 祛风散寒。

【适应证】 大人、小儿风寒感冒所致头痛鼻塞、遍身拘急、恶寒发热等。

【按语】 这是用中药加入茶内，使之气味互相渗透，而达到治病目的的一种药茶。其特点是药味不浓，且具有茶的清香。此茶由于配用了辛温散寒解表的中药，故具有治疗大人、小儿感冒风寒的作用。一般每日1剂，每剂用10 g左右，以滚开水冲泡，先乘热熏鼻，吸入药气，待不烫时，乘热饮服，汗出病即愈。

川芎茶Ⅱ

【方源】 经验方。

【组成】 川芎5 g，花茶3 g。

【制作】 将川芎洗净，放置砂锅中，加水煎沸后取汁300 ml，冲泡花茶即成。

【功效】 活血止痛，行气开郁，祛风燥湿，镇静，降血压，抗菌。

【适应证】 心绞痛，产后血瘀腹痛，寒痹筋挛，痈疽疮疡。

【按语】 川芎辛温香燥，走而不守，既能行散，上行可达巅顶，又入血分，下行可达血海。活血祛瘀作用广泛，适宜瘀血阻滞各种病证；祛风止痛，效用甚佳，可治头风头痛、风湿痹痛等。前人称川芎为“血中之气药”，具辛散、解郁、通达、止痛等功能。《本草正要》记载：“川芎，其性善散，又走肝经，气中之血药也。反藜芦，畏硝石、滑石、黄连者，以其沉寒而制其升散之性也。芍归俱属血药，而芎之散动尤甚于归，故能散风寒，治头痛，破瘀蓄，通血脉，解结气，逐疼痛，排脓消肿，逐血通经。”本方代茶常饮，不拘时服，冲饮至味淡。方中川芎辛温升散，凡阴虚阳亢及肝阳上亢者不宜应用；月经过多者、孕妇亦忌用。

川芎茶Ⅲ

【方源】 经验方。

【组成】 川芎、白芷各 3 g，茶叶 6 g。

【制作】 前两味洗净后切细，与茶叶放入杯中，用 250 ml 沸水冲泡即成。

【功效】 祛风止痛。

【适应证】 诸风上攻所致头目昏重，偏正头痛，鼻塞身重等症。

【按语】 方中川芎，原名芎䓖，是一种中药植物，常用于活血行气、祛风止痛。白芷又名香白芷(《夷坚志》)，其味辛，性温，归肺、胃经，具有祛风散寒、通窍止痛、消肿排脓、燥湿止带之功。在此方中茶叶作为辅料调味，提高机体免疫力。本方代茶温饮，不拘时常服，冲饮至味淡。注意：凡阴虚阳亢及肝阳上亢者不宜饮用，月经过多者、孕妇亦忌服。

川芎茶Ⅳ

【方源】《简便方》。

【组成】 川芎 3 g，茶叶 6 g。

【制作】 川芎制成粗末，与茶叶放入砂锅，加水煎煮后去渣取汁即成。

【功效】 祛风散热，理气止痛。

【适应证】 风热头痛。

【按语】 方中川芎性温，味辛，入肝、胆经，是治疗头痛之良药，李杲有“头痛须用川芎”之说。《本草汇言》曰：“芎䓖，上行头目，下调经水，中开郁结，血中气药。尝为当归所使，非第治血有功，而治气亦神验也。”茶叶可清利头目，作为一种饮料，还可以调和口味。本方代茶温饮，每日1剂，食前热服。注意：阴虚阳亢及肝阳上亢者不宜应用，月经过多者、孕妇亦忌用。

五合茶

【方源】 《食鉴本草》。

【组成】 生姜3片，连须葱白2茎，胡椒5枚，红糖、霍山茶适量。

【制作】 胡椒去壳取仁，同生姜、连须葱白、红糖一起捣烂，然后加入霍山茶，用开水冲成一大碗。

【功效】 祛风解表，理气通窍。

【适应证】 体虚感冒风寒。

【按语】 《食鉴本草》：“五合茶，但凡觉受风寒，头痛鼻塞，身体困痛，即用生姜热服，微汗即愈。”指出了此茶的药用价值在于治疗风寒感冒初起。茶中生姜、葱白、霍山茶均有解表的作用，胡椒、红糖调和中焦，以助药力的发挥。

芪风茶

【方源】 经验方。

【组成】 黄芪5 g，防风3 g，花茶3 g。

【制作】 上三味，用250 ml开水冲泡后饮用，冲饮至味淡。

【功效】 益气固表，止汗御风。

【适应证】 气虚感冒，表虚自汗，过敏性鼻炎，荨麻疹，痔疮脱肛。

【按语】 相传，古时候有一位善良的老人，名叫戴糁。他善于针灸治疗病证，为人厚道，待人谦和，一生乐于救助他人。后来，由于救坠崖儿童而身亡。老人形瘦，面色淡黄，人们以尊老之称而敬呼之“黄耆”。老人去世后，人们为了纪念他，便将老人墓旁生长的一种味甜，具有补中益气、止汗、利水消肿、除毒生肌作用的草药称为“黄芪”，并用它救治了很多患者，在民间广为流传。

黄芪味甘，性微温，归脾、肺经。能补气升阳、益卫固表、托毒生肌、利水退肿，用于治疗气虚乏力，中气下陷，久泻脱肛，便血崩漏，表虚自汗，痈疽难溃，久溃不敛，血虚萎黄，内热消渴，慢性肾炎，蛋白尿，糖尿病等。炙黄芪益气补中，生用固表托疮。现代医学研究表明，黄芪含皂苷、蔗糖、多糖、多种氨基酸、叶酸及硒、锌、铜等多种微量元素，有增强机体免疫功能、保肝、利尿、抗衰老、抗应激、降压和较广泛的抗菌作用，能消除实验性肾炎蛋白尿，增强心肌收缩力，调节血糖含量。黄芪不仅能扩张冠状动脉，改善心肌供血，而且能够延缓细胞衰老的进程。防风微温，甘缓不峻，能祛风解表、胜湿、止痛解痉。本茶补气升阳，易于助火，又能止汗，故凡表实邪盛、气滞湿阻、食积内停、阴虚阳亢、痈疽初起或溃后热毒尚盛等证，均不宜用。

大青叶茶

【方源】 经验方。

【组成】 大青叶 15 g。

【制作】 大青叶，切碎后，煎水或开水冲泡，代茶饮。

【功效】 清热，凉血，解表。

【适应证】 时行感冒，温病热盛烦渴等。亦是预防流脑和乙脑的首选茶方。

【按语】 大青叶味苦，性寒，归肝、心、胃、脾经，清热解毒、凉血消斑。其药理作用有抗菌、抗癌、解热、利胆、抗炎等，且对心血管系统及机体防御功能有影响，同时有对平滑肌的作用及对血小板起聚集的作用，对脑膜炎双球菌有杀灭作用。《江西草药》谓其：“治急性肝炎，肺结核，矽肺，牙痛，蛇伤，过敏性皮炎。”广州部队《常用中草药手册》认为其：“清热泻火，凉血解毒，散瘀止血。治肠炎，菌痢，咽喉炎，扁桃体炎，腮腺炎，感冒发热，齿龈出血。”此药现代临床应用越来越广泛，尤其是对流脑的预防和治疗效果显著。注意：脾胃虚寒者忌服。

大青忍冬茶

【方源】 经验方。

【组成】 大青叶、忍冬藤各30 g。

【制作】 将大青叶、忍冬藤共制粗末，煎水代茶饮。

【功效】 清凉解毒。

【适应证】 流感，温热疾病见高热烦渴者，温病等时行疾病的预防。

【按语】 本茶方是长期流行于民间的抗病毒验方。方中大青叶能清热解毒、凉血止血，治温病热盛烦渴，流行性感冒等。忍冬藤，清热、解毒、通络，治温病发热、热毒血痢、传染性肝炎、痈肿疮毒、筋骨疼痛。《本草别录》称其“主寒热身肿”。注意：脾胃虚寒者忌服本茶。

山腊梅叶茶

【方源】 经验方。

【组成】 山腊梅叶9～18 g。

【制作】 山腊梅叶，制成粗末，沸水冲泡代茶饮。

【功效】 祛风解表，清热解毒。

【适应证】 流感、中暑、慢性气管炎、胸闷、蚊蚁叮咬的治疗，以及感冒的预防。

【按语】 山腊梅叶，味微苦、辛，性凉，具有祛风解表、清热解毒、醒脾化浊的功能。

盲肠草茶

【方源】 经验方。

【组成】 盲肠草30 g。

【制作】 煎水代茶饮。

【功效】 清热解毒。

【适应证】 流感，肠炎，痢疾，咽喉炎等。

【按语】 盲肠草，味甘、微苦，性凉，能清热解毒、利湿健脾，主治时行感冒、咽喉肿痛、黄疸肝炎、暑湿吐泻、肠炎、痢疾、肠痈、小儿疳积、血虚黄肿、痔疮、蛇虫咬伤等病证。注意：妇女经期忌服。

豆豉茶

【方源】 经验方。

【组成】 净豆豉一撮。

【制作】 在砂罐中加水，将豆豉放入，使其烧开2次后，豆豉的香味完全分解于汤水，代茶饮。

【功效】 清热，利尿。

【适应证】 感冒，发热，牙痛。

【按语】 豆豉，解表、除烦、宣郁、解毒，治伤寒热病，症状见寒热、头痛、烦躁、胸闷等。《本草别录》称其："主伤寒头痛寒热，瘴气恶毒，烦躁满闷，虚劳喘吸，两脚疼冷。"《日华子本草》称其："治中毒药，疟疾，骨蒸，并治犬咬。"煎水代茶饮。注意：胃虚易泛恶者慎服。

午时茶

【方源】 《经验百病内外方》。

【组成】 苍术、柴胡、前胡、防风、羌活、橘皮、山楂、连翘、神曲、藿香、白芷、枳实、川芎、甘草各30 g，厚朴、桔梗、麦芽、紫苏各45 g，红茶500 g。

【制作】 上药研为粗末(也可到药房购买成品)。每次用10～20 g，纳入热水瓶中，冲入适量沸水，加盖闷约15分钟。频频饮用，1日内饮尽。

【功效】 祛风散寒，消食和胃。

【适应证】 外感风寒所致头痛咳嗽、全身酸痛，内伤饮食所致呕恶腹泻，晕船晕车，水土不服等的治疗。

【按语】 午时茶是一种具有浓郁乡土风味的保健药茶，因习惯在端午日正午泡饮，故名。人们认为在这一时辰泡饮药茶，防疫保健的功效最强，因而备受珍视。本茶风热感冒者不宜用。服用本茶期间，忌烟、酒及辛辣、生冷、油腻食物，也不宜同时服用滋补药物或保健品。

苍术贯众茶

【方源】 经验方。

【组成】 苍术、贯众。

【制作】 苍术、贯众放入纱布袋中，每袋30 g，沸水冲泡代茶频饮。

【功效】 清热解毒，燥湿健脾，辟秽。

【适应证】 四时感冒，寒热头痛等。

【按语】 苍术对感冒有预防作用，能健脾、燥湿、解郁、辟秽，治湿盛困脾，倦怠嗜卧，脘痞腹胀，食欲不振，呕吐，泄泻，痢疾，疟疾，痰饮，水肿，时气感冒，风寒湿痹，足痿，夜盲。《珍珠囊》："能健胃安脾，诸湿肿非此不能除。"贯众煎剂对各种流行性感冒病毒有抑制作用，能杀蛔虫、绦虫、蛲虫，清热解毒，凉血止血，治风热感冒，温热斑疹，吐血，衄血等。《神农本草经》称贯众"主腹中邪热气，诸毒，杀三虫"。注意：阴虚内热及脾胃虚寒者不宜饮用，孕妇慎用。

复方四季青茶

【方源】 经验方。

【组成】 四季青叶、大青叶各 50 g，防风、紫苏叶、荆芥各 25 g。

【制作】 四季青叶、大青叶、防风、紫苏叶、荆芥，制成粗末后，分装入纱布袋，每袋 10～15 g，沸水冲泡代茶饮。

【功效】 清热，疏风，解表。

【适应证】 四时感冒风寒、风热。

【按语】 四季青叶，能治烫伤，溃疡久不愈合，血栓闭塞性脉管炎，急、慢性支气管炎，肺炎，尿路感染等疾患。大青叶，清热解毒、凉血止血，治温病热盛烦渴、流行性感冒、急性传染性肝炎等疾患。防风、紫苏、荆芥，三药都可治疗外感风寒之证。代茶饮，每次 1 袋。注意：本茶方性偏寒凉，虚寒体质者慎服。

贯众茶

【方源】 经验方。

【组成】 贯众 15 g。

【制作】 贯众研末，沸水冲泡代茶饮。

【功效】 清热解毒。

【适应证】 时行感冒，温热斑疹，吐血，衄血等。

【按语】 贯众味苦性凉，能清热解毒、凉血止血，治风热感冒，温热斑疹，吐血，衄血，肠风便血，血痢，血崩，带下，疮疡，尿血，月经过多，刀伤出血，蛔虫、蛲虫、绦虫病，人工流产与产后出血。《本草纲目》称其："治下血崩中，带下，产后血气胀痛，斑疹毒，漆毒，骨鲠。"代茶饮，连服 3～5 日。注意：本茶阴虚内热及脾胃虚寒者不宜饮用，孕妇慎用。

细茶荆芥汤

【方源】 经验方。

【组成】 细茶 1 g，荆芥 5～15 g，冰糖 25 g。

【制作】 将荆芥煮汤后泡茶，加糖温服。

【功效】 发表解热，消炎止血。

【适应证】 外感风热，出血。

【按语】 荆芥，发表、祛风、理血，炒炭止血。用以治疗感冒发热，头痛，咽喉肿痛，中风口噤，吐血，衄血，便血，崩漏，产后血晕，痈肿，疮疥，瘰疬等。荆芥穗效用相同，唯发散之力较强。《滇南本草》谓荆芥"治跌打损伤，并敷毒疮，治吐血"。日服 1 剂。产后失血过多，或血液循环功能障碍而引起血晕者，可用荆芥穗 10 g 研末，加细茶 1 g，红糖 25 g，食盐少许，用开水冲泡，温服。便血和鼻衄者则可改用荆芥炭 5～10 g，用开水冲泡，加盐少许后冷饮。注意：表虚自汗、阴虚头痛忌服。

姜苏红糖茶

【方源】 经验方。

【组成】 生姜、紫苏叶各 3 g，红糖 15 g。

【制作】 放入杯中，以开水冲泡代茶频饮。

【功效】 疏风解表，理气和中，安胎。

【适应证】 外感风寒，胃寒呕吐，风寒咳嗽，腹痛腹泻，胸腹胀满，胎动不安，中鱼蟹毒等病证。

【按语】 《金匮要略》载：食鱼蟹中毒"苏煮汁饮之"。此药茶对于解除腹痛、呕吐等症状有良好的疗效。气虚、阴虚及温病患者慎服。

夏菊茶

【方源】 经验方。

【组成】 夏枯草、野菊花各 15 g。

【制作】 制成粗末，煎水代茶饮。

【功效】 清热解毒。

【适应证】 流行性感冒的防治。

【按语】 夏枯草,《神农本草经》谓其“主寒热、瘰疬、鼠瘘、头疮,破癥,散瘿结气,脚肿湿痹”,能清肝火、降血压,治高血压、高脂血症、高血黏度和高血糖等。野菊花,《山西中药志》载:疏风热,清头目,降火解毒。治诸风眩晕、头痛、目赤、肿毒。野菊花可广泛用于治疗疔疮痈肿、咽喉肿痛、风火赤眼、头痛眩晕等病证。同时又有很好的降压作用,可用于高血压的辅助治疗。该茶连饮3～5日。两药合用可以防治感冒,特别是风热感冒,但风寒感冒不宜饮用。

绿茶防风汤

【方源】 经验方。

【组成】 防风30～50 g,甘草50～100 g,绿茶3～5 g。

【制作】 防风、甘草煎汤泡绿茶,温服。

【功效】 解毒镇痉。

【适应证】 感冒头痛等。

【按语】 防风,《神农本草经》称其“主大风头眩痛,恶风,风邪,目盲无所见,风行周身,骨节疼痹,烦满”。该品味辛性温,甘缓不峻,散风胜湿。《本草汇言》谓:“防风,辛温轻散,润泽不燥。发邪从毛窍出,故外科肿疮肿毒、疮瘘风癞诸证,亦必需也。”该药在美容方中使用频率较高。现代研究表明,防风煎剂、浸剂有明显的解热、抗炎、抗惊厥、增强免疫和抗过敏等作用。日服1剂。血虚痉急或头痛不因风邪者忌服。

绿茶硼砂汤

【方源】 经验方。

【组成】 绿茶5 g,甘草5 g,薄荷10 g,硼砂5 g。

【制作】 先将甘草加水煎汤后加薄荷再煮,最后加进绿茶和硼砂,即可饮服。

【功效】 抗菌消炎,祛痰解毒。

【适应证】 呼吸道疾病。

【按语】 薄荷有极强的抗菌作用,常喝它能预防病毒性感冒、口腔疾病，使口气清新。用薄荷茶汁漱口，可以预防口臭。用薄荷茶雾蒸面，还有收缩毛孔的作用。拿泡过茶的薄荷叶片敷在眼睛上会感觉到清凉，能解除眼睛疲劳。据说薄荷也有“眼睛草”的别称，可用于治疗眼疾。《本草求真》谓“硼砂，甘草汤煮化，微火炒松用。清热解毒，消肿，防腐；内服清肺化痰”。在医学上，硼砂多外用，广泛用于皮肤黏膜的消毒防腐、足癣、牙髓炎、真菌性阴道炎、宫颈糜烂、褥疮、痤疮、外耳道湿疹、疱疹病毒性皮肤病、癫痫的治疗，近年来还用于肿瘤的治疗。绿茶硼砂汤日服 1 剂，分 3 次饭后服。但硼砂有小毒，不宜久服。

绿茶薄荷汤

【方源】 经验方。

【组成】 绿茶 0.5～1 g，薄荷 10～15 g，甘草 3 g。

【制作】 共煎后温服，或用开水冲泡后加蜂蜜 25 g 饮服。

【功效】 辛凉散热，芳香辟秽。

【适应证】 流行性感冒、头疼、目赤、身热、咽喉、牙床肿痛等属风热证者。

【按语】 《本草纲目》载“薄荷，辛能发散，凉能清利，专于消风散热。故头痛，头风，眼目、咽喉、口齿诸病，小儿惊热，及瘰疬、疮疥为要药”。薄荷是常用中药之一，辛凉发汗解热，内服能治流行性感冒、头疼、目赤、身热、咽喉、牙床肿痛等，外用可治神经痛、皮肤瘙痒、皮疹和湿疹等。平常以薄荷代茶，清心明目。日服 1 剂。注意：该茶风寒感冒者不宜服用。

蒲公英茶Ⅰ

【方源】 经验方。

【组成】 蒲公英 20 g。

【制作】 用洗净切碎的蒲公英 20 g，煎水后代茶饮。

【功效】 利湿，清热解毒。

【适应证】 流行性感冒，扁桃体炎，急性咽喉炎，支气管炎。

【按语】 《本草纲目》《滇南本草》中对此都有记载，称蒲公英能“止小便血，治五淋癃闭，利膀胱”。加大剂量至 60 g，对湿热蕴结之膀胱炎等泌尿系统感染和乳痈初起者亦有良好的疗效。该茶连服3～5日。无湿热者宜慎用。

蒲公英茶Ⅱ

【方源】 经验方。

【组成】 绿茶25 g,甘草10 g,蜂蜜30 g,蒲公英30 g。

【制作】 蒲公英、甘草煎煮15分钟,捞出留汁,加入蜂蜜、绿茶。

【功效】 消肿止痛。

【适应证】 各类伤口肿痛。

【按语】 甘草入药已有悠久历史。《神农本草经》将其列为药之上品。南朝医学家陶弘景将甘草尊为"国老",并言:"此草最为众药之王,经方少有不用者。"把甘草推崇为药之"国老",其原因正如李时珍在《本草纲目》中所言:"诸药中甘草为君,治七十二种乳石毒,解一千二百草木毒,调和众药有功,故有'国老'之号。"甘草性平,味甘,归十二经,有解毒、祛痰、止痛、解痉和抗癌等药理作用。蒲公英味甘、微苦,性寒,有清热解毒、消肿散结的功用。《本草经疏》记载:其性无毒。当是入肝入胃,解热凉血之要药。现代药理研究发现蒲公英有抗病原微生物的作用。饮此茶将煮好的茶分3次服。此茶不宜与大戟、芫花、甘遂、海藻同用,且脾虚胃弱者忌服。

锯齿王叶茶

【方源】 经验方。

【组成】 锯齿王树叶10～15 g。

【制作】 切碎,沸水冲泡代茶饮。

【功效】 祛风清热。

【适应证】 感冒发热。

【按语】 此茶出自云南高原地区,有通平之功。通,即为通气道、通血道、通谷道的功效;平,即为人体三道常通,体内功能自然平衡。现代研究认为,此茶有减肥、降脂、防治动脉硬化、防治冠心病、降血压、抗衰老、抗癌、降糖、抑菌消炎、减轻烟毒、减轻重金属之毒、抗辐射、兴奋中枢神经、利尿、防龋齿、明目、助消化、抗毒、灭菌、预防便秘、解酒及利尿等功能。注意:失眠者不宜服用。

姜糖茶

【方源】 经验方。

【组成】 生姜3片，红糖适量。

【制作】 上两味以开水冲泡。

【功效】 发汗解表，温中和胃。

【适应证】 风寒感冒所致恶寒发热、头痛、咳嗽、无汗等，恶心，呕吐，腹胀，胃痛，等等。

【按语】《神农本草经》认为姜有"温中、止血、出汗、逐风"等功效，能治疗风湿痛及受冷之腹痛腹泻。春秋时代孔子有"不撤姜食，不多食"之说，现代医学研究认为姜有矫味解毒、增进食欲、祛风散寒、解热镇痛、抗病原微生物等十七大功效，故姜实是一味难得的药食两用之佳品。

该茶每日1～2剂，不拘时温服。方中生姜辛温散寒、发汗解表、温胃暖脾，红糖暖中调味，用其缓解生姜对胃的刺激。民间谚曰："男不可一日无姜，女不可一日无糖。"该茶有姜有糖，共奏温中和胃、发汗解表之功。但是重症感冒发热较高者不宜饮用。

二椒茶

【方源】 经验方。

【组成】 辣椒500 g，茶叶10 g，胡椒、食盐各适量。

【制作】 先将辣椒洗净，然后与茶叶、胡椒、食盐混合均匀后，装入瓶中，封好口，存放15日左右即成。

【功效】 驱寒解表，开胃消食。

【适应证】 伤风头痛，头昏，食欲减退等。

【按语】 花椒是中国特有的香料，位列调料"十三香"之首，有芳香健胃、温中散寒、除湿止痛、杀虫解毒、止痒解腥的功效。现代研究发现，花椒能促进唾液分泌、增进食欲、扩张血管、降低血压，服花椒水还能去除寄生虫。方中胡椒在《唐本草》中载曰："主下气，温中，去痰，除脏腑中风冷。"

本方制作方便，用时取出适量二椒茶，沸水冲泡，不拘时热饮。如能在需要时饮上1杯，可使胃口大开，增进食欲。注意：胃及十二指肠溃疡、气管炎及肝胆疾病、肾病患者忌用本茶。

葱头姜片茶

【方源】 经验方。

【组成】 葱头 10 g，生姜 3 g，红糖适量。

【制作】 将葱头、生姜洗净及切片，与糖同放入砂锅，加水适量，煎沸 10 分钟，取汁趁热饮用。饮后宜盖被取微汗。

【功效】 发汗解表。

【适应证】 外感风寒所致头痛、畏寒、鼻塞流清涕等。

【按语】 方中生姜为主药，可发散风寒、温肺止咳。现代研究认为，姜所含有的成分能够有效地治疗肠胃疾病、伤风感冒、风湿痛和恶心呕吐等，并增强人体免疫力。葱头性温，味辛，功能发表、驱寒、解毒，它所含的葱蒜辣素具有增食欲、助消化的作用，能刺激呼吸道、泌尿道、汗腺而具有祛痰、利尿、发汗及预防感冒的功能。张元素说它："专主发生，以通上下阳气。"故医家和民谚有"家备小姜，小病不慌"的说法。佐以适量红糖，改善口味，三味共奏发汗、解表、驱寒之效。本方禁用于风热感冒患者。

三花茶

【方源】 经验方。

【组成】 金银花 15 g，菊花 10 g，茉莉花 3 g。

【制作】 将金银花、菊花、茉莉花放入茶杯中，用沸水冲泡，闷泡 10～15 分钟即可。代茶饮用。

【功效】 清热解毒。

【适应证】 热毒所致的风热感冒、咽喉肿痛、痈疮等的防治，平素"火气"盛。

【按语】《神农本草经》将金银花列为上品，并有"久服轻身"的明确记载；《名医别录》记录了金银花具有治疗"暑热身肿"之功效。菊花具有散风清热、平肝明目的作用，用于风热感冒，头痛眩晕，目赤肿痛，眼目昏花等。茉莉花味辛、甘，性温，有理气止痛、温中和胃、消肿解毒、强化免疫系统的功效，并对痢疾、腹痛、结膜炎及疮毒等具有很好的消炎解毒的作用。本茶的主要功效是清热解毒，除了用于治疗感冒外，平素体质阴虚火盛者，常服也可起到降“火”的作用。但本方禁用于风寒感冒患者。

西番莲茶

【方源】 经验方。

【组成】 西番莲 10 g，绿茶 3 g。

【制作】 用西番莲的煎煮液泡茶饮用。可加冰糖。

【功效】 疏风清热，止咳化痰。

【适应证】 外感风热，微咳。

【按语】 西番莲叶性温，味苦，其果酸甜可口，富含人体必需的17种氨基酸及多种维生素、微量元素等160多种有益成分。其中丰富的天然活性成分类黄酮，是减除烦躁和缓减压力的基本物质，其卓越的减压功效，有助入睡。天然西番莲对中枢神经系统具有全面神经安定作用，能够舒缓焦虑紧张、抑郁寡欢、神经紧张引起的头痛。其果汁具有生津止渴、提神醒脑、帮助消化、化痰止咳、治肾虚和滋补强身的功能。西番莲的根、茎、叶均可入药，有消炎止痛、活血强身、滋阴补肾、降脂降压等疗效。

阳桃桑叶茶

【方源】 经验方。

【组成】 鲜阳桃 1 个，桑叶 3 g，绿茶 3 g。

【制作】 用阳桃、桑叶的煎煮液泡茶饮用，可加适量冰糖。

【功效】 生津止渴，疏风清热。

【适应证】 风热感冒，肺热燥咳，咽痛，烦渴等病证。

【按语】 阳桃味甘、酸，性寒，含有大量糖类及维生素、有机酸等人体生命活动所需的重要物质，常食之，可补充机体营养，增强机体的抗病能力。中医认为，阳桃有清热生津、利水解毒、下气和中、利尿通淋等功效，能治风热咳嗽、咽痛、烦渴、石淋、口糜、牙痛、小便不通等病证。桑叶味甘、苦，性寒，功能清肺润燥、疏散风热、清肝明目。两药合用生津止渴，疏风清热。注意：多食会导致脾胃虚寒，泄泻。

预防感冒茶

【方源】 经验方。

【组成】 板蓝根、大青叶各 50 g，野菊花、金银花各 30 g。

【制作】 将上述四味药同放入大茶缸中，用沸水冲泡，片刻后饮用。代茶频服。

【功效】 清热解毒。

【适应证】 流感(尤其是病毒性感染)的防治，流脑、流行性肝炎的预防。

【按语】 板蓝根为菘蓝的干燥根，大青叶为菘蓝的干燥叶，两味药出于同一植物，都味苦性寒，归心、胃经，功善清热、解毒、凉血，主要用于病毒性感冒，亦可增强人的免疫力。野菊花苦寒清泄，味辛发散，入肺、肝经，有清热解毒之效，临床报道此药可治流行性腮腺炎。金银花味甘性寒，归肺、心、胃经，善除肺经热邪，治外感风热、温病初起，为疮家解诸毒之要药。《本草通玄》曰："金银花，主胀满下痢，消痈散毒，补虚疗风。"《外科精要》亦云："治疗痈疽发背，不问发在何处，皆有奇效。"此茶方每日可代茶频饮，在感冒初期饮用此茶效果立竿见影，亦可很好地预防感冒发作，在疫情流行时，是必不可少的保健防病药茶。但是要注意，脾胃虚寒者要慎用。

六叶茶

【方源】 《医药科技动态》。

【组成】 黄皮叶粉、芒果叶粉、紫苏叶粉、薄荷叶粉、大叶龙胆草、岗梅根、桑叶粉、地胆头粉各 500 g，甘草、茅根、菊花、如意花根各 250 g。

【制作】 先将大叶龙胆草、甘草、茅根、菊花煎水，浓缩后，将如意根、岗梅根研粉，与其他粉拌匀，用米粉适量做黏合剂，压制成每块 9 g 的小茶块，开水冲泡。

【功效】 退热解毒，祛风消滞。

【适应证】 外感风热兼气滞腹胀痛，症见发热重、微恶风寒、咽喉肿痛、胸闷呕恶、腹痛腹胀等。

【按语】 此方又名"感冒茶"。方中桑叶、菊花、薄荷、黄皮叶均有辛凉解表的功效。岗梅叶清热解毒，《岭南采药录》载其："清热毒。

煎凉茶多用之。”芒果叶，《陆川本草》云：“行气疏滞，去痧积。”每次 1 块，每日 2 次，代茶饮。注意：体寒者不宜久饮。

防风甘草茶

【方源】《药膳食疗》。

【组成】 防风 6 g，甘草 3 g。

【制作】 共制粗末，沸水冲泡后代茶饮。

【功效】 祛风固表。

【适应证】 外感风寒。

【按语】 防风，发表、祛风、胜湿、止痛，治外感风寒，头痛，目眩，项强，风寒湿痹，骨节酸痛，四肢挛急，破伤风。《本草汇言》称：“防风，散风寒湿痹之药也。”《本草正义》云：“通治一切风邪，为风病之主药。”甘草，和中缓急、润肺、解毒、调和诸药。炙用，治脾胃虚弱，食少，腹痛便溏，劳倦发热，肺痿咳嗽，心悸，惊痫；生用，治咽喉肿痛、消化性溃疡、痈疽疮疡，解药毒及食物中毒。《神农本草经》：“主五脏六腑寒热邪气，坚筋骨，长肌肉，倍力，金疮肿，解毒。”注意：血虚痉急或头痛非风邪所致者忌服此茶。

芫荽茶

【方源】《食物中药与便方》。

【组成】 芫荽草(切碎)10 g，薄荷 6 g，生姜 4.5 g。

【制作】 将上述药物放于杯中，用开水冲泡后代茶饮。

【功效】 发散风寒。

【适应证】 感冒风寒轻证。

【按语】 芫荽又称胡荽、香菜，性温味甘，能健胃消食、发汗透疹、利尿通便、祛风解毒。《本草纲目》说：“胡荽辛温香窜，内通心脾，外达四肢。”《罗氏会约医镜》谓：“辟一切不正之气，散风寒、发热头痛，消谷食停滞，顺二便，去目翳，益发痘疹。”现代研究发现，香菜之所以香，获得香菜的美名，主要是因为它含有挥发油和挥发性香味物质。香菜营养丰富，内含维生素 C、胡萝卜素、维生素 B_1、维生素 B_2 等及钙、铁、磷、镁等丰富的无机盐。香菜内还含有苹果酸钾等。香菜中所含的维生素 C 的量比普通蔬菜高得多，一般人食用 7～10 g 香菜叶就能满足人体对维生素C的需求量。香菜中所含的胡萝卜素要比西红柿、菜豆、黄瓜等高出10倍多。本方以芫荽配以生姜、薄荷,能发散风寒、解表。代茶饮,每日2～3剂。注意:服用补药及中药白术、牡丹皮时,不宜服用香菜,以免降低药物的疗效。

苏藿茶

【方源】《中国茶叶大辞典》。

【组成】紫苏叶、藿香、薄荷、荆芥各4.5 g,茶叶5 g。

【制作】上药共制粗末,沸水冲泡代茶饮。

【功效】疏风解表。

【适应证】风寒感冒,胃肠型感冒,霍乱吐逆。

【按语】紫苏叶,发表散寒、理气和营,治感冒风寒,恶寒发热,咳嗽,气喘,胸腹胀满,胎动不安,并能解鱼蟹毒。《日华子本草》载其"补中益气。治心腹胀满,止霍乱转筋,开胃下食,并(治)一切冷气,止脚气"。藿香,和中、辟秽、祛湿,治感冒暑湿,寒热,头痛,胸脘痞闷,呕吐泄泻,疟疾,痢疾,口臭。《本草别录》载其"疗风水毒肿,去恶气,疗霍乱、心痛"。《珍珠囊》称其能"补卫气,益胃气,进饮食,又治吐逆霍乱"。注意:温病及气弱者忌服。

复方贯众茶

【方源】《常见病验方研究参考资料》。

【组成】贯众500 g,金银花240 g,甘草120 g,黄芩500 g。

【制作】将贯众、金银花、甘草、黄芩共制粗末,分装入纱布袋,每袋20 g,沸水冲泡代茶饮。

【功效】清热解毒,清凉解表。

【适应证】①时行感冒,主要表现为头痛,身疼,咳嗽,咽喉疼痛,发热较重、恶寒轻微,或有微汗而热不退,口干渴,舌苔薄黄。②痈肿初起,伴有全身酸楚、发热,时有轻微恶寒。

【按语】此方重在清热解毒,只适用于热性感冒,而不宜用于治寒性感冒。痈肿初起,热毒内蕴,外有表证,治疗与热性感冒相似,故亦可采用此方。方中贯众清热解毒,有抗抑多种病毒的作用。金银花味甘性寒,功能清热解毒,能"治外感发热咳嗽,肠炎,菌痢,麻疹,腮腺炎，败血症。制成凉茶，可预防中暑、感冒及肠道传染病”(《常见中草药手册》)。《本草正》说：“金银花，善于化毒，故治痈疽、肿毒、疮癣、杨梅、风湿诸毒，诚为要药。毒未成者能散，毒已成者能溃，但其性缓，用须倍加……”本品含有木犀草苷等，对多种细菌均有抑制作用。黄芩清热泻火，善治上呼吸道感染。《本草经疏》说：“黄芩，其性清肃，所以除邪；味苦所以燥湿；阴寒所以胜热，故主诸热。”并治“痈肿溃烂”之症。现代研究表明，黄芩能抗炎抗变态反应，有较广的抗菌作用。三药相辅相成，配以生甘草，既可以增强解毒作用，又可以矫味以调和各药之性。注意：感受风寒，恶寒重而汗闭者不宜用。

苏羌茶

【方源】 《常见病验方研究参考资料》。

【组成】 紫苏叶、羌活、茶叶各 9 g。

【制作】 上三味共制粗末，以沸水冲泡即可。

【功效】 辛温解表。

【适应证】 风寒感冒所致恶寒发热、头痛无汗、肢体酸痛等症状。

【按语】 方中羌活味辛、苦，性温。《品汇精要》中载“羌活，主遍身百节疼痛，肌表八风贼邪，除新旧风湿，排腐肉疽疮”。有发散表寒、祛风止痛的功用。东汉时，我国西北有个强盛的民族——羌族。羌族很少有人病怏怏，就是因为羌族人常用羌活来防病治病，凡是头痛脑热、感冒伤风或关节疼痛都用它泡水喝，这就是一味中药强盛了一个民族。当时，汉朝设置了“护羌校尉”这一官职，而羌活则名叫“护羌使者”，可见此药备受重视。紫苏叶具有散寒解表、宣肺止咳、理气和中、解毒的功效，茶叶提神利尿、扩张血管。上三味合用，散寒祛风止痛力佳，故感冒等可愈，不失为一种简便、有效之疗法。每日 1 剂，不拘时温服。本方忌用于风热感冒。

紫苏叶茶

【方源】 《上海常用中草药》。

【组成】 紫苏叶 16 g，红糖适量。

【制作】 将上药晒干揉成粗末，沸水冲泡，入糖令溶。代茶频饮。

【功效】 发散风寒。

【适应证】 风寒感冒初期，见鼻塞流涕、畏寒、全身肢节酸痛等症状。

【按语】 紫苏叶味辛性温，功能发表散寒、理气和营。《滇南本草》指出紫苏叶有“发汗，解伤风头痛，消痰，定吼喘”作用。临床常用于风寒感冒、咳嗽、气喘和胸腹胀满、胎动不安，并能解鱼蟹毒。现代药理研究表明：紫苏有解热和抑制葡萄球菌生长作用。有现代研究报道称，应用此茶治疗急性乳腺炎有良好的疗效。服用本方时取紫苏叶 16 g 揉成粗末，加红糖适量以改善口感，沸水冲泡。但是高热有汗者忌饮。

桑叶枇杷茶

【方源】 《中药临床手册》。

【组成】 野菊花、桑叶、枇杷叶各 10 g。

【制作】 上三味药共为粗末，水煎，取汁。

【功效】 清热散风，解表化痰。

【适应证】 流感，咳嗽，咳黄痰等。

【按语】 桑叶是桑科植物桑的干燥叶，有疏散风热、清肺润燥、平肝明目功效。《本草纲目》载桑叶“治劳热咳嗽，明目长发”，《本草求真》亦称其“清热泻肺，凉血燥湿，祛风明目”，用于风热感冒、肺燥咳嗽等病证。野菊花为菊科多年生草本植物野菊的头状花序，清热解毒，可广泛用于治疗疔疮痈肿、咽喉肿痛、风火赤眼、头痛眩晕等病证。枇杷味甘微酸，性凉，能润肺止咳、生津止渴、和胃降逆。以上三味药合用，具有清热散风、解表化痰的功效。代茶频饮，连服 3～5 日。注意：禁用于风寒感冒患者。此外枇杷叶背面绒毛较多，直接泡茶不易澄清，会刺激咽喉作痒，务必包煎。

五神茶

【方源】 《偏方大全》。

【组成】 荆芥、苏叶、生姜各 10 g，红糖 30 g，茶叶 6 g。

【制作】 先以文火煎煮荆芥、苏叶、生姜、茶叶，15～20 分钟后，加入红糖，待溶化即成。

【功效】 发散风寒,祛风止痛。

【适应证】 风寒感冒所致畏寒、身痛、无汗等症。

【按语】 方中荆芥、苏叶发汗驱风寒,解除头痛。生姜味辛能助发汗,温里和胃以增进食欲。红糖可以助脾、补血、祛寒、散瘀及暖中调味,用其缓解其他药对胃的刺激,且改善药物口感。红糖虽然营养丰富,但也不能多吃,建议老人每日摄入量为 25 g 左右,糖尿病患者禁用红糖。茶叶兴奋提神、扩张血管,亦辅佐发散。此方只宜于轻证风寒感冒,每日 2 次,可随量服药。便秘、口舌生疮者慎饮本茶。

姜苏茶

【方源】《家庭食疗手册》。

【组成】 生姜、苏叶各 3 g。

【制作】 生姜切细丝,苏叶洗净。放入杯内以开水冲泡 10 分钟,代茶饮用。

【功效】 疏风散寒,理气和胃。

【适应证】 风寒感冒所致头痛发热等,或有恶心、呕吐、胃痛、腹胀等症状的胃肠型感冒。

【按语】 紫苏在中国种植应用有近 2000 年的历史,主要用于药用、油用、香料、食用等方面,其叶、梗、果均可入药,嫩叶可生食、做汤,茎叶可腌渍。现代研究,紫苏叶有解热和抑制葡萄球菌生长的作用,可以促进胃液分泌、增加胃肠蠕动,亦能减少支气管分泌、缓解支气管痉挛。此茶以紫苏疏风散寒为主,佐以生姜健脾理气和胃,温中止呕,以药代茶,味少而精,简便实用,适于家庭保健防病治病之用。每日 2 剂,分上、下午温服。服用此茶后应静卧、盖被、避风,以利于汗出透邪。温病及气弱者忌服。

感冒茶

【方源】《河南省秘验单方集锦》。

【组成】 羌活 30 g,白芷 12 g,黄芩 15 g。

【制作】 上三味药用沸水冲泡。

【功效】 祛风散寒。

【适应证】 外感风寒所致头痛身疼、鼻塞流涕、恶寒发热等症状。

【按语】 方中羌活味辛而能散，性行而不止，上行于头，尤善治太阳、厥阴头痛，故有散寒、祛风、除湿、止痛之功。《本经逢原》称“羌活乃却乱反正之主帅”“非时感冒之仙药也”。白芷性温，味辛，既能通窍，又善治眉棱骨痛。而黄芩有清热、燥湿、解毒的功效，且抗菌作用较好，不产生抗药性。三药合用能够祛风散寒、通窍止痛。此茶系河南民间治疗外感风寒表证的常用方，乃系行之有效，并经多年临床验证之方，故可信可用。每日 1 剂，不拘时代茶温服。忌用于外感风热型感冒。

白芷荆芥茶

【方源】《百一选方》。

【组成】 香白芷 30 g，荆芥穗、腊茶或茶叶各 3 g。

【制作】 将香白芷、荆芥穗共为细末。服用时，用腊茶煎汤或用沸水冲茶叶，取茶汤送服。

【功效】 祛风散寒，解表止痛。

【适应证】 风寒感冒初起，见恶寒发热、鼻塞流清涕、头痛、齿痛等症状。

【按语】 白芷归肺、胃经，具有祛风散寒、通窍止痛等功用，尤善治眉棱骨痛，《滇南本草》载其“祛皮肤游走之风，止胃冷腹痛寒痛，周身寒湿疼痛”。荆芥在《神农本草经》中有收载，原名“假苏”，有发汗解表作用，且有祛风功效，主要治疗风寒感冒所致发热恶寒、无汗、头痛、身痛等症。两者合用具有祛风散寒，解表止痛功效。每日 2 次，每次 6 g。忌用于风热感冒及素体阴虚、从邪化热的阴虚感冒患者。

桑菊香豉茶

【方源】《百病饮食自疗》。

【组成】 桑叶、菊花、香豉、梨皮各 6 g。

【制作】 将上药混合，加水煎汤，取汁。代茶饮用。

【功效】 清热解表，润肺止咳。

【适应证】 发热，微恶风寒，头痛，少汗，咳嗽少痰，咽干鼻燥，口渴，舌红苔黄，脉数等。

【按语】 桑叶、菊花是常用的疏风热、清头目的药对。桑叶性寒，味苦、甘，《重庆堂随笔》谓其“风温暑病服之，肺气清肃，即能汗解”，是祛风清热、凉血明目之佳品；菊花性凉，味甘、苦，善于疏风清热、解毒明目，现代药理研究认为其有镇静神经中枢、解热等作用；香豉味苦性寒，退热而兼宣散；梨皮养阴生津、润喉止咳。四药相伍，清热发散而无寒凉伤阳之弊。本方清散风热，兼以生津，春天阳气生发所引发的感冒多宜用之，但外感风寒而恶寒无汗的患者不宜饮用。

桑菊竹叶茶

【方源】《百病饮食自疗》。

【组成】 桑叶、菊花各 5 g，苦竹叶、白茅根各 30 g，薄荷 3 g，白糖 20 g。

【制作】 将上药放入杯内，开水冲泡 10 分钟，或在火上煎煮 5 分钟，加入糖即可。频频饮之。

【功效】 清热散风，解表。

【适应证】 恶寒发热，头痛身疼，或鼻塞流涕，腮部肿胀不甚，局部不红，舌苔薄白，脉浮数等。

【按语】 在该药茶中，桑叶、菊花均有外散风热、内清肝火之效，是常用的药对。竹叶性寒，味甘、淡。《药品化义》云：“竹叶清香透心，微苦凉热，气味俱清，主治暑热消渴……”《本草纲目》载其“去烦热，利小便，清心”。可见，竹叶以清暑热、解烦渴为长，常用于内火旺所致心烦口渴、口舌生疮、小便短赤等，亦是夏季清暑解热之佳品。白茅根清热解毒，薄荷疏散风热、清利头目，白糖微凉，改善口味。此五药为伍，清热散风、解表除烦，适用于风热感冒引起的恶寒发热、头痛身疼、鼻塞流涕等症。

桑薄花蜜茶

【方源】《百病饮食自疗》。

【组成】 桑叶、杭菊各 5 g，薄荷 3 g，丝瓜花蜂蜜 15 g。

【制作】 将桑叶、杭菊、丝瓜花共煎约 0.5 小时。取汁放入薄荷再煎片刻，兑入蜂蜜和匀。当茶温饮。

【功效】 清热散风，解表。

【适应证】 发热，微恶风寒，头痛，无汗或少汗，咳嗽，口微渴，舌边尖红，脉浮数等。

【按语】 方中桑叶、菊花相须为用，有疏散风热、清利头目、清热解毒之效。薄荷为常用中药，是辛凉发汗解热药，治流感，头疼，目赤，身热，咽喉、牙床肿痛等。《滇南本草》中记载丝瓜花："清肺热，消痰下气，止咳，止咽喉疼，消烦渴，泻相火。"蜂蜜味甘，性平，能补中缓急、润肺止咳、润肠燥、解毒。本方具有清热散风、解表的功效。注意：本方禁用于风寒感冒患者。

清热止嗽茶

【方源】《慈禧光绪医方选议》。

【组成】 甘菊花、炙枇杷叶、霜桑叶各 6 g，广皮（广陈皮）、酒黄芩各 3 g，生地、焦枳壳各 4.5 g，鲜芦根 2 支。

【制作】 将芦根切碎，与余药共为粗末，水煎，取汁。

【功效】 清热解表，宣肺止嗽。

【适应证】 外感风热，肺热咳嗽，恶心痰多，口渴咽干，大便干结等。

【按语】 霜桑叶轻清发散，能散风热，主要用于清泻肺热肝火，是治疗风热犯肺咳嗽咽痛和肝火上炎目赤肿痛的常用药物；甘菊花疏风平肝、清热解毒，在治疗外感风热、发热头痛以及目赤肿痛方面，常与桑叶相辅为用；枇杷叶苦泻清热并能降气化痰、止呕，凡风热燥火引起的咳嗽呕逆都可应用，是止咳止呕的常用药；黄芩、芦根清解肺热，亦能生津；广皮、枳壳理气化痰。故本方疏散风热之中兼有清热止咳作用。代茶温饮，每日 1 剂。但是本方只用于慢性病的调理或咽、胃局部病变，若重症险症，则缓不济急，用时应注意。此外，枇杷叶应包煎，以免刺激喉咙。

流感茶

【方源】《河南省秘验单方集锦》。

【组成】 贯众、板蓝根各 30 g，甘草 15 g。

【制作】 上三味药用开水冲泡后,代茶。

【功效】 祛风,清热,利咽。

【适应证】 流感。

【按语】 方中贯众味苦、涩,性微寒,归肝、胃经。《陕西中草药》中记载贯众具有清热解毒、止血杀虫的作用,可以预防流行性乙型脑炎、流行性腮腺炎等传染病。而板蓝根在《中华本草》中记载归肝、胃经,有清热、解毒、凉血、利咽的功效。本方将贯众和板蓝根两者有机结合起来,两药均有较强的抗流感病毒的作用,且清热解毒功效良好。以药代茶冲泡,既饮服方便,又使药物的成分充分浸出,不致因沸煎而使一些成分遭受破坏。每日 1 剂,不拘时频饮。本方孕妇禁用,糖尿病及脾胃虚寒泄泻患者慎服。

【咳嗽】

麦冬夏茶

【方源】 《金匮要略》。

【组成】 麦门冬 5 g,半夏 3 g,人参 3 g,粳米 3 g,甘草 3 g,绿茶 5 g。

【制作】 用前五味药的煎煮液 350 ml 泡茶饮用,冲饮至味淡。

【功效】 养阴益气,利咽喉。

【适应证】 火逆上气所致咽喉不利、干咳咯痰。

【按语】 麦门冬味甘、微苦,性微寒,功能润肺养阴、益胃生津、清心除烦。半夏味辛,性温,有毒,功能燥湿化痰、降逆止呕、消痞散结。姜半夏多用于降逆止呕,法半夏多用于燥湿化痰。人参大补元气、补脾益肺、生津止渴、安神增智。原方麦门冬汤,出自《金匮要略》,主要功效为滋养肺胃、降逆和中,治疗肺痿之肺胃阴虚不足。方中重用麦门冬滋养肺胃、清降虚火为君,人参益气生津为臣,半夏降逆化痰为佐,甘草、大枣、粳米益胃气、生津液为使。诸药合用,使肺胃气阴得复,则虚火平,逆气降,痰涎清,咽喉利,咳喘自愈。注意:外感发热咳嗽不宜用。

僵蚕止咳茶

【方源】《瑞竹堂经验方》。

【组成】 白僵蚕 30 g,好茶末 30 g。

【制作】 白僵蚕 30 g 碾为末,放碗内,倾沸水一小盏,盖定。又米白糖 500 g,猪板油 120 g,雨前茶 60 g,水 4 碗。先将茶煎至 2 碗半,再将板油去膜切碎,与糖一起加入茶中,熬化待用。临用时,以白开水冲数匙服之。

【功效】 消炎止咳。

【适应证】 咳嗽,喉痛如锯,不能安卧。

【按语】 白僵蚕来源为蚕蛾科昆虫蚕蛾的幼虫感染白僵菌而僵死的干燥全虫。白僵蚕味辛、咸,具有祛风解痉、化痰散结的作用,能治中风失音、惊痫、头风、喉风等。白僵蚕末沸水冲泡,临卧温服。熬化的白糖猪油茶每次用白开水冲数匙服之,每日数次。此茶具有很好的止咳作用。心虚不宁、血虚生风者慎服。

三才茶

【方源】《儒门事亲》。

【组成】 天门冬 5 g,人参 3 g,生地 3 g,花茶 3 g。

【制作】 用前三味药的煎煮液 350 ml 泡茶饮用,可加冰糖。

【功效】 养阴益气,润肺止咳。

【适应证】 肺气阴虚咳嗽。

【按语】 天门冬味甘、苦,性大寒,能清肺降火、养阴润燥,用于肺燥干咳、顿咳痰黏、咽干口渴、肠燥便秘。人参大补元气、补脾益肺、生津止渴、安神增智。生地味甘、苦,性寒,能清热凉血止血、养阴生津止渴。三才者,天、地、人,此方养阴益气,润肺止咳。注意:外感咳嗽、脾胃虚寒、食少便溏者忌服。

三分茶

【方源】《儒门事亲》。

【组成】 茶叶 10 g,蜂蜜 50 g,荞麦面 200 g。

【制作】 茶叶研细末,沸水冲泡,同时调入蜂蜜、荞麦面,置炉火上略煮至熟为度。

【功效】 止咳化痰。

【适应证】 咳嗽痰涎。

【按语】 这是一道著名的古代甜味药茶。《儒门事亲》:"三分茶,治咳嗽痰涎。"此茶中用茶叶配蜂蜜和荞麦面,使茶汁变得甘甜,而且具有润肺止咳化痰的作用。荞麦,为五谷杂粮之一,《本草纲目》谓:"荞麦,最降气宽肠,故能炼肠胃滓滞,而治浊、带、泻痢、腹痛、上气之疾,气盛有湿热者宜之,若脾胃虚寒人食之,则大脱元气而落须眉,非所宜矣。"对其功用主治及禁忌均做了很好的概括。

枇杷芽茶

【方源】《本草纲目》。

【组成】 枇杷芽叶 10 g。

【制作】 沸水冲泡,代茶饮。

【功效】 清肺下气,和胃降逆。

【适应证】 肺热咳嗽,呕吐呃逆等。

【按语】 枇杷,常绿小乔木,叶长椭圆形。圆锥花序,果球形或椭圆形,橙黄或淡黄色,是水果的一种。叶可入药,性平味苦,叶芽似茶。《本草纲目》称,我国茶民上缴的茶叶中自古就有杂以此芽之习。

清气化痰茶

【方源】《本草纲目》。

【组成】 百药煎 30 g,细茶 30 g,荆芥穗 15 g,海螵蛸 3 g,蜂蜜适量。

【制作】 上药研细末为丸,临用时,沸水冲泡,加蜜,即可服用。

【功效】 止咳化痰。

【适应证】 咳嗽痰多,咳痰不爽。

【按语】 百药煎为灰褐色的小方块,表面间有黄白色斑点,微具香气。其味酸、涩、微甘,性平,入心、肺、胃经,有润肺化痰的功效,可治疗久咳劳嗽、咽痛等。荆芥穗味辛,性微温,归肺、肝经,能解表散风。海螵蛸味咸、涩,性微温,归肝、肾经,具有收敛固涩的作用,对虚性哮喘有疗效。饮用此茶每次取 3 g 药丸,加蜜沸水泡。外感咳嗽、湿热泻痢及积滞未清者均忌服。

祛寒止咳茶

【方源】《本草纲目》。

【组成】 烧酒(粮食烧酒)、猪脂、茶末、香油、蜂蜜各等分。

【制作】 上五味,和匀共浸7日即可。每日2次,每次取上汁20 ml蒸或温服。

【功效】 祛寒痰,止咳嗽。

【适应证】 寒痰咳嗽。

【按语】 此茶方烧酒和猪脂都是温热食品。《本草纲目》载曰:"烧酒辛、甘、大热;性温,有毒,入心、肝、肺、胃经;可通血脉,御寒气,醒脾温中,行药势;主治风寒痹痛、筋挛急、胸痹、心腹冷痛。"猪脂、香油可补虚、润燥、解毒,治脏腑枯涩,大便不利,燥咳,皮肤皲裂。蜂蜜在《本草纲目》中的记载为:"入药之功有五,清热也,补中也,解毒也,润燥也,止痛也。生则性凉,故能清热;熟则性温,故能补中;甘而平和,故能解毒;柔而濡泽,故能润燥;缓可去急,故能止心腹肌肉疮疡之痛;和可致中,故能调和百药,而与甘草同功。"故本茶方具有祛寒痰、止咳嗽之效,对常有寒咳者,不妨试用之。注意:饮用此茶忌食生冷腥腻。

百药煎茶

【方源】《本草蒙筌》。

【组成】 五倍子500 g,茶叶末30 g,酵糟120 g。

【制作】 将五倍子捣烂,加茶末、酵糟拌匀再捣,摊平切小块,待发酵后取出晒干贮藏。

【功效】 润肺化痰,生津止渴。

【适应证】 久咳痰多,黏稠难咯及口燥,咽干,咽痛等。

【按语】 此方是我国明代以来的传统专用茶方之一。明代陈嘉谟所撰《本草蒙筌》一书中对此已有记载,称其能"治肺胀喘咳不休"。《本草纲目》中则云:"百药煎,功与五倍子有异。但经酿造,其体轻虚,其性浮散,且味带余甘,治上焦心肺咳嗽,痰饮热渴诸病,口噙尤为相宜。"每次1块,白开水冲泡代茶饮。或含漱。外感风寒或肺有实热之咳嗽及积滞未清之泻痢忌服。

姜蜜治嗽方

【方源】《寿世编》。

【组成】 生姜汁半杯,白蜜2匙。

【制作】 将生姜汁和白蜜放入茶碗内,用开水冲泡即成。

【功效】 润肺止咳化痰。

【适应证】 各种咳嗽病证。

【按语】 生姜是治疗咳嗽的良药,尤其适宜于肺寒咳嗽,但其配伍不同,其作用亦可不同。如本方即以生姜汁配白蜜,用于治疗各种咳嗽均有效。

款冬花茶

【方源】《种福堂公选良方》。

【组成】 款冬花15 g,晶糖25 g。

【制作】 以上两味放入茶壶内,开水冲泡。

【功效】 润肺止咳化痰。

【适应证】 各种咳嗽。

【按语】《本草纲目》言:"款冬花性味辛、温、无毒。"《药品化义》云:"冬花味苦主降,气香主散,一物而两用兼备。故用入肺部,顺肺中之气,又清肺中之血。专治咳逆上气,烦热喘促,痰涎黏稠,涕唾腥臭。"本品有清热润肺、止咳化痰的功效。《种福堂公选良方》:"款冬花茶,治小儿咳嗽,并大人咳嗽屡验方。"款冬花性平味甘,长于润肺止咳化痰,善治各种咳嗽,配晶糖则补肺力量更强。注意:寒邪导致的咳嗽慎用。

归苏茶

【方源】 经验方。

【组成】 当归5 g,苏子3 g,花茶3 g。

【制作】 用前两味药的煎煮液300 ml泡茶饮用,冲饮至味淡。

【功效】 和血,降气,消痰。

【适应证】 老年咳喘,慢性支气管炎属气血虚弱兼咳嗽气喘者。

【按语】 当归味甘、辛,性温,补血活血、调经止痛、润肠通便。苏子味辛,性温,降气消痰、平喘、润肠,主治痰壅气逆、咳嗽气喘、肠燥便秘。两药合用,和血,降气,消痰。注意:湿盛中满及腹泻者忌用。

麦门冬茶

【方源】 经验方。

【组成】 麦门冬 5 g,绿茶 3 g。

【制作】 用 200 ml 开水冲泡后饮用,可加冰糖。

【功效】 养阴润肺,清心除烦,益胃生津;抗菌,降血糖。

【适应证】 肺燥干咳、咯血,肺痿,肺痈,消渴,虚劳烦热,热病伤津,咽干口燥,便秘。

【按语】 麦门冬味甘、微苦,性微寒,现代研究认为其具有强心、抗心绞痛、抗休克、降血糖的药理作用。此外,尚有免疫增强、抗菌、镇咳、抗炎、抗肿瘤等药理作用。清养肺胃之阴多去心用,润阴清心多连心用。中医认为麦门冬能润肺养阴、益胃生津、清心除烦,可用于:①肺阴不足,温燥伤肺,干咳气逆,咽干鼻燥等;②胃阴不足,舌干口渴;③温病邪热入营,身热夜甚,烦躁不安;④肠燥便秘。注意:感冒风寒或有痰饮湿浊的咳嗽,以及脾胃虚寒泄泻者均忌服。

石斛瓜蒌茶

【方源】 经验方。

【组成】 石斛 5 g,瓜蒌 3 g,绿茶 3 g。

【制作】 用 250 ml 开水冲泡后饮用。可加冰糖。

【功效】 生津润肺,宣肺止咳。

【适应证】 肺燥咳嗽痰黏难咯,慢性支气管炎。

【按语】 石斛味甘,性微寒,能益胃生津、养阴清热。瓜蒌味甘、微苦,性寒,能清热涤痰、宽胸散结、润燥滑肠,主治肺热咳嗽,痰浊黄稠,胸痹心痛,结胸痞满,乳痈,肺痈,肠痈肿痛,大便秘结。两药合用,能生津润肺,宣肺止咳。注意:瓜蒌与乌头相反,避免同用。

芦根茶Ⅰ

【方源】 经验方。

【组成】 芦根 10 g,绿茶 3 g。

【制作】 用 300 ml 开水冲泡后饮用。可加冰糖。

【功效】 清热生津,除烦止呕。

【适应证】 热病烦渴，胃热呕吐泛酸，肺痈。

【按语】 芦根味甘，性寒，具有抗菌的药理作用。鲜品可捣汁服。能清热、生津、除烦、止呕、利尿，用于热病伤津，烦热口渴，舌燥少津，胃热呕逆，肺热咳嗽，痰稠，口干，小便短赤，热淋涩痛等。此外，还可用大剂量鲜芦根捣汁服，或水煎频服解河豚毒。注意：脾胃虚弱者忌服。

芦根茶Ⅱ

【方源】 经验方。

【组成】 芦根 50 g。

【制作】 芦根切丝，煎水代茶饮。

【功效】 清凉解毒。

【适应证】 热病烦渴，胃热呕哕，肺热咳嗽，肺痈吐脓，热淋涩痛。

【按语】 芦根一药，既能清肺热而祛痰排脓，又能清胃热而生津止呕。治热病烦渴、胃热呕吐、噎膈、反胃、肺痿、肺痈，并解河豚毒。《本草别录》谓其“主消渴客热，止小便利”。《唐本草》谓其“疗呕逆不下食、胃中热、伤寒患者弥良”。此方是我国传统的茶方。《本草纲目》称，可治“消渴解热，止小便利”。芦根虽属性寒，但味甘淡而力缓，用于清肺胃，只能作为辅助药品。不过它有一优点，即性不滋腻，生津而不恋邪，凡温病邪恋卫、气，或热病后伴有伤津口渴的证候，都可应用。注意：脾胃虚寒者忌服。

芦根茶Ⅲ

【方源】 《偏方大全》。

【组成】 鲜芦根 100 g，冬瓜子 90 g。

【制作】 上两味加水共煎，取汁。

【功效】 清肺化痰，利湿排脓。

【适应证】 肺痈及肺热咳嗽等病证。

【按语】 《医学衷中参西录》说芦根：“且其性凉能清肺热，中空能理肺气，而又味甘多液，更喜滋养肺阴……”芦根具有清热泻火、生津止渴、除烦、止呕、利尿的功效，主治热病烦渴、胃热呕吐、肺热咳嗽、肺痈吐脓、热淋涩痛等病证。冬瓜子,为冬瓜的种子,味甘性寒,能清肺化痰、排脓利水,《神农本草经》谓之能“令人悦泽好颜色,益气不饥”。对痰热咳嗽、肺痈、肠痈、水肿、痔疮等病均有良效,故《本草述钩元》曰:“主腹内结聚,破溃脓血,凡肠胃内壅,最为妥药。”上两味加水共煎,取汁代茶温饮,可清肺化痰。每日 1 剂,不拘时温服。

山楂核桃茶

【方源】 经验方。

【组成】 胡桃仁(核桃仁)150 g,白砂糖 200 g,山楂 50 g。

【制作】 先将胡桃仁浸泡洗净,加少许清水磨成浆待用,再将山楂洗净熬汁 1 000 ml(去渣),加白糖、核桃浆,煮微沸,代茶饮。

【功效】 补肺肾,润肠燥,消饮食,通血脉,生津液。

【适应证】 老年便秘以及肺虚咳嗽、气喘。

【按语】 核桃仁味甘,性温,入肾、肺经,可补肾固精、温肺定喘、润肠通便,主治肾虚喘嗽、腰痛脚弱、阳痿遗精、小便频数、石淋、大便燥结。山楂营养丰富,可以防治心血管疾病,有强心的作用;可以开胃消食;有活血化瘀的作用;老年人常吃山楂制品能增强食欲,改善睡眠,保持骨和血中的钙的恒定,预防动脉粥样硬化。实热喘咳者不宜饮此茶。

毛山茶

【方源】 经验方。

【组成】 毛山茶 9～18 g。

【制作】 沸水冲泡代茶饮。

【功效】 清热解毒,祛风解表。

【适应证】 风热咳嗽。

【按语】 毛山茶,能祛风解表,清热,主治风热咳嗽。注意,体虚寒者不宜饮此茶。

仙鹤草茶

【方源】 经验方。

【组成】 仙鹤草 10 g。

【制作】 制成粗末,沸水冲泡代茶饮。

【功效】 收敛止血。

【适应证】 各种出血病证。

【按语】 仙鹤草味苦、涩，性平，专于收敛止血，能广泛用于身体各部位之出血病证。因其寒热偏性不明显，凡宜于收敛止血者，不论其寒热虚实，皆可单味使用或配伍其他药物。本品粗浸膏能促进凝血，并有抗炎抗菌和抗阴道滴虫作用。近年来制成止血粉用于外伤出血和内脏手术出血，均能在 1～2 分钟内止血。《滇南本草》谓其"治妇人月经或前或后，赤白带下，面寒腹痛，日久赤白血痢"。《现代实用中药》称其"为强壮性收敛止血剂，兼有强心作用。适用于肺病咯血，肠出血，胃溃疡出血，子宫出血，齿科出血，痔血，肝脓疡等症"。每日 1 剂，随时饮用。非出血证不用。

红茶饴糖汤

【方源】 经验方。

【组成】 红茶 5 g，饴糖 15～25 g。

【制作】 将红茶、饴糖用开水冲服。

【功效】 滋养强壮，健胃润肺。

【适应证】 身体虚弱，肺虚干咳，慢性气管炎等。

【按语】 饴糖，缓中、补虚、生津、润燥，治劳倦伤脾，里急腹痛，肺燥咳嗽，吐血，口渴，咽痛，便秘。《本草别录》谓其"主补虚乏，止渴，去血"。伴腹痛喜按者可加白芍 25 g，炙甘草 5 g；消化不良者可加生姜 10 g，大枣 25 g；精液早泄者可加莲子 25 g。日服 1 剂，可分 2～3 次饮。凡湿热内郁、中满吐逆者忌服。

细茶枇杷汤

【方源】 经验方。

【组成】 细茶 1 g，枇杷 100 g，冰糖 25 g。

【制作】 先将枇杷加水煎汤后泡茶，加冰糖温服。

【功效】 润燥止咳，清热生津。

【适应证】 咳嗽，燥渴。

【按语】 枇杷，润肺、止咳、下气，治肺痿咳嗽吐血，衄血，燥渴，呕逆。《滇南本草》谓其"治肺痿痨伤吐血，咳嗽吐痰，哮吼。又治小儿惊风发热”。代茶饮，日服1剂。脾虚滑泄者忌之。

建兰花茶

【方源】 经验方。

【组成】 建兰花5 g。

【制作】 沸水冲泡代茶饮。

【功效】 行气宽胸，清肺除热，化痰止咳。

【适应证】 肺热咳嗽有痰。

【按语】 建兰花，理气、宽中、明目，治久咳、胸闷、腹泻、青盲内障。据《本草纲目拾遗》记载：“素心建兰花，可催生，除宿气，解郁，蜜渍青兰花点茶饮，调和气血，宽中醒酒；黑色者名墨兰，治青盲最效。”注意：此茶孕妇忌服。

萝卜茶Ⅰ

【方源】 经验方。

【组成】 经霜萝卜100 g。

【制作】 洗净切片，煎水代茶饮。

【功效】 消食行气，祛痰。

【适应证】 咳嗽痰喘，食积气滞，胸闷腹胀，便秘等。

【按语】 萝卜，又名莱菔，消积滞、化痰热、下气、宽中、解毒，治食积胀满、痰嗽失音、吐血、衄血、消渴、痢疾、偏正头痛。唐代萧炳在《四声本草》中言其有消食行气之功。至元代，《日用本草》又记述了萝卜“熟食以化痰消谷”。该方历来为我国民间广为使用，作为消食和治疗咳嗽、咯痰、失音、肺痿出血等的茶方。脾胃虚寒所致食不化者勿食。

萝卜茶Ⅱ

【方源】《茶叶实用知识》。

【组成】 白萝卜100 g，茶叶5 g，食盐少许。

【制作】 茶叶用沸水冲泡5分钟，取汁；白萝卜洗净，切片，置锅中煮烂，加食盐调味，倒入茶汁即可。

【功效】 清热化痰，理气开胃。

【适应证】 咳嗽痰多，纳食不香等。

【按语】 白萝卜是一种常见的蔬菜，生食熟食均可，味辛、甘，性凉，入肺、胃经，为食疗佳品，可以治疗或辅助治疗多种疾病，《本草纲目》称之为“蔬中最有利者”。现代研究认为，白萝卜含芥子油、淀粉酶和粗纤维，具有促进消化、增强食欲、加快胃肠蠕动和止咳化痰的作用。其中食盐作为调味品，与有止渴清神、利尿治咳等功效的茶叶同用，清热化痰、理气开胃的效果更加明显。此茶原料易得，制作简便，效果显著，深受广大民众的喜爱。肺热咳嗽痰多者服之较宜。每日 2 剂，不拘时温服。同时白萝卜忌与人参、西洋参同食，且忌在喝此茶时食用胡萝卜。

荸荠茶Ⅰ

【方源】 经验方。

【组成】 鲜荸荠 250 g。

【制作】 碾碎后，煎水代茶饮。

【功效】 清热化痰，消积。

【适应证】 食积腹胀及咳嗽。

【按语】 荸荠中含磷的量是根茎蔬菜中最高的，能促进人体生长发育和维持生理功能，对牙齿骨骼的发育有很大好处，同时可促进体内的糖、脂肪、蛋白质三大物质的代谢，调节酸碱平衡。因此荸荠适于儿童食用。研究中发现荸荠含有一种不耐热的抗菌成分——荸荠英。这种物质对金黄色葡萄球菌、大肠杆菌、产气杆菌及铜绿假单胞菌均有一定的抑制作用，对降低血压也有一定效果。这种物质还对肺部、食管和乳腺的癌肿有防治作用。荸荠还有预防急性传染病的功能，在麻疹、流脑较易发生的春季，荸荠是很好的防病食品。

荸荠是寒性食物，既可清热生津，又可补充营养，最宜用于发热患者。它具有清热泻火，凉血解毒，利尿通便祛痰，消食除胀，调理痔疮或痢疾便血，辅助治疗妇女崩漏、阴虚肺燥、痰热咳嗽、咽喉不利、痞块积聚、目赤障翳等功效。因其属于生冷食物，故脾肾虚寒和兼挟血瘀的人不适宜饮用此茶。

荸荠茶Ⅱ

【方源】 经验方。

【组成】 鲜荸荠50 g,绿茶3 g,冰糖10 g。

【制作】 用荸荠的煎煮液泡茶饮用。

【功效】 清热化痰,消积。

【适应证】 糖尿病,尿路感染及阳盛体质。

【按语】 荸荠味甘,性寒,其口感甜脆,营养丰富,含有蛋白质、脂肪、粗纤维、胡萝卜素、维生素B、维生素C、铁、钙、磷和糖类。荸荠质嫩多津,可治疗热病津伤口渴,对糖尿病尿多者,有一定的辅助治疗作用;荸荠水煎汤汁能利尿排淋,可作为尿路感染患者的食疗佳品。荸荠茶具有清热止渴、生津润肺、化痰利肠、通淋利尿、消痈解毒、凉血化湿、消食除胀、降血压的作用。但要注意,荸荠性寒,不适宜消化力弱的婴幼儿。此外,脾胃虚寒、大便溏泄和有血瘀者不宜食用。

清热止咳茶

【方源】 经验方。

【组成】 甘菊花、经霜桑叶、炙枇杷叶各6 g,陈皮、酒黄芩各3 g,生地、焦枳壳5 g,鲜芦根10 g。

【制作】 上述药物除枇杷叶布包外,余共制粗末,煎水代茶饮。

【功效】 清热止咳。

【适应证】 外感风热,咳嗽、咯痰黏稠、口渴咽痛的肺热咳嗽,但只可用于慢性病。

【按语】 本方是慈禧、光绪所选用的宫廷茶方之一。桑叶、野菊花、枇杷叶清肝泻火、祛风化痰解表,适合于肝阳上亢、肝火犯胃所致的头重脚轻,口干口苦以及血压升高等症状。另外本品兼具解表功效,对风热感冒之咽喉疼痛、发热、咳嗽气喘、咯吐黄痰等亦有效。配合应用陈皮、酒黄芩、生地、焦枳壳、鲜芦根效果更佳。素体阳虚怕冷之人慎用。

绿茶胖大海汤

【方源】 经验方。

【组成】 绿茶5 g,胖大海9～10 g,橄榄5 g,蜂蜜25 g。

【制作】 先将胖大海、橄榄加水煎汤,去渣后加茶、蜜泡饮。

【功效】 清热解毒,润喉利咽。

【适应证】 呼吸道疾病。

【按语】 胖大海性寒味甘,有两大功能。一是清宣肺气,可以用于风热犯肺所致的急性咽炎、扁桃体炎,症状如发热、嗓子疼、口干、干咳等;二是清肠通便,用于上火引起的便秘。与橄榄相配伍可起到清热解毒、润喉利咽的功效。该茶日服 1 剂,分 3 次饭后服。但以下情况不适合使用胖大海:一是脾胃虚寒体质,表现为食欲减低,腹部冷痛,喜温喜按,大便稀溏,这时服用胖大海容易引起腹泻,损伤元气;二是风寒感冒引起的咳嗽、咽喉肿痛,表现为恶寒,全身疼痛,咳嗽,咳白黏痰。

绿茶蒲桃汤

【方源】 经验方。

【组成】 蒲桃果 50～60 g,绿茶 1 g,冰糖 25 g。

【制作】 用开水冲泡后饮服。

【功效】 消炎止咳,收敛止泻。

【适应证】 呼吸道疾病。

【按语】 蒲桃果酸甜多汁,具有特殊的玫瑰香气,颇受人们欢迎。具备消炎止咳、收敛止泻的功效,可治疗糖尿病、痢疾和呼吸道疾病。该茶日服 1 剂。便秘患者不宜饮用。

润肺止咳茶

【方源】 经验方。

【组成】 玄参、麦冬各 60 g,乌梅 24 g,桔梗 30 g,甘草 16 g。

【制作】 共制粗末,混匀分包,每包 18 g。每次 1 包,沸水冲泡代茶饮。

【功效】 润肺止咳。

【适应证】 阴虚内热,肺燥咳嗽,痰少黏稠难咯等。

【按语】 玄参、麦冬有清热、养阴、生津之功,桔梗、甘草功专开肺祛痰,乌梅一味,《本草纲目》言其能敛肺涩肠,治久嗽、泻痢,适用于阴虚内热,肺燥咳嗽,痰少黏稠难咯等。全方共奏润肺止咳的功效。本茶不宜用于痰热内盛型咳嗽。

梨皮茶

【方源】 经验方。

【组成】 梨皮 30 g。

【制作】 切丝,加适量糖,沸水冲泡代茶饮。

【功效】 生津降火,清心润肺。

【适应证】 咳嗽,喑哑,咽痛等。

【按语】 《陆川本草》云梨皮可“治痧积、暑热”,亦适用于麻疹、咳嗽、音哑、咽痛等。《本草再新》载其“清心降火,滋肾益阴,生津止渴,除烦去湿”。本品甘润,是我国传统的茶方。注意:本茶阴寒内盛者不宜服用。

绿茶瓜蒌汤

【方源】 经验方。

【组成】 绿茶 1～2 g,瓜蒌 3～5 g,甘草 3 g。

【制作】 将瓜蒌、甘草加水煮沸,然后加绿茶冲泡服用。

【功效】 抗癌,宽胸散结,润肺祛痰。

【适应证】 肺热咳嗽等。

【按语】 《本草纲目》卷十八载:“瓜蒌润肺燥、降火、治咳嗽、涤痰结、止消渴、利大便、消痈肿疮毒。”本茶方日服 1 剂。肺脓肿患者可加鱼腥草 15 g。脾虚湿痰者不宜用。

绿茶杏仁汤

【方源】 经验方。

【组成】 绿茶 1～2 g,甜杏仁 5～9 g,蜂蜜 25 g。

【制作】 先将甜杏仁煮沸 15 分钟,然后沥水泡茶,调入蜂蜜后服用。

【功效】 清热润肺,解毒祛痰,抗癌。

【适应证】 咳嗽,便秘等。

【按语】 《本草纲目》载“杏仁能散能降,故解肌、散风、降气、润燥、消积,治伤损药中用之。治疮杀虫,用其毒也。治风寒肺病药中,亦有连皮尖用者,取其发散也”。因此慢性支气管炎、哮喘所致的咳嗽更适合服用本茶。癌症患者以及手术后与接受放疗、化疗的人亦适宜食用。日服1剂。

绿茶沙梨汤

【方源】 经验方。

【组成】 绿茶5 g,沙梨200～250 g。

【制作】 梨连皮切片,煎汤后泡茶温饮。

【功效】 清热止渴,解酒毒。

【适应证】 干咳,热病烦渴等。

【按语】 梨中含苹果酸、柠檬酸、葡萄糖、果糖、钙、磷、铁以及多种维生素。中医认为,梨有润喉生津、润肺止咳、滋养肠胃等功能,消化不良、腹胀不思食者宜加醋酸适量调饮。此茶日服1～2剂,最适宜于冬春季节发热和素体有内热的患者食用。肺胃阴寒内盛者不宜服用。

绿茶橘红汤

【方源】 经验方。

【组成】 绿茶1～1.5 g,橘红3～5 g,冰糖25 g。

【制作】 加水煎煮后温服。

【功效】 燥湿化痰。

【适应证】 风寒咳嗽,喉痒痰多等。

【按语】《本经逢原》载"橘红专主肺寒咳嗽多痰,虚损方多用之"。本品有散寒、燥湿、利气、消痰作用,可用于风寒咳嗽,喉痒痰多,食积伤酒,呕恶痞闷者。此茶日服1剂。注意:久嗽气泄,又非所宜,阴虚燥咳、久嗽气虚者慎服。

绿茶黄芩汤

【方源】 经验方。

【组成】 绿茶1～2 g,黄芩5～10 g,甘草5 g。

【制作】 先将黄芩、甘草煮沸,加绿茶温饮。

【功效】 抗癌,清肺热,除热痰。

【适应证】 肺热咳嗽,高热烦渴等。

【按语】《本草新编》载"黄芩,味苦,气平,性寒,可升可降,阴中微阳,无毒。入肺、大肠经。退热除烦,泻膀胱之火,止赤痢,消赤眼,善安胎气，解伤寒郁蒸，润燥，益肺气”。黄芩有很好的清解上焦热毒的作用，对于热犯上焦的肺热咳嗽有效。此茶日服 1 剂或 2 剂。风寒所致咳嗽不宜服用。

榆皮车前茶

【方源】 经验方。

【组成】 榆树皮、车前子各 10 g。

【制作】 共制粗末，煎水代茶饮。

【功效】 清热祛痰，利尿。

【适应证】 肺热咳嗽。

【按语】 榆树皮利水、通淋、消肿。车前子功专利水，通尿管最神，止淋漓泄泻，能闭精窍、祛风热，善消赤目，催生有功。但性滑，利水可以多用，以其不走气也。《滇南本草》谓其“消上焦火热，止水泻”。上述两药合用，共奏清热祛痰、利尿的功效。注意：寒邪引起的咳嗽不宜服用。

绿茶旋覆花汤

【方源】 经验方。

【组成】 绿茶 0.5～1 g，旋覆花 1～3 g，大枣 25 g。

【制作】 先将大枣剖开后煎汤，然后加绿茶和用蜂蜜炒过的旋覆花，饮服。

【功效】 下气消痰。

【适应证】 胸中痰结，胁下胀满，咳喘等。

【按语】《本草汇言》称“旋覆花，消痰逐水，利气下行之药也”。中医认为“众花皆升，旋覆独降”。旋覆花具有下气消痰的功效。本茶日服 1 剂。《本经逢原》载旋覆花“阴虚劳嗽，风热燥咳，不可误用”。故本茶忌用于阴虚咳嗽及风热燥咳。

绿茶款冬花汤

【方源】 经验方。

【组成】 绿茶 0.5～1 g，款冬花 5 g，甘草 5 g，蜂蜜 25 g。

【制作】 加水煮饮。

【功效】 润肺止咳，化痰平喘。

【适应证】 咳嗽，喘证。

【按语】《本草正义》："款冬花，主肺病，能开泄郁结，定逆止喘，专主咳嗽，性质功用，皆与紫菀相似。所以《神农本草经》主治，亦复多同，于寒束肺金之饮邪喘嗽最宜。"此茶日服1剂，分3次饭后服。然气味虽温，润而不燥，则温热之邪，郁于肺经而不得疏泄者，亦能治之。火邪郁结，如肺痈成脓，痰红臭秽之候，不宜服用。

薄荷甘草茶

【方源】 经验方。

【组成】 薄荷9 g，生甘草3 g，白糖适量。

【制作】 将甘草洗净，放入砂锅中，加水500 ml，煎沸10分钟，再将洗净的薄荷加入，煮沸片刻，去渣取汁，加入白糖搅匀。晾凉后饮用。

【功效】 清肺止咳，解毒利咽。

【适应证】 咳嗽，咽喉痒痛，声音嘶哑等。

【按语】 此茶方薄荷为主药，味辛，性凉，归肺、肝经。《本草纲目》云："薄荷，辛能发散，凉能清利，专于消风散热。故头痛、头风、眼目、咽喉、小儿慢惊热、疮疖为要药。"据现代药理研究，薄荷含挥发油，小量有兴奋中枢神经的作用，可传至神经末梢，使皮肤毛细血管扩张，促进汗腺分泌，使机体散热增加，故有发汗解热作用。甘草味甘，性平，归心、肺、脾、胃经，具有补脾、润肺、解毒、缓急、和药等多种功能。上两味配伍起到清热解毒、润肺止咳、利咽散结的作用。再加适量白糖调和药味，每日1剂，亦可少量频饮。对感受外邪初期的症状有很好的缓解作用。本方含甘草，故不宜与大戟、芫花、甘遂、海藻同用，且不宜久服。

梨冬茶

【方源】 经验方。

【组成】 雪梨1个(去皮)，麦冬5 g，绿茶3 g。

【制作】 用水煎煮梨子块、梨皮、麦冬，然后用所煎之药汤泡茶饮用。可加适量冰糖。

【功效】 生津润燥，清热化痰。

【适应证】 热病伤津，秋天肺燥咳嗽。

【按语】 雪梨味甘性寒，含丰富的苹果酸、柠檬酸、维生素 B_1、维生素 B_2 及维生素 C、胡萝卜素等，现代药理研究表明梨有润肺清燥、止咳化痰、养血生肌的作用，特别适合秋天食用。《本草纲目》记载，梨者，利也，其性下行流利。能治风热、润肺、凉心、消痰、降火、解毒。梨又有降低血压和养阴清热的效果，所以高血压、肝炎、肝硬化患者常吃梨有好处。梨可以生食，也可以蒸，还可以做成汤和羹。而麦冬味甘、微苦，性微寒，润肺养阴、益胃生津、清心除烦。两药合用具有较好的养阴润肺、清热化痰的作用。但要注意，梨性微寒，一次不宜多食。尤其脾胃虚寒、腹部冷痛和血虚者，不可以多食，多食易伤脾胃。

雪梨生地茶

【方源】 经验方。

【组成】 雪梨 1 个(去皮)，生地 5 g，绿茶 3 g。

【制作】 用水煎煮梨子块、梨皮、生地后泡茶。可加适量冰糖。

【功效】 养阴生津，清热。

【适应证】 外感热病所致烦渴、咳嗽等。

【按语】 雪梨味甘性寒，生津润燥、清热化痰；生地味甘、苦，性寒，具有清热凉血及养阴作用，能凉血止血、生津止渴。两者合用，养阴生津，对于热病烦渴、咳嗽者具有生津止渴、清热化痰的作用。注意：脾胃虚寒、腹部冷痛和血虚者，不可以多吃。

无花果茶

【方源】 经验方。

【组成】 无花果 10 g，川贝母 3 g，花茶 3 g。

【制作】 用无花果、川贝母的煎煮液泡茶饮用。

【功效】 清肺止咳，消肿解毒。

【适应证】 肺阴不足之咳嗽。

【按语】 无花果性平，味甘，含有较高的多糖，主要为阿拉伯糖和半乳糖，对抗衰老有一定作用；含有多种维生素，特别是含有较多的胡萝卜素；含有大量对人体有益的无机盐成分，对增强机体健康和抗癌能力有良好作用;富含膳食纤维,其中的果胶和半纤维素吸水膨胀后能吸附多种化学物质,使肠道内各种有害物质被吸附排出,净化肠道,促进有益菌类在肠道的繁殖,能起到抑制血糖上升,维持正常胆固醇含量,排除致癌物质的作用;果酸等成分对于抑癌也有一定作用;含有丰富的氨基酸,尤以天冬氨酸含量最高,对辅助治疗白血病和恢复体力、消除疲劳有很好的作用。因此,国外将无花果饮品作为"咖啡代用品"。其热量较低,在日本被称为低热量食品。国内医学研究证明,它是一种减肥保健食品。中医认为其能补脾益胃、润肺利咽、润肠通便,可用于脾胃虚弱,消化不良,或产后缺乳,肺经燥热,咽喉疼痛或咳嗽,肠燥便秘或痔疮出血,脱肛。川贝母养阴润肺,化痰止咳,对于肺阴不足之咳嗽有一定的作用。注意:脂肪肝患者、脑血管意外患者、腹泻者、正常血钾性周期性麻痹患者等不适宜饮用,大便溏薄者不宜生食。

杏甘茶

【方源】 经验方。

【组成】 鲜杏子 3 枚,桔梗 3 g,绿茶 3 g。

【制作】 用前两味药的煎煮液泡茶饮用。可加蜂蜜。

【功效】 润肺定喘,生津止渴。

【适应证】 咳嗽痰多者。

【按语】 杏味甘、酸,性微温,生津止渴、润肺化痰、清热解毒,主治肺病。桔梗味苦、辛,性平,宣肺、利咽、祛痰、排脓,主治咳嗽痰多,胸闷不畅,咽痛,音哑,肺病吐脓,疮疡脓成不溃。两药合用,可生津止渴,润肺定喘。注意:用量过大可引起呼吸抑制、惊厥等,不可多食。

枇杷茶

【方源】 经验方。

【组成】 鲜枇杷 3 枚,紫苏 3 g,绿茶 3 g。

【制作】 用前两味药的煎煮液泡茶饮用。可加冰糖。

【功效】 清肺止咳,止渴,下气。

【适应证】 咳嗽痰多。

【按语】 枇杷富含纤维素、果胶、胡萝卜素、苹果酸、柠檬酸、钾、磷、铁、钙及维生素 A、B 族维生素、维生素 C。丰富的 B 族维生素、胡萝卜素，具有保护视力、保持皮肤健康润泽、促进儿童身体发育的功用，其中所含的维生素 B_{17}，还是防癌的营养素。中医认为，枇杷味甘、酸，性平，有润肺止咳、止渴和胃、利尿清热等功效，可用于肺痿咳嗽，胸闷多痰。加上紫苏后可清肺止咳，止渴，下气。但多食助湿生痰，脾虚滑泄者忌之。

枇杷川贝茶

【方源】 经验方。

【组成】 鲜枇杷 3 枚，川贝 3 g，绿茶 3 g，蜂蜜 10 g。

【制作】 用枇杷、川贝的煎煮液泡茶饮用。

【功效】 润肺止咳，清热化痰。

【适应证】 肺热燥咳，干咳少痰。

【按语】 枇杷有润肺止咳、止渴和胃、利尿清热等功效。川贝味苦、甘，性微寒，清热润肺、化痰止咳，主治肺热燥咳，干咳少痰，阴虚劳嗽。合用后润肺止咳之效更著。注意：多食助湿生痰，脾虚滑泄者忌之。

百合花茶

【方源】 经验方。

【组成】 百合花 2 g，绿茶 3 g，冰糖 10 g。

【制作】 用开水冲泡后饮用。

【功效】 润肺，清火，安神。

【适应证】 肺热咳嗽，咳唾痰血。

【按语】 百合具有较高的营养价值和药用价值，是一种药食两用的佳品。其花、鳞状茎均可入药。早在 2 000 多年前，百合就为中医所用，历代《本草》中有详尽的记述。百合有润肺止咳、清心安神、补中益气之功能，能治肺痨久咳、咳唾痰血、虚烦惊悸、神志恍惚、脚气水肿等。百合花性平微寒，味甘微苦，具有润肺、清火、安神的功效，主治咳嗽、眩晕、夜寐不安、天疱疮。另外，百合花素有“云裳仙子”之称，百合的种头由鳞片抱合而成，取“百年好合”“百事合意”之意，中国自古视之为婚礼必不可少的吉祥花卉。注意：百合虽是滋补佳品，但因其甘寒质润，凡风寒咳嗽、大便溏泄、脾胃虚弱、寒湿久滞、肾阳衰退者均忌用。

草莓茶

【方源】 经验方。

【组成】 鲜草莓 5 个，绿茶 3 g。

【制作】 用草莓的煎煮液泡茶饮用。

【功效】 润肺生津，清热凉血。

【适应证】 风热咳嗽，口舌糜烂，咽喉肿毒，便秘，高血压等。

【按语】 草莓又叫红莓、洋莓、地莓等，味甘、酸，性凉，含有多种营养成分。草莓中所含的胡萝卜素是合成维生素 A 的重要物质，具有明目养肝作用。草莓对胃肠道和贫血均有一定的滋补调理作用，对防治动脉硬化、冠心病也有较好的疗效。它是鞣酸含量丰富的植物，在体内可吸附和阻止致癌化学物质的吸收，具有防癌作用。草莓中还含有天冬氨酸，可以自然平和地清除体内的重金属离子。中医认为，草莓具有润肺生津、健脾、消暑、解热、利尿、止渴的功效。注意：痰湿内盛、肠滑便泻、尿道结石患者不宜多饮此茶。

止咳茶

【方源】《防治慢性气管炎资料选编》。

【组成】 满山红花、暴马子叶各 30 g。

【制作】 共制粗末，和匀分包，每包 30 g，每次沸水冲泡代茶饮。

【功效】 止咳，化痰，平喘。

【适应证】 慢性支气管炎所致咳嗽、痰多等。

【按语】 满山红为杜鹃科植物兴安杜鹃的花，味苦性寒。《东北常用中草药手册》谓其能“止咳、祛痰，治慢性支气管炎，咳嗽”。据研究，本品有显著的镇咳、祛痰、平喘作用。有人报道，用其治疗慢性支气管炎 596 例，平均有效率为 86.1%。暴马子叶为木犀科植物暴马丁香的树叶，据研究有非常显著的祛痰平喘作用，对单纯性慢性支气管炎的疗效高于喘息型。该茶每用 1 包放入茶杯中，沸水冲泡代茶饮用。干咳痰少者不宜。

杏仁奶茶

【方源】《患者保健食谱》。

【组成】 杏仁 200 g，白糖 200 g，加牛奶 250 ml。

【制作】 杏仁 200 g，去皮，磨细过滤，加入白糖 200 g，加水煮沸，加牛奶 250 ml，拌匀后，代茶饮。

【功效】 润肺止咳，润肠通便。

【适应证】 肺虚咳嗽，老年或产后津亏、血燥、便秘等。

【按语】 慢性支气管炎在缓解期，每多呈肺脾两虚证，此时咳痰量虽少，但咳嗽迁延不已，体质呈虚弱状态，如此时不注意饮食调养，则一遇风寒便迅即发作。本方在以鲜奶滋养脾胃增强体质的基础上，加用杏仁祛痰止咳，冰糖润肺止咳，可收药食双补之功。临床研究，服用小量杏仁，其所含苦杏仁苷在体内慢慢分解，逐渐产生轻度抑制呼吸中枢功效，而达镇咳、平喘作用。但因其含微量氢氰酸，故不宜大量饮用。张元素认为杏仁"其用有三，润肺也，消积食也，散滞气也"。我国历来以此药和奶配伍代茶饮，理由亦在于此。代茶饮，每日 1～2 次，空腹时服。痰液黄稠难咯者慎用。

生津和胃茶

【方源】《滋补保健药膳食谱》。

【组成】 大梨 3 个，藕 1 节，荷梗 1 根，橘络、甘草各 3 g，生姜 3 片，莲心 10 根，元参（玄参）6 g。

【制作】 梨、藕、姜分别去皮捣汁；荷梗切碎，元参切片，与橘络、甘草、莲心入锅内加水共煎 0.5 小时，放温，过滤去渣，再与梨、藕、姜汁混合搅匀。代茶频频饮之。

【功效】 润肺生津，止咳。

【适应证】 肺燥所致之咳嗽，胃燥伤津所致之咽干、反胃呃逆等。

【按语】 大梨性凉，有润肺止咳的功用。藕节有清热凉血、健脾开胃、益血生肌的功用，中医称其"主补中养神，益气血"。橘络味甘、苦，性平，归肝、脾经，功能通络、理气、化痰，主治经络气滞、久咳胸痛、痰中带血。生姜味辛，性温，归入肺、胃、脾经，主治感冒风寒、呕吐、痰饮、喘咳、胀满、泄泻等，在此茶中止咳止呕效果更明显。莲心有清心去热之效，治心烦、口渴等。元参性微寒，可升可降，凉血滋阴、泻火解毒，在此能生津止咳，缓解肺燥所致的咳嗽。本茶方是个食疗的保健茶方，每日可饮服多次。但湿热内盛者不宜饮用。

橘红茶

【方源】《瀚海颐生十二茶》。

【组成】橘红 1 片，绿茶 4.5 g。

【制作】沸水冲泡后，再入沸水锅中隔水蒸 20 分钟，代茶饮。

【功效】润肺，消痰，利气。

【适应证】咳嗽多痰，痰黏似胶，难以咯出。

【按语】《医林纂要》载："橘红专入肺，兼以发表。"《本草纲目》则称其有"下气消痰"之功。本茶方是我国著名的"瀚海颐生十二茶"之一。橘红自古以来就有"南方人参"之称。明朝李时珍《本草纲目》中记载："橘红佳品，其瓤内有红白之分，利气、化痰、止咳功倍于它药……其功愈陈愈良。"然久咳无痰之人不宜服用此茶。

【哮喘】

三子养亲茶

【方源】《古今医统大全》。

【组成】苏子、白芥子、萝蘼子各等分。

【制作】以上三味药洗净后，放在纸上用微火焙，纸变黄时将药捣成碎末备用。

【功效】化痰下气，止咳平喘。

【适应证】老年气喘咳嗽。

【按语】此茶即中药方剂"三子养亲汤"的原方，但制作方法不同。此茶是将三味药以微火焙炒后研末冲服，这种制法不仅减少了药的苦涩之味，使之变香，而且加强了其化痰下气、止咳平喘的功能。每次取茶末 10 g，当茶饮。

冬花茶

【方源】经验方。

【组成】 茶叶6 g,款冬花、紫菀各3 g。

【制作】 将上料放入杯中,用开水冲泡。

【功效】 祛痰,止咳,平喘。

【适应证】 支气管炎,哮喘。

【按语】 紫菀温润苦泄,有较好的化痰止咳作用。《神农本草经》谓其"主咳逆上气、胸中寒热结气"。据药理研究,紫菀中的提取物能使动物呼吸道分泌物增加,而有祛痰作用,对小白鼠实验性咳嗽有镇咳作用,对多种病菌有抑制作用,并对艾氏腹水癌有抗癌作用。款冬花能润肺下气、止咳化痰。《本草逢源》谓之:"润肺消痰,止嗽定喘……肺痿肺痈,咸宜用之。"茶叶味苦、甘,性凉,《本草纲目》称其"浓煎,吐风热痰涎"。其所含的茶碱能松弛平滑肌,故用以治疗支气管哮喘。三药相配,具有止咳化痰平喘之效。每日代茶频饮,效果颇佳。

陈皮茶

【方源】 经验方。

【组成】 陈皮(最好用鲜橘皮)、白糖适量。

【制作】 将陈皮用水洗净,撕成小块,放入杯内,用开水沏,加盖闷10分钟左右;将陈皮汁倒出,汁内加白糖搅匀即可。代茶饮用。

【功效】 顺气,止咳,化痰,健胃。

【适应证】 脾虚胃弱,咳嗽气喘等。

【按语】 陈皮,为芸香科植物橘及其栽培变种的成熟果皮。陈皮性温,味辛、苦,归脾、肺经,理气健脾、调中、燥湿、化痰。《日用本草》认为其"能散能泻,能温能补,能消膈气,化痰涎,和脾止嗽,通五淋"。故可治脾胃气滞之脘腹胀满或疼痛、消化不良,湿浊阻中之胸闷腹胀、纳呆便溏和痰湿壅肺之咳嗽气喘。此茶稍凉后,放入冰箱中冰镇一下更好。常饮此茶,既能消暑,又能止咳、化痰、健胃。每日2~3次,适宜脾胃气滞、脘腹胀满、消化不良、食欲不振、咳嗽多痰之人及有"美肤"需求者饮用。

人参核桃茶

【方源】 经验方。

【组成】 人参 4 g,核桃肉(核桃仁)4 枚。

【制作】 将人参、核桃肉打碎,放入砂锅内加水文火煎煮,取汁约 400 ml。

【功效】 纳气平喘。

【适应证】 久喘不愈,时轻时重,面色黄暗不泽,呼多吸少,张口抬肩,舌淡,脉沉细无力者。

【按语】 人参,多年生草本植物,喜阴凉、湿润的气候。古代人参的雅称有地精、神草等。人参被人们称为“百草之王”,是驰名中外、老幼皆知的名贵药材。功效为大补元气、复脉固脱、补脾益肺、生津止渴、安神益智。核桃味甘,性温,入肾、肺经,可补肾固精、温肺定喘、润肠通便,主治肾虚喘嗽、腰痛脚弱、阳痿遗精、小便频数、石淋、大便燥结。故两药合用可益气固肾、纳气平喘。每日 1 剂,不拘时服下。人参与核桃肉可同时嚼服。注意:实证、热证而正气不虚者忌服,人参反藜芦、畏五灵脂、恶皂荚,以及不宜与萝卜同用。

桂花荷叶茶

【方源】 经验方。

【组成】 桂花 0.5 g,荷叶 3 g,绿茶 3 g,冰糖 10 g。

【制作】 用开水冲泡后饮用。

【功效】 清热胜湿,化痰散瘀。

【适应证】 喘咳痰多,妇女经闭腹痛。

【按语】 桂花味辛,性温,能散寒破结、化痰止咳,用于牙痛、咳喘痰多、经闭腹痛。荷叶味苦辛微涩,性凉,清香升散,具有消暑利湿、健脾升阳、散瘀止血的功效。两者合用,清热胜湿,化痰散瘀。注意:胃酸过多、消化性溃疡和龋齿者,及服用滋补药品期间忌饮此茶。

楂桃茶 Ⅰ

【方源】 经验方。

【组成】 山楂 50 g,核桃仁 150 g,白糖 200 g。

【制作】 将核桃仁加入适量的水浸泡 0.5 小时,洗净后,再加少许清水,用石磨将其磨成浆,装入容器中,再加适量的清水,稀释调匀。将山楂用水冲洗干净(山楂果宜拍碎),入锅内,加入适量清水,在中火上煎熬3次，每次20分钟，过滤去渣，取汁浓缩至约1 000 ml。将锅洗净后，置火上，倒入山楂汁，加入白糖搅拌，待溶化后，再缓缓地倒入核桃浆，边倒边搅均匀，烧至微沸出锅装碗即成。

【功效】 补肺肾，生津液。

【适应证】 肺虚咳喘，气喘，肾虚阳痿，腰痛，津亏口渴，便干，食积纳差，血滞经少，腹痛等。

【按语】 山楂以果实作药用，质硬，果肉薄，性微温，味酸甘，入脾、胃、肝经，有消食健胃、活血化瘀、收敛止痢之功能。对肉积痰饮、痞满吞酸、泻痢肠风、腰痛疝气、产后儿枕痛、恶露不尽、小儿乳食停滞等，均有疗效。核桃仁，又名胡桃仁、胡桃肉，味甘，性温，归肾、肺、大肠经，功效为补肾温肺、润肠通便。《本草经疏》有记载："肺家有痰热，命门火炽，阴虚吐衄等证皆不得施。"所以阴虚火旺、痰热咳嗽及便溏者不宜用此茶。方中加白糖与山楂汁、核桃仁一起服用，能达到生津益肺肾的作用，并能改善不适的症状，可常代茶饮用。

楂桃茶Ⅱ

【方源】 经验方。

【组成】 山楂5 g，桃仁3 g，花茶3 g。

【制作】 用山楂、桃仁的煎煮液300 ml泡茶饮用，冲饮至味淡。

【功效】 消积化瘀。

【适应证】 内伤饮食泄泻，食滞胀满。

【按语】 山楂功擅助脾健胃、促进消化，为消油腻肉食积滞之要药，用于食滞不化，肉积不消，脘腹胀满，腹痛等病证。桃仁能活血祛瘀、润肠通便。其祛瘀之力较强，《食鉴本草》记载"桃仁破血，润大肠"。本茶孕妇忌服。

川贝莱菔茶

【方源】 《长寿之道》。

【组成】 川贝母、莱菔子各15 g。

【制作】 上两味共制粗末，沸水冲泡或水煎。代茶饮用。

【功效】 润肺化痰，降气止咳，平喘。

【适应证】 慢性支气管炎之咳嗽、痰多等症。

【按语】 川贝母主产四川、云南、甘肃及西藏等地。夏季采挖，宜烈日曝晒，或微火烘干。当晒至贝母表皮现粉白色时，将泥土筛去，去皮晒干。川贝母味苦、甘，性微寒，能清热润肺、止咳化痰。《日华子本草》曰："消痰，润心肺。"《本草别说》曰："能散心胸郁结之气。"莱菔子能下气定喘、化痰消食。《本草纲目》称莱菔子"下气定喘，治痰，消食除胀，利大小便，止气痛，下痢后重，发疮疹"。该茶每次3 g，沸水冲泡，代茶饮。可润肺定喘，止咳化痰。肺肾气虚所致的喘嗽，本茶不宜。

蜜蛋茶

【方源】《食物疗法》。

【组成】 蜂蜜35 g，鸡蛋1个。

【制作】 蜂蜜加水适量，烧开；将鸡蛋磕入碗内，用筷子打散，用烧沸的蜜水冲蛋服。

【功效】 宣肺肃降，平喘止咳。

【适应证】 哮喘（过敏性支气管喘息），胃溃疡等。

【按语】 蛋茶有利尿、强肾之效，具排肾毒、轻身之功。开水冲鸡蛋质地柔软，容易被胃消化吸收，可大大减轻胃的负担，有利于溃疡病灶愈合。鸡蛋黄中含有卵磷脂，可在胃黏膜表面形成一层薄的疏水层，对胃黏膜有很强的保护作用和抵抗有害因子入侵的防御作用，此外蛋茶还可以预防感冒。蜂蜜是一种营养丰富的天然滋养食品，也是最常用的滋补品之一，味道甘甜。其所含的单糖，不需要经消化就可以被人体吸收，有润肠通便之效，对妇女、幼儿，特别是老人更具有良好保健作用，因而被称为"老人的牛奶""最便宜的补虚药"。蜜蛋茶每日1～2次，温服。用于辅助治疗哮喘（过敏性支气管喘息）等，以茶常服有效。《本草纲目》曰："生葱同蜜食作下痢。"故不宜放葱。

霜桑叶茶Ⅰ

【方源】《实用中医偏方汇编》。

【组成】 经霜桑叶30 g。

【制作】 将桑叶洗净加水500～1 000 ml，煎沸10～15分钟，取汁。代茶饮用。

【功效】 祛风平喘，止咳化痰。

【适应证】 风热痰喘。

【按语】 桑叶味甘、苦，性寒，归肺、肝经，是一味具有疏风清热作用的药材。现代研究证明，桑叶中含有17种氨基酸，还有脂肪、糖类及维生素 B_1、维生素C、叶酸、胡萝卜素和钙、磷、铁、锰、钠等营养成分。这些营养物质在初冬霜期后的桑叶中含量很高。《本草纲目》认为秋后经霜打的桑叶为"神仙叶"，适用于风热痰喘。此茶每日1次，不拘时温服。注意：服用期间忌食腥腻之物。

霜桑叶茶Ⅱ

【方源】 经验方。

【组成】 霜桑叶30 g，决明子18 g，茶叶3 g。

【制作】 上三味加水煎煮，代茶饮。

【功效】 清热明目。

【适应证】 虹膜睫状体炎。

【按语】 虹膜睫状体炎，疼痛、畏光、流泪及视力减退等症状是本病的主要特征。霜桑叶疏散风热、清肺润燥、平肝明目，决明子清肝明目、润肠通便，配合茶叶之清热解毒，对由风热上犯导致的虹膜睫状体炎有很好的疗效。此茶每日2次。

久喘桃肉茶

【方源】 《家用良方》。

【组成】 胡桃肉30 g，雨前茶15 g，炼蜜5茶匙。

【制作】 原法：将前两味研为末，拌匀，和炼蜜为丸，弹子大。现法：胡桃肉、雨前茶加水共煎，煮沸10～15分钟后，取汁加入炼蜜，即可；或上两味研末，加炼蜜以沸水冲泡也可。

【功效】 润肺平喘，止咳。

【适应证】 久喘，口干等。

【按语】 胡桃肉即核桃仁。本品为胡桃科植物胡桃的种仁，功能补肾固精、温肺定喘、润肠通便，用于肾虚腰酸足软，阳痿遗精，虚寒咳喘，肺虚久咳，肠燥便秘等。雨前，即谷雨前，4月5日以后至4月20日左右采制用细嫩芽尖制成的茶叶称雨前茶。雨前茶虽不及明前茶(清明前采摘的茶)那么细嫩，但由于这时气温高，芽叶生长相对较快,积累的内含物也较丰富,因此雨前茶往往滋味鲜浓而耐泡。明代许次纾在《茶疏》中谈到采茶时节时说:“清明太早,立夏太迟,谷雨前后,其时适中。”炼蜜为丸久服能够润肺止咳平喘,作用明显。丸剂:每日 2 丸,时时噙化;茶剂:每日 1 剂,不拘时温服。注意:急性发作的哮喘不宜用此方。

【支气管炎】

素酒

【方源】《调鼎集》。

【组成】冰糖、橘饼。

【制作】将冰糖、橘饼各适量放入杯中,用滚开水冲泡即成。

【功效】宽胸理气,化痰止咳。

【适应证】慢性支气管炎。

【按语】素酒实质上不是酒,而是一种古代茶点。但有以水当酒之意,故得名。《调鼎集》载:“冰糖橘饼冲开水,供素客。”此茶慢性支气管炎患者可常饮。

甘草醋茶

【方源】经验方。

【组成】甘草 6 g,蜂蜜 30 g,醋 10 g。

【制作】以上三味放入杯中,沸水冲泡。早晚代茶饮。

【功效】润肺,敛肺,止咳。

【适应证】慢性支气管炎,久咳不愈,正气不足。

【按语】甘草、蜂蜜,能润肺缓急。食醋,效能收敛。三药合用可润肺,敛肺,止咳。咳嗽初起者不宜饮此茶。

瓜蒌茶

【方源】经验方。

【组成】全瓜蒌。

【制作】全瓜蒌洗净后用蒸笼蒸熟,压稳晒干,切丝,煎水代茶饮。

【功效】 清肺化痰。

【适应证】 肺炎、支气管炎、肺痈等引起的肺热咳嗽、咯吐黄痰等。

【按语】 瓜蒌性寒，味甘、苦，无毒。《本草纲目》对其能“润肺燥，降火，治咳嗽，涤痰结，利咽喉”等作用，亦有明确的记述。《医学衷中参西录》载其“清肺，敛肺，宁嗽，定喘”。此茶每日 1 剂。注意：脾虚痰湿者不宜。

皂荚芽茶

【方源】 经验方。

【组成】 嫩皂荚芽 500 g。

【制作】 先将上药杀青，炒揉，焙干，如同制茶叶的方法，并碾为细末。临用时，白开水冲泡。

【功效】 祛痰，开窍。

【适应证】 慢性支气管炎，咳嗽痰多，黏稠难咯，胸闷气喘，肠风便血等。

【按语】 皂荚又名皂角，落叶乔木，高达 30 m，有分枝圆刺，偶数羽状复叶。荚果富含胰皂质，可作为洗涤剂用，亦可入药。叶芽似茶，《本草纲目》称，我国茶民自古即有以此杂于茶中之习。代茶饮，每次 3 g。因本品有毒性，过量服用能致呼吸中枢麻痹而死亡，应予重视，切勿长期服用，中病即止。

骨碎补茶Ⅰ

【方源】 经验方。

【组成】 蜜炙骨碎补 30～50 g。

【制作】 将蜜炙骨碎补制成粗末，煎水代茶饮。

【功效】 补肾，润肺，止咳。

【适应证】 慢性支气管炎，咳嗽痰多。

【按语】 骨碎补，补肾、活血、止血。治肾虚久泻及腰痛、风湿痹痛、齿痛、耳鸣、跌打闪挫、骨伤、阑尾炎、斑秃、鸡眼等。《本草正》载其能“疗骨中邪毒，风热疼痛，或外感风湿，以致两足痿弱疼痛”。阴虚及无瘀血者慎服。

骨碎补茶Ⅱ

【方源】 经验方。

【组成】 骨碎补 5 g,花茶 3 g。

【制作】 用 250 ml 水煎煮骨碎补后泡茶饮用,冲饮至味淡。

【功效】 补肾,活血,止血。

【适应证】 肾虚腰痛、久泻不止,风湿痹痛,耳鸣耳聋,牙齿松动,跌打损伤。

【按语】 骨碎补,味苦,性温,有预防血清胆固醇、甘油三酯(三酰甘油)升高,并防止主动脉粥样硬化斑块形成的作用;能促进骨对钙的吸收,提高血钙和血磷水平,有利于骨折的愈合,并能推迟骨细胞的退行性病变;还具有一定的镇静、镇痛作用。补肾强骨、续伤止痛。注意:阴虚及无瘀血者慎服。

茶柚汤

【方源】 经验方。

【组成】 绿茶 0.5～1 g,柚花 5～6 g,白糖 30 g。

【制作】 用绿茶、柚花、白糖,加水煎饮,或加甘草煎饮。

【功效】 行气镇痛,消炎祛痰。

【适应证】 呼吸道疾病。

【按语】 柚花,《民间常用草药汇编》载其功能“顺气,止痛”。《广西中药志》载其能“行气,除痰,镇痛。治胃脘胸膈间痛”。本茶方日服 1 剂。孕妇及气虚者忌服本茶。

柿蒂茶

【方源】 经验方。

【组成】 柿蒂 3～5 枚,适量冰糖。

【制作】 柿蒂加适量冰糖,沸水冲泡代茶饮。

【功效】 降气镇咳。

【适应证】 慢性支气管炎咳嗽。

【按语】 柿蒂,味苦涩,性温,无毒,能降逆气、止呃逆呕哕。《滇南本草》载其能“治气隔反胃”。此方曾广泛流行于民间,经近年药理研究证明,确有效。但对于邪气壅盛之实证咳嗽,宜慎用。

细茶紫苏汤

【方源】 经验方。

【组成】 细茶1～1.5 g，紫苏10～15 g，甘草5 g。

【制作】 用细茶、紫苏、甘草，煎汤温服。

【功效】 行气化痰，祛风解毒。

【适应证】 呼吸道疾病。

【按语】 紫苏，发表散寒、理气和营，治感冒风寒，恶寒发热，咳嗽，气喘，胸腹胀满，胎动不安，并能解鱼蟹毒。《本草别录》载其“主下气，除寒中”。日服1剂，分3次饭后饮服。伴水肿者可改用细茶2 g，紫苏梗25 g，大蒜根15 g，姜皮25 g，冬瓜皮25 g。

罗汉果茶Ⅰ

【方源】 经验方。

【组成】 罗汉果15～20 g。

【制作】 罗汉果去壳，掰碎，沸水冲泡，闷15分钟后，代茶饮。购买罗汉果时，应挑选个大形圆，色黄褐，摇不响，壳不破、不焦，味甜而不苦者，乃为上品。

【功效】 清肺止咳，润肠通便。

【适应证】 支气管炎咳嗽痰多，伴咽喉疼痛、大便秘结等症。

【按语】 罗汉果，清肺润肠、利咽化痰，可治百日咳、痰火咳嗽、血燥便秘等。《广西中药志》载其“止咳清热，凉血润肠。治咳嗽，血燥胃热便秘等”。我国岭南地区亦有以罗汉果和猪肉煮汤服，以治痰火咳嗽。罗汉果被人们誉为“神仙果”。主要产于桂林市临桂县和永福县的山区，是桂林名贵的土特产。注意：该茶外感及肺寒咳嗽者慎服。

罗汉果茶Ⅱ

【方源】 经验方。

【组成】 罗汉果10 g，绿茶3 g，冰糖12 g。

【制作】 用开水冲泡后饮用。

【功效】 生津止渴，止咳。

【适应证】 咽喉肿痛，痰火咳嗽。

【按语】 罗汉果又称拉汗果、茶山子、红毛果，性凉，味甘，素有良药佳果之称，营养价值很高，含丰富的维生素C以及糖苷、果糖、葡萄糖、蛋白质、脂类等。现代医药学研究发现，罗汉果所含糖苷的甜度是蔗糖甜度的300倍，且具有降血糖作用，可以用来辅助治疗糖尿病；含丰富的维生素C，有抗衰老、抗癌及益肤美容作用；有降血脂及减肥作用，可辅助治疗高脂血症，改善肥胖者的形象。常用量9～15 g，常用方法为泡茶饮用。在果两头各钻一小洞，放入茶杯中，冲入开水，不久果内各种营养成分溶解于水，便是一杯色泽红润、味道甘甜、气味醇香的理想保健养生饮料。注意：脾胃虚寒泄泻者慎用。

扁柏叶茶

【方源】 经验方。

【组成】 扁柏叶粗末10 g，大枣7枚。

【制作】 煎水代茶饮。

【功效】 补肾润肺止咳。

【适应证】 慢性支气管炎咳嗽痰多。

【按语】 此方是我国传统的茶方。扁柏叶具有凉血止血、祛风湿、散肿毒功能。《医林纂要》载其“泄肺逆，泻心火，平肝热，清血分之热”。《本草衍义补遗》载“柏叶，补阴之要药，其性多燥，久得之，大益脾土，以滋其肺”。现代研究认为，此药可治疗慢性支气管炎、肺结核、百日咳等病。此茶苦寒，不宜久服。

橘皮茶

【方源】 经验方。

【组成】 橘皮10 g。

【制作】 切丝后用沸水冲泡，代茶长期饮用。

【功效】 理脾和胃，行气化痰。

【适应证】 慢性支气管炎，咳嗽痰多，白色质黏，难以咯出，胸闷胀满，脾胃气滞，胃脘胀痛等。

【按语】 橘皮，又名陈皮，《日华子本草》言其有“消痰止咳”之功。《本草正言》则称其为“气实痰滞必用”之药。橘皮中含有大量的维生素C和香精油，其味清香，而且提神、通气。橘皮还具有理气化痰、健胃除湿、降低血压等功能。本茶不宜用于脾胃气虚之人。

桔梗甘草茶

【方源】 经验方。

【组成】 桔梗、甘草各 100 g。

【制作】 共制粗末,和匀过筛后分包,每包 10 g。

【功效】 宣肺止咳化痰。

【适应证】 支气管炎及咳嗽。

【按语】 《本草衍义》云,桔梗“主治肺痈。李杲言桔梗能利胸膈、治咽喉气壅及痛,破滞气及结块,(除)肺部风热”。《本草正》称“甘草,味至甘,得中和之性,有调补之功,故毒药得之解其毒,刚药得之和其性,表药得之助其外,下药得之缓其速”。两药共奏宣肺止咳化痰之功。每次 1 包,沸水冲泡代茶饮。高血压患者不宜长期服用。

绿茶生石膏汤

【方源】 经验方。

【组成】 绿茶 1～3 g,生石膏粉 50～100 g。

【制作】 将生石膏煎汤泡茶,冷却饮服。

【功效】 清热泻火,生津止渴。

【适应证】 肺热喘咳,心烦口渴等。

【按语】 石膏之质,凉而能散,有透表解肌之力,用于外感有实热者有效。《神农本草经》谓“其微寒,则性非大寒可知;且谓其宜于产乳,其性尤纯良可知”。此茶日服 1 剂。热病伤津者宜加党参 15 g 同煎;流脑、肺炎、流感等有高热者,生石膏改量,小儿为 50 g 左右,成人为 100～200 g,须打碎后煎汤。胃寒、大便溏烂者忌服。

绿茶柑果汤

【方源】 经验方。

【组成】 绿茶 0.5～1.5 g,柑果连皮 100 g,冰糖 25 g。

【制作】 柑果连皮切开,加水煎汤后泡茶,加冰糖饮。

【功效】 消炎止咳。

【适应证】 呼吸道疾病。

【按语】 柑果,《开宝本草》称其“利肠胃中热毒,止暴渴,利小便”,“山柑皮,疗咽喉痛效”。本品味苦,对于热毒所致的呼吸道疾病出现的咳嗽等症状有效。日服1剂,先饮汤,后食果。《本草衍义》称“脾肾冷人食其肉,多致脏寒或泄利”。

梨杞茶

【方源】 经验方。

【组成】 雪梨1个(去皮),枸杞5 g,绿茶3 g。

【制作】 用水煮梨子块、梨皮后,泡枸杞、绿茶饮用。可加适量冰糖。

【功效】 润肺补肾。

【适应证】 肺肾阴虚咳喘。

【按语】 此方用雪梨生津润燥、清热化痰,加用枸杞,能滋补肝肾、益精明目。所以对于肺肾阴虚的慢性咳喘,伴有咽干、痰少痰黏者有润肺补肾的效果。注意:脾胃虚寒、腹部冷痛和血虚者,不可以多吃。

橘杏茶

【方源】 经验方。

【组成】 鲜橘2个,杏仁3 g,绿茶3 g。

【制作】 将橘去皮后,与杏仁同煮,用其煮液泡茶饮用。可加冰糖。

【功效】 润肺止咳。

【适应证】 咳嗽气喘多痰。

【按语】 橘亦可称为“柑子”,多汁,味酸甜可食,其种子、树叶、果皮均可入药。橘含丰富的维生素,特别是维生素C,可润肺生津、理气和胃。橘子不宜食用过量,吃太多会得胡萝卜素血症,皮肤呈深黄色,如同黄疸一般。加入味苦,性微温的杏仁,降气止咳平喘、润肠通便。合用则可润肺止咳。但要注意,脾、胃、肾、肺虚寒的老人不可多饮此茶,以免诱发腹痛、腰膝酸软等。

杏子茶

【方源】 经验方。

【组成】 鲜杏子3枚,绿茶3 g。

【制作】 用杏子的煎煮液泡茶饮用,可加冰糖。

【功效】 润肺定喘,生津止渴。

【适应证】 肺燥喘咳。

【按语】 杏味甘酸,性微温,含有多种有机成分和人体所必需的维生素及无机盐,是一种营养价值较高的水果。其中杏仁的营养丰富,含蛋白质23%~27%,粗脂肪50%~60%,糖类10%,还含有磷、铁、钾、钙等无机盐及多种维生素,是滋补佳品。而杏子有良好的医疗效用,在中草药中居重要地位,生津止渴、润肺化痰、清热解毒,主治肺病。注意:杏勿多食,多食易伤筋骨、动宿痰、生痰热,孕妇禁用。

【肺结核】

芦麦茶

【方源】《千金方》。

【组成】 芦根5 g,麦门冬3 g,绿茶3 g。

【制作】 用250 ml开水冲泡后饮用。可加冰糖。

【功效】 养阴清热。

【适应证】 霍乱吐泻,口烦渴,小便黄,膀胱癌,咽喉不利等。

【按语】 芦根味甘,性寒,能清热、生津、除烦、止呕、利尿。麦门冬味甘、微苦,性微寒,润肺养阴、益胃生津、清心除烦。两药合用,养阴清热。注意:脾胃虚弱者忌服。

桑叶止血茶

【方源】《圣济总录》。

【组成】 霜桑叶不拘量,绿茶适量。

【制作】 将桑叶焙干研末,瓷罐封贮备用。每取上末9 g,以绿茶3 g,煎汤或沸水冲泡,候冷送服。

【功效】 清热泻火,凉血止血。

【适应证】 适用于肺热咳嗽,痰中带血,或支气管扩张咯血,肺结核咯血,鼻衄,齿衄等。

【按语】 桑叶入药治病始于东汉,《神农本草经》里将其列为"中品”。霜桑叶，农历节气霜降前后采摘，它味甘、苦，性寒，无毒，入肝、肺经，现代中医习惯将它列入辛凉解表类药物中，取其疏风清热、凉血止血之用。明末清初的名医傅青主，很擅长用桑叶止汗止血，还创制了不少以桑叶为主药的方剂，如止汗神丹、遏汗丸等。绿茶最大的特性是较多地保留了鲜叶内的天然物质，如茶多酚、咖啡因、叶绿素、维生素等，从而形成了绿茶“清汤绿叶，滋味鲜爽”的特点。此茶每日饮用1～2次，可清热泻火，凉血止血。

天贝茶

【方源】《本事方》。

【组成】天门冬5 g，川贝母3 g，茯苓3 g，阿胶3 g，杏仁3 g，绿茶3 g。

【制作】用前五味药的煎煮液400 ml泡绿茶饮用。

【功效】清肺祛痰，养阴润燥。

【适应证】肺热咳嗽咯血，吐血，肺结核，肺癌等。

【按语】天门冬味甘、苦，性大寒，能清肺降火、养阴润燥，用于肺燥干咳，顿咳痰黏，咽干口渴，肠燥便秘。川贝母味苦、甘，性微寒，清热润肺、化痰止咳，主治肺热燥咳，干咳少痰，阴虚劳嗽。注意，贝母反乌头，不宜与其同用。茯苓味甘、淡，性平，利水渗湿、健脾补中、宁心安神。阿胶味甘，性平，为补血、止血之要药，但本品黏腻有碍消化，脾胃虚弱，呕吐泄泻，胃肠积滞者不宜用。杏仁味苦，性微温，降气止咳平喘、润肠通便，主治咳嗽气喘，胸满痰多，血虚津枯，肠燥便秘。杏仁肺虚咳喘者忌用。诸药合用，共奏养阴润燥、清肺祛痰之功，用于各种咳嗽、咯血，凡属肺阴虚者。注意：外感咳嗽、脾胃虚寒、食少便溏者忌服此茶。

麦地茶

【方源】《济生方》。

【组成】麦门冬5 g，生地3 g，绿茶3 g。

【制作】用250 ml开水冲泡或用前两味药的煎煮液泡茶饮用。可加冰糖。

【功效】养阴清热。

【适应证】 热病烦渴，鼻衄，咽喉不利，干咳气逆等。

【按语】 麦门冬味甘、微苦，性微寒，润肺养阴、益胃生津、清心除烦。生地味甘、苦，性寒，能清热凉血止血、养阴生津止渴。两药合用，养阴清热作用甚好。注意：感冒风寒或有痰饮湿浊的咳嗽，以及脾胃虚寒泄泻者均忌服。

枸骨茶

【方源】《本草从新》。

【组成】 枸骨嫩叶 15～30 g。

【制作】 上药以开水浸泡 10～30 分钟，代茶。

【功效】 养阴退热，益气血，止咳嗽。

【适应证】 肺痨咳嗽，劳伤失血等。

【按语】 枸骨叶为冬青科植物枸骨的叶，其入药始见于《本草拾遗》。枸骨叶味微苦性凉，养阴清热、补益肝肾，可治疗肺痨咯血，肝肾阴虚，头晕耳鸣，腰膝酸痛等。该茶每日 1 剂，不拘时频饮之。习惯性流产妇女忌服，经常失眠者慎服。

沃雪茶

【方源】《医学衷中参西录》。

【组成】 生山药 45 g，牛蒡子(炒捣)12 g，柿霜饼 18 g。

【制作】 先将山药、牛蒡子煮汤，去渣，再入柿霜饼泡溶即可。不拘时饮食之。

【功效】 补益脾肺，止嗽定喘。

【适应证】 肺脾气阴不足而引起的虚热、肺痨咳嗽、喘逆、纳呆等。

【按语】 山药，味甘，性平，益气养阴、补脾肺肾。既能补脾气、益脾阴，又能补肺气、益肺阴。牛蒡子(别名大力子)能清热利咽，且能抑制金黄色葡萄球菌生长。柿霜饼，味甘，性凉，清热润肺、化痰止咳。《本草纲目》称“柿乃脾肺血分之果也，其味甘而气平，性涩而能收，故有健脾涩肠、治嗽止血之功”。又云：“柿霜，乃柿精液，入肺病上焦药尤佳。”三药相合，共奏补脾润肺、清热止咳化痰之功。对肺脾气阴两虚之痨咳，治疗尤宜。风寒咳嗽者，咳嗽痰多、色白、黏滞者慎用。

沙参茶

【方源】 经验方。

【组成】 沙参 10 g,绿茶 3 g。

【制作】 用 300 ml 开水冲泡后饮用。可加冰糖。

【功效】 养阴清肺,祛痰止咳;强心,抗真菌,降血压。

【适应证】 肺热燥咳,虚劳久咳,阴虚咽干喉痛。

【按语】 沙参性微寒,味甘、微苦,清肺养阴、益胃生津,用于肺热阴虚引起的燥咳或劳嗽咯血。燥咳以本品与麦冬、玉竹、冬桑叶等同用,如沙参麦门冬汤。劳嗽咯血与知母、贝母、麦冬、鳖甲等同用。用于热病伤津、舌干口渴、食欲不振,如益胃汤,即以本品配伍麦冬、生地、玉竹等。注意:本茶虚寒证忌服,另外沙参反藜芦,不可与其同用。

沙麦茶

【方源】 经验方。

【组成】 沙参 5 g,麦冬 3 g,玉竹 3 g,冬桑叶 2 g,甘草 3 g,绿茶 3 g。

【制作】 用前四味药的煎煮液 400 ml,泡甘草、绿茶饮用,冲饮至味淡。

【功效】 清肺润燥。

【适应证】 燥伤肺卫阴亏所致发热咳嗽、口干渴等。

【按语】 沙参能清肺养阴、益胃生津。麦门冬味甘、微苦,性微寒,润肺养阴、益胃生津、清心除烦。玉竹性微寒,味甘,养阴润燥、生津止渴。冬桑叶味甘、苦,性寒,能疏散风热、清肺润燥、清肝明目,主治风热感冒、肺热燥咳、头昏头痛、目赤昏花。诸药合用,清肺润燥功效加强。外感发热咳嗽不宜饮用此茶。

茶叶甜乳汤

【方源】 经验方。

【组成】 绿茶 1～2 g,大蒜头 15～25 g,冰糖 25 g,牛乳 200 ml。

【制作】 将茶、大蒜、糖混合捣烂,用沸牛乳冲服。

【功效】 补虚损,养五脏,益胃肠,生津止渴。

【适应证】 贫血、肺结核等属虚证者。

【按语】 贫血、心悸者可加炙甘草 5～10 g。每日 1 剂。

柿叶止血茶

【方源】 经验方。

【组成】 柿叶不拘量，绿茶适量。

【制作】 柿叶洗净晒干(以秋季自然脱落者较好)，研细末，瓷罐备贮。每次取上末 6 g，以茶叶煎汁，候冷送服。

【功效】 凉血止血。

【适应证】 肺结核咯血，支气管扩张咯血，痰中带血，胃溃疡出血以及便血，尿血，子宫出血，紫癜等各种出血病证。

【按语】 柿叶为柿科植物柿的叶片，《本草再新》认为其“味苦，性寒，无毒。专入肺经。治咳喘，肺气胀，各种内出血，治咳嗽吐血，止渴生津”。现代药理研究表明其含有芦丁、胆碱、蛋白质、无机盐、糖等成分。而更可称道的是 6—10 月的鲜柿叶中含有丰富的维生素 C，含量多达柠檬的 20 倍。绿茶，色泽绿润、香气清爽、滋味香醇。绿茶性偏凉，味苦、微甘、涩，有消食下气、生津止渴、通利小便等作用。柿叶止血茶喝起来感觉很清新温润，带有熟悉的青草味，有凉血止血之功。此外柿叶含有降血压的成分，此药还是抗高血压的良方。此茶每日饮用 2～3 次。

柿茶

【方源】《茶叶实用知识》。

【组成】 柿饼 6 个，茶叶 5 g，冰糖 15 g。

【制作】 柿饼与冰糖加水少量，置罐内炖烂；将茶叶以沸水冲泡 5 分钟后取汁，和入柿饼内即可。

【功效】 润肺止咳，涩肠止血。

【适应证】 肺虚咳嗽，肺结核痰中带血等。

【按语】 柿饼味甘性寒，具有润肺、止血、健脾、涩肠的功效，主治脾虚消化不良、泄泻。柿饼上的柿霜也具有清热润燥、化痰止咳的功效。我国历代医学家对柿子的作用多有著述，南朝陶弘景所著《名医别录》中说：“柿有清热、润肺、化痰止咳之功。”《本草纲目》也记载：“柿乃脾肺血分之果也，其味甘而气平，性涩而能收，故有健脾、涩肠、止血之功。”该茶有润肺止咳，涩肠止血之功。每日 1 剂，不拘时饮服，食汤和柿饼。但脾胃虚寒、痰湿内盛者不宜饮用。

茅根藕节茶

【方源】《常见药用食物》。

【组成】藕节 5 个，白茅根 30 g，白糖适量。

【制作】将藕节与白茅根洗净，放置锅内，加水煮沸 20 分钟后，将汁倒入盛有白糖的碗内，冲开水即可饮服。

【功效】清热凉血，止血。

【适应证】肺热火盛，灼伤血络所致的咯血，如肺结核咯血、支气管扩张咯血等病证。

【按语】藕节味甘涩性平，入手少阴，足阳明、厥阴经，具有止血、散瘀之功效。《本草汇言》言：“藕节，消瘀血，止血妄行之药也。”白茅根有清火生津、凉血止血等功效。《本草图经》云：“茅根，今处处有之。春生芽，布地如针，俗间谓之茅针，亦可啖，甚益小儿。夏生白花，茸茸然，至秋而枯，其根至洁白，亦甚甘美，六月采根用。”春季天气渐暖，人们若调适不当、休息不好、压力过大等，很容易上火，而此时，正是路旁、山坡、草地上白茅根生长旺盛之季，可采来它制作成此茶饮用。每日 1 剂，不拘时徐徐饮之。

【肺炎】

石斛茶Ⅰ

【方源】《本草纲目拾遗》。

【组成】耳环石斛 30 g。

【制作】将上药放入锅内水煎，代茶饮之。

【功效】开胃健脾，清热保津。

【适应证】热病伤津及阴虚津亏而有虚热的病证。

【按语】石斛味甘，性微寒，入胃、肺、肾经。《神农本草经》将其列为上品，指出石斛具有生津、止渴、镇痛、消除水肿的功效，清代名医赵学敏编著的《本草纲目拾遗》中赞石斛为“滋阴补益珍品”。石斛的嫩尖加工后，称为“耳环石斛”，具有生津而不寒的特点。现代医学研究表明，石斛还能够促进胃液的分泌和胃肠的蠕动，帮助增强消化功能，并且具有一定的除热止痛的功效。故《本草纲目拾遗》载曰：“清胃除虚热，生津已劳损，以之代茶，开胃健脾。”凡中气虚弱、寒滞脾胃，以及舌苔白腻者慎用。

石斛茶Ⅱ

【方源】 经验方。

【组成】 石斛 5 g，绿茶 3 g。

【制作】 用 200 ml 开水冲泡后饮用。可加冰糖。

【功效】 益胃生津，清热养阴。

【适应证】 热病伤津所致口干烦渴等，病后虚热。

【按语】 石斛具有解热镇痛、益胃生津、养阴清热的作用。煎服，6～15 g；鲜用 15～30 g，入汤剂宜先煎。另外，本品还有明目及强腰膝功效。注意：温热病不宜早用，湿温尚未化燥者忌服。

五汁茶

【方源】 《温病条辨》。

【组成】 梨汁、荸荠汁、藕汁（或蔗汁）、麦冬汁、鲜苇根汁酌情适量。

【制作】 将五味药汁搅匀。不拘时，凉饮。如不甚喜凉者，可重汤煨之，代茶温饮。

【功效】 清热生津。

【适应证】 高热灼伤津液而引起的口渴较甚，或吐白沫而黏滞不爽。

【按语】 方中梨汁具有润肺止咳、清热解暑、健脾解毒、清咽润喉的功效。荸荠汁清热止渴、利湿化痰、降血压，它所含的荸荠素对金黄色葡萄球菌、大肠杆菌及铜绿假单胞菌有抑制作用；藕汁性寒，甘凉入胃，可消瘀凉血、清烦热，止呕渴。麦冬汁在《本草衍义》中有记载：“治心肺虚热。”鲜苇根汁清热生津、除烦止呕。五味药汁共奏清热生津之效。注意：此品性寒，脾胃虚寒，大便溏者禁用。

天冬板蓝茶

【方源】 经验方。

【组成】 天门冬 5 g,板蓝根 3 g,绿茶 3 g。

【制作】 用 250 ml 开水冲泡后饮用。可加冰糖。

【功效】 清热养阴,解毒。

【适应证】 热病所致发热、烦渴等,咽喉肿痛,扁桃体炎,口舌生疮。

【按语】 天门冬味甘、苦,性大寒,能清肺降火、养阴润燥,用于肺燥干咳,顿咳痰黏,咽干口渴,肠燥便秘。板蓝根味苦,性大寒,能清热解毒、凉血消斑,用于温邪入营,高热神昏,发斑发疹,黄疸,热痢,痄腮,喉痹,丹毒,痈肿等病证。两药合用,清热养阴,又可解毒。注意:脾胃虚寒者忌用。

绿茶芙蓉花汤

【方源】 经验方。

【组成】 绿茶 5 g,新鲜木芙蓉花 10～15 g,蜂蜜 25 g。

【制作】 先将木芙蓉花加水煎汤后冲泡绿茶,加蜜饮服。

【功效】 清热解毒,凉血消炎。

【适应证】 呼吸道疾病。

【按语】《中华本草》称"芙蓉花具有清热解毒、凉血止血、消肿排脓功能"。还适用于热疖、疮痈、乳痈及肺热咳嗽、肺痈等病证,又可用于血热引起的崩漏。该茶日服 1 剂,温服。寒证患者及孕妇禁服。

肺痈茶

【方源】 经验方。

【组成】 鲜鱼腥草、山海螺各 30～60 g,金银花 15 g,绿茶 6 g。

【制作】 先煎鱼腥草、山海螺、金银花三味,煮沸 10～15 分钟后加入绿茶,少沸即可。

【功效】 清热化痰,解毒消痈。

【适应证】 肺脓肿,大叶性肺炎,咳嗽,痰多带有腥臭味,咳而胸痛,或咳脓血等。

【按语】 鱼腥草出自《名医别录》,为三白草科植物蕺菜的带根全草，其性微寒，味苦，入肺、膀胱、大肠经，具有清热解毒、排脓消痈、利尿通淋的功能，主治肺痈吐脓、痰热喘咳等。《滇南本草》记载其“治肺痈咳嗽带脓血，痰有腥臭，大肠热毒，疔痔疮”。山海螺，为桔梗科植物羊乳的根，味甘，性平，无毒，《常用中草药手册》称其“滋补强壮，祛痰润肺，排脓解毒，治肺脓肿”。金银花，味甘，性微寒，入肺、胃经，清热解毒，治疗热毒血痢、痈疡、肿毒效果很好。三者与绿茶共用清热化痰，解毒消痈。每日1剂，不拘时频频饮服。

冬瓜子茶

【方源】 经验方。

【组成】 冬瓜子32 g，红糖适量。

【制作】 先将冬瓜子捣烂，煎汤，去渣，溶入红糖备用。不拘时，代茶饮用。

【功效】 清肺，化痰，排脓。

【适应证】 肺痈外溃之发热渐退，咳脓血，其气味腥臭，或胸痛，苔黄腻，脉细数。

【按语】 冬瓜子，为冬瓜的种子。味甘性寒，能清肺化痰、排脓利水。对痰热咳嗽、肺痈、肠痈、水肿、痔疮等病均有良效。《本草述钩元》：“主腹内结聚，破溃脓血，凡肠胃内壅，最为妥药。”红糖色赤，味甘，能益气补血、行血活血、缓中止痛。红糖中所含的钙是糖类中含量最高的，还含有较多的铁和少量的B族维生素。本方能化痰排脓，可治肺痈外溃，还适用于各种原因所致的化脓性肺炎、肺坏疽以及支气管扩张继发感染等疾患。

鱼腥草茶

【方源】 经验方。

【组成】 鱼腥草32 g，冰糖适量。

【制作】 先将鱼腥草煎汤取汁，加入冰糖令溶即得。代茶饮用。

【功效】 清热解毒，消痈。

【适应证】 热毒壅肺(脓未成)之高热烦躁不安，口渴喜饮，或胸闷，胸痛，舌苔黄腻，脉数者。

【按语】 鱼腥草，又名蕺菜，味辛，微寒，归肺经，夏秋间采集，洗净晒干。对热毒壅肺而致之高热、烦渴、汗出、咳嗽气粗、痰量多色黄、口渴咽干、舌红苔黄者疗效甚著。《本草经疏》称其为“治痰热壅肺,发为肺痈吐脓血之要药”。据现代药理研究,本品对溶血性链球菌、金黄色葡萄球菌等八种细菌有较强的抑菌作用,对流感病毒也有抑制作用。且能调节机体本身防御功能,对提高机体免疫力有重要意义。对肺炎、急慢性支气管炎、肠炎及尿路感染均有较好疗效。

鱼腥草因有异常难闻,令人作呕的鱼腥臭味而得名。据《吴越春秋》载,勾践为吴王夫差尝粪诊病之后,嘴里一直有异味,为了不让大王尴尬,范蠡命大家都去采鱼腥草吃,要臭大家一起臭。故方中可加入白糖矫正气味。

清热茶

【方源】 经验方。

【组成】 蕹菜 200 g,荸荠 150 g。

【制作】 将蕹菜、荸荠分别洗净,蕹菜切成寸段,荸荠拍碎;同放入砂锅中,煎煮取汁。代茶频服。

【功效】 清热解毒。

【适应证】 温病消渴、鼻衄、黄疸、热淋、痈肿、肠胃热、目赤、咽喉肿痛、便秘等的治疗,夏日暑热病的防治。

【按语】 蕹菜又称空心菜,属旋花科,一年生蔓性草本植物。味甘,性微寒,入肠、胃经,有清热解毒、凉血利尿之功,可疗痔疮、衄血、尿血、暑热烦渴、湿疹、疮疖等,并能解毒菌类中毒及食物中毒。《陆川本草》认为其能“治肠胃热,大便结”。荸荠又名马蹄莲,味甘,性寒,能清肺化痰、生津止渴,入肺、胃经。《本草纲目》称“荸荠主消渴痹热,温中益气,下丹石,消风毒。除胸中实热气”。两药合用,能解毒清暑、生津利尿,适用于暑热,亦可用于小儿夏季热,堪称食疗佳品。

茅根竹蔗茶

【方源】 经验方。

【组成】 鲜白茅根 60 g,竹蔗 250 g。

【制作】 将上两味放入锅内煎汤。

【功效】 清热凉血，生津润燥。

【适应证】 热病津伤，心烦口渴，鼻衄，尿血，小便不利等。

【按语】 白茅根味甘性寒，凉血止血，善清肺、胃之热，因它有利水作用，故能导热下行。它的特点是“味甘而不泥膈，性寒而不碍胃，利水而不伤阴”，尤以热证而有阴津不足者，最为适用。《滇南本草》认为其：“止吐血，衄血，治血淋，利小便，止妇人崩漏下血。”竹蔗除热止渴、和中、宽膈、行水，用于发热口干、肺燥咳嗽、咽喉肿痛、心胸烦热、反胃呕吐、妊娠水肿等病证。两味合用，可清热凉血，生津润燥，适用于热病津伤引起的诸症。此外本茶是具有清补作用的夏令饮料，夏季经常服用，对清除暑热、颐养津液有良好效用。每日 1 剂，代茶频饮。

藕茶

【方源】 经验方。

【组成】 鲜藕 60 g，白糖 15 g。

【制作】 将鲜藕洗净切成薄片，加水 650 ml 慢煮，10 分钟后加入白糖调匀。

【功效】 凉血清热，化瘀。

【适应证】 热病烦渴，目赤鼻衄，产后血瘀，小便热痛，解酒毒，清热解暑。

【按语】 生藕性寒，甘凉入胃，可消瘀凉血、清烦热，止呕渴，适用于烦渴、酒醉、咯血、吐血等，故《日用本草》云其“清热除烦，凡呕血、吐血、瘀血、败血，一切血症宜食之”。藕具有很大的药用价值，生食能清热润肺、凉血散瘀，熟食可健脾开胃、止泻固精。老年人常食藕，可以调中开胃、益血补髓、安神健脑，从而延年益寿。妇女产后忌食生冷，唯独不忌藕，就是因为藕有很好的消瘀作用，故民间有“新采嫩藕胜太医”之说。熟藕，其性也由凉变温，养胃滋阴、健脾益气，是一种很好的食补佳品。每日 1 次，代茶饮用。注意：本茶不宜在铁锅中煎煮。

枸杞叶茶Ⅰ

【方源】 经验方。

【组成】 枸杞嫩叶和茎适量。

【制作】 春夏季选用枸杞的嫩叶和嫩茎，洗净，用开水淖过，捞出后滤干水分，切细，在阳光下晒干；放入铁锅内，用小火炒成黄褐色，装进容器，密封，备用。服用时，取枸杞叶 6 g，放入茶杯中，开水冲泡即可。也可在茶中加入少量糖调味。

【功效】 补虚益精，清热止渴，祛风明目，抗衰老，强身壮体。

【适应证】 虚劳发热，热毒疮肿，烦渴，障翳夜盲，崩漏带下等。

【按语】 枸杞茎叶为茄科植物枸杞或宁夏枸杞的茎叶。初夏季节，民间采其嫩茎叶作为蔬菜食用，习称“枸杞头”，其性凉，味苦、甘。《食疗本草》说它能“坚筋耐老，除风，补益筋骨”。《药性论》说它能“补益诸精不足；易颜色，变白(乌须发)明目，安神。和羊肉作羹，益人，甚除风，明目；若渴可煮作饮，代茶饮入；发热诸毒烦闷，可单煮汁解之”。《本草纲目》说它“去上焦心肺客热”。以上记载说明枸杞茎叶具有补虚、清热双重功效。本茶脾胃虚寒者慎用。

枸杞叶茶Ⅱ

【方源】 经验方。

【组成】 茶叶和枸杞叶各 500 g。

【制作】 晒干研末，加适量面粉糊黏合，压成小方块，烘干即可。

【功效】 消肿止痛，强健筋骨。

【适应证】 跌打损伤。

【按语】 枸杞味甘，性平，归肝、肾经。枸杞具有补肝肾、益精气、长肌肉、改善面色、明目安神、祛风治虚、延年益寿、坚筋骨之功效。枸杞子含有丰富的枸杞多糖、脂肪、蛋白质、游离氨基酸、牛磺酸、甜菜碱、维生素 B_1、维生素 B_2、维生素 E、维生素 C，特别是类胡萝卜素含量很高。饮此茶成人每日 4 g，分 2～3 次服，沸水冲泡当茶饮。感冒发热、身体有炎症、腹泻者最好不要饮用此茶。

清肺止渴凉茶

【方源】 经验方。

【组成】 竹叶、鲜枇杷叶、芦根各 25 g，白糖适量，食盐少许。

【制作】 将竹叶、枇杷叶(刷净茸毛)、芦根洗净切碎，放入砂锅中，加水 1 500 ml，煎沸 10 分钟，去渣取汁，趁热加入白糖、食盐，搅匀。晾凉后代茶饮用。

【功效】 清热，生津，利小便。

【适应证】 心烦口渴，暑热，小便短赤等。

【按语】 方中竹叶，清热除烦、生津利尿。鲜枇杷叶在《本草再新》中记载有"清肺气，降肺火，止咳化痰，止吐血呛血，治痈痿热毒"之效，此方取其凉润之性，功可清热润肺而化痰止咳。而芦根据现代研究有解热、镇静、镇痛、降血压、降血糖、抗氧化及雌激素样作用，对β溶血链球菌有抑制作用，芦根所含薏苡素对骨骼肌有抑制作用，苜蓿素对肠管有松弛作用。本茶清肺止渴，是夏季常用清凉饮料。但不适于脾胃虚寒者。

天门冬茶

【方源】 经验方。

【组成】 天门冬 10 g，绿茶 3 g。

【制作】 用 300 ml 开水冲泡后饮用，可加冰糖。

【功效】 滋阴润燥，清肺降火；抗菌，抗肿瘤。

【适应证】 阴虚发热，咳嗽吐血，肺痈，咽喉肿痛，消渴，便秘，乳房肿瘤。

【按语】 天门冬味甘、苦，性大寒，能清肺降火、养阴润燥，用于肺燥干咳，顿咳痰黏，咽干口渴，肠燥便秘。注意：脾胃虚寒、食少便溏者忌服本茶。

绿茶乌梅汤

【方源】 经验方。

【组成】 绿茶 5 g，乌梅 25 g，甘草 5 g。

【制作】 先将乌梅、甘草加水煮沸，然后加绿茶泡饮。

【功效】 抗癌，消炎祛痰，涩肠止泻。

【适应证】 肺虚久咳，虚热烦渴，久泻等病证。

【按语】《本草纲目》："乌梅、白梅所主诸病，皆取其酸收之义。唯张仲景治蛔厥乌梅丸，取虫得酸即止之义，稍有不同耳。"乌梅酸涩，能治疗肺虚久咳及泄泻。日服 1 剂，亦可作为灌肠用。患活动性消化性溃疡、胃酸过多者忌用。

双花杏蜜茶

【方源】《百病饮食自疗》。

【组成】 金银花、菊花、炒杏仁各10 g，蜂蜜30 g。

【制作】 先将金银花、菊花、杏仁(研泥)共煎成药汁，去渣，贮瓶内。饮用时兑入蜂蜜，代茶频频饮之。

【功效】 清热化痰，解毒排脓。

【适应证】 肺痈初起，咳嗽，胸隐痛，或咳则痛甚，呼吸不利，痰涎黏滞浓浊，恶寒发热，舌质红，苔薄黄，脉浮滑而数者。

【按语】 金银花能清热解毒，且有轻宣疏散之效，常用于治疮痈、疖肿。《本草纲目》称金银花能治“一切风湿气及诸肿毒、痈疽、疥癣、杨梅诸恶疮，散热解毒”。菊花能清上焦风热、清头目、解毒。杏仁能止咳平喘。蜂蜜，味甘，性平，能润肺止咳、解毒。《本草纲目》称：“蜂蜜入药之功有五：清热也，补中也，解毒也，润燥也，止痛也……故能调和百药而与甘草同功。”上四味药合用可清热化痰，解毒排脓，故本茶剂治肺痈初起效果颇佳。

二鲜三花茶

【方源】《百病饮食自疗》。

【组成】 鲜竹心、鲜荷梗、泡参、绿豆各30 g，丝瓜花、扁豆花各20朵，南瓜花5朵。

【制作】 先将各味洗净；绿豆淘净与泡参先入锅，加水共煮，待绿豆开花后，再入其他各味，约0.5小时即可，去渣取汁。每日分数次代茶饮之。

【功效】 清热生津，祛暑解毒。

【适应证】 身热息高，心烦溺黄，口渴身汗，肢倦神疲，脉虚无力等。

【按语】 方中鲜竹心清心除烦、消暑止渴，治高热烦躁，神昏谵语，血热吐衄，夏月感受暑热，心烦口渴，小便短赤，湿温胸闷，湿热泄泻。鲜荷梗，能助诸药升清除眩、和营舒筋，又可助诸药行气化饮、宽胸和中、清解暑湿。泡参即是沙参，《本草备要》认为其“似人参而体轻松，向实者良，生沙地者长大，生黄土者瘦小”，能清肺养阴、益胃生津。绿豆、丝瓜花、扁豆花、南瓜花都具有清热的作用。上七味合用，共奏清热生津、祛暑解毒之功。脾胃虚寒者禁用。

【呕吐呃逆】

竹茹芦根茶

【方源】《备急千金要方》。

【组成】竹茹、芦根各 30 g，生姜 3 片。

【制作】将前两味药切碎，置保温瓶中，加生姜 2 片，以沸水适量冲泡，频频饮用。

【功效】清火降逆。

【适应证】胃火上逆引起的呕吐，呕声洪亮、冲逆而出，口臭烦渴舌红及热病后呕逆等；妊娠呕吐见上述症状者亦可服用。

【按语】竹茹为淡竹茎秆除去外皮后刮下的中间层。其味酸甘，性微寒，能清热化痰、除烦止呕、和胃消食，主治烦渴、吐泻、腹痛。《开宝本草》称竹茹"至去痰，消食下酒"。芦根味甘，性寒，归肺、胃经，有清热生津、除烦止呕之功。《药性论》谓其能"解大热，开胃，治噎哕不止"。与竹茹相伍，相辅相成，共奏清热除烦、生津止逆之功。配合生姜和胃止呕作用，效力更强。又因生姜微温，可监制两味寒凉之性，药性和平，故妊娠呕吐亦可用之。《备急千金要方》中称此方适用于胃热呃逆和病后哕逆患者。沸水冲泡代茶饮，每日 1 剂。胃虚或寒湿伤胃，舌苔白腻者忌用。

川椒茶

【方源】《医学入门》。

【组成】细茶叶 3 g，川椒 1 g，生姜 3 片，吴萸（吴茱萸）1 g。

【制作】以上四味同时放在一起煎煮，水开即成。

【功效】温中散寒，下气止痛。

【适应证】胃寒呕吐、疼痛。

【按语】此茶中以川椒为主料，故名。川椒又名蜀椒，气味雄烈，辛温芳香而麻，是川茶中最主要的调味品之一。其入药善于温中暖胃、降逆止痛。生姜、吴萸均为辛温之品，能助川椒温中散寒；茶叶性偏凉，消食下气，并可制约其他药物的过于温燥。素体胃寒呕吐、疼痛者，每日饭后服1剂，有一定的辅助治疗作用。

醋面茶

【方源】《本草纲目》。

【组成】 小麦面适量(或150 g)，米醋适量，茶叶适量(或5 g)。

【制作】 将小麦面用醋拌作弹丸大小，煮(或隔水蒸)熟。用时以沸水冲泡茶叶，以茶汤送服醋麦丸。每次1丸，呕哕未止再服，茶汤送下。

【功效】 和胃降逆，止呕吐。

【适应证】 呕哕不止。

【按语】 小麦面，主要成分是淀粉，其次还有蛋白质、脂肪、维生素、无机盐等。小麦味甘，性凉，入心、脾、肾经，具有养心益肾、健脾厚肠、除热止渴的功效。米醋，用谷子、高粱、糯米、大麦、玉米、红薯、大枣、苹果、葡萄、柿子等粮食和果品为原料，经过发酵酿造而成。适量米醋可以醒脾开胃，增进食欲，促进唾液分泌和提高胃液酸度，促进脂肪、蛋白质和淀粉的分解，有助于消化吸收。茶叶，其性微寒，味苦、甘，具有清利头目、除烦渴、消食、化痰、利尿、解毒等作用。其对肠黏膜起收敛及保护作用，可减轻炎症和肠蠕动，可用于止呕吐。三药合用可以理气和胃、降逆止呕。

断红茶

【方源】《观聚方要补》。

【组成】 干姜5 g，当归3 g，阿胶3 g，蒲黄3 g，柏叶3 g，红茶3 g。

【制作】 将上药的煎煮液350 ml泡茶饮用，冲饮至味淡。

【功效】 温经止血。

【适应证】 呕吐，便血，尿血，月经过多。

【按语】 干姜具温中回阳、温肺化饮之功，能祛脾胃寒邪，助脾胃阳气，凡脾胃寒证，无论是外寒内侵之实证，还是阳气不足之虚证，均适用。当归具补血活血、止痛、润肠之功。既补血，又活血，善止痛，故为妇科调经要药。阿胶补血止血、滋阴润燥。蒲黄，止血祛瘀。柏叶，即侧柏叶，能凉血止血、祛风湿、散肿毒。诸药合用，共奏温经止血之功，可用于各种虚寒性出血病证。但血热妄行之出血忌用本茶。另外，本茶因有阿胶，性质黏腻，有碍消化，脾胃虚弱、不思饮食或纳食不消者均忌服。

神曲丁香茶

【方源】 经验方。

【组成】 神曲 15 g，丁香 1.5 g。

【制作】 沸水冲泡代茶饮。

【功效】 温中理气，消食导滞。

【适应证】 胃寒食滞，消化不良，呕吐，呃逆等。

【按语】 此方是我国传统的茶方。神曲是辣蓼、青蒿、杏仁等药物混合面粉或麸皮，经发酵后制成的曲剂。《药性论》言其有“化水谷宿食，癥瘕积滞，健脾暖胃”之功。丁香，《本草正》则称其能“温中快气，治上焦呃逆，除胃寒泻痢”。丁香为芳香健胃之药，可缓解腹部气胀、增强消化能力、减轻呕恶。现代研究表明，丁香浸出液有刺激胃酸和胃蛋白酶分泌的作用。胃热引起的呃逆或兼有口渴、口苦、口干者不宜饮用本茶，热性病及阴虚内热者忌食。

绿茶甘蔗汤

【方源】 经验方。

【组成】 绿茶 5 g，甘蔗切片 250～500 g。

【制作】 甘蔗加水煎汤后，泡茶叶温服。

【功效】 润肺燥，祛热痰。

【适应证】 心烦口渴，反胃呕吐等。

【按语】 中医认为，甘蔗入肺、胃二经，具有清热、生津、下气、润燥、补肺益胃的特殊效果，可治疗因热病引起的伤津、心烦口渴、反胃呕吐，肺燥引发的咳嗽气喘。《本草汇言》称其：“多食久食，善发湿火，为痰、胀、呕、嗽之疾。”故而本茶不宜久食、过食。腹泻者慎用。

绿茶芦根汤

【方源】 经验方。

【组成】 绿茶1～2 g,芦根40～50 g,甘草5 g。

【制作】 芦根、甘草煎汤去渣后泡茶饮。

【功效】 清肺除胃热,生津止渴。

【适应证】 热病烦渴,胃热呕吐等病证。

【按语】 芦根,味甘性寒,《本草纲目》称:“盖芦根甘能益胃,寒能降火故也。”该茶日服1剂。注意:脾胃虚寒者慎服。

绿茶吴茱萸汤

【方源】 经验方。

【组成】 绿茶0.5～1 g,吴茱萸3～5 g,甘草5 g。

【制作】 先将吴茱萸、甘草用文火煎汤,泡茶温服;或先将吴茱萸用醋浸透,然后加甘草、绿茶用开水冲泡后温服。

【功效】 温中散寒,健胃止呕。

【适应证】 头痛,脘腹胀痛,呕吐吞酸等。

【按语】 吴茱萸有温中、散寒、下气、开郁的功效。临床实践证明吴茱萸有明显的止痛、止呕作用,对于寒邪引起的腹痛及呕吐等病证有效。该茶日服1剂。呕吐吞酸属胃火者不宜用;咳逆上气,非风寒外邪及冷痰宿水所致者不宜用;腹痛属血虚有火者不宜用;孕妇慎用。

棉壳茶

【方源】 经验方。

【组成】 棉花壳30 g。

【制作】 制成粗末,煎水代茶频饮。

【功效】 理气止呕,泄痰瘀。

【适应证】 食道痉挛引起的呃逆、恶心、呕吐等。

【按语】 《百草镜》称其“治膈食、膈气,棉花壳八、九月采,不拘多少,煎当茶饮之”。本茶无瘀血者不宜饮用。

生姜和胃茶

【方源】 经验方。

【组成】 生姜3片,红茶1～3 g。

【制作】 将生姜(鲜者为佳)切成碎块或细丝状,与红茶共置杯中，以开水冲泡浓汁，过3～5分钟即可服用。

【功效】 温中和胃，降逆止呃。

【适应证】 呕吐，恶心等。

【按语】 红茶，性温，味甘，入心、肺、胃经。温中暖胃、散寒除湿，可驱寒暖身，故红茶对脾胃虚弱、胃病患者较为适宜。《名医别录》载生姜："味辛，微温。主治伤寒头痛、鼻塞、咳逆上气，止呕吐。又，生姜，微温，辛，归五藏。去淡，下气，止呕吐，除风邪寒热。"生姜是助阳之品，服用少许具有温暖、兴奋、发汗、止呕、解毒、温肺止咳等作用，民间素有"男子不可百日无姜"之谚语。适用于外感风寒、胃寒呕吐等病证。传说白娘子盗仙草救许仙，此仙草就是生姜芽。生姜还有个别名叫"还魂草"，而姜汤也叫"还魂汤"。每日1～2剂，温服。阴虚内热者及热盛之证忌用。

萝卜叶茶Ⅰ

【方源】 经验方。

【组成】 白萝卜叶100 g。

【制作】 将叶捣烂取其汁。以开水冲，代茶饮用。

【功效】 消食化滞，健脾和胃。

【适应证】 恶心呕吐及因七情内伤、外感邪气，使脾胃损伤，积食不化，脘腹满闷，胀痛，厌食，食下即吐。

【按语】 萝卜叶，为十字花科植物莱菔的根出叶，以干燥、质轻、绿色、有香气而不霉蛀的为佳；黄绿色为老化叶，不宜食用。其性温，味甘，入脾、胃二经。现代药理研究证实其含叶黄素、挥发油，油中含α、β-己烯醛及β、γ-己烯醇。具有消食理气、化痰止咳、清肺利咽、散瘀消肿的功效。《滇南本草》谓："白萝卜杆叶，治脾胃不和，宿食不消，胸膈膨胀，噎膈，打呃，呕吐酸水，赤白痢疾，妇人乳结、乳肿、经闭。"代茶饮用，可健脾和胃，消食化积。不可与人参、地黄、何首乌等共同进食。《饮片新参》载："气虚血弱者禁用。"

萝卜叶茶Ⅱ

【方源】 经验方。

【组成】 干萝卜叶30～60 g。

【制作】 煎水代茶频饮。

【功效】 行气消食，化滞止泻。

【适应证】 伤食积滞所致的泄泻。

【按语】 萝卜叶，有开胃、止泻、止痢的作用。民间夏季常用干萝卜叶子加油盐做汤，健胃消食，并能防治肠炎、痢疾。萝卜菜于地上长老开花结子，地下萝卜自空，湖南称为“窖萝卜”，全株阴干，治肠炎、痢疾有良效，越陈越好。《清异录》载：“其家自先世多留带茎萝卜，悬之檐下，有至十余年者；每至夏秋有病痢者，煮水服之，即止。愈久者愈妙。”不可与人参、地黄、何首乌等共同进食。

乌硼茶

【方源】 经验方。

【组成】 乌梅 2 g，硼砂 1 g，红茶 1.5 g。

【制作】 上三味以沸水冲泡 5～10 分钟或少煎即可。呕吐甚者可加大黄粉 1.5 g。

【功效】 降逆辟秽，和胃止呕。

【适应证】 呕吐较甚或不止，或呕吐呃逆频繁；食管癌、胃癌晚期入食困难，或入食即吐。

【按语】 乌梅别名酸梅，其味酸、涩，性平。《本草纲目》认为其“敛肺涩肠，治久嗽，泻痢，反胃噎膈，蛔厥吐利，消肿，涌痰，杀虫，解鱼毒、马汗毒、硫黄毒”。硼砂，一种既软又轻的无色结晶物质，味甘、咸，性凉。外用清热解毒、消肿、防腐，内服清肺化痰。硼砂对人体健康的危害性很大，若摄入过多的硼，会引发多脏器的蓄积性中毒，故临床用量应严格把握。红茶，其性温，味甘，用于此方中既可缓和硼砂寒凉之性，又能防止乌梅收敛太过，还能利尿解毒。此三药合用可降逆辟秽，和胃止呕，治各种呕吐，对噤口痢入食即吐者效果尤佳。每日 1 剂，顿服或分 2 次服。注意：此茶中病即止，不可久服；妇女经期以及孕妇忌食之。

柿蒂茶

【方源】 经验方。

【组成】 柿蒂、竹茹各 3 g，茶叶 10 g。

【制作】 上三味用开水冲泡，温饮频服。

【功效】 降逆止呃。

【适应证】 胃寒呃逆。

【按语】 柿蒂为成熟柿子的果蒂，《洁古家珍》又称柿钱，一般在冬季收集。药肆有成品出售，其味苦、涩，性平，入肺、胃二经。可降逆，为止呕哕常用之良药。竹茹味甘，性微寒，入肺、胃、胆经，亦有化痰止呕之功。两药合用可奏降气止呕之功。配合茶叶消食化痰，对纳差、呕哕呃逆者更佳。但此茶苦涩可伤胃，故有胃溃疡者慎用。

柿蒂姜茶

【方源】 经验方。

【组成】 柿蒂 10 g，生姜 3 g。

【制作】 将柿蒂、生姜洗净，生姜切丝，同放入砂锅中，加水适量，煎煮取汁代茶饮用。

【功效】 降逆气，止呃逆。

【适应证】 呃逆不止。除用于一般的胃寒呃逆外，还较适于中风患者的呃逆不止。

【按语】 本方中生姜取其温中止呕之功；柿蒂降逆止呕，与生姜合用的妙处在《济生方》中记载为："柿蒂散加以丁香、生姜之辛热，以开痰散郁，盖从治之法，而昔人亦常用之收效矣。至易水张氏，又益以人参，治病后虚人咳逆，亦有功绩。"上两药合用，降逆气，止呃逆效用更强。

丁香柿蒂茶 Ⅰ

【方源】 经验方。

【组成】 丁香 6 g，柿蒂 9 g，刀豆子 12 g，生姜 3 g。

【制作】 将上药加水煎煮，代茶饮服。

【功效】 温中散寒，降逆止呃。

【适应证】 脾胃受寒所致呃逆、脘腹饱满、食欲不振，舌淡苔白等，神经性呃逆、膈肌痉挛，妊娠呕吐，神经性呕吐及腹部手术后出现的膈肌痉挛。

【按语】 《本草通玄》记载："丁香，温中健胃，须于丸剂中同润药用乃佳。独用多用，易于僭上，损肺伤目。”刀豆子在《中药材手册》中记载曰：“补肾，散寒，下气，利肠胃，止呕吐。治肾气虚损，肠胃不和，呕逆，腹胀，吐泻。”故本方中丁香温中健胃，刀豆子温中散寒、下气止呕，生姜发散风寒、温中止呕，柿蒂降逆止呕。上四味合用，温中散寒，降逆止呃。此茶每日1剂。在古代除了医生，词客骚人也对丁香青睐有加，在文学作品中丁香多象征着高洁、美丽、哀婉的事物，又常被借以寄愁。因丁香花多成簇开放，好似结，故称之为“丁结，百结花”。李商隐的《代赠》里有“芭蕉不展丁香结”一句。

丁香柿蒂茶Ⅱ

【方源】《简要济众方》。

【组成】丁香1 g，柿蒂2 g，花茶3 g。

【制作】用丁香、柿蒂的煎煮液200 ml泡茶饮用，冲饮至味淡。

【功效】散寒理气降逆。

【适应证】外感寒邪咳噫不止、哕逆不定。

【按语】丁香味辛，性温，归脾、胃、肾经，温中降逆、温肾助阳，用于胃寒呕吐、呃逆、少食、腹泻等，为治疗胃寒呕吐、呃逆之要药。柿蒂性平苦降，不寒不热，降气止呃，用于胃失和降所致的呃逆。朱震亨曾言：“人之阴气，依胃为养。土伤则木挟相火，直冲清道而上作咳逆，古人以为胃寒，即用丁香、柿蒂，不知其孰为补虚、孰为降火，不能清气利痰，唯有助火而已。”此茶热病及阴虚内热者忌服。

醋姜茶

【方源】《偏方大全》。

【组成】鲜姜60 g，醋、红糖各适量。

【制作】先将生姜洗净，切片，以醋浸泡一昼夜。用时取姜3片，加红糖用沸水泡5分钟即可。

【功效】温中和胃，降逆止呕。

【适应证】反胃呕吐及胃寒引起的胃脘痛等。

【按语】此方中鲜姜是主药，其味辛，性微温，归肺、脾、胃经。为芳香辛辣健胃药，有温肺止咳、温中止呕的功效。宋代诗人苏轼在《东坡杂记》中记述杭州钱塘净慈寺80多岁的老和尚，面如童颜，“自言服生姜四十年，故不老云”。醋用来泡姜既是为了制约生姜辛散太过，以防伤正，也是为了改善姜的辣味，便于服用。红糖，味甘甜，性温润，入肝、脾经，在此方中能温能补，又能改善药味。三药合方温中和胃，降逆止呕。代茶饮用，每日 2 剂，温服。本茶方实热呕吐及糖尿病患者忌食。

枇杷芦根茶

【方源】《北京卫生职工学院资料》。

【组成】 枇杷叶 10～15 g，鲜芦根 10 g，或白糖适量。

【制作】 将枇杷叶去毛，烤干，与鲜芦根同煮，去渣，取汁。亦可加入白糖少许改善药味。或用滚开水沏，代茶温饮。

【功效】 清热和胃。

【适应证】 胃中燥热，气逆作呕。

【按语】 枇杷被称为“黄金丸”或“小金锤”。明代沈周诗云：“谁铸黄金三百丸，弹胎微湿露渍渍。从今抵鹊何消玉，更有锡浆沁齿寒。”其叶功效为清肺止咳、降逆止呕，在《本草纲目》中有记载：“止渴下气，利肺气，止吐逆并咳痰。”芦根味甘性寒，清热生津、除烦、止呕、利尿，可用于热病烦渴、胃热呕吐的治疗。《玉楸药解》谓其“消降肺胃，消荡郁烦，生津止渴，除烦下食”。上两味相须为用，清热和胃止呕效用更彰。

麦芽山楂茶

【方源】《北京卫生职工学院资料》。

【组成】 炒麦芽 10 g，炒山楂片 3 g，红糖适量。

【制作】 上三味加水煮汤，去渣取汁。代茶饮用。

【功效】 消食止呕，化积导滞。

【适应证】 伤食呕吐，脘腹胀满，嗳腐吞酸，食后即吐，吐出不化宿食，其味酸臭，舌苔白腻，脉滑。

【按语】 方中炒麦芽消食和中下气，山楂消积散瘀。麦芽偏于消面食之积，山楂善消肉食之积。《本草纲目》中记载山楂：“化饮食，消肉积。”又《农村中草药制剂技术》中的消滞茶（山楂、麦芽、红梅叶、布楂叶）亦以此两味为主药。现代药理研究认为，山楂是酸性食物，具有增加胃酸的作用，再加上麦芽更能消食健胃。上两味加红糖适量，代茶饮用，可消食止呕、正本清源，对伤食引起的呕吐效果尤佳。但需要注意的是，麦芽要用外表略带须的有芽麦芽，而且要炒过的，山楂为炒山楂。

甘蔗姜汁茶

【方源】《食物与治病》。

【组成】 甘蔗1段，生姜10 g。

【制作】 先将甘蔗去皮轧汁，再将生姜轧汁滴入蔗汁中，调匀。代茶饮用，不拘时，随意饮之。

【功效】 降逆止呕。

【适应证】 胃气不和，上逆而呕吐，胸中烦闷而频吐痰涎。

【按语】 方中甘蔗是能清、能润，甘凉滋养的食疗佳品，古往今来被人们广为称道，就连那些清高儒雅的文人墨客们对其也情有独钟。唐代诗人王维在《樱桃诗》中写道："饮食不须愁内热，大官还有蔗浆寒。"而大医学家李时珍对甘蔗则别有一番见解，他说："凡蔗榨浆饮固佳，又不若咀嚼之味隽永也。"将食用甘蔗的微妙之处表述得淋漓尽致。再伍以生姜降逆止呕、化饮开痰，并能以其微温之性制约甘蔗之寒凉，共奏养胃阴、化痰涎、止呕吐之功。

治呃逆药茶

【方源】《陕甘宁青中草药选》。

【组成】 代赭石24 g，木香、公丁香各10 g，柿蒂15 g，灶心土150 g。

【制作】 将前四味煎汤，灶心土烧红放入汤内，待澄清后备用。取清汁代茶饮用。

【功效】 降逆止呃。

【适应证】 呃逆。

【按语】 代赭石味苦、甘，性平，能平肝镇逆、凉血止血，善治嗳气呃逆。《医学衷中参西录》中认为："降胃之药，实以代赭石为最效。"动物实验代赭石溶液对小肠有明显兴奋作用，可使肠蠕动亢进。丁香温中降逆，与柿蒂合用，其效非凡，正如《本草求真》所言："柿蒂，虽与丁香同为止呃之味，然一辛热而一苦平，合用浑得寒热兼济之妙。如系有寒无热，则丁香在所必用，不得固执以治，必当佐以柿蒂。有热无寒，则柿蒂在所必需，不得泥以兼济之必杂以丁香。”木香在本方中能下气降逆，灶心土可温中止呕。四药合用，共奏温中、行气、降逆之功，对中焦虚寒、气机郁滞、胃失和降之呃逆、呕吐有较好的治疗作用。

丁半茶

【方源】《百一选方》。

【组成】 丁香 1 g，半夏 3 g，花茶 3 g，白糖 10 g。

【制作】 丁香于 9 月至次年 3 月间，花蕾由青转为鲜红色时采收。半夏夏秋收挖。用 200 ml 开水泡茶饮用，冲饮至味淡。

【功效】 温中止呕。

【适应证】 小儿吐逆。

【按语】 丁香，味辛，性温，归脾、胃、肾经，温中降逆、温肾助阳。用于胃寒呕吐、呃逆、少食、腹泻等，为治疗胃寒呕吐、呃逆之要药。半夏燥湿化痰、降逆止呕，可用于多种病证的呕吐。白糖味甘，小儿易接受。但晚上睡前不宜吃糖，特别是儿童，最容易坏牙。另外，半夏有毒，不可过量，反乌头。因其性温燥，对阴亏燥咳、血证、热痰等病证，当忌用或慎用此茶。

【吐血】

莲花茶Ⅰ

【方源】《云林堂饮食制度集》。

【组成】 莲花 6 g，绿茶 3 g。

【制作】 取 7 月间莲花的含苞未放的大花蕾或已开之花，阴干，和茶叶共为细末，用滤泡纸包装成袋泡茶，或取末冲泡亦可。

【功效】 清暑宁心，凉血止血。

【适应证】 暑日咯血，呕血，或月经过多，瘀血腹痛等。

【按语】 莲花味苦、甘，性平，归心、肝经，清香升散，具有清心解暑、散瘀止血等功效，主治妇人血逆昏迷、跌伤呕血、月经不调、崩漏等。《本草纲目》中记载有"医家取为服食，百病可却"。该茶每日1剂，以沸水冲泡5分钟后饮服。

除药用价值外，莲花还象征中国传统文化中的一种理想人格，称为花中君子，"出淤泥而不染，濯清涟而不妖"。伟大的中医药学家李时珍甚至在药学专著《本草纲目》里这样写道："夫莲生卑污，而洁白自若；南柔而实坚，居下而有节。孔窍玲珑，纱纶内隐，生于嫩弱，而发为茎叶花实；又复生芽，以续生生之脉。四时可食，令人心欢，可谓灵根矣！"

莲花茶Ⅱ

【方源】 经验方。

【组成】 莲花1 g，金钱草2 g，绿茶3 g。

【制作】 用开水冲泡后饮用。

【功效】 清热除湿，活血止血。

【适应证】 湿热夹杂诸病证。

【按语】 莲花又称荷花，含丰富的维生素C及荷叶碱，有降血脂、抗自由基、抑制高胆固醇血症和动脉硬化等药疗、食疗功效，常用于减肥。可治疗暑热烦渴，小儿惊痫，妇人血逆昏迷、跌伤呕血、月经不调、崩漏、湿疮疥癣等病证。金钱草清热解毒、散瘀消肿、利湿退黄。两药合用能清热除湿，活血止血。注意：脾胃虚寒者慎用。

二鲜茶

【方源】 《医学衷中参西录》。

【组成】 鲜芦根60 g，鲜茅根30 g。

【制作】 上两味洗净，阴干，切碎，水煎数沸。代茶频频饮之。

【功效】 清热凉血，止血。

【适应证】 吐血，衄血，尿血，便血，肺热喘满，口渴，发热，胸痛等。

【按语】 鲜茅根，味甘、苦，性寒，有凉血止血、清热解毒之功效；鲜芦根，能清热生津、润肺和胃、除烦止呕，善引水下行、引血下行。《医学衷中参西录》中记载："其性凉能清肺热，中空能理肺气，而又味甘多液，更善滋养肺阴，则用根实胜于茎明矣。今药房所鬻者名为芦根，实即苇根也。其性颇近茅根，凡当用茅根而无鲜者，皆可以鲜芦根代之也。”故两药合用能清热生津、除烦止呕、凉血止血。民间有“春饮芦根水，夏用绿豆汤，百病不生更硬朗”的说法，也肯定了芦根清热解毒和利尿的功效。

蓟根茶

【方源】《医学衷中参西录》。

【组成】小蓟根 30～60 g。

【制作】将上药制成粗末，水煎代茶饮用。

【功效】清热凉血，止血。

【适应证】呕血、咯血、尿血等出血病证。

【按语】《医学衷中参西录》曰：“鲜小蓟根，味微辛，气微腥，性凉而润。为其气腥与血同臭，且又性凉濡润，故善入血分，最清血分之热。凡咳血、吐血、衄血，二便下血之因热者，服之莫不立愈。又善治肺结核，无论何期用之皆宜，即单用亦可奏效。并治一切疮疡肿毒，花柳毒淋，下血涩疼，盖其性不但能凉血止血，兼能活血解毒，是以有以上种种诸效也。其凉润之性，又善滋阴养血，治血虚发热，至女子血崩赤带，其因热者用之亦效。”此药能清热凉血止血，正所谓“单方一味，气死名医”。该茶每日 1 剂，不拘时频频饮服。

茅根麦冬茶

【方源】经验方。

【组成】茅根(白茅根)、麦冬各 30 g，冰糖适量。

【制作】将前两味洗净，捣烂，熬水，去渣，加入冰糖令溶。代茶饮用。

【功效】滋阴润燥，凉血止血。

【适应证】肺燥吐血，干咳等。

【按语】茅根味甘、苦，性寒。《本草求原》曰：“白茅根，和上下之阳，清脾胃伏热，生肺津以凉血，为血热妄行上下诸失血之要药。”麦冬味甘、微苦，性微寒。归心、肺、胃经，养阴生津、润肺清心。《本草新编》载曰：“麦门冬，泻肺中之伏火，清胃中之热邪，补心气之劳伤，止血家之呕吐，益精强阴，解烦止渴，美颜色，悦肌肤，退虚热，解肺燥，定咳嗽，真可持之为君而又可借之为臣使也。但世人未知麦冬之妙用，往往少用之而不能成功为可惜也。”故上两味合用既可养阴润肺、生津止渴，又能凉血止血，对肺燥引起的干咳、咯血、吐血效用更强。

藕柏饮茶

【方源】 经验方。

【组成】 生藕节 500 g，侧柏叶 100 g。

【制作】 上两味捣烂，取汁，加温开水，代茶饮用。

【功效】 凉血止血。

【适应证】 呕血，衄血，咯血，尿血等。

【按语】 侧柏叶味苦、涩，性寒，凉血止血。《本草别录》载其“主吐血、衄血、痢血、崩中赤白。轻身益气，令人耐寒暑，去湿痹，生肌”。生藕节味甘、涩，性平，散瘀、收敛止血，故能治疗一切血证。《日用本草》载其“清热除烦，凡呕血、吐血、出血、败血，一切血证宜食之”。方中两药合用，止血效果更佳。

飞帘茶

【方源】 经验方。

【组成】 飞帘 30 g，白糖适量。

【制作】 煎水加白糖适量，代茶频饮。

【功效】 散瘀止血，清热利湿。

【适应证】 吐血，鼻衄，尿血，风湿性关节炎，膏淋，小便涩痛等。

【按语】 据《中草药手册》载，飞帘有“祛风、利湿、清热、消肿”的功效，可治乳糜乳、尿血、尿路感染等。代茶频饮，连服 3～7 日。脾胃虚寒者不宜服用本茶。

石花茶

【方源】 经验方。

【组成】 石花 6～9 g。

【制作】 沸水冲泡代茶饮。

【功效】 清热，凉血，止血。

【适应证】 膀胱湿热,小便短赤,黄疸等。

【按语】 石花,为梅衣科植物石梅衣的地衣体,夏秋季采挖。其味甘性平,能补肾益肾、明目、止血、利湿解毒。《吉林中草药》载其"补中益气,祛湿利尿,清热化痰。治膀胱湿热,黄疸,金疮,腰腿风冷,血崩"。

绿茶蚕豆花汤

【方源】 经验方。

【组成】 绿茶 0.5～1 g,蚕豆花 9～15 g。

【制作】 先将蚕豆花烘干或晒干后,和茶叶一起用开水泡饮。

【功效】 清热凉血,柔肝止血。

【适应证】 各种内出血,白带和高血压等。

【按语】 蚕豆花,《民间常用草药汇编》载其"可治咳嗽,止白带"。本品有止血作用,用于咯血、呕血,可配藕节同用;用治鼻衄,可配血余炭、白茅花等同用;用于热病发斑,可配牡丹皮同用。本品还有止带、降压作用,可治疗赤白带下、高血压。日服 1 剂。低血压患者不宜服用本茶。

藕节茶

【方源】 经验方。

【组成】 藕节 10 枚。

【制作】 藕节 10 枚,煎水代茶频饮。

【功效】 凉血,止血。

【适应证】 各种出血病证。

【按语】 藕节为藕连接部分,含天门冬素、鞣质等,具有较高的药用价值。藕节和藕在性味、功用上大致相似,但藕节又侧重止血功效。中医认为藕节性平,味甘、涩,药用可以缩短出血时间,有止血散瘀之效。《本草纲目》载藕节"能止咳血、吐血、血淋、溺血、下血、血痢、血崩"。在此方中如配以桑叶、白茅根各 15 g 同煎,其疗效更佳。体内有瘀诸病证不宜服用。

石榴花茶

【方源】 经验方。

【组成】 石榴花 1 g，蒲公英 3 g，绿茶 3 g。

【制作】 用开水冲泡后饮用。

【功效】 清热凉血止血。

【适应证】 血热所致之鼻衄、吐血、崩漏等。

【按语】 石榴花味酸、涩，性凉，有清热解毒、健胃润肺、涩肠止血等功效，止鼻衄、吐血及外伤出血的作用较强，亦可治白带过多，外用则可治中耳炎，常用量 5～10 g。蒲公英味苦、甘，性寒，清热解毒、消肿散结、利尿通淋。两药合用能清热凉血止血。注意：气血虚弱之出血者，不宜使用。

【胃胁疼痛】

肉桂良姜茶

【方源】《太平圣惠方》。

【组成】 肉桂 3 g，高良姜 2 g，当归 1 g，厚朴 2 g，人参 1 g，花茶 3 g。

【制作】 用前五味药的煎煮液 350 ml 泡茶，冲饮至味淡。

【功效】 温中散寒。

【适应证】 冷气攻心腹痛，多呕，不思饮食。

【按语】 肉桂味辛、甘，性热，归肾、脾、心、肝经，具有补火助阳、散寒止痛、温通经脉之功，可治脾肾阳衰，脘腹冷痛，食少便溏。肉桂辛热纯阳，能温补命门之火，益阳消阴，为治下元虚冷之要药。高良姜温胃散寒、消食止痛，用于脘腹冷痛，胃寒呕吐，嗳气吞酸。当归补血活血、止痛润肠。厚朴苦燥辛散，温能祛寒，长于行气、燥湿、消积，为消除胀满之要药，凡湿阻、食积、气滞所致的脘腹胀满均适用。人参大补元气，益脾气。若实证、热证而正气不虚者忌服。另外，人参反藜芦，畏五灵脂，恶皂荚，均忌同用。

淫羊桂茶

【方源】《普济方》。

【组成】 淫羊藿 5 g，肉桂 3 g，陈皮 3 g，槟榔 3 g，生姜 3 g，红茶

5 g。

【制作】 用前五味药的煎煮液 350 ml 冲泡红茶后饮用，冲饮至味淡。

【功效】 温补脾肾。

【适应证】 脾肾阳虚所致脘腹冷痛、食欲不振、腰酸体弱、遗精、阳痿等。

【按语】 方中淫羊藿补肾壮阳，肉桂补火助阳、温暖脾胃，陈皮理气健脾、燥湿化痰，槟榔杀虫消积、降气行水，生姜发汗解表、温中止呕。五药合用，以温补脾肾为主，兼行气降气，适用于脾肾阳虚，常有脘腹冷痛、食欲不振、脘腹饱胀、嗳气打嗝者。

楂茴茶

【方源】《百一选方》。

【组成】 山楂 5 g，小茴香 3 g，花茶 3 g。

【制作】 用山楂、小茴香的煎煮液 300 ml 泡茶饮用，冲饮至味淡。

【功效】 温散寒结。

【适应证】 寒气凝结小腹所致小腹冷痛、阴囊肿痛等。

【按语】 山楂能入血分而活血散瘀消肿。小茴香，祛寒止痛、理气和胃，可用于寒疝疼痛、睾丸偏坠等。本品疏肝理气、温肾祛寒，且能止痛。本茶脾胃虚弱者慎服，孕妇忌服。

楂术茶

【方源】《丹溪心法》。

【组成】 山楂 5 g，白术 3 g，神曲 1 g，花茶 3 g。

【制作】 用 250 ml 开水冲泡后饮用，冲饮至味淡。

【功效】 消食化积。

【适应证】 一切饮食停积，腹胀，嗳气不舒等病证。

【按语】 山楂具消食化积、活血散瘀之功，用于食滞不化，肉积不消，脘腹胀满、疼痛等病证。本品味酸而甘，微温不热，功擅助脾健胃，为消油腻肉食积滞之要药。治食滞不化，常与神曲同用。白术为补气健脾的要药，可用于脾虚而有积滞，脘腹痞满者。白术补气健脾宜炒用，健脾止泻宜炒焦用。若阴虚内热或津液亏耗者不宜服本茶。

山楂茶Ⅰ

【方源】《日用本草》。

【组成】 山楂 5 g，绿茶 3 g，冰糖 10 g。

【制作】 用 200 ml 开水泡饮，冲饮至味淡。

【功效】 消食化积，活血散瘀。

【适应证】 肉食不化，小儿乳食停滞，痰饮痞满，癥瘕，吞酸，下痢，疝气等病证。

【按语】 山楂功擅助脾健胃、促进消化，为消油腻肉食积滞之要药。现代药理研究证明，山楂能防治心血管疾病，具有扩张血管、强心、增加冠脉血流量、改善心脏活力、兴奋中枢神经系统、降低血压和胆固醇、软化血管、利尿、镇静、防治动脉硬化、防衰老、抗癌的作用。但中医认为，山楂只消不补，脾胃虚弱者不宜多食，健康的人食用山楂也应有所节制。尤其是儿童，正处于牙齿更替时期，长时间贪食山楂或山楂片、山楂糕等，对牙齿生长不利。另外，山楂片、果丹皮含有大量糖分，儿童进食过多会使血糖保持在较高水平，没有饥饿感，影响进食，长期大量食用会导致营养不良、贫血等，糖尿病患者不宜食用。可适当食用山楂鲜果。食用后要注意及时漱口刷牙，以防伤害牙齿。尤其需注意，本茶孕妇不宜用。

山楂茶Ⅱ

【方源】 经验方。

【组成】 山楂 30 g。

【制作】 取山楂洗净晒干压扁，每次 30 g，放入杯中，用沸水冲泡 20 分钟即成。

【功效】 消食积，散瘀血，驱绦虫。

【适应证】 高血压、高脂血症及老年性心脏衰弱、冠心病等。

【按语】 此茶酸甜沁脾，提神醒脑，软化血管，降低血压，增进饮食。山楂，又名赤瓜子、山里果等。《本草纲目》称山楂气味酸、冷，无毒，“煮汁服，止水痢。沐头洗身，治疮痒。煮洗漆疮，多瘥。治腰痛有效。消食积，补脾，治小肠疝气，发小儿疮疹、健胃，行结气。还有治妇人产后儿枕痛，恶露不尽，煎汁入沙糖服之，立效”。元末朱震亨谓：“山楂大能克化饮食。”山楂煎水代茶饮之习，我国元代以前即已有之。本方代茶常服，冲饮至味淡。注意：脾胃虚弱者、病后体虚之人慎服之。

山楂茶Ⅲ

【方源】 经验方。

【组成】 山楂片 25 g，绿茶 2 g。

【制作】 绿茶、山楂片入水同煎，煮沸 5 分钟。

【功效】 清热除湿，抑菌散瘀。

【适应证】 脂溢性皮炎。

【按语】 山楂有活血散瘀、化痰行气除湿的功效。《本草求真》：山楂，所谓健脾者，因其脾有食积，用此酸咸之味，以为消磨，俾食行而痰消，气破而泄化，谓之为健，止属消导之健矣。至于儿枕作痛，力能以止；痘疮不起，力能以发；犹见通瘀运化之速。有大小两种，小者入药，去皮核，捣作饼子，日干用。出北地，大者良。每日 1 剂。饮用此茶能很好地治疗脂溢性皮炎。脾胃虚弱者不宜多食。

橘花茶

【方源】 《云林堂饮食制度集》。

【组成】 橘花、红茶末各 3～5 g。

【制作】 上两味沸水冲泡 10 分钟。

【功效】 温中理气，和胃止痛。

【适应证】 胃寒疼痛，食积不化，兼有咳嗽等。

【按语】 橘花，花色为白色，具有芸香科特有的香味。花期后结果，初为绿色，浆果成熟时转为红褐色，可用作药材。花多破碎，少数完整者呈倒卵形，质脆，易断。栽培于丘陵或低山地带，各地均有栽培。其味苦性温气清香，入脾、胃经。具有行气、化痰、止痛的作用，特别适宜治疗胃脘胸膈间痛。红茶，属山茶科，为我国常饮用的茶种之一，其性温，味苦、甘，入心、肺、胃经，具有清利头目、除烦渴、化痰、消食、利尿、解毒多种功效。方中红茶温中止胃痛，橘花又可理气和胃痛，两药合用对胃寒疼痛效果更佳。代茶饮用，每日1剂，不拘时温服。

青山茶

【方源】《沈氏尊生书》。

【组成】 青皮5 g，山楂3 g，神曲2 g，麦芽2 g，草果2 g，花茶3 g。

【制作】 用300 ml开水冲泡后饮用，冲饮至味淡。

【功效】 理气消食。

【适应证】 食后胃痛，饱噫，呃逆。

【按语】 青皮具有疏肝破气、散结消滞的作用，用于肝气郁滞所致的胁肋胀痛、乳房胀痛及疝气疼痛等。山楂消食化积、活血散瘀，用于食滞不化、肉积不消、脘腹胀满等。治食滞不化时，常与神曲、麦芽等配伍，以增强消食化积之力。草果燥湿除寒、祛痰截疟、消食化积，配合青皮、山楂、神曲、麦芽等治疗痰饮痞满、脘腹冷痛、反胃、呕吐、泻痢、食积等。

青玄茶

【方源】《方脉正宗》。

【组成】 青皮5 g，玄胡索3 g，大枣2枚，甘草3 g，花茶3 g。

【制作】 用前三味药的煎煮液约350 ml，冲泡甘草、花茶饮用，冲饮至味淡。

【功效】 理气和中止痛。

【适应证】 心胃久痛不愈，食后痛甚。

【按语】 青皮辛散温通，苦泄下行，疏肝胆、破气滞，性较峻烈。玄胡索即延胡索，秉辛散温通之性，既能活血，又能行气，具有良好的止痛功效，故广泛应用于身体各部位的多种疼痛证候。大枣能补中益气、养血安神、和胃生津、调营卫、解药毒。据现代药理研究，大枣能抗肿瘤、抗氧化、降血压、降胆固醇、保肝护肝、提高免疫力。另外，大枣含维生素E，有抗氧化、抗衰老等作用。甘草缓急止痛、缓和药性。诸药合用，共奏理气和中止痛之功。本茶凡有湿痰、积滞、齿病、虫病者，均不相宜。

佛手茶Ⅰ

【方源】《本草再新》。

【组成】 佛手 5 g，花茶 3 g。

【制作】 用 200 ml 开水泡饮，冲饮至味淡。

【功效】 理气疏肝，化痰破积。

【适应证】 胃痛，胁胀，呕吐，噎膈反胃，癥瘕瘰疬。

【按语】 佛手具疏肝理气、和中化痰之功，用于肝郁气滞所致的胁痛、胸闷，以及脾胃气滞所致的脘腹胀满、胃痛纳呆、嗳气呕恶等。其气清香而不烈，性温和而不峻，功近香橼皮而作用较缓和，既能疏理脾胃气滞，又可疏肝解郁、行气止痛，行气之功颇佳。若阴虚血燥，无气机郁滞者慎服此茶。

佛手茶Ⅱ

【方源】《偏方大全》。

【组成】 鲜佛手 25 g(干品 10 g)。

【制作】 将佛手切片或制成粗末，以沸水冲泡，加盖闷 10 分钟即可。

【功效】 疏肝理气，和胃止痛。

【适应证】 肝胃失和之胃脘胀痛及胃神经痛，慢性胃炎及溃疡所致的疼痛。

【按语】 佛手又名五指橘、佛手柑，雅称“金佛手”，被称为“果中之仙品，世上之奇卉”。以广东产者为好，果大质佳，品质最优，加工的产品“金边白肉”，在国内外市场享有很高的声誉，为广东道地药材“十大广药”之一。其味辛、微苦，性温，具有疏肝解郁、理气和中、化痰的作用。现代药理研究证实其对肠道平滑肌的收缩有明显的抑制作用，对肠痉挛有解痉作用；有扩张冠状动脉、增加冠脉流量的作用；高浓度时能减弱心肌收缩力、减慢心率、降低血压，以及保护缺血心肌；有一定的祛痰作用。《浙江中药手册》谓其：“调气疏肝。治胸膈及脘宇痞痛。”代茶饮用，每日 1 剂，不拘时温服。阴虚有火，无气滞症状者慎服本药茶。

柴胡赤芍茶

【方源】《医医偶录》。

【组成】 柴胡5 g,赤芍3 g,枳壳2 g,香附2 g,甘草3 g,花茶3 g。

【制作】 用350 ml开水冲泡后饮用,冲饮至味淡。

【功效】 疏肝理气,祛瘀止痛。

【适应证】 肝郁气滞,胸胁疼痛,脘腹胀痛等。

【按语】 柴胡疏肝解郁、升举阳气。赤芍具清热凉血、散瘀止痛之功。枳壳具行气宽中除胀之效,作用较枳实缓和。香附理气解郁、调经止痛。《雷公炮制药性解》载其"入肺、肝、脾、胃四经"。李杲称其"治一切气,并霍乱吐泻腹痛,肾气,膀胱冷,消食下气"。诸药合用,共奏疏肝理气、祛瘀止痛之功。肝阳上亢、阴虚火旺者忌用或慎用。

二仁通幽茶

【方源】《叶氏医案》。

【组成】 桃仁9粒,郁李仁6 g,当归尾5 g,小茴香1 g,藏红花1.5 g。

【制作】 上药水煎数沸。不拘时,徐徐饮之。

【功效】 活血行气。

【适应证】 血脉瘀阻,阻隔大肠,以致腹部胀满、大便不通等。

【按语】 本茶方中桃仁味苦、甘,性平,具有活血祛瘀、润肠通便的功效。《用药心法》载曰:"桃仁,苦以泄滞血,甘以生新血,故凝血须用。又去血中之热。"郁李仁味辛、苦、甘,性平,具有润肠通便、利水消肿的功效。《本草再新》载其"行水下气,破血消肿,通关节,治眼长翳"。当归尾活血、调经、止痛、润肠。小茴香味辛性温,理气和中。藏红花活血祛瘀、散郁开结。此五味药物合用既加强了行气活血之功,又增强了润肠通便之效,使得气行则血行,血行则瘀自去,气畅而血自通,能消除因气滞血瘀导致的腹部胀满、大便不通等症状。此茶孕妇禁用。

当归川楝茶

【方源】 经验方。

【组成】 当归5 g,川楝子2 g,花茶3 g。

【制作】 用前两味药的煎煮液300 ml泡茶饮用,冲饮至味淡。

【功效】 疏肝活血，调气止痛。

【适应证】 气滞血瘀所致少腹痛、胁肋疼痛、筋脉拘挛，慢性肠炎等。

【按语】 当归味甘、辛，性温，补血活血、调经止痛、润肠通便。川楝子味苦，性寒，有小毒，除湿热、清肝火、行气、止痛、杀虫、疗癣，主治热厥心痛、胁痛、疝痛、虫积腹痛等。两药合用，能疏肝活血、行气止痛。注意：脾胃虚寒者忌服。

桃仁杏归茶

【方源】 经验方。

【组成】 桃仁 5 g，杏仁 3 g，当归 3 g，花茶 3 g。

【制作】 用前三味药的煎煮液 350 ml 泡茶饮用，冲饮至味淡。

【功效】 行滞化瘀，生肌止痛。

【适应证】 胃脘痛，胃及十二指肠溃疡，慢性结肠炎等。

【按语】 桃仁活血祛瘀、润肠通便，用于闭经、痛经、癥瘕痞块、跌仆损伤、肠燥便秘，祛瘀之力较强。杏仁止咳平喘、润肠通便。当归有补血润肠的功效，用于血虚肠燥便秘。诸药合用，共奏活血祛瘀、生肌止痛功效。

艾叶茶Ⅰ

【方源】 经验方。

【组成】 艾叶 3 g。

【制作】 沸水冲泡代茶饮。

【功效】 温经，散寒，止痛。

【适应证】 胃寒疼痛、虚寒腹痛诸症。

【按语】 艾叶，味苦、辛，性温。能理气血、逐寒湿、温经、止血、安胎，治心腹冷痛、泄泻转筋、久痢、吐衄、下血、月经不调、崩漏、带下、胎动不安、痈疡、疥癣。《本草别录》载艾“主灸百病。可作煎，止下痢，吐血，下部䘌疮，妇人漏血。利阴气，生肌肉，辟风寒，使人有子”。此茶每日 3～4 次。阴虚血热者慎用。

艾叶茶Ⅱ

【方源】 经验方。

【组成】 艾叶 5 g,红茶 3 g,白糖 10 g。

【制作】 艾叶春夏采收,用 200 ml 开水泡饮,冲饮至味淡。

【功效】 温经散寒,理气止血,安胎。

【适应证】 心腹冷痛,泄泻转筋,久痢吐衄,月经不调,胎动不安。

【按语】 艾叶温经止血、散寒止痛,主要用于虚寒性的出血病证,对妇女崩漏下血尤为适宜。同时可用于下焦虚寒,腹中冷痛,月经不调,经行腹痛,以及带下等。生用能温痛经脉、逐寒湿而止冷痛。白糖能润肺生津、补中缓急。糖尿病患者不能食糖,痰湿偏重者忌食,肥胖症患者忌食。晚上睡前不宜食糖,特别是儿童,最容易坏牙。

香橼茶

【方源】 经验方。

【组成】 陈香橼 1 个。

【制作】 陈香橼,洗切制成粗末,煎水代茶饮。

【功效】 理气解郁,消痰利膈。

【适应证】 胸胁胃脘胀痛,呕哕食少,消化不良等。

【按语】 陈香橼,能理气、舒郁、消痰、利膈,治胃痛胀满、痰饮咳嗽气逆、呕哕少食。《本草拾遗》载其“去气,除心头痰水”。《饮膳正要》称其“下气,开胸膈”。阴虚血燥及孕妇气虚者慎服。

健胃茶Ⅰ

【方源】 经验方。

【组成】 徐长卿 5 g,北沙参 3 g,化橘红 3 g,白芍 3 g,生甘草 2 g,玫瑰花 1.5 g,红茶 1.5 g。

【制作】 共制粗末,沸水冲泡代茶频饮。

【功效】 健脾温中,疏肝活血。

【适应证】 虚寒型浅表性胃炎。

健胃茶Ⅱ

【方源】 经验方。

【组成】 徐长卿 4 g,麦冬、青橘叶、白芍各 3 g,生甘草 2 g,玫瑰花 1.5 g,绿茶 1.5 g。

【制作】 共制粗末，沸水冲泡代茶频饮。

【功效】 滋柔养胃，疏肝活血。

【适应证】 胃脘灼痛，嘈杂似饥，饥而不欲食，便干等。

健胃茶Ⅲ

【方源】 经验方。

【组成】 徐长卿、北沙参、当归各 3 g，黄芪 4.5 g，乌梅肉、生甘草、红茶各 1.5 g。

【制作】 共制粗末，沸水冲泡代茶频饮。

【功效】 益气健脾，和中养胃。

【适应证】 虚寒性萎缩性胃炎。

健胃茶Ⅳ

【方源】 经验方。

【组成】 徐长卿、麦冬、丹参各 3 g，黄芪 4.5 g，乌梅、生甘草、绿茶各 1.5 g。

【制作】 共制粗末，沸水冲泡代茶频饮。

【功效】 益气健脾，滋柔养胃。

【适应证】 虚弱性萎缩性胃炎。

【按语】 以上四方，均每日 1 剂，连用 3 个月为 1 疗程。四方均有徐长卿。据《中国药用植物志》称：徐长卿性温，能“治一切痧症和肚痛，胃气痛，食积，霍乱”，而辅以其他药，则适应性和治疗效果尤佳。北沙参、麦冬具有养阴益胃的功效，乌梅酸涩能收敛生津，丹参、当归活血通脉，玫瑰花行气解郁。白芍缓急止痛，黄芪益气健脾，甘草调和诸药，随证配伍红茶或绿茶，更切合于各种类型胃病的调养。患者宜根据自身状况选择应用。

糯米茶

【方源】 经验方。

【组成】 流苏叶。

【制作】 饮法如茶，沏泡均宜。

【功效】 消积食，清内火，明目。

【适应证】 胃病和小儿腹泻病证。

【按语】 糯米茶，为流苏茶的俗称。本茶流行于连云港云台山脉地区，用流苏叶制成。流苏是该地区特有的一种树木。春天发芽，采其嫩叶，阴干待用。饮法如茶，沏泡均宜，别具风味。民间惯用此茶消积食、清内火、明目。阴寒内盛者不宜服用。

老姜茶

【方源】 经验方。

【组成】 老姜 250 g，红糖 250 g。

【制作】 将生姜捣汁去渣，隔汤蒸十沸，将红糖溶入收膏。

【功效】 温中散寒。

【适应证】 寒积胃痛，因冷饮内伤、阴寒郁结所致胃脘疼痛，遇寒加重，手足逆冷，二便清利，喜吐涎沫。

【按语】 老姜，俗称姜母，立秋之后收获的姜，即姜种，皮厚肉坚，味道辛辣，但香气不如黄姜，为本方主药，其味辛，微温，入肺、脾、胃经，温中散寒力更强。方中红糖甘甜、温润，既可助姜母温中散寒，又可缓解姜母辛辣刺激的味道。此茶对寒积引起的胃痛，呕吐，遇寒加重，手足逆冷等效果显著，疗效确切。故民间有谚曰："家有老姜，不劳医生开处方。"该茶 4 日服完，每日早晚各 1 次。阴虚内热者忌服。

扁豆茶

【方源】 经验方。

【组成】 白扁豆 30 片。

【制作】 将扁豆捣汁，加水煮沸，代茶饮用。

【功效】 行气化湿，清热泻火。

【适应证】 湿热腹痛，因湿热蕴结脾胃，腹痛时作时止，痛而拒按，时有呕吐，大便秘结或下痢。

【按语】 白扁豆味甘、性平，归脾、胃经，有健脾、和中、益气、化湿、消暑之功效。明代李时珍著的《本草纲目》中说："硬壳白扁豆，其子充实，白而微黄，其气腥香，其性温平，得乎中和，脾之谷也。入太阴气分，通利三焦，能化清浊，专治中宫之病，消暑除湿而解毒也。其软壳及黑鹊色者，其性微凉，但可供食，亦调脾胃。"《中国药典》载"白扁豆健脾胃，清暑湿。用于脾胃虚弱、暑湿泄泻、白带”。此药茶对湿热蕴结脾胃引起的腹痛有很好的效果。

荔枝核茶

【方源】 经验方。

【组成】 荔枝核 15 g，橘核 10 g，红糖适量。

【制作】 前两味煎水取汁，去渣，加红糖溶化之。

【功效】 行气散寒。

【适应证】 感寒腹痛，其痛绵绵，喜热喜按，面色㿠白，口不渴。

【按语】 荔枝核性温，味甘、微苦，行气散结、祛寒止痛。《本草纲目》：“荔枝核入厥阴，行散滞气，其实双结而核肖睾丸，故其治㿗卵肿，有述类象形之义。”橘核理气止痛，《本草备要》载其“行肝气，消肿散毒”。该方代茶饮用，行气散寒。

麦芽茶Ⅰ

【方源】 经验方。

【组成】 麦芽（大、小麦芽均可）10 g，绿茶 1 g。

【制作】 将麦芽用冷水快速洗净，倒入小钢精锅中，加水半碗，用中火烧沸后，立即冲入预先放好茶叶的杯中，加盖，5 分钟后可饮。以后均用沸水冲服，随冲随饮，饮淡为止。

【功效】 疏肝理气，开胃消食，回乳消胀。

【适应证】 两胁胀痛，食欲不振，对身体肥胖的患者尤为相宜。

【按语】 麦芽味甘，性平，归脾、胃经，是消食健脾的要药。《医学衷中参西录》记载：“大麦芽，能入脾胃，消化一切饮食积聚，为补助脾胃之辅佐品，若与参、术、芪并用，能运化其补益之力，不至于作胀满，为其性善消化，兼能通利二便，虽为脾胃之药，而实善舒肝气。夫肝主疏泄，为肾行气，为其力能舒肝，善助肝木疏泄以行肾气，故又善于催生。至妇人乳汁为血所化，因其善于消化，微兼破血之性，故又善回乳。”绿茶味苦性寒，清火、消食，助麦芽疏肝理气、开胃消食、回乳消胀。体质虚弱患者慎用，或将用量减半饮服；孕妇及哺乳期妇女忌用。

麦芽茶Ⅱ

【方源】 经验方。

【组成】 麦芽 5 g，花茶 3 g。

【制作】 用 250 ml 水煎煮麦芽至水沸后泡茶饮用。

【功效】 消食和中，下气。

【适应证】 食积不消，脘腹胀满，食欲不振，呕吐泄泻，乳胀不消。

【按语】 麦芽能行气消食、健脾开胃、退乳消胀，用于食积不消，脘腹胀痛，脾虚食少，乳汁郁积，乳房胀痛，妇女断乳。能助淀粉类食物的消化，尤适用于米、面、薯、芋等食物积滞不化者。生麦芽健脾和胃通乳，用于脾虚食少，乳汁郁积。炒麦芽行气消食回乳，用于食积不消，妇女断乳。焦麦芽消食化滞，用于食积不消，脘腹胀痛。主温中下气、开胃健脾、催生下胎、化宿食、除胀满、止吐逆、破癥、消痰痞。哺乳期不宜用此茶。

麦芽青皮茶

【方源】 经验方。

【组成】 生麦芽 30 g，青皮 10 g。

【制作】 上药同煎，取汁，去渣。

【功效】 疏肝理气，和胃。

【适应证】 肝郁气滞，横逆犯胃的两胁胀痛、饮食无味等。

【按语】 本方选用生麦芽，味甘，性平，归脾、胃经，疏肝解郁、消食开胃；再配味苦、辛，性微温，归肝、胆、胃经之青皮疏肝理气、散结消痰。两者相须为用，共奏疏肝理气、和胃之效。朱震亨亦云："青皮乃肝胆二经气分药，故人多怒，有滞气，胁下有郁积或小腹疝疼，用之以疏通二经，行其气也。"代茶饮用，不拘时温服。本方理气力量较猛，阴虚气滞证患者不宜饮用，以免理气伤阴。

枣根茶

【方源】 经验方。

【组成】 酸枣根 20 g。

【制作】 将酸枣根用水煎煮。

【功效】 散寒行瘀。

【适应证】 因内伤瘀血、寒痰壅塞、水饮留积胸胁等致胸部隐痛，咳嗽急剧，心烦，气急。

【按语】 酸枣根，其味涩而性温，具有散寒行瘀的功效，可用于内伤瘀血，寒痰壅盛，水饮留积于胸胁部，便血，烧伤，烫伤，高血压，遗精，白带等。现代药理研究其主要成分有镇静、催眠、镇痛和抗惊厥作用。食用时，将酸枣根切片放入砂锅内，加水 750 ml，煎沸 25 分钟，取汁倒入杯内，代茶饮用。每日 1 剂，分数次饮服。因内伤瘀血、寒痰壅塞、水饮留积胸胁所致胸部隐痛，连服 10～20 日可愈。

苏木茶

【方源】 经验方。

【组成】 苏木 12 g。

【制作】 将苏木用水煎煮。

【功效】 祛瘀通络，活血止痛。

【适应证】 因跌仆瘀血停滞等致胁肋疼痛如刺，按之痛剧，痛处固定不移。

【按语】 苏木又名棕木、赤木，为豆科植物苏木的干燥心材，味甘、咸，性平，入心、肝经，擅于行血破瘀、消肿止痛。《本草纲目》曰："苏枋木，少用则和血，多用则破血。"刺痛属瘀血疼痛，瘀血阻于经络，脉络不通则痛，本方能行气活血、通络止痛，切合血瘀疼痛的病机，适用于瘀血阻滞之胁痛。代茶饮用。本方久用易耗气耗血，故虚证疼痛不宜饮用，孕妇禁服。

桂枝茶

【方源】 经验方。

【组成】 桂枝、枳壳各 30 g，生姜 2 片。

【制作】 将上三味加水同煎。

【功效】 散寒温经，活血止痛。

【适应证】 两胁冷痛，多因损伤后寒邪入里致两胁肋冷痛及身冷，畏寒明显。

【按语】 方中桂枝味辛、甘，归心、肺、膀胱经。能发汗解肌、温经通脉，有横通肢节的特点，善于祛散肩臂手指的风寒，是上肢病的重要引经药。《本草汇言》曰："桂枝，散风寒，逐表邪，发邪汗，止咳嗽,去肢节间风痛之药也。”枳壳味苦、辛,性寒,归脾、胃、肝、心经,用于积滞内停,痞满胀痛。枳壳破气以助桂枝行血,生姜协同桂枝以散寒,三者共奏散寒温经,活血止痛之效。代茶饮用。气虚者慎用。

丁香热水茶

【方源】《食鉴本草》。

【组成】丁香 1 000 g。

【制作】将丁香 1 000 g 焙干,捣碎,贮入瓷罐内备用。用时取丁香末 1 g,以滚开水冲。

【功效】理气化痰,散寒止痛。

【适应证】心腹、胃寒冷痛及疝气等。

【按语】丁香,又名丁子香、公丁香,为桃金娘科植物丁香的花蕾,主产于马来群岛及非洲,我国广东、广西等地也有栽培。内含挥发油即丁香油,气味芳香。药理研究证实,丁香有抗菌、驱虫、健胃、止牙痛的作用。味辛性温,中医多用以治疗呃逆、呕吐、反胃、泻痢、心腹冷痛、疝气等病证。《得配本草》:“丁香,得五味子治奔豚,配甘蔗、姜汁治干呕……丁香温能和胃。”故丁香茶对胃寒冷痛者最为适宜。

和脾茶

【方源】《光绪皇帝代茶饮方》。

【组成】茯苓(研)、白芍各 10 g,白术(土炒)6 g,炙甘草 3 g。

【制作】上四味水煎去渣,取汁。

【功效】健脾养胃,缓急止痛。

【适应证】脾胃虚弱,食少便溏,腹中疼痛等。

【按语】和脾茶中茯苓味甘、淡,性平,具有利水渗湿、健脾安神的功效。白芍味苦、酸、甘,性微寒,具有养血调经、敛阴止汗、柔肝止痛的功效。白术味苦、甘,性温,具有燥湿健脾、固表止汗、安胎的功效。炙甘草味甘,性平,具有补中缓急、调和药性的功效。此四味药物配合使用加强了健脾燥湿、补益中气的功效。

此外白芍、白术和茯苓还是传统的滋润、美白皮肤之药,与甘草合用可补气益血、延缓衰老,故其还可用于气血虚寒导致的面部萎黄、黄褐斑、色素沉着等。中医认为人的皮肤光泽与否和脏腑功能有密切关系，如果脏腑病变，气血不和则皮肤粗糙，面部生斑。因此，和脾茶从调和气血、调理五脏的功能入手，从而美白祛斑。代茶饮用，每日1剂。

佛手姜汤茶

【方源】《食物与治病》。

【组成】佛手10 g，生白糖适量。

【制作】将佛手、生姜同煮，去渣，加入白糖令溶。

【功效】疏肝和胃。

【适应证】肝胃不和而引起的胸脘堵闷，疼痛胁胀，呕恶时作，善长叹息，纳食不香等。

【按语】方中佛手属芸香科植物，味辛、苦、酸，性温，入肝、脾、胃三经。能疏肝理气、和胃止痛，用于肝胃气滞，胸胁胀痛，胃脘痞满，食少呕吐。《本草再新》记载其："治气舒肝，和胃化痰，破积，治噎膈反胃，消癥瘕瘰疬。"生姜温中，白糖健胃，此两者共助佛手疏肝理气、和胃止痛。本茶不拘时饮之。阴虚胃中嘈杂不适忌用。

绿梅茶

【方源】《常见病验方研究参考资料》。

【组成】绿茶、绿萼梅各6 g。

【制作】上两味共用沸水冲泡。

【功效】疏肝散郁，开胃。

【适应证】肝胃气滞，两胁胀满，郁闷不舒，胃纳减少等。

【按语】本方绿萼梅味甘性温，入肝、肺二经。理气止痛、芳香醒脾，古今医家多谓其"理气而不伤阴"。《饮片新参》曰："绿萼梅平肝和胃，止脘痛、头晕，进饮食。"又少佐绿茶，制约其温性，改善口味，适用于肝胃气痛证。代茶频饮，不拘时服。但阴虚重证见舌红无苔、少津、口干喜冷饮等不宜长期饮用，久用理气之味，必将伤阴耗气。

平胃茶

【方源】《光绪皇帝代茶饮方》。

【组成】竹茹、香附、建曲各10 g，化橘红、半夏各6 g。

【制作】 上药共水煎，取汁。

【功效】 化痰燥湿，理气和胃。

【适应证】 痰湿积滞，阻于中焦，两胁胀痛，食欲不振等。

【按语】 竹茹性微寒，味甘，归肺、胃经。可清热化痰、除烦止呕，用于痰热咳嗽、胆火挟痰、烦热呕吐、惊悸失眠、中风痰迷、舌强不语、胃热呕吐。香附，原名“莎草”，味辛，微苦甘，性平，入肝、三焦经。始载于《名医别录》，列为中品，具有理气解郁、调经止痛之功效，被赞为“气病之总司，女科之主帅”，用于肝郁气滞，胸、胁、脘腹胀痛，消化不良等。建曲芳香化湿、消食开胃。三者再加入化橘红、半夏，共奏燥化寒痰、理气和胃之效。此方对湿滞脾胃效果很好，临床以脘腹胀满、舌苔白腻为辨证要点。代茶饮用，每日 1 剂。

【慢性胃病】

延胡金铃茶

【方源】 《太平圣惠方》。

【组成】 延胡索 5 g，金铃子 3 g，花茶 3 g。

【制作】 用 250 ml 开水泡饮，冲饮至味淡。

【功效】 清经止痛。

【适应证】 热厥心痛，身热足寒。

【按语】 延胡索秉辛散温通之性，既能活血，又能行气，具有良好的止痛功效，广泛应用于身体各部位的多种疼痛证候。金铃子又称为川楝子，能疏肝行气止痛，也可用于脘腹胀痛及疝痛。《本草纲目》记载其：“治诸疝、虫、痔。”本品味苦性寒，凡脾胃虚寒者不宜饮用。

木香连茶

【方源】 《太平惠民和剂局方》。

【组成】 木香 5 g，黄连 1 g，绿茶 3 g。

【制作】 用 200 ml 开水泡饮，冲饮至味淡。

【功效】 理气运脾，清泄积热。

【适应证】 脾胃虚弱，冷热不调，泄泻烦渴，米谷不化，腹胀肠鸣，下痢脓血，里急后重。

【按语】 木香具有行气、调中、止痛之功。黄连具清热燥湿、泻火解毒之效。可用于肠胃湿热所致的腹泻、痢疾、呕吐等。本品大苦大寒，过量或服用较久，易致败胃。凡胃寒呕吐，脾胃虚寒泄泻之证忌用。服用本茶时注意，黄连恶菊花、芫花、玄参、白鲜皮、白僵蚕，畏款冬，忌猪肉。

沉香香附茶

【方源】 《太平惠民和剂局方》。

【组成】 沉香 5 g，香附 3 g，砂仁 2 g，甘草 3 g，花茶 3 g。

【制作】 用前三味药的煎煮液 350 ml 泡甘草、花茶饮用，冲饮至味淡。

【功效】 理气消痞。

【适应证】 胸膈痞塞，心腹胀满，喘促短气，干哕烦满。

【按语】 沉香具有行气止痛、降逆调中、温肾纳气的功效。香附理气解郁、调经止痛。用于肝郁气滞，胸胁、脘腹胀痛，消化不良等。砂仁归脾、胃、肾经，用于湿浊中阻，脘痞不饥，脾胃虚寒，呕吐泄泻等，能起到化湿开胃、温脾止泻、理气安胎的作用。甘草能缓急止痛。阴亏火旺、气虚下陷者慎服。

山药参术茶

【方源】 《圣济总录》。

【组成】 山药 5 g，党参 3 g，白术 3 g，花茶 3 g。

【制作】 用前三味药的煎煮液 350 ml 泡茶饮用，冲饮至味淡。

【功效】 健脾益气。

【适应证】 脾胃虚弱，不思饮食。

【按语】 山药味甘性平，归脾、肺、肾经，能益气养阴、补脾肺肾。既补脾气，又益脾阴，且兼涩性，能止泻。用于脾虚气弱所致食少便溏、泄泻等。党参补中益气、生津养血，为补中益气常用药，适用于中气不足所致的食少便溏、四肢倦怠等。白术味苦甘性温，补气健脾、燥湿利水，为补气健脾的要药。湿盛中满或有积滞者忌服此茶。

茴杏茶

【方源】《续本事方》。

【组成】茴香 5 g,杏仁 3 g,葱白 3 g,花茶 3 g。

【制作】用茴香、杏仁的煎煮液 200 ml,泡葱白、花茶饮用,冲饮至味淡。

【功效】温经散寒。

【适应证】小肠(腹)气痛不可忍。

【按语】茴香味辛性温,具有开胃进食、理气散寒的作用,主要用于中焦有寒,食欲减退,恶心呕吐,腹部冷痛,疝气疼痛,脾胃气滞,脘腹胀满作痛等。葱白能发汗解表、散寒通阳、解毒散结。杏仁,止咳平喘、滑肠通便,具有减少肠道癌发生的功效。杏仁含有丰富的单不饱和脂肪酸,有益于心脏健康;含有维生素 E 等抗氧化物质,能预防疾病和早衰。杏仁中含蛋白质、脂肪、糖类、钙、磷、铁,还含有一定量的胡萝卜素、维生素 C 及苦杏仁苷等。相传明代翰林辛士逊有一次外出,夜宿青城山道院,一位道人向他传授一长寿秘方,让他每天吃 7 枚杏仁,坚持食用,必获大益。这位翰林遵照此方,坚持不懈,直到老年依然身轻体健,耳聪目明,思维敏捷,长寿不衰。但杏仁不可大量食用,产妇、幼儿、湿热体质的人和糖尿病患者,不宜吃杏及其制品。

麦神茶

【方源】《本草纲目》。

【组成】麦芽 5 g,神曲 3 g,白术 3 g,陈皮 3 g,花茶 3 g。

【制作】用 300 ml 开水冲泡后饮用,冲饮至味淡。

【功效】消食化积。

【适应证】饮食积滞。

【按语】麦芽能行气消食、健脾开胃、退乳消胀。能助淀粉性食物的消化,尤适用于米、面、薯、芋等食物积滞不化者。常与神曲同用。白术燥湿利水,为补气健脾的要药。陈皮气香性温,能行能降,具有理气运脾、调中快膈之功,可治脾胃气滞所致的脘腹胀满、恶心呕吐等。本茶哺乳期不宜饮用,内有实热者慎用。

金橘茶

【方源】《本草纲目》。

【组成】 金橘3枚。

【制作】 金橘3枚，压扁，沸水冲泡代茶饮。

【功效】 理气，补中，解郁，消食。

【适应证】 食滞纳呆，恶心呕吐。

【按语】《本草纲目》记载金橘皮“同补药则补，同泻药则泻，同升药则升，同降药则降”。中医认为，金橘生食有理气、补中、解郁、消食、散寒、化痰、醒酒等作用，可用于治疗胸闷郁结、酒醉口渴、消化不良、食欲不振、咳嗽哮喘等。胆囊炎、肝炎、胃病、气管炎、高血压、血管硬化的患者，常食金橘或金橘饼，有辅助治疗的作用。《随息居饮食谱》则称其能“醒脾、辟秽、化痰、消食”。注意：吃金橘前后1小时不可喝牛奶。

益胃茶

【方源】《温病条辨》。

【组成】 玉竹5 g，沙参3 g，麦冬3 g，生地3 g，绿茶3 g，冰糖10 g。

【制作】 用300 ml开水冲泡后饮用，冲饮至味淡。

【功效】 益胃生津。

【适应证】 热病发汗后胃津耗伤，咽喉不利等。

【按语】 本方为滋养胃阴的代表方剂，能益胃生津、润肺止咳。用于慢性胃炎，脾胃阴虚，倦怠无力，食欲不振，烦热，口渴等。以食欲不振、口干咽燥、舌红少苔、脉细数为证治要点。若汗多，气短，兼有气虚者，加党参、五味子（与生脉散合用）以益气敛汗；食后脘胀者，加陈皮、神曲以理气消食。现代常用于治疗慢性胃炎、糖尿病、小儿厌食症等属胃阴亏损者，均可加减应用。

神曲枳砂茶

【方源】《方脉正宗》。

【组成】 神曲5 g，枳实3 g，砂仁3 g，白术3 g，人参2 g，花茶3 g。

【制作】 用350 ml水煎煮神曲、枳实、砂仁、白术、人参至水沸后，泡茶饮用。也可直接冲饮。

【功效】 健脾益气，消食和胃。

【适应证】 脾胃气虚，饮食不化。

【按语】 神曲消食和中，用于食积不化、脘腹胀满、不思饮食及肠鸣泄泻、产后瘀血腹痛、小儿腹大坚积等。枳实具有消除积滞内停、痞满胀痛之功。砂仁辛散温通，善于化湿行气，为醒脾之良药，又能温中安胎。白术健脾益气、燥湿利水。人参能大补元气、复脉固脱、补脾益肺、生津止渴、安神益智。若实证、热证而正气不虚者忌服。人参反藜芦、畏五灵脂、恶皂荚，应忌同用。

参芪术茶

【方源】《不知医必要》。

【组成】 党参5 g，黄芪5 g，白术3 g，怀山药3 g，升麻3 g，花茶5 g。

【制作】 用前五味药的煎煮液400 ml泡茶饮用，冲饮至味淡。

【功效】 补脾益气，升阳止泻。

【适应证】 脾胃气虚泄泻不止，子宫脱垂，脱肛，胃下垂。

【按语】 党参味甘性平，归脾、肺经，能补中益气、生津养血，适用于中气不足所致的食少便溏、四肢倦怠等。现代研究发现，党参含多种糖类、酚类、甾醇、挥发油、黄芩素葡萄糖苷、皂苷及微量生物碱，具有增强免疫力、扩张血管、降压、改善微循环、增强造血功能等作用。此外对化疗、放疗引起的白细胞下降有提升作用。脾为生化之源，肺主一身之气，脾肺气虚则出现食少便溏、气短乏力等。如兼中气下陷，则能导致久泻脱肛、子宫下垂；如气虚不能摄血，则能引起便血、崩漏。黄芪能补脾肺之气，为补气要药，且有升举阳气的作用，又能益卫固表。白术为补气健脾的要药。山药既补脾气，又益脾阴，且兼涩性，能止泻，用于脾虚气弱，食少便溏或泄泻。升麻具升阳举陷之功，用于中气虚弱、气虚下陷、气虚不摄血等证。本茶对虚寒证最为适用，若表实邪实、气滞湿阻、食积内停、阴虚阳亢、痈疽初起或溃后热毒尚盛等证，均不宜用。另外，党参反藜芦，注意避免使用。

木香乳没茶

【方源】《阮氏小儿方》。

【组成】 木香 5 g,乳香 2 g,没药 2 g,花茶 3 g。

【制作】 用前三味药的煎煮液 300 ml 泡茶饮用,冲饮至味淡。

【功效】 行气化瘀。

【适应证】 内灼腹痛。

【按语】 木香气芳香而辛散温通,擅长于调中宣滞、行气止痛,可用于脾胃气滞所致的食欲不振、食积不化、脘腹胀痛、肠鸣泄泻及下痢腹痛、里急后重等。乳香、没药能活血止痛、消肿生肌,两药常配伍一起用。《本草纲目》记载:“乳香香窜,入心经,活血定痛,故为痈疽疮疡、心腹痛要药。”无瘀滞者及孕妇、月经过多者不宜用。

木香茶

【方源】 经验方。

【组成】 木香 5 g,花茶 3 g。

【制作】 用 200 ml 开水冲泡后饮用,冲饮至味淡。

【功效】 行气止痛,温中和胃。

【适应证】 中焦寒凝气滞所致胸腹胀痛、呕吐、畏冷、泄泻,寒疝,下痢。

【按语】 木香味辛、苦,性温,归脾、胃、大肠、胆经,具有行气、调中、止痛之功。对脘腹气滞胀痛之证,为常用之品。胃痛属气虚、阴虚者慎用。

沉香茶

【方源】 经验方。

【组成】 沉香 5 g,花茶 3 g。

【制作】 用 200 ml 开水泡饮,冲饮至味淡。

【功效】 降气温中,暖肾纳气。

【适应证】 气逆咳喘,呕吐呃逆,脘腹胀痛,腰膝虚冷。

【按语】 沉香归脾、胃、肾经,具有行气止痛、降逆调中、温肾纳气的功效。对脘腹胀闷冷痛、胃寒呕吐呃逆、大肠虚秘、腰膝骨节冷痛、寒疝等均有疗效。阴虚火旺、气虚下陷者慎服。

楂曲茶

【方源】 经验方。

【组成】 山楂 5 g，神曲 3 g，苍术 2 g，花茶 3 g。

【制作】 用 300 ml 开水冲泡后饮用，冲饮至味淡。

【功效】 燥湿运脾，消导积滞。

【适应证】 饮食水湿积滞，腹胀腹泻，呕吐泛酸。

【按语】 山楂味酸而甘，微温不热，功擅助脾健胃，促进消化，为消油腻肉食积滞之要药。治食滞不化，常与神曲同用。苍术芳香燥烈，有较强的燥湿健脾作用，还能祛风湿。凡湿阻中焦、运化失司，而见脘腹胀满、食欲不振、恶心呕吐、倦怠乏力，本品实为要药。本茶孕妇不宜服用。

谷芽茶

【方源】 经验方。

【组成】 谷芽 5 g，花茶 3 g。

【制作】 用 250 ml 水煎煮谷芽至水沸后，冲泡茶饮用。

【功效】 健脾开胃，和中消食。

【适应证】 宿食不化，胀满泄泻，不思饮食。

【按语】 谷芽能消食和中、健脾开胃，用于食积停滞、消化不良以及脾虚食少等。谷芽消食之力较麦芽缓和，故能促进消化而不伤胃气。《本草纲目》记载其快脾开胃、下气和中、消食化积。现代研究，谷芽可通过抑制肥大细胞组胺释放而具有抗过敏活性。《四川中药志》(1960 年版)记载："胃下垂者忌用。"胃气虚弱、中气下陷之胀满，忌用本茶。

谷山茶

【方源】 经验方。

【组成】 谷芽 5 g，茯苓 2 g，泽泻 2 g，建曲 2 g，山楂 2 g，花茶 3 g。

【制作】 用上药前五味的煎煮液 350 ml，冲泡花茶后饮用。冲饮至味淡。

【功效】 健脾胃，化食止泄。

【适应证】 脾胃虚弱所致食不化、泄泻。

【按语】 谷芽消食和中、健脾开胃。茯苓健脾，对于脾虚体倦、食少便溏者可用。泽泻利水泄热，与茯苓一起，增强利水渗湿作用。建曲即神曲，与山楂一起消食和胃，用于食积不化所致脘腹胀满、不思饮食及肠鸣泄泻等。本茶孕妇不宜服用。

神曲茶

【方源】 经验方。

【组成】 神曲 5 g，花茶 3 g。

【制作】 用 200 ml 开水冲泡后饮用。

【功效】 健脾和胃，消食调中。

【适应证】 饮食停滞，胸腹痞胀，呕吐泻痢，产后瘀血腹痛。

【按语】 神曲是辣蓼、青蒿、杏仁等药加入面粉或麸皮混合后，经发酵而成的曲剂，具有健脾和胃、消食和中的功效，用于食积不化所致脘腹胀满、不思饮食及肠鸣泄泻、产后瘀血腹痛、小儿腹大坚积等。《本草经疏》记载其："脾阴虚，胃火盛者不宜用；能落胎，孕妇宜少食。"

和胃调脾茶

【方源】 经验方。

【组成】 白术 3 g，茯苓 3 g，薏苡仁 3 g，神曲 2 g，菊花 2 g，花茶 3 g。

【制作】 用上药前五味的煎煮液 400 ml，冲泡花茶饮用，冲饮至味淡。

【功效】 除湿导滞，调和脾胃。

【适应证】 脾胃失调而致胃脘胀满、纳呆食滞。

【按语】 白术健脾益气、燥湿利水，可用于脾虚食少，腹胀泄泻。茯苓利水而不伤气，药性平和，为利水渗湿要药，凡水湿、停饮均适用。薏苡仁利水渗湿、健脾除痹。凡水湿滞留可用，尤以脾虚湿胜者为适用。另外薏苡仁力缓，宜久服。健脾炒用，其余生用。也可做羹或与粳米煮粥、饭食用，为食疗佳品。菊花疏风散热、清利头目、消食利肝。神曲消食和胃。阴虚燥渴、气滞胀闷者忌服本茶。

干姜红糖茶

【方源】 经验方。

【组成】 干姜 5 g,红糖 10 g,红茶 3 g。

【制作】 用干姜、红糖的煎煮液 250 ml 泡茶饮用,冲饮至味淡。

【功效】 温胃止呕。

【适应证】 外感风寒或脾胃受寒,恶心呕吐。

【按语】 干姜具温中回阳、温肺化饮之功,能祛脾胃寒邪,助脾胃阳气,凡脾胃寒证,无论是外寒内侵之实证,还是阳气不足之虚证均适用。对心腹冷痛、脾胃受寒、恶心呕吐等均有作用。红糖是一种未经提纯的糖,其营养价值优于白糖。其性温,味甘,入脾经,具有益气补血、健脾暖胃、缓中止痛、活血化瘀等功效。俗语说,“花生配红糖,赛过头婚郎”。意思是用花生与红糖搭配食用,其味香美,就像新婚夫妇度蜜月一样甜美。糖虽营养丰富,但不宜多吃,多食可令人胀闷、生痰、损齿、生疳虫、消肌肉。另外,晚上睡觉前也不宜吃糖,特别是儿童,最容易发生龋齿(俗称虫牙)。阴虚内热、血热妄行者禁服本茶,糖尿病患者也应避免饮用。

干姜大黄茶

【方源】 经验方。

【组成】 干姜 5 g,大黄 1 g,花茶 3 g。

【制作】 用 200 ml 开水冲泡后饮用,冲饮至味淡。

【功效】 温脾清胃。

【适应证】 寒热互结所致胃脘痛、吞酸、嗳气、肠鸣、冷泄。

【按语】 干姜温中回阳、温肺化饮,凡脾胃寒证,无论虚实均适用。暖脾阳,偏治脾寒腹痛泄泻。大黄味苦性寒,能攻积滞、清湿热、泻火、凉血,对湿热泻痢、胃热呕吐等具有功效。另外现代药理研究证实,大黄还有降血脂、抗病原微生物、抗炎、解热、抗衰老、抗氧化作用。本品苦寒,易伤胃气,脾胃虚弱者慎用;妇女妊娠期、经期、哺乳期应忌用。

丁香茶

【方源】 经验方。

【组成】 丁香 2 g，花茶 3 g。

【制作】 用 150 ml 开水泡茶饮用，冲饮至味淡。

【功效】 温中，暖肾，降逆；抗菌，驱虫，健胃，止牙痛。

【适应证】 呕吐，呃逆，心腹冷痛，泻痢，疝气，牙痛。

【按语】 丁香味辛，性温，归脾、胃、肾经。温中降逆、温肾助阳，为治疗胃寒呕吐、呃逆之要药，用于胃寒呕吐、呃逆、少食、腹泻等。现代药理研究证明，丁香具有抗病原微生物、驱虫、减轻牙痛等作用。另外丁香具有较高的观赏价值。古代诗人多以丁香比喻心结、情结。因为丁香花多成簇开放，好似结，被称为“丁结、百结花”，如李商隐的《代赠》里有“芭蕉不展丁香结”一句。热病及阴虚内热者忌服本茶。

肉桂茶

【方源】 经验方。

【组成】 肉桂 2 g，花茶 3 g。

【制作】 用 150 ml 开水泡饮，冲饮至味淡。

【功效】 补元阳，暖脾胃，除冷积，通血脉。

【适应证】 肢冷，神衰，腹冷泄泻，经闭，阴疽流注，慢性支气管炎，腰痛。

【按语】 肉桂味辛、甘，性热，归肾、脾、心、肝经。具有补火助阳、散寒止痛、温通经脉之功，用于肾阳不足、命门火衰，见畏寒肢冷、腰膝软弱、阳痿、尿频，及脾肾阳衰，见脘腹冷痛、食少便溏。同时，肉桂既能散沉寒，又能通血脉，寒凝血瘀气滞的痛证均可应用。也能用于阴疽及气血虚寒、痈肿脓成不溃，或溃后久不收敛等外科疾患。阴虚火旺、里有实热、血热妄行者及孕妇忌用。

和胃茶

【方源】 经验方。

【组成】 陈皮 2 g，木香 1 g，生姜 2 g，甘草 3 g，花茶 3 g。

【制作】 用 250 ml 开水冲泡后饮用，冲饮至味淡。

【功效】 和胃温中。

【适应证】 脾胃气道欠和，食后腹中微疼。

【按语】 陈皮气香性温，能行能降，具有理气运脾、调中快膈之功。陈皮有三大类作用，一导胸中寒邪，二破滞气，三益脾胃。这三大作用中，主要作用是行脾胃之气。脾胃主运化水湿，故脾胃之气行则能去湿、健脾、化痰，故又可以说，陈皮温能养脾、辛能醒脾、苦能健脾。由于陈皮主行脾胃之气，脾胃地处中焦，中焦之气通行，使三焦之气也随之涌动。三焦为决渎之官，通行水液，与湿相伴；又为脏腑之外府，上及心、肺，下及肝、肾。所以陈皮的作用可宽及所有脏腑，遍及全身之湿。

木香气芳香而辛散温通，擅长于调中宣滞、行气止痛。对于脘腹气滞胀痛之证，为常用之品。

生姜性温，温胃和中、降逆止呕。其特有的"姜辣素"能刺激胃肠黏膜，使胃肠道充血，消化能力增强，能有效地治疗吃寒凉食物过多而引起的腹胀、腹痛、腹泻、呕吐等。吃过生姜后，人会有身体发热的感觉，这是因为它能使血管扩张，血液循环加快，促使身上的毛孔张开。当过食寒凉之物或受风雨寒湿，或暑热天长时间待在空调房，及时食用生姜，可消除寒湿所造成的身体不适。

甘草，补脾益气，用于脾胃虚弱、中气不足所致乏力气短、食少便溏等。

本茶阴虚内热及热盛之证忌用。

橘红姜茶

【方源】 经验方。

【组成】 橘红 2 g，生姜 2 g，红糖 5 g，红茶 3 g。

【制作】 用 200 ml 开水泡饮，冲饮至味淡。

【功效】 和胃止呕。

【适应证】 胃气失和，呕吐恶心。

【按语】 橘红，味辛、苦，具有散寒燥湿、利气消痰功效，用于风寒咳嗽，喉痒痰多，食积伤酒，呕恶痞闷等。《药品化义》谓："橘红，辛能横行散结，苦能直行下降，为利气要药。盖治痰须理气，气利痰自愈，故用入肺脾，主一切痰病，功居诸痰药之上。佐竹茹以疗热呃，助青皮以导滞气，同苍术、厚朴平胃中之实，合葱白、麻黄表寒湿之邪，消谷气，解酒毒，止呕吐，开胸膈痞塞，能推陈致新，皆辛散苦降之力也。”

生姜温胃和中、降逆止呕。红糖性温，味甘，入脾经，具有益气补血、健脾暖胃、缓中止痛、活血化瘀的作用。

阴虚燥咳、久嗽气虚者慎服此茶。另外红糖虽然营养丰富，但也不能贪吃。糖尿病患者应避免食用，便秘、口舌生疮的老人也不能多吃。

山药茶

【方源】 经验方。

【组成】 山药 10 g，花茶 3 g。

【制作】 用山药的煎煮液 250 ml 泡茶饮用，冲饮至味淡。

【功效】 健脾补肺，固肾益精。

【适应证】 脾胃虚弱所致泄泻、食欲不振，虚劳咳嗽，遗精，带下，尿多，久痢。

【按语】 山药味甘性平，归脾、肺、肾经。既补脾气，又益脾阴，且兼涩性，能止泻。用于脾虚气弱所致食少便溏、泄泻等。山药质细腻，肉洁白，是国家卫生部公布的既是食品又是药品的蔬菜。中医学很早就将山药用于治病，且它有药中上品的美誉。现代药理研究表明，山药含有淀粉酶、多酚氧化酶等物质，有利于脾胃消化吸收功能，是一味平补脾胃的药食两用之品。不论脾阳亏或胃阴虚，皆可食用。临床上常与胃肠饮同用治脾胃虚弱等。山药中的多种营养素，有强健机体、滋肾益精的作用，大凡肾亏遗精，妇女白带过多、小便频数等，皆可服之。山药所含的皂苷、黏液质，有润滑、滋润的作用，故可益肺气、养肺阴，治疗肺虚痰嗽久咳。另外山药还有降低血糖、抗衰老、抗肝性脑病等作用。但其养阴能助湿，故湿盛中满或有积滞者忌服。

白芍梅茶

【方源】 经验方。

【组成】 白芍 5 g，乌梅 2 枚，木瓜 3 g，绿茶 3 g。

【制作】 用 250 ml 开水冲泡后饮用，冲饮至味淡。

【功效】 敛肝养胃。

【适应证】 胃阴不足所致纳差、无食欲、口渴、舌红少苔，萎缩性胃炎，慢性泻痢，妊娠呕吐日久伤津，甲状腺功能亢进(简称甲亢)等。

【按语】 白芍味苦、酸，性微寒，能养血调经、柔肝、平抑肝阳，常用于月经不调、经行腹痛、崩漏等妇科疾病及肝气不和的胁肋脘腹疼痛。乌梅性平，味酸、涩，能敛肺、涩肠、生津、安蛔，用于肺虚久咳、久痢滑肠、虚热消渴、蛔厥呕吐腹痛、胆道蛔虫病。木瓜味酸，性温，能平肝舒筋活络、和胃化湿，用于湿痹拘挛、腰膝关节酸重疼痛、吐泻转筋、脚气水肿。三药合用可以敛肝养胃。注意：外有表邪或内有实热积滞者、胃酸过多者均不宜服。

刀豆茶

【方源】 经验方。

【组成】 刀豆子 15 g。

【制作】 捣碎，每次取 15 g，用开水适量冲泡，加盖闷 20 分钟后频频饮用。

【功效】 温中下气。

【适应证】 胃寒呃逆。

【按语】 刀豆所含皂素、植物凝血素、胰蛋白酶抑制物等为有毒成分，100 ℃高温即能破坏，如果温度不够、时间过短会导致中毒。李时珍在《本草纲目》中言刀豆“温中下气，益肾补元”，“有人病后呃逆不止”，用刀豆“亦取其下气归元，而逆自止”的原理。《中药材手册》中亦说本品可“补肾，散寒，下气，利肠胃，止呕吐。治肾气虚损，肠胃不和，呕逆，腹胀，吐泻”。故此方治疗因气滞或中焦虚寒之呃逆、呕吐，效专力宏。现代药理实验证明，刀豆内所含的洋刀豆血球凝集素具有明显的抗肿瘤作用，用于噎膈(相当于西医的食道癌)所致的饮食不下、食入即吐，既可降气和胃以止呕吐，又有对肿瘤细胞的特殊作用。临床上可试用此茶作为食道癌患者日常服用的饮料。每日1～2剂。刀豆壳具有活血散瘀功效，如用于噎膈患者，应注意带壳使用。胃热烦渴、口干者慎服。

红茶菖蒲汤

【方源】 经验方。

【组成】 红茶 0.5～1 g，石菖蒲 5～10 g。

【制作】 先将石菖蒲炒热，加生姜拌匀炒干，然后和茶一起用开水泡饮，或煎饮。

【功效】 健胃和中，化湿辟虫。

【适应证】 慢性胃炎，食欲不振，消化不良。

【按语】 健身药茶的一种。石菖蒲，开窍豁痰、理气活血、散风去湿。治癫痫、痰厥、热病神昏、健忘、气闭耳聋、心胸烦闷、胃痛、腹痛、风寒湿痹、痈疽肿毒、跌打损伤。《神农本草经》载其“主风寒湿痹，咳逆上气，开心孔，补五脏，通九窍，明耳目，出音声”。日服 1 剂。凡阴虚阳亢、烦躁汗多、咳嗽、吐血、滑精者慎服。

绿茶鲫鱼汤

【方源】 经验方。

【组成】 绿茶 3 g，鲫鱼 250～500 g。

【制作】 将鲫鱼洗净去内脏，加绿茶、盐、黄酒适量，蒸熟后食鱼肉饮汤。

【功效】 滋阴补肾，利水解毒。

【适应证】 脾胃虚弱，少食乏力等。

【按语】 《本草纲目》记载“鲫鱼性平味甘，入脾、胃、大肠经，功能健脾，补虚”。鲫鱼药用价值极高，具有和中补虚、除湿利水、补虚羸、温胃进食、补中生气之功效。鲫鱼所含的蛋白质质优，齐全，易于消化吸收，是肝肾疾病、心脑血管疾病患者的良好蛋白质来源，常食可增强抗病能力。肝炎、肾炎、高血压、心脏病、慢性支气管炎等疾病患者可经常食用。此茶隔 3 日服 1 剂。注意：感冒发热期间不宜多吃。

糖糟茶

【方源】 经验方。

【组成】 糖糟 500 g，鲜生姜 120 g。

【制作】 碾烂和匀，压制成块状，每块 10～15 g，晒干或烘干备用。

【功效】 化滞缓中，养脾止吐。

【适应证】 消化不良，脘胀腹满等。

【按语】 据《本草纲目》言，糖糟味甘性温无毒，能“化滞缓中，养脾止吐”，“主治反胃吐食，暖脾胃，化饮食”，故此方长期以来是用于治疗消化不良，脘胀腹满等的传统茶方。每日 1 块，沸水冲泡代茶饮。脾胃湿热者慎用。

绿茶石斛汤

【方源】 经验方。

【组成】 绿茶 3 g，石斛 5～10 g。

【制作】 石斛煮汤泡茶饮用。

【功效】 清胃中虚热，生津止渴。

【适应证】 口干烦渴，病后虚热等。

【按语】 《本草新编》：“石斛，味甘、微苦，性微寒，无毒。不可用竹斛、木斛，用之无功，石斛却惊定志，益精强阴，尤能健脚膝之力，善起痹病，降阴虚之火，大有殊功。”热病早期阴未伤者、湿温病未化燥者、脾胃虚寒者均禁服。

绿茶竹叶汤

【方源】 经验方。

【组成】 绿茶 0.5 g，淡竹叶 30～50 g。

【制作】 淡竹叶煎汤后泡茶饮。

【功效】 清热生津，利尿排毒。

【适应证】 热病烦渴，小便赤浊等。

【按语】 《本草纲目》载竹叶“去烦热，利小便，除烦止渴”。竹叶所含的功能性因子主要是黄酮、酚酸类化合物、氨基酸和锰、锌等微量元素。实验表明，这些有效成分能清除体内活性氧自由基(它会促使人衰老)，诱导生物体内部的抗氧化酶系的活性，增强机体的抗应激和抗疲劳能力，提高记忆能力，延缓衰老的进程等。另外，竹叶中还含有丰富的叶绿素。研究表明，叶绿素是许多蔬菜抗诱变作用的重要成分，有抗肿瘤防癌变功效，具有较强的抗氧化功能，对预防心血管疾病和防衰老有积极作用。孕妇、肾虚尿频者忌服。

柴牡茶

【方源】 经验方。

【组成】 柴胡 5 g，牡蛎 3 g，绿茶适量。

【制作】 用 300 ml 水煎煮柴胡、牡蛎至水沸后 10 分钟，冲泡绿茶。冲饮至味淡。

【功效】 疏肝软坚。

【适应证】 慢性肠炎，闭汗症，肝炎，胃炎，神经衰弱等。

【按语】 柴胡味苦、辛，性微寒，具和解退热、疏肝解郁、升举阳气之功。牡蛎，平肝潜阳、软坚散结、收敛固涩。现代药理研究证明牡蛎所含的碳酸钙有收敛、制酸、止痛等作用，有利于胃及十二指肠溃疡的愈合。其味咸、涩，性微寒，质重镇降，可散可收。若虚而有寒者忌食之。收敛固涩宜煅用，余均生用。牡蛎不宜多服久服，以免引起便秘和消化不良。

锁阳龙胆茶

【方源】 经验方。

【组成】 锁阳 5 g，龙胆草 3 g，寒水石 3 g，绿茶 3 g，冰糖适量。

【制作】 用前三味药的煎煮液 350 ml 泡茶饮用，冲饮至味淡。

【功效】 补益脾肾，清热敛酸。

【适应证】 胃痛，胃酸过多，泛酸。

【按语】 锁阳味甘，性温，补肾阳、益精血、润肠通便。龙胆草味苦，性寒，清热燥湿、泻肝胆火，常用于肝胆实热所致的胁痛、头痛、口苦、目赤、耳聋、阴肿阴痒等；寒水石味辛、咸，性寒，清热降火、利窍消肿，常用于时行热病、壮热烦渴、咽喉肿痛、口舌生疮、丹毒、烫伤等。三药合用，以清热敛酸为主，用于胃热或肝火犯胃所致胃痛、嘈杂、泛酸等。注意：脾胃虚寒者禁用。

胃溃疡茶

【方源】 经验方。

【组成】 檵木 312 g，海螵蛸 156 g，延胡索、甘草、紫珠草各 62 g，白芍 30 g，乌药 92 g。

【制作】 檵木、海螵蛸，用水煎 1 小时后，加入延胡索、甘草、紫珠草、白芍、乌药，煎 5 小时，滤出头汁，药渣加水再煎 15 小时，取二汁，两汁相混浓缩成稠膏状，拌入研成粉末状的陈皮粉 77 g，制成颗粒。然后晒干，分装成20包待用。临用时，开水冲泡饮用。

【功效】 制酸止血，消炎止痛。

【适应证】 胃、十二指肠球部溃疡疼痛。

【按语】 檵木，能收敛止血、清热解毒、止泻。《植物名实图考》称“其叶捣烂敷刀刺伤，能止血”。海螵蛸、紫珠草，都能收敛止血。白芍，养血柔肝、缓中止痛、敛阴收汗。诸药合用，主治消化道溃疡。每次用1包，开水冲泡代茶饮。这是我国近年来创制成功的茶方之一。虚寒腹痛泄泻者慎服。

橘枣茶

【方源】 经验方。

【组成】 大枣10枚，橘皮10 g。

【制作】 大枣炒焦，橘皮切成丝，混合，沸水冲泡代茶饮。

【功效】 和胃，化湿祛痰。

【适应证】 消化性溃疡，胃脘痛等。

【按语】 《神农本草经》记载，大枣味甘性温，归脾、胃经，有补中益气、养血安神、缓和药性的功能。而现代的药理学则发现，大枣含有蛋白质、脂肪、糖类、有机酸、维生素A、维生素C、微量钙等丰富的营养成分。橘皮有化湿祛痰的功效。两药合用，和胃化湿，药性平和，一般人群的胃脘痛均可服用。

甘橘茶

【方源】 经验方。

【组成】 橘皮10 g，甘草5 g。

【制作】 将橘皮、甘草洗净，橘皮撕碎，与甘草同放入茶杯中，用沸水冲泡。不拘时饮用。

【功效】 健脾理气。

【适应证】 消化性溃疡，泛吐酸水等。

【按语】 橘皮，即陈皮(《泊宅编》载：“其他药物多以新鲜为珍贵，唯有橘皮以陈年者为货。”)。药食两用，其味辛，性温，入脾、肺经，有理气、调中、燥湿、化痰的作用。《本草纲目》曰：“橘皮，苦能泻能燥，辛能散，温能和。其治百病，总是取其理气燥湿之功……脾乃元气之母，肺乃摄气之籥，故橘皮为二经气分之药，但随所配而补泻升降也。"甘草，号称"国老"。其性平，味甘，归十二经，有解毒、祛痰、止痛、解痉等功效。《药品化义》称"甘草炙用温而补中，主脾虚滑泻，胃虚口渴……此甘温助脾之功也"。两药合用健脾理气。气虚及阴虚燥咳患者不宜服用，吐血病证慎服。

蜂蜜红茶

【方源】 经验方。

【组成】 红花 5 g，蜂蜜与红糖适量。

【制作】 将红花 5 g 放在保温杯中，以沸水冲泡；加盖闷泡 10 分钟，再调入蜂蜜与红糖适量。趁热频频饮用。

【功效】 和胃利肠，止痛祛疡。

【适应证】 胃与十二指肠溃疡。

【按语】 红花以花色红黄、鲜艳、干燥、质柔软者为佳。其性温，味辛，有活血通经、散瘀止痛之功效，为血中之气药，作用能泻能补。《本草图经》："红蓝花，即红花也。今处处有之……叶颇似蓝，故有蓝名。"蜂蜜是昆虫蜜蜂从花中采得的花蜜在蜂巢中酿制的蜜。蜂蜜始载于《神农本草经》，其味甘，性平，入脾、胃、肺、大肠经，具调补脾胃、缓急止痛、润肠通便、润肤生肌、解毒等功效，对脘腹虚痛、肠燥便秘、目赤、口疮、溃疡不敛、风疹瘙痒有一定的疗效。故二药合用能和胃利肠、止痛祛疡，对胃及十二指肠溃疡均有很好的辅助治疗作用。本茶糖尿病患者宜少食，不宜与豆腐、韭菜、葱同食，痰湿内蕴、中满痞胀及大便不实者禁服。

旱莲红枣茶

【方源】 经验方。

【组成】 鲜旱莲草（墨旱莲）50 g，大枣 8～10 枚。

【制作】 将旱莲草、大枣加清水 2 碗，煎至 1 碗。去渣饮汤。

【功效】 补肝肾，滋阴补血，止血。

【适应证】 胃、十二指肠溃疡出血，失血性贫血等。

【按语】 旱莲草名来源于《本草纲目》："紫草柔茎，断之有墨汁出，故名，俗呼墨菜是也。细实颇如莲房状，故得莲名。"其味甘、酸，性凉，具有凉血止血、补肾益阴的功效，对多种出血病证有良好疗效。大枣最突出的特点是维生素含量高。大枣的营养保健作用，在远古时期就被人们发现并利用。在西周时期人们就开始利用大枣发酵酿造大枣酒。其味甘、性温，归脾、胃经，煎剂中加 8～10 枚，有补中益气、养血安神、缓和药性的功能。常食大枣可治疗身体虚弱、神经衰弱、脾胃不和、消化不良、劳伤咳嗽、贫血消瘦，其养肝防癌功能尤为突出，故有“一日三个枣，青春永不老”之说。本茶每日 2 次，去渣饮汤。本茶脾肾虚寒者慎服。

山楂橘皮茶

【方源】 经验方。

【组成】 山楂 20 g，橘皮 5 g。

【制作】 山楂，用文火炒至外面呈淡黄色，待凉后，加切成丝状的橘皮，沸水冲泡，代茶饮。

【功效】 消食化积，理气和胃。

【适应证】 纳呆，纳差，内积食滞等。

【按语】 相传，此方创制于南宋绍熙年间，当时宠妃黄贵妃患病，久治不愈，张榜招医后，得一江湖郎中献此方，饮之遂愈。山楂，味甘、酸，性微温，可清食化积、行气散瘀。橘皮，味辛、甘，性温，宽中理气。二药合用，可消食化积、理气和胃。脾胃虚弱者慎服。

六和茶

【方源】 经验方。

【组成】 藿香、杏仁、木瓜、苍术各 45 g，川朴、党参各 30 g，半夏、赤苓、扁豆各 60 g，砂仁、甘草各 15 g，茶叶 120 g，生姜 3 g，大枣 5 枚。

【制作】 前十一味药共制粗末，每次 9 g，加生姜 3 g，大枣 5 枚，泡茶频饮。

【功效】 健脾和胃，理气化湿。

【适应证】 脾虚胃弱，痰食积滞，腹胀便溏等。

【按语】 是我国传统的茶方之一，各中药店长期以来制有成药出售。

甘露茶

【方源】 经验方。

【组成】 橘皮 200 g,乌药、炒山楂、姜炙川朴、炒枳壳各 50 g,炒谷芽 60 g,麸炒六神曲 100 g,茶叶 150 g。

【制作】 橘皮 200 g 盐水浸润炒干后,加乌药、炒山楂、姜炙川朴、炒枳壳各 50 g,炒谷芽 60 g,麸炒六神曲 100 g,茶叶 150 g,共制粗末,和匀过筛,每袋 20 g 分装待用。

【功效】 消食和胃。

【适应证】 食滞引起的脘腹胀闷,不思饮食,水土不服等。

【按语】 诸药合用,能消食化积、宽中理气。每次 1 袋,加生姜 1 片,沸水冲泡代茶饮。脾胃虚寒,见腹痛、喜暖、泄泻者慎用。

红茶荔枝汤

【方源】 经验方。

【组成】 红茶 1～1.5 g,荔枝干肉 25 g(或鲜品 50 g)。

【制作】 上两味用开水冲泡,或用水煎服均可。

【功效】 健胃,助消化,收敛止泻。

【适应证】 消化不良,贫血。

【按语】 荔枝干肉,生津、益血、理气、止痛。治烦渴、呃逆、胃痛、瘰疬、疔肿、牙痛、外伤出血。《海药本草》:"主烦渴,头重,心躁,背膊劳闷。"《食疗本草》:"益智,健气。"煎汤代茶饮,日服 1 剂。阴虚火旺者慎服。

陈仓米柿饼霜茶

【方源】 经验方。

【组成】 陈仓米 60 g,柿饼霜 30 g。

【制作】 先把陈仓米或粳米放锅内,小火微炒,以香黄为度,加水煮沸,倾入碗内,放入柿饼霜,调和化开,澄清。随意饮之,同时也可以细细咀嚼焦米。

【功效】 消食化积,开胃滋补。

【适应证】 脾胃不和,消化不良,虚痞虚胀等。

【按语】 《本草纲目》言"陈仓米煮汁不浑,初时气味俱尽,故冲淡可以养胃，古人多以煮汁煎药，亦取其调肠胃，利小便，去湿热之功也”。而柿饼霜，据《本草纲目》称，有“涩中厚肠、健脾胃气”之功。本方滋补而不偏胜，开胃提神，颇有佳效。

胃乐茶

【方源】 经验方。

【组成】 香附 300 g，焦建曲、制金柑各 180 g，老木香、陈皮各 90 g，甘草 30 g。

【制作】 将香附、焦建曲、制金柑，浸渍后加水煎煮 2 次，滤 2 次汁相混，浓缩为 180 g 的稠膏状汁，然后拌入老木香、陈皮和甘草共制成粗末，烘干或晒干(温度不超过 50℃)，过一号筛后，每包 12 g 分装待用。

【功效】 行气化滞，和胃醒脾。

【适应证】 气机郁滞、饮食停积所致胸脘痞闷、消化不良等。

【按语】 香附，理气解郁、止痛调经。焦建曲，能健胃消食。陈皮，理气化痰。制金柑，《本草纲目》称金橘“酸、温、甘、无毒”，“主治下气快膈，止渴解酲，解臭，皮尤佳”，“疗呕哕反胃嘈杂、时吐清水，痰痞，痰疟，大肠闭塞，妇人乳痈”。四药合用，适用于气机郁滞的饮食停滞。每次 1 袋，每日 2 次，沸水冲泡代茶饮。凡气虚无滞、阴虚血热者忌服。

消滞茶

【方源】 经验方。

【组成】 红梅叶、布渣叶各 1 500 g，山楂、麦芽各 1 000 g。

【制作】 将红梅叶、布渣叶，用水煎煮 2 次，滤取 2 次汁，相混浓缩至 1 000 ml，加制成粗粉状的山楂、麦芽各 1 000 g，拌匀，烘干，每包 20 g 分装。

【功效】 消食化滞。

【适应证】 消化不良，腹泻便溏，小儿夏季泄泻，食欲不振等。

【按语】 据《本草纲目》记载，红梅叶煮浓汁饮，可“主治休息痢及霍乱”。布渣叶不仅为广东民间制作凉茶的常用中草药原料，而且也是许多品牌企业产品如“王老吉”等凉茶的主要成分之一。具有清热消滞、利湿退黄、化痰作用。山楂、麦芽消食化滞。全方共奏消食化滞的功效。每次1包，沸水冲泡，每日2次，代茶饮。冬季减少饮用量。

绿茶李子汤

【方源】 经验方。

【组成】 绿茶2 g，鲜李子100～150 g，蜂蜜25 g。

【制作】 剖开鲜李子，加水煎汤泡茶加蜜饮，或盐制李子和茶、蜜一起用开水泡饮。

【功效】 健胃消化，生津止渴。

【适应证】 口干，消化不良。

【按语】 《本草纲目》："(李花)苦、香、无毒。令人面泽，去粉滓黑黯。"日服1剂。切忌过量多食，易引起虚热脑涨，损伤脾胃。

绿茶芒果汤

【方源】 经验方。

【组成】 绿茶0.5～1 g，芒果(去核)皮肉50 g，白糖25 g。

【制作】 芒果皮肉加水煎汤，泡茶加糖温服。

【功效】 消炎止咳，健脾助消化。

【适应证】 食欲不振，气喘等。

【按语】 《本草纲目拾遗》："芒果，益胃气，止呕晕。"日服1剂。皮肤病、肿瘤、糖尿病患者忌食。

酸梅茶

【方源】 经验方。

【组成】 酸梅20个，冰糖适量。

【制作】 用沸水冲泡代茶饮。

【功效】 生津止渴。

【适应证】 消化不良，口渴等。

【按语】 《神农本草经》记载："梅性味甘平，可入肝、脾、肺、大肠，有收敛生津作用。"现代医学研究表明，酸梅具有以下功效：①消除疲劳，增加活力。②抗肿瘤，清除血液垃圾。③显著改善肠胃功能。④保护肝脏。⑤抗菌、驱虫、抗过敏作用。⑥延缓衰老，美容。酸梅属于碱性食物，有助于体内血液酸碱平衡。肝火旺的人宜多吃酸梅，不但能清肝火，更能帮助脾胃消化，滋养肝脏；情绪暴躁的人每天吃几颗酸梅，有助于保持心情愉快。一般人群均可服用。

石榴叶茶

【方源】《常见病验方选编》。

【组成】 石榴叶 60 g，生姜 15 g，食盐 30 g。

【制作】 以上三味同炒黑，水煎服。

【功效】 温中止泻。

【适应证】 急性胃肠炎寒泻证。

【按语】 石榴全身是宝，其花、叶、果实、果壳、根皮均可药用。石榴花“阴干为末，和铁丹服一年，变白发如漆”，可见其有乌发之功，但更多的是用石榴花止血。民间常用石榴叶来治疗跌打损伤，以叶捣敷受伤处。石榴的果实红如玛瑙，白若水晶，其味清甜可口。石榴根皮能杀虫，石榴果皮酸涩，可以止泻痢。如使用得恰到好处，石榴是一味有效的民间单方。

石榴叶，《本草纲目》称其能“止涩泻痢、带下”。《滇南本草》谓其：“治跌打损伤，敷患处。”《滇南本草图说》谓其：“煎洗痘风疮及风癞。”生姜，能发表、散寒、止呕、开痰。治感冒风寒，呕吐，痰饮，喘咳，胀满，泄泻。配伍食盐，能温中止泻。代茶饮用，每日 1 剂，分上、下午 2 次温服。阴虚内热者忌服。

橘皮竹茹茶

【方源】《瀚海颐生十二茶》。

【组成】 橘皮 5 g(撕碎)，竹茹 10 g。

【制作】 沸水冲泡，代茶频饮。

【功效】 理气，和胃，止呕。

【适应证】 妊娠反应，胃气上逆之呕吐等。

【按语】 此方是我国传统的茶方。《神农本草经》称，橘皮能“下气，止呕咳，治气冲胸中”。竹茹则有“清热止呕安胎”之功。两药合用有理气、和胃、止呕的功效。

溃疡茶

【方源】《中医秘方验方汇编》。

【组成】 茶叶、白砂糖各 250 g。

【制作】 上两味加水适量，煮数沸，候冷沉淀去渣，贮于洁净的容器中加盖，于干燥处贮藏。经 6～12 日后，若色如陈酒，结面如罗皮，即可服用；若未结面，则只要经 7～14 日，就可饮服。

【功效】 和中化湿，消炎敛溃。

【适应证】 胃和十二指肠球部溃疡。

【按语】 茶属双子叶植物，茶叶是人们一直喜爱的一种饮品，亦可作为中药，在唐代即有“茶药”一词。其性微寒，味苦、甘，入心、肺、胃、肝、脾、肾经，沸水煮茶叶，具有清利头目、除烦渴、消食、化痰、利尿、解毒等作用。其对肠黏膜起收敛及保护作用，可减轻炎症和肠蠕动，兴奋中枢神经，增强其活动，以抑制和减少来自局部的不良刺激，使机体恢复正常的生理功能，用于治疗消化性溃疡。白砂糖味甘、性平，归脾、肺经，主要起调味之用。此茶每日 2 次。早、晚蒸热后各服 1 调羹。本方除糖尿病患者等不宜食用白砂糖的人外，均可食用。

玫瑰佛手茶 Ⅰ

【方源】《食疗本草学》。

【组成】 玫瑰花 6 g，佛手 10 g。

【制作】 上两味沸水冲泡 5 分钟即可。代茶饮用。

【功效】 理气解郁，和胃止痛。

【适应证】 肝胃不和，胁肋胀痛，胃脘疼痛，嗳气少食。

【按语】 玫瑰花，属蔷薇科。《本草正义》：“玫瑰花，香气最浓，清而不浊，和而不猛，柔肝醒胃，流气活血，宣通窒滞而绝无辛温刚燥之弊，断推气分药之中，最有捷效而最为驯良者，芳香诸品，殆无其匹。”其具疏肝养胃、活血调经、解郁安神之功效，可缓和情绪，平衡内分泌，对肝及胃有调理的作用。佛手，芸香科植物佛手的果实，以广东产者为佳。《本草纲目》载其“煮酒饮，治痰气咳嗽。煎汤，治心下气痛。其性温，味辛、苦、酸，归肝、脾、肺经”，具有疏肝理气、和胃止痛的功效。故上两味合方可理气解郁、和胃止痛。每日 1 剂，不拘时温服。本方阴虚火旺证者及孕妇不宜饮用，阴虚有火，无气滞症状者慎服。

玫瑰佛手茶Ⅱ

【方源】 经验方。

【组成】 玫瑰花1.5 g,佛手3 g,花茶3 g。

【制作】 用开水泡饮。可加适量冰糖。

【功效】 疏肝理气,调经止痛。

【适应证】 肝气郁结,月经不调,痛经。

【按语】 玫瑰花味甘、微苦,能理气解郁、和血散瘀、美容。佛手能疏肝理气、和胃止痛,《本草再新》谓其:“治气舒肝,和胃化痰,破积,治噎膈反胃,消癥瘕瘰疬。”合用后能疏肝理气、调经止痛。注意:阴虚有火者勿服。

代代花茶

【方源】 《食疗本草学》。

【组成】 代代花3 g。

【制作】 上药沸水冲泡。代茶饮用。

【功效】 疏肝理气,和胃止痛止呕。

【适应证】 脘腹胀痛,胸胁不舒,恶心,呕吐,不思饮食。

【按语】 代代花,亦称回青橙,芸香科,柑橘属。代代花味甘气香,微苦,花体轻,质脆易碎。色黄白、香气浓郁、无破碎者为佳,可疏肝和胃、理气解郁,有破气行痰、散积消痞之功。《饮片新参》谓其:“理气宽胸,开胃止呕。”主治胸中痞闷、脘腹胀痛、呕吐少食等。《动植物民间药》谓其:“治腹痛,胃病。”代代花以气香味醇的品质和疏肝理气、和胃止痛的功效而深受大众的欢迎,被誉为“花茶小姐”。此茶每日1剂,不拘时频频温服。本茶方孕妇不宜饮用。

山楂麦芽茶

【方源】 《北京卫生职工学院资料》。

【组成】 山楂12 g,炒麦芽60 g。

【制作】 以上药置杯中,加开水约250 ml,加盖20分钟后代茶温饮。

【功效】 消导,回乳。

【适应证】 伤食呕吐，脘腹胀满，嗳腐吞酸，食后即吐，吐出不化宿食，其味酸臭，舌苔白腻，脉滑。

【按语】 本方适用于饮食失节，食滞停积而致的呕吐。因食积中焦，使脾胃运化功能失常，中焦气机受阻，胃气上逆，食随气上，故呕吐酸腐，甚至吐出不化宿食。因中焦气机不畅，故脘腹胀满。其治应以消食化滞为主，食消滞化则呕吐自愈。方中炒麦芽消食和中下气，山楂消积散瘀。麦芽偏于消面食之积，山楂善消肉食之积。《本草纲目》对山楂的记载："化饮食，消肉积。"另外，《农村中草药制剂技术》中的消滞茶（山楂、麦芽、红梅叶、布楂叶）亦以此两味为主药。

谷芽露茶

【方源】《中国医学大辞典》。

【组成】 谷芽 1 000 g。

【制作】 谷芽 1 000 g，浸渍 2 小时，然后加蒸馏器中的水蒸 2 次，取蒸馏水代茶饮。

【功效】 消食，健脾，开胃，和中，生津液，益元气。

【适应证】 病后脾土不健，纳差，消化不良等。

【按语】 谷芽，健脾开胃、和中消食。治宿食不化，胀满，泄泻，不思饮食。《本草纲目》言，谷芽有"快脾开胃，下气和中，消食化积"之功，《本草经疏》则称其是"消食健脾，开胃和中之要药"。《中药材手册》谓其："治脾虚，心胃痛，胀满，热毒下痢，烦渴，消瘦。"

【腹泻】

赤芍柏茶

【方源】《太平圣惠方》。

【组成】 赤芍 5 g，黄柏 3 g，花茶 3 g。

【制作】 用 250 ml 开水冲泡后饮用，冲饮至味淡。

【功效】 清热解毒，祛瘀。

【适应证】 湿热瘀结所致赤白痢下注、腹痛不可忍。

【按语】 赤芍具行瘀、止痛、凉血、消肿的功能，主治瘀滞经闭、疝瘕积聚、腹痛、胁痛、衄血、血痢、肠风下血、目赤、痈肿、跌仆损伤等。黄柏清热燥湿、泻火解毒、退虚热。黄柏抗菌有效成分为小檗碱，其药理作用与黄连大体相似，但含量较黄连低。多用于湿热泻、黄疸等。本茶中赤芍反藜芦；黄柏大苦大寒，易损胃气，脾胃虚寒者忌用。

紫笋硫黄茶

【方源】《太平圣惠方》。

【组成】 硫黄、诃子皮、紫笋茶各 9 g。

【制作】 将硫黄研为细末，用干净布袋包，与诃子皮、紫笋茶共加水适量，煎沸 10～15 分钟即可，过滤取汁用。

【功效】 温肾壮阳，敛涩止泻。

【适应证】 肾阳虚衰(命门火衰)，五更泄泻，腹部冷痛，四肢不温，或久泻不止。

【按语】 硫黄味酸，性温，有毒。外用止痒杀虫疗疮，内服补火助阳通便。现代药理研究表明，其能镇咳、祛痰、抗炎、缓泻。诃子皮味酸、涩，性温，具有涩肠止泻的功效，可治疗久泻久痢、便血脱肛。每日 1 剂，温服。硫黄属低毒危险化学品，但其蒸气及硫黄燃烧后产生的二氧化硫对人体有剧毒。必须严格掌握制法，控制剂量。

木香木瓜茶

【方源】《圣济总录》。

【组成】 木香 5 g，木瓜 3 g，花茶 3 g。

【制作】 用 250 ml 开水泡饮，冲饮至味淡。

【功效】 理气舒筋。

【适应证】 霍乱转筋。

【按语】 木香具有行气调中、止痛之功。木瓜归肝、脾经，平肝舒筋、和胃化湿。可治湿痹拘挛，腰膝关节酸重疼痛，吐泻转筋，脚气水肿等。木瓜素有“百益果王”之称，用途上也分为食用和药用两大类。木瓜营养价值高，能健脾消食、通乳抗癌、补充营养、提高抗病能力。果实含有丰富木瓜酶、维生素 C、B 族维生素及钙、磷等无机盐，并含丰富的胡萝卜素、蛋白质、钙盐、蛋白酶、柠檬酶等，可防治高血压、肾炎、便秘和助消化，治胃病，对人体有促进新陈代谢和抗衰老的作用，还有美容护肤养颜的功效。治病多采用宣木瓜，也就是北方木瓜，不宜鲜食；食用木瓜多是产于南方的番木瓜，可以生吃，也可作为蔬菜和肉类一起炖煮。木瓜中的番木瓜碱，对人体有小毒，每次食量不宜过多，过敏体质者应慎食。孕妇慎食。

艾陈茶

【方源】《圣济总录》。

【组成】艾叶 5 g，陈皮 3 g，花茶 3 g。

【制作】用 200 ml 开水泡饮，冲饮至味淡。

【功效】运脾散寒。

【适应证】下痢腹痛，睡卧不安。

【按语】艾叶温经止血、散寒止痛。用于下焦虚寒，腹中冷痛，月经不调，经行腹痛，以及带下等。生用能温通经脉，逐寒湿而止冷痛。陈皮气香性温，能行能降，具有理气运脾、调中快膈之功。同时陈皮为脾、肺二经之气分药，苦温燥湿而能健脾行气，故常用于湿阻中焦，脘腹胀闷，便溏苔腻等。气虚体燥，阴虚燥咳、吐血及内有实热者慎服。

姜茶

【方源】《医说》。

【组成】生姜 1 块(或 10 g)，茶叶适量(或 10 g)。

【制作】生姜带皮切碎如粟米，与茶叶一起加水 1 大碗共煎，至半碗汤汁即可。

【功效】温中健胃，化湿止痢。

【适应证】久痢不止或痢疾初起，腹痛。

【按语】生姜味辛，性微温，归肺、脾、胃经，有散寒发汗、化痰止咳、和胃、止呕等多种功效。且生姜有“呕家圣药”之称，是温中健胃首选药，民间有“每天三片姜，不劳医生开处方”的说法。《本草图经》中记载：“以生姜切细，和好茶一两碗，任意呷之，治痢大妙！热痢留姜皮，冷痢去皮。”本方每日 1～2 剂，温饮。然阴虚内热者及热盛之病证忌用。

艾姜茶Ⅰ

【方源】《世医得效方》。

【组成】艾叶5 g,干姜3 g,花茶3 g。

【制作】用艾叶、干姜的煎煮液250 ml泡茶饮用,冲饮至味淡。

【功效】温中散寒。

【适应证】脾胃寒证,下痢脓血,腹痛。

【按语】艾叶温经止血、散寒止痛。干姜味辛,性热,具温中回阳、温肺化饮之功。干姜能祛脾胃寒邪,助脾胃阳气,凡脾胃寒证,无论是外寒内侵之实证,还是阳气不足之虚证均适用。此茶孕妇慎用。

艾姜茶Ⅱ

【方源】经验方。

【组成】陈茶叶25 g,艾叶25 g,老姜50 g,紫皮大蒜头2个。

【制作】大蒜捣碎,老姜切片,与茶叶共煎,5分钟后加食盐少许即可。

【功效】消炎杀菌。

【适应证】神经性皮炎。

【按语】艾叶,味辛、苦,性温;能理气血、逐寒湿,可治痈疮、疥癣。现代药理发现艾叶有很好的抗菌作用,可治疗皮炎。老姜是生姜中姜母,又称姜娘,味辛,性温,具有散寒解毒的功用。大蒜性温,味辛,有行气消积、杀虫解毒的功效,可用于痈疽肿毒、白秃疮、蛇虫咬伤。现代药理研究发现大蒜具有强力杀菌作用,能治疗皮肤病。患者将此茶分2日外洗即可。

肉桂黄连茶

【方源】《普济方》。

【组成】肉桂3 g,黄连1 g,花茶3 g。

【制作】用200 ml开水泡饮,冲饮至味淡。

【功效】温脾,清胃。

【适应证】 寒热互结下痢赤白，腹痛不思食。

【按语】 肉桂辛热纯阳，能温补命门之火，益阳消阴，为治下元虚冷之要药，散寒止痛、温通经脉。用于肾阳不足，命门火衰，见畏寒肢冷、腰膝软弱、阳痿、尿频，及脾肾阳衰，见脘腹冷痛、食少便溏。黄连清热燥湿、泻火解毒。用于肠胃湿热所致的腹泻、痢疾、呕吐等。但本品大苦大寒，过量或服用较久，易致败胃。凡胃寒呕吐、脾虚泄泻之证均忌用。

忍冬藤茶

【方源】 《本草纲目》。

【组成】 忍冬藤(叶)10 g。

【制作】 忍冬藤(叶)制成粗末，沸水冲泡。

【功效】 清热，解毒，通络。

【适应证】 温病发热，热毒血痢，传染性肝炎，痈肿疮毒，筋骨疼痛等。

【按语】 忍冬藤，清热解毒，还有抗炎作用，可预防暑疖。《本草别录》载其"主寒热身肿"。《滇南本草》谓其"宽中下气，消痰，祛风热，清咽喉热痛"。在端午节前代茶饮，连饮 7 日。脾胃虚寒，泄泻不止者禁用。

山药苍术茶

【方源】 《濒湖经验方》。

【组成】 山药 5 g，苍术 3 g，绿茶 3 g。

【制作】 用 250 ml 开水冲泡后饮用，冲饮至味淡。

【功效】 健脾，清热，燥湿。

【适应证】 湿热泄泻，赤白痢，乙肝脾胃虚弱者，小便赤热。

【按语】 山药味甘性平，归脾、肺、肾经。既补脾气，又益脾阴，且兼涩性，能止泻。用于脾虚气弱所致食少便溏、泄泻等。山药质细腻，肉洁白，是国家卫生部公布的既是食品又是药品的蔬菜。中医学很早就将山药入药治病，且它有药中上品的美誉。食用山药有一些小窍门：山药切片后需立即浸泡在盐水中，以防止氧化发黑；新鲜山药切开时会有黏液，极易滑刀伤手，可以先用清水加少许醋洗，这样可减少黏液。山药不要生吃，因为生的山药里有一定的毒素。山药也不可与碱性药物同服。苍术芳香燥烈，有较强的燥湿健脾作用。凡湿阻中焦，运化失司，而见脘腹胀满、食欲不振、恶心呕吐、倦怠乏力等，苍术均为要药。本茶中山药养阴能助湿，故湿盛中满或有积滞者忌服。

木香归芍茶

【方源】 经验方。

【组成】 木香 5 g，当归 2 g，白芍 2 g，大黄 1 g，绿茶 3 g。

【制作】 用前四味药的煎煮液 350 ml 泡茶饮用，冲饮至味淡。

【功效】 清泻湿热，养血止血。

【适应证】 下痢脓血，里急后重，日夜无度。

【按语】 木香具有行气、调中、止痛之功。当归补血活血、止痛润肠。白芍养血柔肝、缓中止痛、敛阴收汗。可治胸腹胁肋疼痛，泻痢腹痛，自汗盗汗，阴虚发热，月经不调，崩漏，带下等。《医学启源》称白芍可以“安脾经，治腹痛，收胃气，止泻利，和血，固腠理，泻肝，补脾胃”。对于痢疾肠道湿热不化，大黄可通便，去湿热积滞。本茶方妇女妊娠期、经期、哺乳期应慎用或忌用。

无花果叶茶

【方源】 经验方。

【组成】 干无花果叶 10 g，适量白糖。

【制作】 沸水冲泡，代茶频饮。

【功效】 清热解毒，止泻。

【适应证】 湿热泄泻，带下，痔疮，痈肿疼痛，瘰疬。

【按语】 无花果叶，治痔疮、肿毒、心痛。《本草纲目》载其“甘微辛，平，有小毒”。《救荒本草》载其“治心痛，煎汤服”。《本草汇言》载其“去湿热，解疮毒”。每日 1 剂，可频频饮服。一般连服 6～10 日可获痊愈。

石榴皮茶

【方源】 经验方。

【组成】 石榴皮 15 g。

【制作】 煎水或沸水冲泡。

【功效】 涩肠,止血,驱虫。

【适应证】 慢性菌痢,阿米巴痢疾及慢性结肠炎等。

【按语】 《本草纲目》和《药性论》中对石榴皮都有记载,称其"主涩肠",能"止赤白下痢"。《本草拾遗》载其"主蛔虫,煎服"。每次15 g,煎水或沸水冲泡,代茶频饮,连用3～5日,以痢止为度。痢疾积滞未清者慎服。

地锦草茶

【方源】 经验方。

【组成】 地锦草75 g。

【制作】 煎水加糖代茶饮。

【功效】 清热解毒,活血,止血,利湿,通乳。

【适应证】 菌痢,肠炎,咯血,吐血,便血,崩漏,外伤出血,湿热黄疸,乳汁不通,痈肿疔疮,跌打肿痛等。

【按语】 《本草汇言》称:"地锦,凉血止血,解毒止痢之药也。"《本草别录》载其"主心气,女子阴疝血结"。《上海常用中草药》载其"止血,利尿,健胃,活血解毒。治黄疸,痢疾,腹泻,尿路感染,便血,尿血,子宫出血,痔疮出血,跌打肿痛,女人乳汁不通,蛇咬伤,头疮,皮肤疮毒"。本方血虚无瘀及脾胃虚弱者慎服。

花果序茶

【方源】 经验方。

【组成】 干花果序15 g。

【制作】 干花果序,煎煮或用沸水冲泡,开水冲去头遍,代茶频饮。

【功效】 清热解毒。

【适应证】 急性细菌性痢疾,急慢性肠炎等。

【按语】 据临床报道,用水杨梅的花果序(干鲜均可),干品15 g或鲜品30 g,煎沸或用沸水泡15分钟后去渣饮用,每日3次,治疗急性细菌性痢疾及肠炎,效果显著。即便是对其他抗痢疾药不敏感的病例,本药亦具疗效。对慢性细菌性痢疾及急、慢性非特异性肠炎,也可选用。

茉莉花茶Ⅰ

【方源】 经验方。

【组成】 茉莉花每次10～20朵。

【制作】 茉莉花沸水冲泡,代茶饮。

【功效】 理气和中,芳香化湿。

【适应证】 慢性痢疾白多赤少者,慢性结肠炎。

【按语】 茉莉花,理气、开郁、辟秽、和中。治下痢腹痛,结膜炎,疮毒。《本草再新》载其“能清虚火,去寒积,治疮毒,消疽瘤”。《饮片新参》载其“平肝解郁,理气止痛”。代茶饮。

茉莉花茶Ⅱ

【方源】 《清稗类钞》。

【组成】 绿茶茶坯,茉莉鲜花。

【制作】 用特种工艺造型茶或经过精制后的绿茶茶坯与茉莉鲜花窨制而成的茶叶品种。在茶叶分类中,茉莉花茶仍属于绿茶。用时,加适量沸水冲泡即可。

【功效】 清肝明目,生津止渴,祛痰治痢,通便利水。

【适应证】 高血压,心脏病,辐射损伤等,也可用于防癌,延缓衰老。

【按语】 窨花茶,亦称花茶、熏花茶、香花茶、香片。因该茶中的加料为茉莉花朵,故名。又名“香片茶”。《清稗类钞》云:“茶叶用茉莉花拌和而窨藏之,以取芬香者,谓之香片。”然《群芳谱》云:“上好细茶,总用花香,反夺香味,是香片实非上品也。然京、津、闽人皆嗜饮之。”《中药大辞典》中记载:茉莉花有“理气开郁、辟秽和中”的功效,并对痢疾、腹痛、结膜炎及疮毒等具有很好的消炎解毒的作用。此茶可日常频频温服。使人延年益寿,身心健康。

茉莉花茶Ⅲ

【方源】 经验方。

【组成】 茉莉花、石菖蒲各6 g,清茶10 g。

【制作】 上药共研粗末。

【功效】 理气化湿,安神。

【适应证】 心悸健忘，失眠多梦，神经官能症等。

【按语】 茉莉花味辛、甘，性凉，花香扑鼻，沁人心脾，古称“人间第一香”，具有理气开郁、辟秽、和中的功效。《本草从新》谓其：“辛苦而温，芳香而散，开心孔，利九窍，明耳目，发声音，去湿除风，逐痰消积，开胃宽中，疗噤口毒痢。”鲜茉莉花含油率一般为0.2%～0.3%，主要成分为苯甲醇及其酯类、茉莉花素、芳樟醇、苯甲酸芳樟醇酯。本茶用茉莉花配开窍理气的石菖蒲，佐以清头目、除烦渴的清茶，可理气化湿，使气机舒畅，情绪安定。每日1剂，沸开水冲泡，随意饮用。注意，感冒者不宜用。

苦瓜根茶

【方源】 经验方。

【组成】 鲜苦瓜根30 g。

【制作】 鲜苦瓜根，切成粗末，煎水代茶饮。

【功效】 清热解毒。

【适应证】 夏季泄泻。

【按语】 苦瓜根，清热解毒，治痢疾、便血、疔疮肿毒、风火牙痛。《众集验方》介绍说：“治痢腹痛，滞下黏液，苦瓜根二两，冰糖二两，加水炖服。”《民间常用草药汇编》载其“退热解毒，治风火牙痛；外洗疮毒”。本茶脾胃虚寒者不宜。

细茶食醋汤

【方源】 经验方。

【组成】 细茶1～3 g，食醋15 ml。

【制作】 取细茶、食醋，用开水冲泡。

【功效】 抗菌消炎，收敛止泻，解毒。

【适应证】 泄泻等病证。

【按语】 细茶，即茶树上采摘的鲜叶，经过加工制成的茶叶。食醋，能散瘀、止血、解毒、杀虫。治产后血晕、痃癖百瘕、黄疸、黄汗、吐血、衄血、大便下血、阴部瘙痒、痈疽疮肿，解鱼肉菜毒。《本草别录》载醋能“消痈肿，散水气，杀邪毒”。日服1剂，分3次饮服。本茶脾胃湿甚、痿痹、筋脉拘挛及外感初起忌服。

绿茶粳米汤

【方源】 经验方。

【组成】 绿茶 0.5 g,粳米 25～50 g。

【制作】 将粳米煮至半熟时,取汁冲泡绿茶饮服。

【功效】 生津止渴,健胃利尿,消热解毒。

【适应证】 泻痢,口干渴,呕吐等。

【按语】 《滇南本草》载粳米能"治诸虚百损,强阴壮骨,生津,明目,长智"。粳米含淀粉、蛋白质、脂肪,还含少量 B 族维生素,能补脾胃、养五脏、壮筋骨、通血脉、益精强志、润颜。本茶日服 1 剂。糖尿病患者不宜多食。

绿茶稔子汤

【方源】 经验方。

【组成】 绿茶 0.5 g,稔子干品 60 g。

【制作】 稔子加水煮汤后泡茶饮。

【功效】 健脾胃,益气血。

【适应证】 脾胃虚弱大便不成形。

【按语】 稔子是纯天然野生水果,是一种高锰富集植物,其医疗保健价值很高。稔子食品作为有机锰的补充来源,对预防肝癌、肝炎等疾病具有重要意义。对病后体弱、血虚、神经衰弱等有良好的辅助疗效。还能消炎止痛、生肌。贫血者可加龙眼肉 15 g,红糖 25 g;消化性溃疡及贫血者可加剖开的黑枣 25 g;肾虚耳鸣者可加鸡蛋 1 只,红糖 25 g。日服 1 剂,分 3 次饭后服。大便秘结者忌服。

绿茶马齿苋汤

【方源】 经验方。

【组成】 绿茶 1～3 g,马齿苋 30～50 g。

【制作】 将马齿苋加水煮汤泡茶饮。

【功效】 清热解毒,凉血止痢。

【适应证】 痢疾,肠炎,便血等。

【按语】 马齿苋,《本草纲目》载其"散血消肿,利肠滑胎,解毒通淋,治产后虚汗"。本品清热解毒,凉血止痢。肝炎、尿道炎、疟疾等湿热重者可加马鞭草 25 g。日服 1 剂。孕妇慎用。

绿茶五倍子汤

【方源】 经验方。

【组成】 绿茶 1 g，五倍子 5～10 g，蜂蜜 25 g。

【制作】 将五倍子加水煮汤后加绿茶、蜂蜜泡服；或先将五倍子打碎，文火炒黄、研末，待冷却后，和茶、蜜一起煮服。

【功效】 收敛止血，抗菌抗病毒。

【适应证】 久泻，肺虚久咳等。

【按语】 《本草求真》载“五倍子，桉书既载味酸而涩，气寒能敛肺经浮热，为化痰渗湿、降火收涩之剂；又言主于风湿，凡风癣瘙痒，目赤眼痛，用之亦能有效”。本茶对于虚证所致的久泻、肺虚久咳患者有效。日服 1 剂。不宜用于湿热泄泻者。

藿米茶

【方源】 经验方。

【组成】 藿香 15 g，糊米 30 g。

【制作】 煎水澄清后代茶饮。

【功效】 健脾，清暑化湿。

【适应证】 夏季暑湿泄泻。

【按语】 《药品化义》载：“藿香，其气芳香，善行胃气，以此调中，治呕吐霍乱，以此快气，除秽恶痞闷。且香能和合五脏，若脾胃不和，用之助胃而进饮食，有醒脾开胃之功。”配以糊米，可健脾化湿。对于暑湿伤脾所致的泄泻有很好的疗效。阴寒盛者不宜服用。

止泻茶

【方源】 经验方。

【组成】 四川绿茶、金银花各 9 g，玫瑰花、陈皮各 6 g，茉莉花、甘草各 3 g。

【制作】 将上药用沸水浸泡(加盖封闭，勿令泄气)，10～12 分钟后方可服用。每日可分 3～5 次频频饮之。小儿用量酌减。

【功效】 收敛固肠，理气止痛，消化肉积，活血止血，强心利尿，清热解毒。

【适应证】 急、慢性肠炎，细菌性痢疾，泄泻等。

【按语】 绿茶具有除烦渴、化痰、消食、利尿、清热解毒的功效。金银花清热解毒、疏风散热。玫瑰花疏肝解郁、活血调经。陈皮理气健脾、燥湿止泻。茉莉花理气、开郁、辟秽、和中。甘草具有益气补中、清热解毒、调和药性的功效。六药合用加强了清热解毒、收敛固肠、理气止痛的作用，适用于热邪侵犯机体所导致的腹泻、腹痛、小便黄等症状。因寒邪所导致的腹痛、腹泻禁用此茶。

二花茶Ⅰ

【方源】 经验方。

【组成】 红茶、银花各 10 g，玫瑰花、甘草、黄连各 6 g。

【制作】 上药加水煎取汁。顿服。

【功效】 清热解毒，行气止痛，固肠止泻。

【适应证】 急、慢性肠炎，下痢，泄泻。

【按语】 黄连味苦，性寒，清热燥湿、泻火解毒，是为主药。银花味甘，性寒，清热解毒、疏风散热。甘草益气补中、清热解毒、调和药性。玫瑰花理气止痛。红茶味甘苦性温，用来制约银花凉性，抑制黄连苦寒之性。诸药合用，具有清热燥湿、行气止痛的功效。适用于热毒郁滞胃肠引起的腹泻腹痛，服后症状可缓解。脾胃虚弱者、素体虚弱者及孕妇慎用。

二花茶Ⅱ

【方源】 经验方。

【组成】 荠菜花、蚕豆花各 10～15 g。

【制作】 上两味洗净，共置壶中，用沸水 250 ml 冲泡 5 分钟即成。

【功效】 凉血止血，平肝明目。

【适应证】 高血压，头晕目眩，血精，尿血等。

【按语】 荠菜花，最早载于《备急千金要方》，历代本草有所论述。《本草纲目》云："荠有大小数种，小荠叶花茎扁，味美，其最小者，名沙荠也。大荠科叶甚大，而味不及；其茎硬有毛者，名菥蓂，味不甚佳。"又云："明目，益胃。"《现代实用中药》云："止血。治肺出血，子宫出血，流产出血，月经过多，头痛、目痛或视网膜出血。"宋陶縠《清异录》云:“俗号荠为百岁羹,言至贫亦可具,虽百岁可长享也。”此道荠乃野菜,随处可见,取之不竭,贫寒之家亦可终生享用。早在西周,荠菜即为先民盘中之餐。《诗经·邶风·谷风》尝咏:“谁为荼苦,其甘如荠。”荠菜不仅味道鲜美,营养丰富,且味甘性凉,颇具清热止血、平肝明目之效,《本草纲目》《名医别录》对此均有记述。江南人家习称三月初三上巳节为荠菜花生日,是日将其置于灶台,深信可避虫蚊。“三月三,荠菜花赛牡丹,女人不戴无钱用,女人一戴粮满仓。”南京一带民谣更将“荠菜”谐音“聚财”,以讨吉利。本方代茶频频服用,冲饮至味淡。另外,二花茶中加入小蓟,可以治疗尿血。本茶便溏者慎食。

车前子茶Ⅰ

【方源】 经验方。

【组成】 炒车前子 10 g,红茶 3 g。

【制作】 上两味以沸水冲泡浓汁,加盖闷 10 分钟即可;或上两味水煎成浓汁即可。

【功效】 健脾利水,化湿止泻。

【适应证】 脾虚水泻。

【按语】 车前子,为车前草的种子。茶中炒车前子味甘,性寒,具有利尿通淋、清肝明目、渗湿止泻的功效。现代药理研究证明,车前子可增加水、尿酸、尿素和氯化钠的排泄,有明显的利尿和降压效果。《神农本草经》载其:“久服轻身耐劳。”炒用,可制其甘寒之性。诗人张籍对它有“开州午日车前子,作药人皆道有神。惭愧使君怜病眼,三千余里寄闲人”的赞誉。红茶味甘、苦,性温,本方中用以佐制车前子的寒凉之性。故两者合用,健脾利水,化湿止泻,利小便以实大便。每日 1～2 剂,分 2 次温服。

车前子茶Ⅱ

【方源】 经验方。

【组成】 车前子 30 g。

【制作】 秋季车前草果实成熟时,割取果穗,晒干后搓出种子。将种子炒至起爆裂声时,喷洒盐水,炒干,碾碎,将 30 g 装入布包,将布包放入茶杯,加沸水冲泡片刻即成。

【功效】 清热利尿，降压。

【适应证】 高血压，慢性肾炎水肿，运动性血尿和急性肠炎。

【按语】 车前子，能利水、清热、明目、祛痰。《本草纲目》言车前子气味“辛、寒、无毒”。本方代茶温饮，不拘时常服，冲饮至味淡。内伤劳倦，阳气下陷，肾虚精滑及体内无湿热者慎服，肾虚寒者忌服。

粳米姜茶

【方源】 经验方。

【组成】 茶叶 1.5 g，生姜 3 g，粳米 30 g。

【制作】 先将粳米淘洗干净，再加入生姜及茶叶水同煎后，即可服用。

【功效】 清热解毒，健脾利湿。

【适应证】 慢性肠炎，久泻不止，尤适于久泻而致脾胃虚寒者。

【按语】 粳米姜茶中，茶叶味甘、苦，性微寒，具有消食、收敛、止痢、解毒的功效。唐代陈藏器说：“茶为万病之药。”在我国，传说茶是“发乎于神农，闻于鲁周公，兴于唐而盛于宋”。茶最初是作为药用，后来发展成为饮料。生姜具有温胃散寒、和中降逆之功。《本草衍义》中说道：“以生姜切细，和好茶一两碗，任意呷之，治痢大妙！热痢留姜皮，冷痢去皮。”粳米是粳稻的种仁，味甘，性平，具有益脾胃、除烦渴的功效。《千金方·食治》称“粳米能养胃气、长肌肉”。本方中生姜温胃，粳米扶胃气，共助茶叶止痢。每日 1 剂温饮。

乌梅甜茶

【方源】 经验方。

【组成】 乌梅 5 g，防风、当归各 8 g，白糖适量。

【制作】 将乌梅洗净，与防风、当归、白糖同放入杯中，用沸水冲泡，即可饮用。不拘时服。

【功效】 收敛生津。

【适应证】 过敏性肠炎所引起的泄泻。

【按语】 乌梅味酸、涩，性平，具有涩肠止泻、生津止渴、安蛔止痛的功效。《本草求真》称其“入肺则收，入肠则涩……宁不为酸涩收效之一验乎”。防风味辛、甘，性微温，具有祛风解表、胜湿止痛、止痉的功效，被称为“风中之润剂”。当归具有补血、活血、止痛、润肠的功效。白糖味甘，性平，具有滋阴润肺的功效。肺与大肠相表里，肺脏功能正常则大便才会正常。中医学有句名言：“酸甘化阴，辛甘化阳。”所以酸性的酸梅和甘甜的冰糖两者配伍，能化生津液，而辛温的防风和甘甜的白糖则生化脾胃阳气而祛寒气。故此茶有收敛止泻、生津止渴的功效。

柚姜止泻茶

【方源】《实用中医偏方汇编》。

【组成】老柚壳 9 g，细茶叶 6 g，生姜 2 小片。

【制作】先将前两味同研成细末，再把生姜煎汤，候温送服前两味细末，不拘时服。

【功效】温中，理气，止泻。

【适应证】腹中冷痛，腹泻如水样。

【按语】老柚壳味辛、甘、苦，性温，理气止泻、化痰消食，止泻作用较强，为主药。《本草纲目》谓其：“消食快膈，散愤懑之气，化痰。”茶叶具有消食、收敛、止痢、解毒的功效。生姜具有温胃散寒、和中降逆之效。《本草拾遗》记载生姜“汁解毒药，破血调中，去冷除痰，开胃。须热即去皮，要冷即留皮”。本茶温中止泻、理气健脾，对寒性腹泻疗效尤佳。服本药茶，需忌生冷食物、鱼类、猪油 1 周。

红糖胡椒茶

【方源】《常见病验方研究参考资料》。

【组成】胡椒 1.5 g，红糖 15 g，加茶 3 g。

【制作】胡椒研末，红糖炒焦，与茶叶共用沸水冲泡饮之。

【功效】温中，化滞，止痢。

【适应证】产后下痢腹痛及腹泻、痢疾调理。

【按语】红糖有补气血、缓中温胃之功。胡椒味辛性热，温中、下气、消痰、解毒。治寒痰食积，脘腹冷痛，反胃，呕吐清水，泄泻，冷痢。并解食物毒。《日华子本草》称其是“主冷痢”之药。配以茶叶，是治疗产妇产后下痢腹痛之良方。阴虚有火者忌服。

桑寄芎茶

【方源】《杨氏护命方》。

【组成】 桑寄生 5 g，川芎 3 g，防风 3 g，甘草 3 g，花茶 3 g。

【制作】 用前四味药的煎煮液 300 ml 泡茶饮用，冲饮至味淡。

【功效】 祛风活血化瘀。

【适应证】 脓毒血痢。

【按语】 桑寄生能补肝肾、强筋骨、祛风湿、安胎元。用于风湿痹痛，腰膝酸软，筋骨无力，崩漏经多，妊娠漏血，胎动不安，高血压等。《本草求真》记载：“桑寄生，号为补肾补血要剂。缘肾主骨，发主血，苦入肾，肾得补则筋骨有力，不致痿痹而酸痛矣。甘补血，血得补则发受其灌荫而不枯脱落矣。故凡内而腰痛、筋骨笃疾、胎堕，外而金疮、肌肤风湿，何一不惜此以为主治乎。”防风微温，甘缓不峻，祛风止痛、胜湿。川芎辛香行散，温通血脉，既能活血祛瘀以调经，又能行气开郁而止痛，为血中之气药，具通达气血的功效，常用于血瘀气滞之证。甘草补脾益肺、缓急止痛，且有缓和药性、调和百药的功效。注意：本茶阴虚火旺者慎用；另外，甘草反大戟、芫花、海藻。

【痢疾】

硫黄茶

【方源】《太平圣惠方》。

【组成】 硫黄 15 g，紫笋茶 15 g，诃梨勒皮 15 g。

【制作】 将硫黄、紫笋茶研成细末，与诃梨勒皮拌匀，加水煎煮。

【功效】 温中化滞，理气止痢。

【适应证】 虚寒性腹泻，虚寒性痢疾，大便冷秘。

【按语】 硫黄大热有毒，一般作为外用药使用。内服可温阳、杀虫，治阳痿、虚寒性腹泻、虚寒性痢疾、大便冷秘；外用可治疥癣、湿疹、癞疮。本茶是以硫黄配以茶叶、诃梨勒皮，酸苦而涩，涩肠止泻，故能治疗冷痢、积冷等病证。但因硫黄有毒，故用量不宜大，且用药时间不可过长，中病即止。

连梅止痢茶

【方源】《普济方》。

【组成】 胡黄连、乌梅肉、灶心土各等分,腊茶适量。

【制作】 将胡黄连、乌梅肉共研为末,备用。

【功效】 清热利湿,敛涩止痢,止血。

【适应证】 血痢不止或久痢不止等。

【按语】 本方中胡黄连有清热燥湿、泻火解毒、止血的作用。《普济方》载其:"治吐血、衄血。"灶心土味辛,性微温,归脾、胃经。温中和胃而镇呕,收摄脾气而止血,为温经止血之要药,对脾气虚寒,不能统血之出血病证皆可应用,对吐血、便血的疗效尤佳。乌梅有收敛生津、安蛔驱虫的作用。可治久疟,久泻,痢疾,便血,尿血,血崩,蛔厥腹痛等。腊茶缓和药性,改善口味。上四味合用,有燥有收,能清能利,共奏清热利湿、敛涩止痢、止血之效。本茶每日 2 次,每次取上药末 3～5 g,以腊茶 5 g 煎汤,候温送服。

龙芽茶

【方源】《本草纲目》。

【组成】 龙芽草(即仙鹤草)、陈茶叶各等分(可各 10 g)。

【制作】 将上两味略洗,加水同煎,取汁即成。

【功效】 清热利湿,止痢止血。

【适应证】 赤白痢。

【按语】 仙鹤草,味苦涩,性平。全草为强壮性收敛止血药,广泛用于全身各部的出血病证,无论寒热虚实,皆可应用。本品还有解毒截疟之功,治疗疟疾寒热,可单以本品研末,于疟发前 2 小时吞服,或水煎服。其还有涩敛之性,能涩肠止泻止痢。因本品药性平和,兼能补虚,又能止血,故对于血痢及久病泻痢尤为适宜,如《岭南采药录》提到"单用本品水煎服,治疗赤白痢,也可配伍其他药物同用"。配以陈茶叶缓和苦味,共奏清热利湿,止痢止血之效。每日 1 剂,不拘时温服。

姜梅茶

【方源】《世医得效方》。

【组成】 生姜 10 g，乌梅肉 30 g，绿茶 6 g，红糖适量。

【制作】 将生姜、乌梅肉切细，同绿茶共放保温杯中。以沸水冲泡，盖严温浸半小时，再入红糖即成。

【功效】 清热生津，止痢消食，温中。

【适应证】 细菌性痢疾和阿米巴痢疾。

【按语】 绿茶有生津止渴、清心明目、利尿解毒、消食去腻的作用。生姜有化痰止咳、和胃、止呕等多种功效，可治疗肠炎、痢疾等。乌梅味酸、涩，性平，归肝、脾、肺、大肠经，有收敛生津、安蛔驱虫的功效。上三味相配伍，共奏清热生津、止痢消食、温中之效。本方每日 次，温饮。注意，隔夜茶是禁食的，因为绿茶中的鞣酸会与很多药物结合产生沉淀，阻碍吸收，影响药效。

粥茶

【方源】《保生集要》。

【组成】 茶叶 10 g，粳米 50 g，白糖适量。

【制作】 先取茶叶加水煎浓汁约 1 000 ml，去茶叶取汁，入粳米白糖，再加水 400 ml 左右，同煮为稀稠粥。

【功效】 健脾利湿，益气提神，止痢。

【适应证】 急、慢性痢疾，肠炎。

【按语】 粳米味甘性平，宜煮粥食，功与籼米同。《本草经疏》曰："粳米即人所常食米，为五谷之长，人相赖以为命者也。其味甘而淡，其性平而无毒，虽专主脾胃，而五脏生气，血脉精髓，因之以充溢，周身筋骨肌肉皮肤，因之而强健。"白糖可以改善口味，且有滋阴润肺、和中益脾、舒缓肝气、扶助胃气、生津止渴的功效。粳米与茶叶相配伍，共奏健脾利湿、益气提神、止痢之效。该茶每日 2 次，温食饮服。

姜蔻饮

【方源】《医方集解》。

【组成】 生姜、木香、肉蔻（肉豆蔻）各 15 g。

【制作】 以上三味切碎，用水煎煮。

【功效】 温中暖胃止痢。

【适应证】 心腹虫痛，脾胃虚冷气并冷热虚泄，赤白痢。

【按语】 《成方切用》："姜蔻饮治冷痢。"饮中三味均为性温芳香之品。生姜味辛，善散寒气，调理气机；木香辛、苦，主要有青木香、广木香之分，前者气味更香，行气化湿的作用强于后者，两者皆为治痢的要药；肉蔻主产马来西亚及印度尼西亚，是珍贵的进口药材，含丰富的挥发油，是温中祛湿之要药。《海药本草》谓其"主心腹虫痛，脾胃虚冷气并，冷热虚泄，赤白痢等"。三味中药相配，相辅相成，对虚寒性痢疾有较好的作用。

梅蜜饮

【方源】 《医方集解》。

【组成】 陈白蜜、陈细茶各 15 g。

【制作】 将陈白蜜和陈细茶加水煎煮。

【功效】 清热凉血止痢。

【适应证】 热痢。

【按语】 这是一道治疗热性痢疾的药茶。饮中以陈白蜜清热润燥，陈茶叶清热凉血止痢，故适于热痢患者饮服。寒性痢疾患者忌服。

马齿苋白糖茶

【方源】 经验方。

【组成】 马齿苋 50 g，白糖 30 g，茶叶 10 g。

【制作】 将马齿苋、白糖、茶叶同放入砂锅中，加水适量，煎煮片刻。取汁代茶饮服。

【功效】 清热，利尿，解毒，止痢。

【适应证】 细菌性痢疾。

【按语】 马齿苋性寒，味甘、酸，入心、肝、脾、大肠经。有清热利湿、凉血解毒功效。但因马齿苋性属寒滑，食之过多，有滑利之弊。《食疗本草》中提及："煮粥止痢及疳痢。"在《本草纲目》中也有介绍马齿苋："散血消肿，利肠滑胎，解毒通淋，治产后虚汗。"白糖味甘、性平，归脾、肺经，具有补中缓急的作用。茶叶可消炎止泻。本方三味药清热解毒利尿，利小便而实大便，共奏止痢之功。代茶饮服，连服

3～5日。本茶脾胃虚寒者不宜;根据前人经验,因方中含马齿苋,故忌与甲鱼同食,否则会致消化不良、食物中毒等不良反应。

木棉花茶

【方源】 经验方。

【组成】 木棉花 2 g,白术 3 g,绿茶 3 g。

【制作】 用开水冲泡后饮用。

【功效】 清热利湿,解毒。

【适应证】 湿热泻痢。

【按语】 木棉花味淡、涩,性平,具清热利湿、解毒止血之功效。可用于泄泻、痢疾、血崩、疮毒。常用量 5～10 g。木棉树属于速生、阳性树种,树冠总是高出周围的其他树,以争取阳光雨露,木棉这种奋发向上的精神及鲜艳似火的大红花,被人誉之为英雄树、英雄花。最早称木棉为“英雄”的是清代人陈恭尹,他在《木棉花歌》中形容木棉花“浓须大面好英雄,壮气高冠何落落”。白术味苦、甘,性温,补脾益气、燥湿利水、止汗安胎。两药合用能清热利湿,解毒。注意:阴虚内热伤津者忌用。

木槿花茶Ⅰ

【方源】 经验方。

【组成】 木槿花 1 g,生地 3 g,绿茶 3 g,白糖 10 g。

【制作】 用开水冲泡后饮用或用前两味药的水煎液泡茶。

【功效】 清热利湿,凉血,柔肝。

【适应证】 湿热痢疾,腹泻痔疮。

【按语】 木槿花性寒,味苦、甘,性平,含有丰富的蛋白质、维生素和微量元素,营养价值极高。功能清热凉血、解毒消肿,用于痢疾、腹泻、痔疮出血、白带,外用治疮疖痈肿、烫伤。常用量5～10 g。《本草纲目》谓其“消疮肿,利小便,除湿热”。加入味甘、苦,性寒,清热凉血、养阴生津的生地,能清热利湿、凉血、柔肝。注意:脾虚湿滞、腹满便溏者不宜用。

木槿花茶Ⅱ

【方源】《本草纲目》。

【组成】 木槿花 10～15 g。

【制作】 木槿花置盖杯中,加沸水适量闷泡 15 分钟后即成。

【功效】 清热、凉血、利湿。

【适应证】 痔疮及肠风便血,赤白痢,妇女白带异常。

【按语】 木槿花为锦葵科植物木槿的花朵,有赤、白两种,均入药。《日华子本草》以其主治肠风泻血、赤白痢。可焙干入药用,亦可"作汤代茶"饮。《济急仙方》治下痢噤回,用"红木槿花去蒂,阴干为末,先煎面饼二个,蘸末食之"。《福建民间草药》治吐血、下血、赤白痢疾,用"木槿花九至十三朵,酌加开水和冰糖炖半小时,饭前服,日服二次"。《滇南本草》治妇女白带用"木槿花二钱为末,入乳拌,饭上蒸熟食之"。以上资料,说明木槿花有良好的止血、治带作用,且有多种食用方法。药理试验,木槿花、根及茎的乙醇浸液在试管内对革兰阳性菌、痢疾杆菌及伤寒杆菌有抑制作用。本方代茶频饮,每日 1 剂。但虚寒体质者不宜饮用。

杀菌止痢茶

【方源】《河北省中医药展览集锦》。

【组成】 绿茶 2 g。

【制作】 绿茶加水 100 ml,煎煮成 10～50 ml。

【功效】 消炎杀菌,止痢。

【适应证】 细菌性痢疾,肠炎。

【按语】 绿茶味甘、苦,性微寒,具有消食、收敛、止痢、解毒的功效。它是我国产量最多的一类茶叶,其花色品种之多居世界首位。绿茶具有香高、味醇、形美、耐冲泡等特点。中国古人认为茶有十德:"以茶散郁气,以茶驱睡气,以茶养生气,以茶除病气,以茶利礼仁,以茶表敬意,以茶尝滋味,以茶养身体,以茶可行道,以茶可雅志。"唐朝卢仝的《七碗茶歌》也对茶做了非常形象的描述:"一碗喉吻润,二碗破孤闷,三碗搜枯肠,唯有文字五千卷。四碗发轻汗,平生不平事,尽向毛孔散。五碗肌骨清,六碗通仙灵。七碗吃不得也,唯觉两腋习习清风生。"可见茶的益处多多,绿茶中所含茶多酚有较强的收敛作用,对病原菌、病毒有明显的抑制和杀灭作用,有明显消炎止泻效果。本茶每日分4次服用。但不是什么人都适宜喝茶，一般来说，脾胃虚寒之体、孕妇就不宜饮茶，所以，喝茶也是因人而异。

三汁茶

【方源】《中医交流验方汇编》。

【组成】 生姜汁半酒杯，蜂蜜1小酒杯，白萝卜汁2酒杯，糊茶叶15 g。

【制作】 先将茶叶水煎浓汁，再加入以上各汁调匀即成。

【功效】 清热化湿，止痢。

【适应证】 赤白痢等。

【按语】 生姜味辛性温，有散寒发汗、化痰止咳、和胃、止呕等多种功效。生姜可用于治疗肠炎、痢疾等。民间有“早上三片姜，赛过喝参汤”及“十月生姜小人参”之说。阴虚火旺、目赤内热者，或患有痈肿疮疖、肺炎、胃溃疡、胆囊炎、痔疮者，都不宜长期食用生姜。蜂蜜有抗菌消炎、促进组织再生、提高免疫力等作用，古医书上有葱与蜂蜜不可同服的记载。蜂蜜与葱同食后可出现恶心呕吐、腹痛、腹泻等急性胃肠炎症状。白萝卜有解毒生津、利大小便功效。再加糊茶叶，共奏清热化湿、止痢之效。每日1剂，温服。10岁以下儿童用量减半。

治痢速效茶

【方源】《家用良方》。

【组成】 细茶、槟榔各9 g，食盐适量。

【制作】 细茶用食盐同炒，少时去盐不用，将茶叶与槟榔加水共煎汤即成。

【功效】 去壅滞，除湿热，止痢疾。

【适应证】 痢疾诸证。

【按语】 槟榔味苦、辛，性温，归胃、大肠经，具有截疟之效，适合于治疗瘴疟。《本草新编》提到：“槟榔，杀三虫，治后重如神，坠诸气极下，专破滞气下行。善消瘴气。”茶叶中含有机化学成分达四百五十多种，其中茶多酚有较强的收敛作用，对病原菌、病毒有明显的抑制和杀灭作用，有明显消炎止泻效果。上两味药合用共奏去壅滞、除湿热、止痢疾之效。每日1～2剂，温服。脾胃虚寒及气伤者不宜饮用本品。

乌梅止痢茶

【方源】《家用良方》。

【组成】乌梅1个(去核)，茶叶适量。

【制作】将乌梅烧过或炙过为末，备用。

【功效】敛涩止痢，止血。

【适应证】下痢脓血等。

【按语】乌梅味酸、涩，性平。归肝、脾、肺、大肠经，可收敛生津、安蛔驱虫。能治久疟、久泻、痢疾、便血、尿血、血崩、蛔厥腹痛等。乌梅对多种致病菌有抑制作用，如痢疾杆菌、结核分枝杆菌、大肠杆菌、伤寒杆菌、副伤寒杆菌、百日咳杆菌、脑膜炎双球菌等。《本草经疏》："梅实，即今之乌梅也，最酸。《经》曰：热伤气，邪客于胸中，则气上逆而烦满，心为之不安。乌梅味酸，能敛浮热，能吸气归元，故主下气，除热烦满及安心也。下痢者，大肠虚脱也。"适量茶叶缓和药性，以防乌梅收敛太过。本方每日2～3次，每次取乌梅末6 g，用茶叶煎汤调服。但需注意，《本草经疏》认为乌梅"不宜多食，齿痛及病当发散者咸忌之"。

山楂止痢茶

【方源】《河北省中医药展览集锦》。

【组成】山楂60 g(半生半熟)，茶叶15 g，生姜6 g。红糖、白糖各15 g。

【制作】将山楂、茶叶、生姜三味加水煎沸10～15分钟，取汁冲红糖、白糖即可。

【功效】清热消滞，化湿消炎，止痢。

【适应证】湿热痢疾及细菌性痢疾，肠炎。

【按语】山楂味酸、甘，性微温，入脾、胃、肝经，有消食积、散瘀血、驱绦虫、治肉积之效。《本草求真》载："山楂，所谓健脾者，因其脾有食积，用此酸咸之味，以为消磨，俾食行而痰消，气破而泄化，谓之为健，止属消导之健矣。"一般人皆可食用，儿童、老年人、消化不良者尤其适合食用；但要注意癌症患者、肠炎患者及服用滋补药品期间忌服用。如果是正处于牙齿更替时期的儿童也不宜长时间食用山楂糖尿病患者不宜食用。另外,山楂不能空腹食用。二糖共同助山楂健脾胃,茶叶、生姜协同止痢消炎。故上五味合药通因通用,共奏化湿消炎止痢之功。每日2剂,不拘时饮服。孕妇禁用。

祖传罂梅茶

【方源】《河北省中医药展览集锦》。

【组成】 罂粟壳、甘草、红茶、红糖各15 g,乌梅、胡椒各7个。

【制作】 上六味加水共煎汤即可。

【功效】 涩肠止痢。

【适应证】 赤白痢,久痢不止等。

【按语】 方中罂粟壳为君药,有敛肺止咳、涩肠定痛的功效,能治久咳、久泻、久痢、脱肛、滑精、多尿、白带过多等。《世医得效方》曰:"治久嗽不止:粟壳去筋,蜜炙为末,每服五分,蜜汤下治水泄不止。"《经验方》曰:"治水泄不止:罂粟壳一枚(去蒂膜),乌梅肉、大枣肉各十枚。"乌梅味酸收敛助罂粟壳止痢。《日华子本草》中提到胡椒:"调五脏,止霍乱,心腹冷痛,壮肾气,主冷痢,杀一切鱼、肉、鳖、草毒。"甘草善补脾益气、清热解毒、缓急止痛、调和诸药。和红茶煎汤后再加红糖,红茶和红糖性温,助胡椒共防罂粟壳收敛太过。每日1剂,本茶先后煎2次,合并两汁,温服。注意:方中甘草反大戟、芫花、甘遂、海藻。若实证中满腹胀者忌服。

二陈止痢茶

【方源】《河南省秘验单方集锦》。

【组成】 陈茶叶、陈皮各10 g,生姜7 g。

【制作】 上三味加水煎沸5～10分钟,取汁即可。

【功效】 清热利湿,和中理气,止痢。

【适应证】 热痢,里急后重,下痢脓血。

【按语】 陈皮性温,味辛、苦,入脾、胃、肺经。陈皮有三大作用,一导胸中寒邪,二破滞气,三益脾胃。《本草经疏》说陈皮"辛能散,苦能泻,温能通行,则逆气下,呕嗽止,胸中瘕热消矣,脾为运动磨物之脏,气滞则不能消化水谷,为吐逆、霍乱、泄泻等证,苦温能燥脾家之湿,使滞气运行,诸证自疗矣”。生姜在此方中和中理气,与陈茶叶共助陈皮利湿、止痢。据相关报道,本茶对下痢的里急后重、兼有脓血者效果良好,治疗多例,皆有效。每日 2～3 剂,不拘时温服。气虚体燥者禁用。

山楂木香茶

【方源】《河南省秘验单方集锦》。

【组成】炒山楂 15 g,红茶 15 g,木香 10 g,食糖 15 g(赤痢用红糖,白痢用白糖,赤白痢用红白糖各半)。

【制作】按剂量将药打成粗粉,置保温杯中,以沸水适量冲泡,加入食糖,加盖闷 15 分钟后即成。

【功效】健脾理气,解毒止痢。

【适应证】下痢赤白,腹痛里急后重者。

【按语】本方为《医钞类编》治痢疾赤白相兼方加木香而成。原方对食糖的要求是:“红痢蜜拌,白痢白糖拌,红白相兼,蜜砂糖各半拌匀,白汤调下。”山楂味酸甘,性微温,功能消食化积,炒焦后有止泻作用。《新修本草》载:“汁服主水痢。”《随息居饮食谱》亦云:“醒脾气,消肉食……除疳积,止泻痢。”辅以行气、调中、止痛之木香,甘缓和胃之食糖,解毒清热之红茶,共奏行气健脾解毒止痢之效。本方代茶频饮。每日 1 剂,痢止后停用。若湿热痢疾,发热、烦渴、舌红者忌用。

枣蜜茶

【方源】《新家庭报》。

【组成】大枣 10 枚,蜂蜜 50 g,绿茶 10 g。

【制作】先将大枣煮沸 15 分钟后放入绿茶,稍煮片刻,取汁冲蜜即成。

【功效】清热利湿,抗菌消炎,收敛止痢。

【适应证】慢性细菌性痢疾。

【按语】大枣味甘性温,归脾、胃经,有补中益气、养血安神、缓和药性的功能,被誉为“百果之王”。蜂蜜味甘性平,归脾、胃、肺、大肠经,可解毒。绿茶中茶多酚有较强的收敛作用,对病原菌、病毒有明显的抑制和杀灭作用，有明显消炎止泻效果。上三味合用寓补助收，共奏清热利湿、抗菌消炎、收敛止痢之功。每日2次，分上、下午饮服。注意：枣味甘能助湿壅气，多食易出现腹部胀满，凡痰浊壅盛、腹部胀满等要慎用。

【便秘便血】

木枳茶

【方源】《太平圣惠方》。

【组成】 木香5 g，枳壳3 g，大黄1 g，牵牛子1 g，生姜3 g，花茶3 g。

【制作】 木香秋季采，大黄秋末采挖。用350 ml水将前五味煎煮至水沸后，冲泡花茶即成。

【功效】 行滞消瘀。

【适应证】 气滞血阻所致腹胁胀满、大便不利。

【按语】 木香具有行气、调中、止痛之功。枳壳，《本草纲目》记载："大肠秘塞，里急后重，又以枳壳为通用。"牵牛具有泻下、逐水、去积、杀虫之功。生姜能温中止呕。大黄能泻下攻积、清热泻火、解毒杀虫，可治肠道积滞、大便秘结之病证。大黄生用泻下作用较强，熟用则泻下作用较缓而长于泻火解毒、清利湿热。现代药理研究证明，大黄泻下的主要成分是番泻苷类。番泻苷在肠道细菌的作用下分解产生大黄酸蒽酮，大黄酸蒽酮可刺激大肠黏膜，使肠蠕动增加而泻下。本方代茶频饮，至味淡止。妇女妊娠期、经期、哺乳期应慎用或忌用。

芥菜茶

【方源】《本草纲目》。

【组成】 芥菜100 g，白糖适量。

【制作】 芥菜100 g，加水煎煮后加白糖适量即成。

【功效】 宣肺豁痰，利气温中，解毒消肿，开胃消食。

【适应证】 便秘。

【按语】 芥菜性温，味辛，归肺、胃经；有宣肺豁痰、利气温中、解毒消肿、开胃消食、温中利气、明目利膈之功，主治咳嗽痰滞、胸膈满闷、疮痈肿痛、耳目失聪、牙龈肿烂、寒证腹痛、便秘等病证。此方是我国传统的茶方。《本草纲目》载其有“宣肺豁痰、温中利气”的功效。适用于肺气不宣的水肿患者。《千金方》言，“芥菜煮汤”，洗治漆疮瘙痒亦有效。本方代茶频饮。凡患目疾、疮疡、痔疮或素体热盛的人不宜食。

柏茶

【方源】 《医学入门》。

【组成】 侧柏叶。

【制作】 将侧柏叶阴干，取适量用水煎煮。

【功效】 凉血止血。

【适应证】 各种因热所致的出血病证，如咯血、衄血等。

【按语】 侧柏叶，味苦略涩，性凉，气清香。《药品化义》谓其“带涩敛血，专清上部逆血”，是一味常用的凉血止血中药。遇有各种因热所致的出血病证，尤其是咯血、衄血，取其 10 g，以开水煎泡代茶饮，有一定的治疗作用。但虚寒性出血病证不宜用。

槐茶

【方源】 《古今医统大全》。

【组成】 嫩槐苗、茶叶。

【制作】 采嫩槐苗，用开水焯过，晒干备用。每次取嫩槐苗 1.5 g，茶叶 1.5 g 煎水。

【功效】 清热解毒，凉血止血。

【适应证】 痔疮下血。

【按语】 槐茶为古代著名药茶。历代医家对其倍加赞赏，《古今医统大全》谓其“治老人热风下血，兼治齿痛，明目益气”。《医学入门》曰：“槐茶，治热风下血……除邪，止齿痛，利脏腑，顺气。”嫩槐苗性凉味苦，有清热解毒、凉血止血的作用，古人多用以治疗痔疮下血。

当归柏仁茶

【方源】 经验方。

【组成】 当归 5 g，柏子仁 3 g，花茶 3 g。

【制作】 将前两味药洗净，放置砂锅中，加水煎沸后取汁 300 ml，冲泡花茶即成。

【功效】 养血润燥。

【适应证】 老年便秘，血虚之闭经。

【按语】 当归味甘、辛，性温，有补血活血、调经止痛、润肠通便之功。柏子仁味甘，性平，含脂肪油，可养心安神、止汗、润肠。主治虚烦失眠、心悸怔忡、阴虚盗汗、肠燥便秘。两药合用，养心安神、养血润肠作用甚好，代茶频饮，可较好治疗老年血虚便秘。但须注意，便溏及多痰者慎用。

连翘茶

【方源】 经验方。

【组成】 连翘瓣 30 g，蜂蜜适量。

【制作】 将连翘瓣用沸水冲泡，加入蜂蜜适量即成。

【功效】 清热解毒，通便。

【适应证】 实热痰湿壅结的便秘。

【按语】 连翘性凉味苦，《本草纲目》视之为“十二经疮家圣药”。《医学衷中参西录》则称其能“透肌表，清热逐风，为治风热要药”。又云：“连翘诸家皆言其发汗，而以治外感风热，用至一两，还能发汗。且发汗之力甚柔和又甚绵长。”本方对实热痰湿壅结的便秘有缓泻作用，对时行感冒，症见发热、口渴、咽痛等亦有较好的疗效。代茶频饮，每日 1 剂。但气虚者不宜用。

黄豆皮茶

【方源】 经验方。

【组成】 黄豆皮 120 g。

【制作】 将黄豆碾碎，取其皮，按剂量用水 1 000 ml 煎沸 15～20 分钟，取汁即成。

【功效】 健脾宽中，润燥通便。

【适应证】 大便秘结或习惯性便秘。

【按语】 《中国药膳学》称其可治疗大便秘结或习惯性便秘；如炒成炭黑煎水代茶饮，则可治疗腹泻。可预防心血管疾病，保护心脏;含有多种无机盐,能补充钙质,防治因缺钙引起的骨质疏松,促进骨骼发育,对小儿、老人的骨骼生长极为有利。本方代茶饮用。每日1剂,分3次饮服。平素脾胃虚寒,经常腹泻便溏之人忌食。

菜茶

【方源】 经验方。

【组成】 青菜汁半小碗。

【制作】 将青菜汁煎煮即成。

【功效】 通泻肠胃。

【适应证】 凡大便干燥坚硬,排出困难,或小便次数少而黄者,均可用本茶治之。

【按语】 菜茶是经过几代人总结出来的一个名方,经过民间收集而来,主要是用青菜汁进行煎煮,代茶饮用。因青菜性凉,味甘,无毒,入肺、胃、大肠经。具有清热除烦、行气祛瘀、消肿散结、通利胃肠的功效,主要用于治疗肺热咳嗽、身热、口渴、胸闷、心烦、食少、便秘腹胀等。但因其性偏寒,凡脾胃虚寒、大便溏泄者不宜多食。

柏仁蜜茶

【方源】 经验方。

【组成】 柏子仁15 g,蜂蜜适量。

【制作】 将柏子仁打碎煎煮取汁,调入蜂蜜即可。

【功效】 润肠通便,宁心益智。

【适应证】 老年习惯性便秘,或伴有心悸失眠。

【按语】 方中柏子仁味甘,性平,归心、肾、大肠经。可润肠通便、养心安神。《本草纲目》曰:“柏子仁,性平而不寒不燥,味甘而补,辛而能润,其气清香,能透心肾,益脾胃,盖上品药也,宜乎滋养之剂用之。”《本草正》中也记载:“柏子仁,气味清香,性多润滑,虽滋阴养血之佳剂,若欲培补根本,乃非清品之所长;香气透心,体润滋血。”与蜂蜜相配伍共奏润肠通便、宁心益智之效。每日1剂,代茶饮用。若脾胃虚寒者禁用。

香蕉柏仁茶

【方源】 经验方。

【组成】 鲜香蕉(去皮)2根,柏子仁5 g,红茶3 g。

【制作】 用香蕉、柏子仁的煎煮液泡茶饮用。可加适量蜂蜜。

【功效】 润肠通便,清热解渴。

【适应证】 阴虚咽干口渴,肠燥便秘。

【按语】 香蕉性寒味甘,营养高、热量低,含有称为"智慧之盐"的磷,又有丰富的蛋白质、糖、钾、维生素A和维生素C、多种微量元素及膳食纤维,是相当好的保健水果。中医认为香蕉能清热解毒、润肠通便、润肺止咳、降低血压、滋补营养。柏子仁味甘性平,养心安神、止汗、润肠,主治虚烦失眠,心悸怔忡,阴虚盗汗,肠燥便秘。两者合用,润肠通便,清热解渴。不过,香蕉性偏寒,脾胃虚寒、便溏腹泻者不宜多食、生食,急慢性肾炎及肾功能不全者忌食。

桃子茶

【方源】 经验方。

【组成】 鲜桃子1个,绿茶3 g。

【制作】 去除桃皮,用水煎煮后泡茶饮用。可加适量冰糖。

【功效】 生津润肠,活血消积。

【适应证】 气血两亏,面黄肌瘦,心悸气短,便秘,闭经,瘀血肿痛等。

【按语】 鲜桃味甘酸,性温,肉甜汁多,营养丰富,含丰富铁质,能增加人体血红蛋白数量,并能抑制咳嗽中枢而止咳,同时能使血压下降,可用于高血压患者的辅助治疗。中医认为桃具有补中益气、养阴生津、润肠通便的功效,主治夏日口渴、便秘、痛经、虚劳喘咳、疝气疼痛、遗精、自汗、盗汗等病证,尤其适用于气血两亏之便秘、闭经和瘀血肿痛等病证。注意:内热偏盛、易生疮疖、糖尿病患者不宜多吃,婴儿、孕妇、月经过多者忌食。

木耳芝麻茶

【方源】 经验方。

【组成】 黑木耳60 g,黑芝麻15 g。

【制作】 黑木耳60 g,黑芝麻15 g,各分两份,一份炒熟,一份生用,生熟混合,收藏备用。用时,取生熟混合物30 g,用沸水泡闷15

分钟即可。

【功效】 凉血、止血、润肠通便。

【适应证】 肠风下血，痔疮便血等。

【按语】 二味皆系甘平滋补之食、药两用佳品，既有凉血止血之效，又有润燥通便之能。一半生用，意在凉血之性强；一半炒黑，令其止血作用增。生熟并用以充分发挥两者止血、润肠的功能。两者合用大便通利，便血得缓。据《唐本草》介绍，"木耳有楮、槐、榆、柳、桑五耳，软者皆可食，但疗痔用，以槐耳为佳"。《本草纲目》说："木耳各木皆生，其良毒亦必随木性，不可不审。"疗痔多用槐耳，是因为槐的花、实、叶、枝皆有止血疗痔的药治作用。本方代茶频饮。每日 1～2 剂。《药性切用》认为此方"大便不实者忌"。

棕榈花茶

【方源】 经验方。

【组成】 棕榈花 30 g。

【制作】 上药用沸水冲泡 15 分钟即可。

【功效】 收敛止血。

【适应证】 赤多白少的细菌性痢疾，肠风出血，妇女功能性子宫出血。

【按语】 棕榈花味苦、涩，性平，归肝、脾经，有止血散结之功。《民间常用草药汇编》谓其"主治血崩、肠风、血痢"。本品炒炭可起到收敛止血的功效。本方代茶频饮，可连用 3 日。但不可用于体内有瘀血者。

紫荆花茶

【方源】 经验方。

【组成】 紫荆花 1 g，白头翁 2 g，绿茶 3 g。

【制作】 用开水冲泡后饮用。

【功效】 清热凉血。

【适应证】 血热诸病证。

【按语】 紫荆花，味苦性平，花、树皮和果实均可入药，具有清热凉血、祛风解毒、活血通经、消肿止痛等功效，可治疗风湿骨痛、跌打损伤、风寒湿痹、闭经、蛇虫咬伤、血气不和、狂犬病等病证。白头翁味苦，性寒，具有清热解毒、凉血止痢、燥湿杀虫的功效。两者合用后能清热凉血。此茶脾胃虚寒者慎用。

决明苁蓉茶

【方源】《药茶治百病》。

【组成】 决明子 10 g，肉苁蓉 10 g。

【制作】 炒熟碾细的决明子 10 g，加肉苁蓉 10 g，沸水冲泡滤汁后，加适量蜂蜜即成。

【功效】 清肝，明目，补肾，通便。

【适应证】 习惯性便秘和老年性便秘。

【按语】 习惯性便秘、老年性便秘系中医湿秘、冷秘范畴。多因阳气不足或老年肾阳虚弱、肾阳不足，阴寒内生，留于肠胃，阴气固结，阳气不运，使肠道传送无力而致排便困难。方中决明子味甘、苦性微寒，归肝、大肠经，有清肝明目、润肠通便之功。内含蒽苷类药物，水解生成葡萄糖及大黄素、大黄酸、芦荟大黄素、决明子内酯等，还含维生素 A、蛋白质、色素、脂肪油等。药理研究表明，决明子有导泻、抗菌作用，还有降低血清胆固醇和降血压作用，可防止动脉硬化。《药性论》谓其："利五脏，除肝家热。"肉苁蓉味甘、咸，性温，能补肾通阳、润肠通便，为高年血枯便秘常用药物。《神农本草经》谓其："主五劳七伤，补中，除茎中寒热痛，养五脏，强阴，益精气，妇人百瘕。"合用蜂蜜，滑润肠道。实验证明该茶尚有降压、降脂作用。本方为缓泻剂，通便而不伤正，老年人患有高血压、冠心病伴便秘者，常用可奏降压、降脂和润通大便双重功效。本方每日 2 剂，代茶频饮。若阴虚火旺及大便泄泻者忌饮，肠胃有实热之便秘者不宜饮用。

生军茶

【方源】《黑龙江中医杂志》。

【组成】 生军(生大黄)4 g，适量白糖。

【制作】 上药用沸水冲泡 10 余分钟即成。

【功效】 攻积导滞。

【适应证】 胃肠积热，耗伤津液以致肠道干涩燥结而形成的热秘。

【按语】 生大黄又称生军，味苦性寒，归脾、胃、大肠经，可泻热破结行瘀，对实热便秘颇具奇功。《神农本草经》谓其："破癥瘕积聚、留饮宿食，荡涤肠胃，推陈致新，通利水谷，调中化食、安和五脏。"大黄含蒽醌衍生物(包括大黄素、芦荟大黄素、大黄酸、大黄素甲醚、大黄酚)及鞣质等。其主要的泻下成分为结合性大黄酸蒽酮——番泻苷 A、番泻苷 B、番泻苷 C，其中番泻苷 A 为主要有效成分。大黄蒽醌衍生物对细菌的核酸和蛋白质的合成有明显抑制作用，故有较强的抗菌作用。还有利胆、止血以及抗肿瘤、利尿、保肝和降低血压、血清胆固醇等作用。本方代茶频服。孕妇忌用，妇女经期、哺乳期慎用。

番泻叶糖茶

【方源】 《中医大辞典》。

【组成】 番泻叶 5～10 g，加适量白糖。

【制作】 两者同放一杯，用沸水冲泡即成。

【功效】 泻热通便。

【适应证】 热积便秘或发热后所致的便秘。

【按语】 番泻叶味甘、苦，性大寒，功能泻热通腑。《现代实用中药》载其："治热结便秘，积滞腹胀。"现代研究发现番泻叶中含有大黄素等蒽苷类物质，故能刺激大肠而致泻，但由于刺激较强，易引起腹痛，也可能引起盆腔充血和恶心、呕吐等副作用。应根据每人体质与便秘的具体情况，每次酌量应用 5～10 g，沸水冲泡，代茶温饮。若平素脾胃虚弱者则不宜服用。

番泻叶茶

【方源】 《百病饮食自疗》。

【组成】 番泻叶 3～10 g。

【制作】 上药放入杯中，开水冲泡即成。

【功效】 泻热导滞。

【适应证】 大便干结，口干口臭，面赤身热，小便短赤，心烦，腹部胀满或疼痛等。

【按语】 番泻叶为豆科山扁豆属植物，有小毒，归大肠经。具有泻热行滞、通便、利水，以及泻下和抗菌作用。《现代实用中药》说它“少用为苦味健胃药，能促进消化；服适量能起缓下作用；欲其大泻则服 40～60 ml，作浸剂，约数小时即起效用而泄泻”。有研究认为，番泻叶作用较广泛而强烈，用于急性便秘比慢性便秘更适合。本方每日 1 剂，代茶频饮。若平素脾胃虚弱者不宜服用。一般用于缓泻勿多于 2 g，峻泻勿多于 6 g。妇女哺乳期、经期及孕妇忌用。经常饮用易引起肠道出血。现代市场所售绝大部分所谓的排毒茶、清肠茶、减肥茶都含番泻叶成分，不宜经常饮用。

决明润肠茶

【方源】《河南省秘验单方集锦》。

【组成】草决明 30 g。

【制作】将草决明炒至适度，碾碎，用沸水冲泡 5～10 分钟即成。

【功效】润肠通便，降脂明目。

【适应证】适用于各种便秘及高脂血症、高血压等。

【按语】中药决明子，也叫草决明，其味甘、苦，性微寒，归肝、大肠经，有清肝明目、润肠通便之功。该药内含脂肪油等，药理研究表明，脂肪油有导泻、抗菌作用。《本草求真》曰：“决明子，除风散热。凡人目泪不收，眼痛不止，多属风热内淫，以致血不上行，治当即为驱逐；按此苦能泄热，咸能软坚，甘能补血，力薄气浮，又能升散风邪，故为治目收泪止痛要药。”相传，古时候有位老者，虽年已过百，但身体健康，耳聪目明。于是人们竞相拜求延年仙术，老人却说并无仙术，只是常食决明罢了。本方代茶饮用，每日 1 剂。注意：决明子虽好，但其有主宣泄的作用，长期饮用轻则引发月经不规律，重则可致子宫内膜不正常，从而诱发早产。且腹泻、低血压及气虚严重的人必须慎用。

香蜜茶

【方源】《食物疗法》。

【组成】蜂蜜 65 g，香油 35 ml。

【制作】将香油兑入蜂蜜中，加沸水冲调即可。

【功效】 润肠通便。

【适应证】 习惯性便秘。

【按语】《本草纲目》记载,香油,即芝麻油。香油是日常生活中的一种调味品,许多人都喜爱它,而习惯性便秘者早晚空腹喝一口,可以润肠通便。蜂蜜是一种天然食品,其味甘,性平,能补中缓急、润肠燥、解毒,具有很好的润肠通便的功效。它味道甜蜜,所含的单糖不需要经消化就可以被人体吸收,对妇女、幼儿特别是老人具有良好保健作用,因而被称为“老人的牛奶”。两者同用,可以各尽其能,增强润肠通便之效,故民间有“一杯蜜蛋茶,便秘不找茬”的说法。本方每日早、晚各服1次,代茶饮服,效用更佳。本茶禁与葱同食。

四仁通便茶

【方源】《滋补保健药膳食谱》。

【组成】 杏仁(炒)、松子仁、大麻子仁、柏子仁各9 g。

【制作】 上四味共捣烂,放杯内用开水冲泡,加盖,片刻即可。

【功效】 滋阴润燥,通便。

【适应证】 阴虚、老年津枯液少之便秘。

【按语】 方中杏仁味苦,性微温,有小毒,归肺和大肠经,有宣肺润肠之功。《滇南本草》曰:“止咳嗽,消痰润肺,润肠胃。”松子仁又称松球,味苦,性温,无毒。古人多用于治疗风痹、肠燥便难等。火麻仁又名大麻仁,为桑科大麻的种仁,味甘,性平,归脾、大肠经,能润肠通便。柏子仁为侧柏的种仁,味甘,性平,归心、肾、大肠经,有养心安神、润肠通便之功。四药均富含脂肪油,共奏滑肠通便之功。每日代茶频服,对阴虚者及老年人、产妇、津枯血少体弱者之便秘有显效。方中杏仁有小毒,过量食用可发生中毒,故小儿使用时应酌情减量。

【肝胆疾病】

柴车茶

【方源】《太平圣惠方》。

【组成】 柴胡5 g,车前草3 g,决明子3 g,甘草3 g,绿茶3 g。

【制作】 将决明子炒熟，与其他四药共置一壶中，用沸水 250 ml 冲泡 5～10 分钟即成。

【功效】 清热疏肝，利尿退黄。

【适应证】 乙型肝炎身目发黄，小便赤黄、短涩等。

【按语】 柴胡疏肝解郁，归肝、胆二经。车前草，清热利尿、渗湿止泻。决明子味苦、甘而性凉，具有清肝火、祛风湿、益肾明目等功能。该方日常代茶频服，冲饮至味淡。孕妇忌服，脾胃虚寒、气血不足者不宜服用。“案上漫铺龙树论，盒中虚捻决明丸”。这是唐代大诗人白居易的诗句，诗中所指治疗眼疾的决明丸的主要组成就是决明子。有人用决明子做枕头以养生保健。

柴胡胡连茶

【方源】《小儿卫生总微论方》。

【组成】 柴胡 5 g，胡黄连 3 g，花茶 3 g。

【制作】 上三味洗净，共置一壶中，用沸水 250 ml 冲泡 5 分钟即成。

【功效】 调肝，退虚热。

【适应证】 阴虚骨蒸，潮热盗汗，往来寒热等。

【按语】 柴胡，疏散退热、退虚热。胡黄连，消疳热、清热燥湿、泻火解毒。《药品化义》记载：“胡黄连，独入血分而清热。丹溪云，骨蒸发热，皆积所成。此能凉血益阴，其功独胜，若夜则发热，昼则明了，是热在血分，以此佐芎、归为二连汤，除热神妙。”该方代茶饮服，冲饮至味淡。肝阳上亢、阴虚火旺者忌用或慎用。

柴茅甘茶

【方源】《传家秘宝方》。

【组成】 柴胡 5 g，白茅根 3 g，甘草 3 g，花茶 3 g。

【制作】 上四味洗净，共置一壶中，用沸水 250 ml 冲泡 5～10 分钟即成。

【功效】 清肝退黄，利尿。

【适应证】 黄疸，急性传染性肝炎，乙型肝炎等。

【按语】 柴胡疏肝解郁。白茅根，凉血止血、清热利尿。《本草纲目》谓其:“止吐衄诸血,伤寒哕逆,肺热喘急,水肿,黄疸,解酒毒。”现代药理研究证实,白茅根能治疗急性传染性肝炎。该方代茶饮服,冲饮至味淡。注意:白茅根忌犯铁器;切制白茅根忌用水浸泡,以免钾盐丢失,影响功效。

香夏茶

【方源】《仁存堂经验方》。

【组成】 香附 5 g,半夏 3 g,生姜 3 g,花茶 3 g。

【制作】 上四味洗净,共置壶中,用沸水 400 ml 冲泡 5 分钟即成。

【功效】 温中理气化痰。

【适应证】 痰饮停结,风气上攻,胸膈不利,腹部痞满,呃逆,肠鸣。

【按语】 香附具有理气解郁、调经止痛之功。可用于肝郁气滞,胸、胁、脘腹胀痛,消化不良,月经不调,闭经痛经,乳房胀痛等。半夏辛散温燥有毒,主入脾、胃经,兼入肺经,能行水湿、降逆气,而善祛脾胃湿痰。水湿去则脾健而痰涎自消,逆气降则胃和而痞满呕吐自止,故为燥湿化痰、降逆止呕、消痞散结之良药。生半夏配生姜,长于治疗寒饮呕吐,既能燥湿以化痰,又能降逆以和胃。本方日常代茶频服,冲饮至味淡。注意:方中半夏不宜与乌头类药材同用;阴亏燥咳、血证、热痰等,忌用或慎用。

柴甘茅根茶

【方源】《本草纲目》。

【组成】 柴胡 50 g,甘草 10 g,白茅根一握(约 50 g)。

【制作】 上三味共制粗末,沸水闷泡 15 分钟即可。

【功效】 疏肝,清热,利尿。

【适应证】 黄疸病兼有表证。

【按语】 柴胡,味苦,性微寒,治劳黄,四肢无力,骨节烦疼,或时吐逆,不能下食,鼻中干燥,身热疼闷,渐觉羸瘦,寒热不定。白茅根清热利尿,使湿热之邪从小便排出。甘草调和诸药。上述药物共奏疏肝、清热、利尿之效。日常代茶频服,对黄疸病兼有表证者有显效。

但不宜用于阴虚患者。

青皮茶

【方源】《本草纲目》。

【组成】 青皮 5 g,花茶 3 g。

【制作】 上两味洗净,共置壶中,用沸水 250 ml 冲泡 5 分钟即成。

【功效】 疏肝破气,消痰散结。

【适应证】 胸膈气逆,胁痛,小腹疝气,乳房肿块。

【按语】 青皮具有疏肝破气、散结消滞的作用,用于肝气郁滞所致的胁肋胀痛、乳房胀痛及疝气疼痛等。青皮辛散温通,苦泄下行,其治与陈皮不同。陈皮性较温和,偏入脾肺气分;本品则能疏肝胆,破气滞,性较峻烈。青皮 5—6 月间摘取或拣收落下的幼果,洗净,晒干,为“个青皮”。7—8 月间摘取未成熟的果实,沸水潦过,用刀由顶做十字纵剖成四瓣至近基部,除去瓤囊,晒干,即为“四花青皮”。本方日常代茶频服,冲饮至味淡。气虚者慎用。

菟丝茶

【方源】《药鉴》。

【组成】 菟丝草 20～30 g,适量白糖。

【制作】 菟丝草洗净后,切碎,放入壶中,加适量白糖,用沸水冲泡即成。

【功效】 清热,凉血,利尿,解毒。

【适应证】 癃淋浊痢,带下,黄疸,黄疸型肝炎等。

【按语】 此茶方在民间颇为流行,疗效甚佳,《药鉴》和《百草镜》对此亦早有记载。本方代茶频频饮服,临床多用于湿热所致的泌尿系感染、黄疸、带下等病证。但不宜用于寒湿证患者。

茴枳茶

【方源】《袖珍方》。

【组成】 茴香 5 g,枳壳 3 g,花茶 3 g。

【制作】 上三味洗净,共置壶中,用沸水 250 ml 冲泡 5 分钟即成。

【功效】 散寒理气。

【适应证】 胁下疼痛。

【按语】 茴香味辛性温,具有开胃进食、理气散寒的作用。主要用于中焦有寒,食欲减退,恶心呕吐,腹部冷痛,疝气疼痛,脾胃气滞,脘腹胀满作痛等。茴香的主要成分是蛋白质、脂肪、膳食纤维、茴香脑、小茴香酮、茴香醛等。其香气主要来自茴香脑、茴香醛等香味物质。它是集医药、调味、食用、化妆等用途于一身的多用植物。现代药理研究证明茴香还有抗溃疡、镇痛、性激素样作用等,茴香油有不同程度的抗菌作用;能刺激胃肠神经血管,促进唾液和胃液分泌,起到增进食欲、帮助消化的作用。本方日常代茶频服,冲饮至味淡。方中枳壳行气力较强,脾胃虚弱者及孕妇慎服。

柴胡清肝茶

【方源】《症因脉治》。

【组成】 柴胡 5 g,黄芩 1 g,山栀 2 g,白芍 2 g,青皮 2 g,花茶 3 g。

【制作】 上五味洗净,共置一壶中,用沸水 500 ml 冲泡 5~10 分钟即成。

【功效】 清肝解郁。

【适应证】 肝经郁火,内伤胁痛,内伤头痛,恼怒即发,烦躁易惊,痛引胁下,睡眠不宁,目赤肿痛等。

【按语】 本方中柴胡、青皮、花茶疏肝解郁行气,黄芩、山栀清肝泻火止烦,芍药柔肝缓急止痛。诸药合用,共奏清肝泻火、疏肝解郁、缓急止痛之功。日常代茶饮服,对因恼怒而发的头痛、烦躁易惊、胁肋疼痛、睡眠不宁有显效。现代常用于治疗偏头痛、紧张性头痛、功能性头痛、肝炎、肝硬化、肝脓肿、腋下淋巴结炎等。但需注意,气虚者不宜使用。

茵陈茶Ⅰ

【方源】《浙江中医杂志》。

【组成】 茵陈 30 g,白砂糖适量。

【制作】 将茵陈洗净后,用沸水煎煮后取汁,加适量白砂糖,装入保温瓶即成。

【功效】 清热利湿,退黄。

【适应证】 黄疸型肝炎。

【按语】 方中茵陈为菊科植物茵陈蒿的幼嫩茎叶,味苦、辛,性凉,入肝、脾、膀胱经,有清热利湿之功,治疗湿热黄疸有明显疗效。《神农本草经》记载其:“主风湿寒热邪气,热结黄疸。”《本草再新》谓其:“泻火,平肝,化痰,止咳发汗,利湿,消肿,疗疮火诸毒。”《本草别录》言其:“治通身发黄,小便不利,除头热,去伏瘕。”现代研究发现茵陈含有具利胆作用的有效成分蒿属香豆精,还含脂肪油,其中脂肪酸为硬脂酸、棕酸、油酸、亚油酸、花生酸、褐煤酸,灰分中含氯化钾,有利胆、保肝、解热、镇痛、消炎的作用。本方代茶频频饮用。茵陈性凉,脾胃虚寒的患者慎用。

茵陈茶Ⅱ

【方源】 《绛囊撮要》。

【组成】 茵陈 15 g,生姜 6 g。

【制作】 新鲜茵陈洗净细切,生姜细切,加水煮沸,去药渣。

【功效】 利胆退黄。

【适应证】 阳黄(急性肝炎)日久,湿热困脾所致的纳呆腹胀、胁肋隐痛、小便短少、面色萎黄晦暗等。

【按语】 茵陈为常用的清热解毒、利胆退黄的中药,善治肝胆湿热所致的黄疸、小便不利等。配以生姜之辛温,则药性不甚苦寒。《绛囊撮要》称其为“治疸圣药”,可见其功专力捷。

茵陈茶Ⅲ

【方源】 经验方。

【组成】 茵陈 60 g。

【制作】 茵陈,洗净晒干后切碎,每次 60 g,加沸水 300 ml 冲泡即成。

【功效】 清热利湿,退黄降压。

【适应证】 高血压,高脂血症和黄疸。

【按语】 茵陈自古即被视为治疗黄疸的主药,疗效颇佳。剂量减少至 10 g，则可治疗尿路感染所致的尿频、尿急、尿痛等。本药茶须频频饮用。脾胃有湿邪及阳虚者忌服。

金钱败酱茵陈茶

【方源】 经验方。

【组成】 金钱草、败酱草、茵陈各 30 g，白糖适量。

【制作】 前三味药洗净后，置砂锅中，加水煎沸取汁后，加入白糖即成。

【功效】 利胆排石，消炎。

【适应证】 慢性胆囊炎，胆石症。

【按语】 金钱草性凉，味苦、辛，具有利水通淋、清热解毒、散瘀消肿的功用，主治肝胆及泌尿系结石、热淋、肾炎水肿、湿热黄疸等。《安徽药材》记载其："治膀胱结石。"《陆川本草》云："消肿止痛，破积。败酱草性平、味苦，能清热解毒、化瘀消炎。"败酱草味辛、苦，性微寒，入胃、大肠、肝经，清降中有行散之性，故既可清热解毒，又能活血散瘀，且长于行肠胃瘀滞，善消内痈，故为腹腔脓肿常用药。另外，茵陈蒿同样具有利胆去湿之功，三者配伍，消炎利胆疗效显著。本方代茶频频服用，有较好的排石、利胆、消炎作用。需多次服用方见疗效。饮用本茶患者饮食上应清淡少油，勿吃动物脑、肾和蛋黄、油炸食物、辛辣食品等。

青苏茶

【方源】《方脉正宗》。

【组成】 青皮 5 g，苏叶 3 g，白芥子 3 g，龙胆草 3 g，当归尾 2 g，龙茶 3 g。

【制作】 上六味洗净，共置壶中，用沸水 4 000 ml 冲泡 5～10 分钟即成。

【功效】 疏肝行气止痛。

【适应证】 肝气不和，胁肋刺痛如击如裂。

【按语】 青皮具有疏肝破气、散结消滞的作用，用于肝气郁滞所致的胁肋胀痛、乳房胀痛及疝气疼痛等。苏叶即紫苏叶，能散寒解表、理气宽中，可治胸腹胀满。白芥子利气散结、通络止痛。龙胆草，清热燥湿、泻肝火。现代药理研究证明，龙胆草具有利胆和保肝的作用。当归尾破血力量强。本方日常代茶频服，冲饮至味淡，对因肝气不和所致胁痛有显效。脾胃虚寒者不宜用。

枸杞龙茶

【方源】 经验方。

【组成】 枸杞 5 g，龙胆草 2 g，绿茶 3 g，冰糖 10 g。

【制作】 上四味一同用 250 ml 沸水冲泡 15 分钟即可。

【功效】 补肝养血，清热除湿。

【适应证】 急性传染性肝炎，转氨酶升高。

【按语】 枸杞味甘，性平，能滋补肝肾、益精明目。龙胆草味苦，性寒，清热燥湿、泻肝胆火，常用于肝胆实热所致的胁痛、头痛、口苦、目赤、耳聋、阴肿阴痒等。两药合用，既补肝养血，又清热除湿，可用于辅助治疗急性传染性肝炎转氨酶高者，或各种肝胆实热所致的胁痛、头痛、口苦、目赤等。本方每日 1 剂，代茶频服，饮至味淡。

马鞭草茶

【方源】 经验方。

【组成】 马鞭草 30 g。

【制作】 马鞭草 30 g，制粗末后，装布包放入杯中，加适量白糖，沸水冲泡即成。

【功效】 清热解毒，活血祛瘀，利水消肿。

【适应证】 黄疸型肝炎的防治。

【按语】 马鞭草，能活血散瘀、截疟、解毒、利水消肿。用于癥瘕积聚、闭经、痛经、疟疾、喉痹、痈肿、水肿、热淋。《天宝本草》谓其："利小便，平肝泻火。治赤疮，火眼。"在基督教中，马鞭草被视为是神圣的花，经常被用来装饰在祭坛上。此外，在过去一般人认为疾病是受到魔女诅咒的时代里，它常被插在患者的床前，以解除魔咒。在古代欧洲，它被视为珍贵的神圣之草，在宗教庆祝的仪式中被赋予和平的象征意义。本方日常代茶频服。注意，孕妇禁用。

茵陈香芦茶

【方源】 经验方。

【组成】 茵陈、香薷各30 g,芦根45 g。

【制作】 上三味共制粗末,沸水闷泡15分钟即可。

【功效】 清热退黄。

【适应证】 黄疸型肝炎。

【按语】 《本草纲目》称茵陈性味“苦、平,微寒,无毒”,“久服轻身益气耐老,面白悦长年”。香薷,可发汗解暑、行水散湿、温胃调中,能治夏月感寒饮冷,头痛发热,恶寒无汗,胸痞腹痛,呕吐腹泻,水肿,脚气等。《本草别录》谓其:“主霍乱,腹痛吐下,散水肿。”芦根,可清热、生津、除烦、止呕,能治热病烦渴,胃热呕吐,噎膈,反胃,肺痿,肺痈,并解河豚毒。《本草别录》谓其:“主消渴客热,止小便利。”本茶日常代茶频饮。表虚者忌服。

硝黄茶

【方源】 经验方。

【组成】 生大黄10 g,元明粉(玄明粉)6 g,适量白糖。

【制作】 将生大黄制成粗末,与元明粉、白糖共置一壶,用沸水冲泡后滤液即成。

【功效】 清热利湿,疏通腑气。

【适应证】 黄疸。

【按语】 现代药理研究证明,大黄含蒽醌衍生物,有较强的抗菌作用。元明粉即无水硫酸钠,有润燥软坚作用。两药配伍应用,有较好的清热利湿、疏通腑气的功效。日常代茶频服,对黄疸有很好的疗效。但不宜用于大便稀溏者。

榕树叶茶

【方源】 经验方。

【组成】 榕树叶(干)10 g。

【制作】 上药洗净,切丝,用沸水冲泡后滤过取汁即可。

【功效】 清热理湿,活血祛瘀。

【适应证】 黄疸。

【按语】 榕树叶可治跌打损伤、慢性气管炎、流感、百日咳、扁桃体炎、菌痢、肠炎、目赤、牙痛、黄疸等。《岭南草药志》谓其:“解热,理湿滞。”本方代茶温饮。出血者不宜服用。

茵陈白山柴胡茶

【方源】 经验方。

【组成】 茵陈蒿、白芍、大枣各 100 g，山栀子 50 g，柴胡 25 g。

【制作】 药用的茵陈须用农历三月采收的。将上述药材分别洗净，切成粗末，用沸水煎煮后滤过取汁即可。

【功效】 疏肝，利湿热。

【适应证】 肝炎的预防。

【按语】 茵陈蒿味苦、辛，性凉，入肝、脾、膀胱经。现代研究表明茵陈具有利胆、保肝、解热、镇痛、消炎的作用。白芍味苦、酸，性凉，入肝、脾经，具有养血柔肝、缓中止痛、敛阴收汗的作用。山栀子具有护肝、利胆、降压、镇静、止血、消肿等作用，在中医临床常用于治疗黄疸型肝炎等。本方代茶饮服，有疏肝、利湿热之功。在传染性肝炎流行季节，本方代茶频饮可以加强预防。然由于本方性味偏凉，故脾胃虚寒者慎用。

板蓝根大青茶

【方源】 经验方。

【组成】 板蓝根、大青叶各 30 g，茶叶 15 g。

【制作】 上三味分别洗净，研为粗末，置于壶中，加入沸水适量，加盖闷 15～20 分钟后即成。

【功效】 清热解毒，利湿退黄。

【适应证】 急性肝炎，全身皮肤及巩膜黄染，乏力，纳差，恶寒发热，肝区饱胀或疼痛，小便短赤，舌红苔腻，脉浮弦滑。

【按语】 方中板蓝根味苦性寒，清热解毒、凉血止血。《辽宁常用中草药手册》说它：“治肝炎，腮腺炎。”现代实验研究表明，板蓝根具有抗菌、抗病毒及解毒作用。大青叶为板蓝根的叶子。《江西草药》中记载其：“治急性肝炎，肺结核，矽肺，牙痛，蛇伤，过敏性皮炎。”本方选板蓝根、大青叶清热解毒，抗肝炎病毒，佐以茶叶利湿退黄，又可芳香醒脾，还可调和大青叶、板蓝根苦寒之味。原方中仅注明茶叶，实际运用当以绿茶更为切合病机。本方每日 1～2 剂，代茶频频饮服，连服 2 周。需注意的是，本方偏于苦寒，虚寒体质的人应当慎用。

附子茵姜茶

【方源】 经验方。

【组成】 制附子、干姜各 6 g，茵陈 12 g。

【制作】 将上药共洗净，先加水煎煮制附子 15 分钟，再入诸药煮沸。滤过取汁即成。

【功效】 散寒祛湿，退黄。

【适应证】 阴黄，因阳黄日久转化或脾阳不振，寒湿内蕴所致身目萎黄晦暗、神疲乏力、小便短少。

【按语】 制附子属温里药，为“回阳救逆第一品”，味辛、甘，性大热，有毒，有回阳救逆、补火助阳、散寒止痛的功效，用于一切沉寒痼冷之疾。茵陈蒿具有利胆祛湿的功效，《本草再新》谓其：“泻火，平肝，化痰，止咳发汗，利湿，消肿，疗疮火诸毒。”干姜味辛性热，具有温中散寒、回阳通脉、燥湿消痰、温肺化饮的功效，主治脘腹冷痛、呕吐、泄泻、亡阳厥逆、寒饮喘咳、寒湿痹痛等。本方每日 1 剂，代茶饮用。有散寒祛湿、退黄之功，适用于阴黄。注意：本方中因制附子含有毒性成分乌头碱，需要根据个人的详细情况用药，选择适当用量；孕妇禁用。且制附子不宜与半夏、瓜蒌、天花粉、贝母、白蔹、白及同用。

黄花保肝茶

【方源】 经验方。

【组成】 黄花菜 10 g，生甘草 8 g，五味子 5 g，大枣 50 g。

【制作】 将上述各药洗净，放入大茶缸中，用沸水冲泡，5 分钟后即可。

【功效】 清热利湿，养血补肝。

【适应证】 乙型肝炎，慢性活动性肝炎及黄疸型肝炎。

【按语】 黄花菜又名萱草、忘忧草，唐代诗人白居易有“杜康能解闷，萱草能忘忧”的诗句，嵇康《养生论》也说“萱草忘忧”。因其开黄色花，也叫黄花菜。其花瓣肥厚，色泽金黄，香味浓郁，食之清香、鲜嫩，爽滑如木耳、草菇，营养价值高，被视作“席上珍品”。中医认为，其味甘性凉，有止血、消炎、清热、利湿等功效。《本草求真》中记载“萱草味甘，而微凉，能去湿利水，除湿通淋，止渴消烦，开胸宽膈，令人平气和无忧郁”。五味子，性温味酸甘，《新修本草》记载“五味皮肉甘酸，核中辛苦，都有咸味”，故有五味子之名。最早列于《神农本草经》上品，药效在于滋补强壮之力，药用价值极高。甘草和大枣调和药性。此茶有清热利湿、养血补肝的功效，是肝炎患者一种较好的饮料，每日代茶饮服，有助于稳定病情，使其日益好转。但需注意，外有表邪、内有实热，或咳嗽初起、痧疹初发者忌服。

南瓜花茶

【方源】 经验方。

【组成】 南瓜花 2 g，佩兰 2 g，绿茶 3 g。

【制作】 用开水冲泡后饮用。

【功效】 清湿热，消肿毒。

【适应证】 湿热肿毒。

【按语】 南瓜花性凉，中医认为其能清利湿热、消肿散瘀、抗癌防癌，可辅助治疗黄疸、痢疾、咳嗽、痈疽、结膜炎、乳腺炎等诸多病证，且常作为强身保健食品。佩兰味辛，性平，能化湿、解暑，用于湿阻中焦，外感暑湿或湿温初起。合用后能清湿热，消肿毒。注意：气虚、阴虚的患者宜慎用。

柴芩茶

【方源】 经验方。

【组成】 柴胡 5 g，黄芩 1 g，绿茶 3 g。

【制作】 上三味洗净，共置一壶中，用沸水 350 ml 冲泡 5 分钟即成。

【功效】 和解退热，通滞宣达。

【适应证】 急慢性肝胆炎症，眼部炎症，盆腔炎。

【按语】 柴胡疏肝解郁、退热，归肝、胆二经。黄芩味苦，性寒，归肺、胆、脾、大肠、小肠经。现代药理研究表明，黄芩具有抗病原体、抗炎、调节免疫功能、解热、镇静、保肝、利胆等功效。黄芩的临床应用抗菌效果比黄连还好，而且不产生抗药性。借助其广谱抗菌作用强的特点，在真菌培养过程中感染杂菌特别严重时，用黄芩提取液效果很好。本方日常代茶不拘时服，冲饮至味淡。脾胃虚寒者慎用。

柴芍茶

【方源】 经验方。

【组成】 柴胡 5 g，白芍 3 g，绿茶 3 g。

【制作】 上三味洗净，共置一壶中，用沸水 350 ml 冲泡 5 分钟即成。

【功效】 养血柔肝。

【适应证】 急慢性肝炎，肝硬化，胆囊炎，胃肠炎，乳房胀痛。

【按语】 柴胡具和解退热、疏肝解郁、升举阳气之功。白芍养血柔肝、缓中止痛、敛阴收汗，可治胸腹胁肋疼痛、泻痢腹痛、自汗盗汗、阴虚发热、月经不调、崩漏、带下。现代药理研究证实，白芍具有扩张冠状动脉、降低血压的作用，对肝损伤有明显的保护作用等。本方日常代茶不拘时服，冲饮至味淡。虚寒腹痛泄泻者慎用，服用中药藜芦者忌食。

郁金茶

【方源】 经验方。

【组成】 郁金 10 g，绿茶 3 g。

【制作】 上两味洗净，共置一壶中，用沸水 350 ml 冲泡 5 分钟即成。

【功效】 行气解郁，凉血破瘀。

【适应证】 胸腹胁肋诸痛，热病癫狂、神昏，吐血，衄血，尿血，妇女倒经，黄疸，急性乙型肝炎，胆囊炎。

【按语】 郁金能疏肝行气以解郁，并能活血祛瘀以止痛。同时还能凉血清心，可用于湿、瘀浊邪蒙蔽清窍，神志不清，癫狂之病证。本方日常代茶频服，冲饮至味淡。阴虚失血及无气滞血瘀者忌服，孕妇慎服。

木香槟榔茶

【方源】 经验方。

【组成】 木香 5 g，槟榔 2 g，青皮 2 g，黄连 1 g，大黄 1 g，茉莉花茶5 g。

【制作】 上六味洗净，共置壶中，用沸水400 ml冲泡5分钟即成。

【功效】 理气除湿。

【适应证】 水热阻结两胁刺痛，腹满胀，不欲饮食，头目眩。

【按语】 木香具有行气、调中、止痛之功。槟榔，能杀虫、消积、行气、利水，辛散苦泄，既能行气消积以导滞，又能缓泻而通便。青皮辛散温通，苦泄下行，其治与陈皮不同。陈皮性较温和，偏入脾肺气分；青皮则能疏肝胆、破气滞，性较峻烈。黄连清热燥湿、泻火解毒。大黄能泻下攻积、清热泻火。本方日常代茶频服，冲饮至味淡。胃寒呕吐、气虚之证均忌用。

香附薄荷茶

【方源】 经验方。

【组成】 香附5 g，薄荷3 g，花茶3 g。

【制作】 上三味洗净，共置壶中，用沸水300 ml冲泡5分钟即成。

【功效】 疏通气机，芳香化浊。

【适应证】 肝气不舒伴苔腻。

【按语】 香附具有理气解郁、调经止痛之功。薄荷疏散风热、清利头目、利咽、透疹。配合花茶，共奏疏肝解郁、芳香化浊之功。本方可日常代茶频服，冲饮至味淡。阴虚血燥、肝阳偏亢、表虚多汗者忌服。

三七鸡金茶

【方源】 经验方。

【组成】 三七5 g，鸡内金3 g，花茶3 g。

【制作】 三七采收栽培3年以上的植株。8月上旬立秋前后采挖的“春三七”，质较好。前两味药置砂锅中，加水煎煮取汁，冲泡花茶即成。

【功效】 化瘀消积，开胃气；提高血浆白蛋白。

【适应证】 慢性肝炎，肝硬化，腹部气血瘀滞之肿块。

【按语】 三七化瘀止血、活血定痛，用于人体各种出血病证及跌打损伤、瘀滞肿痛。明代著名药学家李时珍称其为“金不换”。三七是中药材中的一颗明珠，清代药学著作《本草纲目拾遗》中记载：“人参补气第一，三七补血第一，味同而功亦等，故称人参三七，为中药中之最珍贵者。”扬名中外的中成药“云南白药”和“片仔癀”，即以三七为主要成分制成。现代医学研究表明，三七具有增强机体免疫功能，抗肿瘤，保肝，抗炎，双向调节血糖，降低血脂、胆固醇，抑制动脉硬化等作用。鸡内金消食力强，且有运脾健胃之功，对脘腹胀满有较强的治疗作用。本方日常代茶频服，冲饮至味淡。注意：方中含有三七，孕妇和儿童禁用。

丹茵茶

【方源】 经验方。

【组成】 丹参 5 g，茵陈 3 g，郁金 2 g，板蓝根 2 g，花茶 3 g。

【制作】 前四味药洗净后，置砂锅中，加水煎沸取汁，冲泡花茶即成。

【功效】 活血止痛，清热解毒。

【适应证】 急慢性肝炎胁痛。

【按语】 丹参活血祛瘀、凉血消痈、养血安神。现代医学研究表明丹参能抑制或减轻肝细胞变性、坏死及炎症反应，促进肝细胞再生，并有抗纤维化作用；茵陈苦泄下降，功专清利湿热而退黄疸，凡湿热熏蒸而发黄者，均为主药。用于黄疸尿少、湿疮瘙痒、传染性黄疸型肝炎。茵陈有显著的保肝作用，对甲型、乙型肝炎，黄疸型肝炎，均有显著的疗效。能利胆，促进胆汁分泌，增加胆汁中胆酸和胆红素排出。能增加心脏冠脉血流量，改善微循环，并有降血压、降血脂、抗凝血、利尿解热平喘、驱除蛔虫及抑制多种致病性皮肤真菌与细菌的作用。郁金疏肝行气以解郁、活血祛瘀以止痛，主治胸腹胁肋胀痛等。板蓝根清热解毒、凉血消肿，具有抗菌抗病毒作用。本方日常代茶频服，冲饮至味淡。方中丹参不宜与藜芦同用。本方孕妇慎用。

消黄茶

【方源】 经验方。

【组成】 车前草、半边莲、茵陈各15 g。

【制作】 上三味洗净，共置壶中，用沸水250 ml冲泡5分钟后，加适量白糖即成。

【功效】 清热利尿，退黄。

【适应证】 黄疸型肝炎。

【按语】 车前草、半边莲均有清热、利水、解毒的功效，茵陈则为治黄疸的主药，三者配伍，治黄疸效果尤佳。本方代茶频频饮服，对各种黄疸型肝炎均有一定疗效。但肝阴虚者不宜服用。

清肝制黄茶

【方源】 经验方。

【组成】 排钱树根30 g，茵陈、积雪草、车前草各10 g，甘草6 g。

【制作】 上五味洗净，共制粗末，置砂锅中，加水煎沸滤过取汁即成。

【功效】 清热利湿，退黄。

【适应证】 急、慢性黄疸型传染性肝炎。

【按语】 积雪草能清热解毒、利湿消肿，是东方人的长寿药，还可益脑提神。研究表明其具有滋补、消炎、愈合伤口、利尿通便和镇定作用。对麻风病、溃疡也有疗效，对血液净化及免疫力有激活作用，因其可刺激深层皮肤细胞的更替。它是神经滋补剂，能提高记忆力，减轻精神疲劳，还可降血压，治疗肝病等。排钱树根、茵陈、车前草均有利湿退黄的作用。本方代茶不拘时温服。肝胆无湿热者慎用。

雄花茶

【方源】 经验方。

【组成】 雄花60 g。

【制作】 雄花洗净后，切碎，放入壶中，用沸水250 ml冲泡5分钟即成。

【功效】 利胆退黄。

【适应证】 黄疸型肝炎，胆囊炎等。

【按语】 雄花，即玉蜀黍花，又名玉米花，能促进胆汁分泌，为利胆药。现代研究其具有降低血脂及抗动脉粥样硬化的作用，并有抗心肌缺血、缺氧，改善微循环作用。本方代茶不拘时温服，冲饮至味淡。临床上主要用于湿热黄疸。无湿热者慎用。

李子夏枯茶

【方源】 经验方。

【组成】 鲜李子5个，夏枯草3 g，车前草3 g，绿茶3 g。

【制作】 用李子、夏枯草、车前草的煎煮液泡茶饮用。

【功效】 清肝泄热，生津利水。

【适应证】 肝经有热，肝炎。

【按语】 李子含多种氨基酸、无机盐、维生素等，能促进胃酸和胃消化酶的分泌，增加肠胃蠕动而促进消化、清肝利水。新鲜李肉中含有多种氨基酸，生食之对于治疗肝硬化腹水大有裨益；并有显著的利水降压、加快肠道蠕动、止咳祛痰的药理作用。中医认为，李子味甘、酸，性凉，具有清热生津、泻肝涤热、活血解毒、利水消肿之功效，并有解酒毒、促清醒的作用，可用于治疗胃阴不足，口渴咽干，大腹水肿，小便不利等。

夏枯草味苦、辛，性寒，能清肝、散结、利尿，可治瘟病、乳痈、目痛、黄疸、淋病、高血压等；车前草又名车轮菜，味甘，性寒，具有清热利尿、凉血解毒的功效。

诸药合用后能清肝泄热，生津利水。注意：脾胃虚寒、胃腹寒疼者不宜食用。民间有谚语："桃饱人，杏伤人，李子树下抬死人。"言李不可多食，多食易生痰湿、伤脾胃，又损齿。

枸杞芍茶

【方源】 经验方。

【组成】 枸杞5 g，白芍3 g，绿茶3 g，冰糖10 g。

【制作】 上四味洗净后，放入壶中，用沸水250 ml冲泡5～10分钟即成。

【功效】 养血柔肝。

【适应证】 肝肾精血不足之慢性肝炎、肝硬化衄血，阴虚阳亢之头晕目眩、心悸、不寐，更年期综合征。

【按语】 枸杞味甘，性平，能滋补肝肾、益精明目。白芍味苦、酸，性微寒，具有解痉镇痛、镇静、抗细菌、抗真菌等药理作用。此外实验还初步证实，白芍能抑制胃液分泌，预防大鼠应激性溃疡病的发生。白芍还有止汗、利尿等作用。煎服，5～10 g；大剂量 15～30 g。白芍能养血调经，常用于妇科疾病如月经不调、经行腹痛、崩漏，及自汗、盗汗；白芍能养血柔肝、缓急止痛，用于肝气不和，胁肋脘腹疼痛，或四肢拘挛作痛；白芍能平抑肝阳，用于肝阳上亢头痛、眩晕等。两药合用，功专养血柔肝。本方代茶频频服用，冲饮至味淡。注意：外邪实热，脾虚肠滑者禁用，阳衰虚寒之证不宜单独应用；方中芍药不宜与藜芦同用。

枸杞五味茶

【方源】 经验方。

【组成】 枸杞 5 g，五味子 3 g，龙胆草 3 g，虎杖 3 g，冰糖 10 g，绿茶 5 g。

【制作】 前五味药洗净，共置砂锅中，加水煎沸后取汁，冲泡绿茶即成。

【功效】 滋阴养肝，解毒除湿；降转氨酶。

【适应证】 急性传染性肝炎，肝功能失常转氨酶偏高。

【按语】 枸杞能滋补肝肾、益精明目。五味子味酸、甘，性温，能增强中枢神经系统的兴奋与抑制过程，并使之趋于平衡，故能提高工作效能减轻疲劳；能调节心血管系统而改善血液循环；对呼吸有兴奋作用；又能调节胃液分泌，促进胆汁分泌，以及兴奋子宫、降低血压。五味子乙素四种成分能明显降低四氯化碳引起的动物谷丙转氨酸升高，并对肝细胞有一定保护作用。醋炙五味子能增强酸涩收敛作用，酒炙五味子长于补肾固精。能收敛固涩、益气生津、补肾宁心，用于久咳虚喘、梦遗滑精、遗尿尿频、久泻不止、内热消渴、心悸失眠。两药合用，滋阴养肝，解毒除湿，并有一定的降转氨酶作用，可用于辅助治疗急性传染性肝炎转氨酶高者。本方代茶频频服用，冲饮至味淡。注意，凡表邪未解，内有实热，咳嗽初起，麻疹初发均不宜用。

五味子茶

【方源】 经验方。

【组成】 五味子 5 g,绿茶 3 g。

【制作】 将五味子洗净,放置砂锅中,加水煎沸后取汁,冲泡绿茶即成。

【功效】 敛肺滋肾,生津,收汗涩精。

【适应证】 肺虚喘咳、口干、自汗盗汗,梦遗滑精,无黄疸型传染性肝炎,急性肠道感染,神经衰弱。

【按语】 五味子能收敛固涩、益气生津、补肾宁心。本方代茶频频服用,冲饮至味淡。用于久咳虚喘、梦遗滑精、遗尿尿频、久泻不止、内热消渴、心悸失眠等。注意:凡表邪未解,内有实热,咳嗽初起,麻疹初发均不宜用。

麦苗叶茶

【方源】 经验方。

【组成】 鲜大麦苗叶一把,适量白糖。

【制作】 鲜大麦苗叶一把洗净后,切碎,放入壶中,加适量白糖,用沸水冲泡即成。

【功效】 清肝利胆,疏通肠道。

【适应证】 胆囊炎,胆管炎等。

【按语】 大麦苗,《伤寒类要》谓其:“治诸黄,利小便,杵汁日日服。”《本草纲目》记载:“治冬月面目手足皲瘃,煮汁洗之。”本方代茶频频服用,冲饮至味淡。

绿茶玉米须汤

【方源】 经验方。

【组成】 绿茶 0.5 g,玉米须 50～100 g。

【制作】 将玉米须洗净,放置砂锅中,加水煎沸后取汁,冲泡绿茶即成。

【功效】 生津止渴,收敛止血,利尿。

【适应证】 胆石症,胆囊炎,糖尿病等。

【按语】 玉米须,《现代实用中药》:“为利尿药,对肾脏病、水肿性疾患、糖尿病等有效。又为胆囊炎、胆石、肝炎性黄疸等的有效药。"本品有利尿之功效，日常代茶频频服用，冲饮至味淡。注意：不能用于阴虚患者。

玉米须茶

【方源】 经验方。

【组成】 玉米须适量。

【制作】 将玉米须洗净，放入砂锅中，加水适量，煎煮片刻，滤过取汁即可。

【功效】 泄热，利尿，利胆平肝。

【适应证】 胆囊炎，胆石症，糖尿病，高血压，肾炎水肿等。

【按语】 在中药里，玉米须又称"龙须"，性平味甘，可利尿、泄热、平肝、利胆，有广泛的预防保健用途。玉米须对人有利尿作用，可以增加氯化物排出量，其利尿作用是肾外性的，所以对各种原因引起的水肿都有一定疗效。玉米须对末梢血管有扩张作用，所以有较强的降压作用。玉米须还能促进胆汁排泄，可作为利胆药用于没有并发症的慢性胆囊炎或胆汁排出障碍的胆管炎。《现代实用中药》记载其："为利尿药，对肾脏病、水肿性疾患、糖尿病等有效。又为胆囊炎、胆石、肝炎性黄疸等的有效药。"本方代茶频频服用，具有泄热、利尿、利胆平肝的功效。饮用时根据民间经验禁食下列食物：酒、糯米、鱼子、肥肉及辛辣料等。

消炎利胆茶

【方源】 经验方。

【组成】 蒲公英、茵陈、玉米须各 30 g，白糖适量。

【制作】 将前三味洗净，放入砂锅中，加水 1 000 ml，煎至 750 ml 后去渣，取汁，加入白糖适量即成。

【功效】 清热利湿，消炎利胆。

【适应证】 胆囊炎，急性黄疸型肝炎等。

【按语】 蒲公英属菊科多年生草本植物，头状花序，种子上有白色冠毛结成的绒球，花开后随风飘到新的地方孕育新生命。其味甘、微苦，性寒，可清热解毒、消肿散结。《医林纂要》云："蒲公英点能化热毒，解食毒，消肿核，疗疔毒乳痈，皆泻火安上之功。”《本草求真》也说：“蒲公英，入阳明胃、厥阴肝，凉血解热。”玉米须利胆退黄、利尿退肿、止血。茵陈蒿利胆去湿。三者相须为用，加强了此茶清热利湿、消炎利胆的作用。本方每日 1 剂，代茶温服，分 3 次服。阳虚外寒、脾胃虚弱者忌用。

茵陈车前茶

【方源】《河南省秘验单方集锦》。

【组成】 车前子 300 g，茵陈 150 g，鲜柳叶 500 g。

【制作】 上三味分别洗净，研为粗末，置于砂锅中，加水适量，煎煮 15 分钟后即成。

【功效】 清热利湿，利疸退黄。

【适应证】 急性黄疸型肝炎。

【按语】 车前子味甘性寒，入肾、膀胱、肝、肺经，可利水通淋、渗湿止泻、清肝明目、清热化痰。《医林纂要》载：“车前子，功用似泽泻，但彼专去肾之邪水，此则兼去脾之积湿。”茵陈蒿含有具利胆作用的有效成分蒿属香豆精，对急慢性黄疸型肝炎有一定的疗效。柳叶味苦，性凉，具有清热、透疹、利尿、解毒的功效。《本草再新》曰：“柳头平肝，发(散)热。”本方 2 日 1 剂，不拘量当茶饮，连服半月。有清热利湿、利疸退黄之效。以大剂量当茶饮，对黄疸型肝炎初起者具有较好的退黄作用。本茶寒湿困脾患者慎用。

黑矾治疸茶

【方源】《河北省中医药展览集锦》。

【组成】 黑矾 120 g，茶叶 120 g，大枣适量。

【制作】 将黑矾、茶叶共为细末，拌匀，将大枣捣成泥，合前两味为丸，每丸重 3 g。收藏备用。

【功效】 清热利湿，去黄疸。

【适应证】 黄疸型肝炎。

【按语】 黑矾又名绿矾，是一种铁的二价硫酸盐，即硫酸亚铁，含铁、硫等微量元素。绿色单斜或斜方结晶，临床上常用作补血剂。《本草纲目》谓其：“能燥湿化涎，利小便，消食积，故胀满、黄肿、疟痢、疳疾方往往用之。其源则自张仲景用矾石、消石治女劳黄疸之中变化而来。”将黑矾所做的丸子用茶汤送服，每日 3 次，每次丸。具有清热利湿，去黄疸的功效。由于黑矾为铁剂，故服用本方后大便呈黑色为正常现象。服用本方后可能出现胃部不适、恶心、呕吐等症状，尤其服用后最初的几天为甚。小儿和孕妇慎用本茶。

治肝红茶

【方源】《饮茶的科学》。

【组成】 红茶 10～15 g，葡萄糖 50 g，白砂糖 150 g。

【制作】 上三味同置一壶中，用沸水 500～1 000 ml 闷泡 15 分钟即可。

【功效】 益肝，利湿，解毒。

【适应证】 黄疸型肝炎。

【按语】 红茶的鼻祖在中国，世界上最早的红茶由中国福建武夷山茶区的茶农创制，名为“正山小种”。属于全发酵茶类，因其干茶色泽和冲泡的茶汤以红色为主调，故名红茶。红茶能止渴消暑，是因为茶中的多酚类、糖类、氨基酸、果胶等与唾液产生化学反应，且刺激唾液分泌，导致口腔觉得滋润，并且产生清凉感。白砂糖味甘，性平，归脾、肺经，有润肺生津、止咳、和中益肺、舒缓肝气、滋阴、调味、除口臭、解盐卤毒之功效。本茶每日 1 剂，上午服完。7 日为 1 疗程，一般用 2 个疗程。儿童用量各味减半。注意，人参、西洋参不宜和茶一起食用。

郁金清肝茶

【方源】《中国茶与健康》。

【组成】 广郁金（醋制）10 g，炙甘草 5 g，绿茶 2 g，蜂蜜 25 g。

【制作】 上四味加水 1 000 ml，煮沸 10 分钟，取汁即可。

【功效】 疏肝解郁，利湿祛瘀。

【适应证】 肝炎，肝硬化，脂肪肝及肝癌等。

【按语】 广郁金味辛、苦，性寒，归肝、胆、心经，具有活血止痛、行气解郁、清心凉血、利胆退黄的功用。郁金，以功效为名，可知主要功能在于解郁，其入气分以疏肝解郁，黄疸之疾，用之能利胆退黄，配合应用，亦有一定功效。《本草备要》记载其："行气，解郁，泄血，破瘀。凉心热，解肝郁。"炙甘草、蜂蜜调和药性。茶叶不仅具有提神清心、清热解暑、消食化痰、去腻减肥、清心除烦、解毒醒酒、生津止渴、降火明目、止痢除湿等药理作用，还对现代疾病如心脑血管病、癌症等，有一定的药理作用。本方日常代茶频频饮之，可疏肝、利湿，适用于肝病患者。但阴虚失血及无气滞血瘀者忌服，孕妇慎服。

蛇舌甘草茶

【方源】《中国茶与健康》。

【组成】白花蛇舌草(鲜品为佳)25 g，甘草 10 g，绿茶 3 g。

【制作】先将前两味加水浸过药面，文火煎至 400 ml，去渣取汁，以沸药汁冲泡绿茶即可。

【功效】清热利湿，散结解毒。

【适应证】肝炎，肝硬化，肝癌等。

【按语】白花蛇舌草味甘、苦，性寒，具有清热解毒、消痈散结、利尿除湿、活血退黄的功效，用于湿热水肿、热淋、黄疸等。《广西中草药》认为它能"治扁桃体炎，阑尾炎，肝炎"。现代药理研究表明，本品含三十一烷、豆甾醇、乌索酸、齐墩果酸、白花蛇香草素等，具有增强免疫功能、抗菌消炎等作用。佐以生甘草，增强解毒功能，又可调和白花蛇舌草的苦寒之性。绿茶中茶多酚可以阻断亚硝酸铵等多种致癌物质在体内的合成，并具有直接杀伤癌细胞和提高机体免疫能力的功效，有助于防治癌症。长期使用本方能显著地改善免疫功能，尤其适用于慢性迁延性肝炎及活动性肝炎患者。本方代茶频饮，不拘时温服，可达清热解毒之功效。白花蛇舌草在方中用量达 25 g，活血力量较强，故孕妇不宜应用，以免引起流产。

平肝清热茶

【方源】《慈禧光绪医方选议》。

【组成】龙胆草、醋柴胡、川芎各 1.8 g，甘菊、生地各 3 g。

【制作】将上药共洗净，研为细末，加水煎煮 15 分钟，滤过取汁即成。

【功效】 清肝利胆。

【适应证】 肝炎，胆囊炎，急性结膜炎等。

【按语】 《本草纲目》谓龙胆草："性味苦，涩，大寒，无毒。主治骨间寒热、惊病邪气，继绝伤，定五脏，杀虫毒。"其具清热、泻肝、定惊之功效，主治湿热黄疸。醋柴胡为柴胡晒干切段后用米醋喷洒，闷透，用文火微炒入药者，味苦性微寒，归肝、胆经，具有和解表里、疏肝、升阳的功效。川芎辛温香燥，走而不守，既能行散，上行可达巅顶，又入血分，下行可达血海。活血祛瘀作用广泛，适宜瘀血阻滞各种病证。《本草纲目》言其："燥湿，止泻痢，行气开郁。芎䓖，血中气药也，肝苦急以辛补之，故血虚者宜之；辛以散之，故气郁者宜之。"甘菊味道温和，清爽宜人。生地有清热凉血、益阴生津之功效，李时珍对生地黄的评价是："服之百日面如桃花，三年轻身不老。"本方每日1剂，代茶频服，有清肝利胆之效。但阴虚阳亢及肝阳上亢者不宜应用，月经过多者、孕妇忌用。

【高血压】

独地茶

【方源】 《千金方》。

【组成】 独活5 g，生地3 g，花茶3 g。

【制作】 独活春初或秋末采挖，生地春秋采挖。用250 ml水煎煮独活、生地至水沸后，冲泡茶饮用。冲饮至味淡。

【功效】 祛风养血。

【适应证】 中风所致面部偏瘫、牙关紧闭、面肌不利、舌不转难言，牙根松动疼痛。

【按语】 独活祛风湿、止痛、解表。凡风寒湿邪痹着于肌肉关节，无问新久，均可应用。《本草正》谓其："专理下焦风湿，两足痛痹，湿痒拘挛。"现代研究，独活有抗炎、镇痛及镇静作用；对血小板聚集有抑制作用；并有降压作用，但不持久；所含香柑内酯、花椒毒素等有光敏及抗肿瘤作用。生地味甘、苦，性寒而入血分，清热凉血、养阴生津，能治中风面部偏瘫、面肌不利等。脾虚湿滞，腹满便溏者不宜用。

竹沥茶

【方源】《本草纲目》。

【组成】 竹沥 10～20 ml。

【制作】 取鲜竹竿，截成 30～50 cm 长，两端去节，劈开，架起，中部用火烤之，两端即有液汁流出，以器盛之。

【功效】 清热化痰，除烦宁心，镇惊。

【适应证】 中风口噤不知人，小便次数多。

【按语】 竹沥，清热滑痰、镇惊利窍。治中风痰迷，肺热痰壅，惊风，癫痫，壮热烦渴，子烦，破伤风。《中药大辞典》载其可“治中风痰迷、壮热烦渴、子烦”等。《本草备要》谓其：“消风降火，润燥行痰，养血益阴，利窍明目。治中风口噤，痰迷大热，风痉癫狂，烦闷消渴，血虚自汗。”直接饮用。寒嗽及脾虚便溏者忌服。

栀子茶

【方源】《本草纲目》。

【组成】 芽茶、栀子各 30 g。

【制作】 上两味加水适量(或 800～1 000 ml)，煎浓汁 1 碗(400～500 ml)即成。

【功效】 泻火清肝，凉血降压。

【适应证】 高血压，头痛，头晕等。

【按语】 栀子泻火除烦、清热利湿、凉血解毒。现代研究证实，栀子含栀子素、栀子苷、去羟栀子苷和藏红花素、藏红花酸、熊果酸等。栀子煎剂及醇提取液有利胆作用，能促进胆汁分泌，并能降低血中胆红素，可促进血液中胆红素迅速排泄，对溶血性链球菌和皮肤真菌有抑制作用，还有解热、镇痛、镇静、降压及止血作用。芽茶即为最嫩的茶叶，在饮用时可将茶置于容器中，以 90 ℃以上的热水直接冲泡，这样香气及精华方可渗出。此法会使茶散发出来的香味随水温由热转温的变化而变化多端，但香味消散得也较快。所以，用此法冲泡的茶最好能尽快饮用，以免浸泡过度而产生苦涩味。此方每日 2 剂，分上下午服，代茶常饮。

金豆儿

【方源】《饮馔服食笺》。

【组成】决明子、大豆各适量。

【制作】将决明子用清水洗净晾干，与大豆同入水里略煮片刻，捞出用锅炒至微黄，发出香气即可。每次取 10 g，煎水代茶饮。

【功效】清肝明目，健脾利水。

【适应证】各种眼疾，高血压，脾虚水肿。

【按语】决明子又名草决明、假绿豆、假花生、野青豆等，为豆科植物决明的成熟种子，入药有清肝明目的作用。现代药理研究表明它有降血压和抗菌的作用，对高血压和多种细菌感染有效。大豆即黄豆，因其色黄，故又称金豆儿，是营养丰富的食品，具有健脾利水的功效。

楂明茶

【方源】经验方。

【组成】山楂 5 g，决明子 3 g，花茶 3 g。

【制作】决明子炒熟。上三味洗净，共置壶中，用沸水 250 ml 冲泡 5 分钟即成。

【功效】清肝消积，化瘀消脂。

【适应证】高血压，高脂血症，冠心病，胆囊炎，脂肪肝。

【按语】山楂具消食化积、活血散瘀之功。临床研究证实，山楂能显著降低血清胆固醇及甘油三酯（三酰甘油），有效防治动脉粥样硬化。山楂还能通过增强心肌收缩力、增加心排血量、扩张冠状动脉、增加冠脉血流量、降低心肌耗氧量等，起到强心和预防心绞痛的作用。此外，山楂中的总黄酮有扩张血管和持久降压的作用。因此，高脂血症、高血压及冠心病患者，每日可用。决明子清肝明目、润肠通便，有降低血清胆固醇与降血压的功效，对防治血管硬化与高血压有一定疗效。本方每日 1 剂，代茶温服。胃酸过多、消化性溃疡和龋齿者，消化不良者，心血管疾病患者，癌症患者，肠炎患者及服用滋补药品期间忌服用本茶；脾胃虚弱者慎服；孕妇不宜服用。

杜仲夏枯茶

【方源】经验方。

【组成】 杜仲5 g,夏枯草3 g,绿茶3 g。

【制作】 上三味洗净,共置壶中,用沸水250 ml冲泡5分钟即成。

【功效】 补肾清肝,降血压。

【适应证】 高血压,头晕目眩。

【按语】 杜仲能补益肝肾、强筋骨,为治肝肾不足,腰膝酸痛或痿软无力之要药。《中国药典》(2010年版一部)记载其:“补肝肾,强筋骨,安胎。用于肝肾不足,腰膝酸痛,筋骨无力,头晕目眩,妊娠漏血,胎动不安。”夏枯草清肝火、散郁结、降血压,为治肝火上炎所致的目赤、头痛、头晕等的要药。在中国,夏枯草作为食物已经有千余年历史。夏枯草作为菜蔬食用的最早记载见于宋代《本草衍义》,该书记载:“夏枯草,初生嫩叶时作菜食之,须浸洗淘去苦水。”明代姚可成汇辑的《食物本草》中也指出:“夏枯草,味辛苦,寒,无毒。嫩苗瀹过,浸去苦味,油盐拌之,以作菹茹,极佳美。”“极佳美”三个字表明夏枯草作为菜蔬食用在当时是十分受欢迎的。本方代茶频频饮用。阴虚火旺、脾胃虚弱者慎用。

杜仲菊茶

【方源】 经验方。

【组成】 杜仲5 g,菊花3 g,绿茶3 g。

【制作】 上三味洗净,共置壶中,用沸水250 ml冲泡5分钟即成。

【功效】 清肝明目,降血压。

【适应证】 高血压,头晕目眩,目赤灼痛。

【按语】 杜仲补肝肾、强筋骨、安胎,治腰脊酸疼、足膝痿弱、小便余沥、阴下湿痒、胎漏欲堕、胎动不安、高血压。现代医学研究证实杜仲能增强肾上腺皮质功能,增强机体免疫功能;有镇静、镇痛和利尿作用;有一定强心作用;能使子宫自主收缩减弱,对子宫收缩药有拮抗作用;有较好的降压作用,能减少胆固醇的吸收,以炒杜仲的煎剂功效最好。菊花疏风清热、解毒明目,用于风热感冒、头痛眩晕、目赤肿痛、眼目昏花。菊花观赏性强,中国历代诗人画家,以菊花为题材吟诗作画众多，给人们留下了许多名篇佳作，流传久远。但高血压患者按中医辨证可有多种证型，属于阴虚阳亢型者用菊花最好；属于阴阳两虚型者则不宜用寒凉的菊花，只宜用培补阳气、滋养肾阴的药。本方代茶频频服用。注意：痰湿型、血瘀型高血压患者也不宜用菊花。

白芍薇茶

【方源】 经验方。

【组成】 白芍 5 g，白薇 3 g，绿茶 3 g。

【制作】 上三味洗净，共置壶中，用沸水 250 ml 冲泡 5 分钟即成。

【功效】 养阴血，清肝热。

【适应证】 高血压，阴虚血热之血尿、崩漏、经期发热和蛋白尿。

【按语】 白芍味苦、酸，性微寒，能养血调经、养血柔肝、平抑肝阳，常用于月经不调、经行腹痛、崩漏等妇科疾病及肝气不和的胁肋脘腹疼痛。白薇性寒，味苦，能清热凉血、利尿，用于阴虚内热，肺热咳嗽，产后虚热与尿路感染，小便热痛。两药合用，能养阴血，清肝热。代茶频频服用。注意：湿盛中满，脾胃虚寒，食少便溏者不宜服用。

三子茶

【方源】 经验方。

【组成】 荠菜子、青茄、决明子各 6 g。

【制作】 上三味洗净，制成粗末，放入纱布包，置于壶中，用沸水 250 ml 冲泡 5 分钟即成。

【功效】 平肝，降压。

【适应证】 各期高血压头痛、眩晕等。

【按语】 《药性论》和《日华子本草》对上述“三子”的平肝止眩作用早有论及，“三子”配伍代茶饮很早为民间采用，且效果颇佳。本方每日 1 剂，代茶频饮。身体虚弱者慎用。

三七花茶

【方源】 经验方。

【组成】 三七花5 g。

【制作】 将三七花洗净，放置杯中，用沸水250 ml冲泡5分钟即成。

【功效】 清热，平肝，降压。

【适应证】 防治高血压，治疗咽喉炎。

【按语】 三七花，又称田七花，是三七全株中三七皂苷含量最高的部分，性凉味甘，具有清热、平肝、降压之功效，适用于头昏、目眩、耳鸣、高血压和急性咽喉炎等疾患，可泡茶、炒肉、煲汤。本方每日1剂，代茶频饮。孕妇禁用。

山楂决明茶

【方源】 经验方。

【组成】 山楂、决明子各30～50 g。

【制作】 将干山楂、决明子除去杂质后放入保温瓶中，冲入刚烧好的开水，浸泡12小时后即成。

【功效】 消食化积，平肝降压。

【适应证】 高血压。

【按语】 山楂味甘、酸，性微温，有消食化滞、散瘀止痛之功效，常用于治疗饮食积滞、胸腹痞满、女子血瘀腹痛等。药理研究发现，山楂能调脂、降血压。决明子的功效是清热明目、利水通便。此外，决明子中所含的低聚糖等也有降压作用，还能降低总胆固醇和甘油三酯。两味合用，比单独使用效果更佳，能起到一定的降压调脂功效。山楂酸涩，还能制约决明子容易致泻的不良反应。本方泡水代茶饮，饮完1瓶后再加开水浸泡饮服，可连续服用3次。需要注意的是，有泄泻与低血压者慎用决明子制剂。其“主宣泄”的副作用，一定要引起怀孕女性的重视。最新研究发现，长期饮用轻则引发月经不规律，重则使子宫内膜不正常，从而诱发早产。

山楂荷叶茶

【方源】 经验方。

【组成】 山楂15 g，荷叶20 g。

【制作】 上两味药洗净后，共制粗末，置砂锅中，加水煎沸后取汁即成。

【功效】 清凉,消滞,降压,消脂。

【适应证】 高血压、高脂血症引起的头痛、眩晕等。

【按语】 山楂,可消食积、散瘀血、驱绦虫。能治肉积,百瘕,痰饮,痞满,吞酸,泻痢,肠风,腰痛,疝气,产后儿枕痛、恶露不尽,小儿乳食停滞等。《日用本草》谓其:“化食积,行结气,健胃宽膈,消血痞气块。”荷叶,可清暑利湿、升发滑阳、止血。能治暑湿泄泻、眩晕、水气水肿、雷头风、吐血、衄血、崩漏、便血、产后血晕等。《滇南本草》谓其:“上清头目之风热,止眩晕,清痰,泄气,止呕,头闷疼。”本方每日1剂,不拘时代茶饮。脾胃虚弱者慎服。

小蓟茶

【方源】 经验方。

【组成】 小蓟50～100 g。

【制作】 采小蓟全草,洗净晒干,切碎备用,每日50～100 g,加水煎煮后,滤过取汁即成。

【功效】 清热降压,凉血止血,散瘀。

【适应证】 高血压,咯血。

【按语】 小蓟味甘,性凉,无毒,《上海常用中草药》称其能“清热、降血压、止血”。在治疗高血压时必须掌握适当,因该茶方虽有明显持久的降压、降血脂和利胆的作用,但是剂量过大(200 g以上)时会有一定的副作用。本方每日1剂,不拘时代茶饮。连服5～6日见效。

玉决菊荠茶

【方源】 经验方。

【组成】 玉米须、决明子、菊花、荠菜各10～20 g。

【制作】 以上诸药洗净后共制粗末,放置壶中,用沸水250 ml冲泡5～10分钟即成。

【功效】 平肝降压。

【适应证】 高血压。

【按语】 玉米须,能利尿清热。决明子,功能平肝润肠。配伍清热平肝的菊花、荠菜，能平肝降压。用于高血压的防治。本方每日1剂，不拘时代茶饮。

西瓜决明茶

【方源】 经验方。

【组成】 西瓜翠衣30 g，决明子9 g。

【制作】 决明子炒熟，与西瓜翠衣制成粗末，放置壶中，用沸水250 ml冲泡5～10分钟即成。

【功效】 清凉，平肝，降压。

【适应证】 防治高血压，尤宜于头眩伴有水肿者。

【按语】 西瓜翠衣，《本草再新》谓其“能化热除烦，去风利湿”。《饮片新参》谓其“清透暑热，养胃津”。决明子，《神农本草经》谓其：“治青盲，目淫肤赤白膜，眼赤痛，泪出，久服益精光。”《日华子本草》：“助肝气，益精水；调末涂，消肿毒，熁太阳穴治头痛，又贴脑心止鼻衄；作枕胜黑豆，治头风，明目。”本方代茶频频服用。脾胃虚寒者不宜饮用。

决明子茶Ⅰ

【方源】 经验方。

【组成】 决明子10～16 g。

【制作】 决明子洗净，炒黄、碾碎后，放置壶中，用沸水250 ml冲泡5～10分钟即成。

【功效】 清热，明目，通便。

【适应证】 高血压，高脂血症。

【按语】 决明子，清肝、明目、利水、通便，治风热赤眼、青盲、雀目、高血压、肝炎、肝硬化腹水、习惯性便秘。《神农本草经》列其为上品。《本草正义》称其能“明目，乃滋益肝肾，以镇潜补阴为义，是培本之正治，非如温辛散风、寒凉清降之止，为标病立法者可比，最为有利无弊”。以决明子代茶饮之习，我国早已有之。选择决明子时，以颗粒饱满、黄褐色者为佳。颗粒不饱满，发霉，变质等不宜购买。本方每日1剂，代茶频频服用。注意：长期饮用决明子轻则引发月经不规律，重则使子宫内膜不正常。另外，它毕竟是一种泻药，长期饮用对身体不好，会损伤身体的正气。

决明子茶Ⅱ

【方源】 经验方。

【组成】 绿茶 1 g，决明子 10 g，冰糖 25 g。

【制作】 将决明子以急火炒至鼓起备用。每次 5～10 g，与绿茶、冰糖用开水约 300 ml 冲泡。

【功效】 清肝明目，润肠通便。

【适应证】 青光眼，便秘。

【按语】 决明子常用于青光眼的治疗，且疗效显著。决明子炒时有香气溢出即可，不要炒糊，以免影响疗效。每日 1 剂，分 3 次饭后或半空腹服。此茶苦寒伤胃，脾胃虚寒、气血不足者不宜服。

决明菊花茶Ⅰ

【方源】《中医良药良方》。

【组成】 决明子 30 g，野菊花 12 g。

【制作】 决明子炒熟碾碎后，与野菊花共置壶中，用沸水 250 ml 冲泡 5 分钟即成。

【功效】 清肝，息风，明目。

【适应证】 眩晕起于风热者，高血压，风热赤眼，青盲，雀目。

【按语】 决明子为豆科植物决明的成熟种子。眼科常以本品作为明目用，故称决明。可见决明子治目疾由来已久。它含蒽苷类物质，水解生成葡萄糖及大黄素、大黄素甲醚、大黄酸、大黄酚、芦荟大黄素、大黄酚蒽酮、决明子内酯等。它的水浸液对麻醉动物有降低血压、降低血清胆固醇和利尿作用。此外，还有抑菌、收缩子宫和缓泻作用。广州部队编写的《常用中草药手册》记载用它"治肝炎，肝硬化腹水"。野菊花，《本草汇言》谓其："破血疏肝，解疔散毒。主妇人腹内宿血，解天行火毒丹疗。洗疮疥，又能去风杀虫。"决明子与长于疏风明目的菊花配伍后，对头面部疾患，高血压引起的眩晕均有显著疗效。本方代茶频频服用。气虚胃寒，食少泄泻者不宜。

决明菊花茶Ⅱ

【方源】 经验方。

【组成】 决明子 10 g，菊花 3 g，山楂片 15 g。

【制作】 上三味沸水冲泡。

【功效】 平肝潜阳，清利头目。

【适应证】 目赤肿痛，头痛，眩晕，目昏干涩，视力减退。尤其适用于高血压之目赤肿痛。

【按语】 菊花配伍决明子可以清肝明目。现代药理研究表明，决明子在降血压、降血脂和通便等方面效果明显，菊花中富含黄酮、挥发油、维生素等营养保健成分，是一种天然的降压降脂食品。而山楂可以扩张血管、增加冠脉血流量、改善心脏活力、兴奋中枢神经系统、降低血压和胆固醇、软化血管及利尿和镇静，可有效缓解高血压症状。三者配伍，对于高血压之目赤肿痛效果颇佳。每日 1 剂，代茶饮用。

杜仲茶Ⅰ

【方源】 经验方。

【组成】 杜仲 10 g，花茶 3 g。

【制作】 杜仲夏秋季采收。用 300 ml 开水冲泡后饮用，冲饮至味淡。

【功效】 补肝肾，强筋骨，安胎；降血压，利尿。

【适应证】 腰脊酸疼，足膝痿弱，小便余沥，阴下湿痒，胎漏欲堕，高血压，脊髓灰质炎后遗症。

【按语】 杜仲味甘、温，归肝、肾经。具补肝肾、强筋骨、安胎功效。用于肝肾亏虚所致眩晕、腰膝酸痛、筋骨痿弱等，多见于高血压、眩晕、脑血管意外后遗症、慢性肾脏疾病、脊髓灰质炎等。本品补益肝肾，故能强筋骨，为治上述病证之要药。本茶适宜高血压患者、习惯性流产妇女、脊髓灰质炎后遗症患者、肾气不足者等饮用。阴虚火旺者慎服。

杜仲茶Ⅱ

【方源】 经验方。

【组成】 杜仲 15 g，棕榈叶 30 g，夏枯草 5 g。

【制作】 先将杜仲放盐水中拌透吸收，再置锅内，用文火炒至微有焦斑，取出晾干，与其余两味共为粗末，用沸水 250 ml 冲泡 5 分钟即成。

【功效】 滋肾，平肝潜阳。

【适应证】 防治高血压，肝肾亏虚所致头眩头痛，预防中风。

【按语】 杜仲，补肝肾、强筋骨、安胎，治腰脊酸疼、足膝痿弱、小便余沥、阴下湿痒、胎漏欲堕、胎动不安、高血压。王好古称其为肝经气分药，能入肝而补肾。棕榈叶，《民间常用草药汇编》谓其："治吐血，劳伤，虚弱。"加上夏枯草，三药合用，则效果更佳。本方代茶频频服用。阴虚火旺者慎服。

杜仲茶Ⅲ

【方源】《茶叶实用知识》。

【组成】 杜仲叶、优质绿茶各等分。

【制作】 将上两味共制粗末，混匀，用滤泡纸袋分装，每袋 6 g，封贮于干燥处。每次将 1 袋倒在杯中，用沸水冲泡 10 分钟即成。或直接将杜仲叶 10 g，绿茶 3 g，共置壶中，用沸水冲泡 10 分钟。

【功效】 补肝肾，强筋骨。

【适应证】 高血压合并心脏病及腰痛，腰膝痿软等。

【按语】 杜仲，为杜仲科植物杜仲的干燥树皮，是中国名贵滋补药材。《本草纲目》载曰："杜仲，能入肝补肾，补中益精气，坚筋骨，强志，治肾虚腰痛，久服，轻身耐老。"说明杜仲具有病治病，无病保健的功效。近代医学研究证明，杜仲叶与皮的化学成分基本一致，在药理药效方面杜仲叶与皮具有同等功效。经进一步研究发现，杜仲除上述功效外，还对治疗高血压有特效，从而引起世人的关注。美国哈佛大学教授胡秀英认为，杜仲是世界上最高质量的天然降压药物。本茶每日 1～2 剂，代茶频频饮服。夏天请冷却后饮用。需要快睡时，请加大饮品浓度。每天饭前半小时饮用，饭后要隔开 1 小时再饮用。空腹饮用，尤其是临睡前喝一杯浓杜仲茶效果特别好。

旱芹车前茶

【方源】 经验方。

【组成】 鲜旱芹菜、鲜车前草各 100 g。

【制作】 以上两味，洗净切碎，放置壶中，用沸水 250 ml 冲泡 5 分钟即成。

【功效】 平肝，清热，利尿，降压。

【适应证】 高血压头昏目眩，时有水肿。

【按语】 芹菜味甘苦性凉，以鲜品为佳。《本草推陈》云："治肝阳头昏，面红目赤，头重脚轻，步行飘摇等症。"据药理研究，本品富含维生素和无机盐；动物试验证实有一定的镇静作用，具有明显的降压和降低血清胆固醇作用。对原发性、妊娠性及更年期高血压均有效。车前草味甘性寒，功专清热利水明目，据临床观察大剂量有降压作用。本方代茶频频服用。肾虚寒者不宜饮用。

罗布麻叶茶

【方源】 经验方。

【组成】 罗布麻叶 3～6 g。

【制作】 罗布麻叶洗净切碎，每次 3～6 g，放置壶中，用沸水 250 ml冲泡 5 分钟即成。

【功效】 清火，降压，强心，利尿。

【适应证】 防治高血压，头眩头痛。

【按语】 罗布麻叶，平肝安神、清热利水，用于肝阳上亢眩晕、心悸失眠、水肿尿少。《中国药用植物图鉴》载："嫩叶蒸炒揉制后代茶，有清凉去火，防止头晕和强心作用。"本方日服三四次，代茶频频服用。

侧柏叶茶

【方源】 经验方。

【组成】 侧柏叶 6 g，适量白糖。

【制作】 侧柏叶洗净切丝，加适量白糖，用沸水冲泡即成。

【功效】 降压。

【适应证】 高血压。

【按语】 侧柏叶，气微香，味苦涩，有止血、乌须发、止咳喘的功效。《本草正》谓其："善清血凉血，去湿热湿痹，骨节疼痛。捣烂可敷火丹，散痄腮肿痛热毒。"《医林纂要》谓其："泄肺逆，泻心火，平肝热，清血分之热。”本方代茶频频服用，冲饮至味淡。

柿叶茶

【方源】 经验方。

【组成】 柿叶 10～15 g。

【制作】 柿叶洗净晒干后切碎，加沸水 250 ml 冲泡即成，饮时可加适量的糖。

【功效】 降气，镇静，止痉挛。

【适应证】 各期高血压患者的辅助治疗，防治失眠。治糖尿病口渴多饮，则可去白糖。

【按语】 鲜柿叶中维生素 C 含量丰富，柿叶茶是日本民间流行的传统材料之一。具有清脑明目、消炎解热的功效。长期饮用能软化血管、防止动脉硬化，对肝炎、胃炎、肾炎、水肿、高血压等均有一定的疗效。柿叶茶为无毒的利尿剂，经常饮用能增进机体的新陈代谢，不仅利小便，通大便，还能净化血液，使机体的组织细胞复苏，对稳定和降低血压，软化血管和消炎均有裨益，因此它又是一种健康茶。本方每日 2 剂，代茶频频饮用。

胡桐叶茶

【方源】 经验方。

【组成】 胡桐叶 10 g。

【制作】 胡桐叶洗净晒干后切碎，每次 10 g，加沸水 250 ml 冲泡即成。

【功效】 清凉降压。

【适应证】 高血压，冠心病等。

【按语】 胡桐，又称胡杨，为杨柳科落叶乔木。它耐寒、耐旱、耐盐碱、抗风沙，有很强的生命力。“胡杨生而千年不死，死而千年不倒，倒而千年不烂”。胡杨是生长在沙漠的唯一乔木树种，且十分珍贵，可以和有“植物活化石”之称的银杏树相媲美。胡桐叶能清热降压。本方沸水冲泡，代茶频频饮用。

茶叶蜂蜜汤

【方源】 经验方。

【组成】 绿茶 5～15 g,加蜂蜜 25 g。

【制作】 将绿茶茶叶放入杯中,加适量蜂蜜,用沸水冲泡即成。

【功效】 健脾润肺,生津止渴,利尿解毒。

【适应证】 高血压,肺结核等。

【按语】 绿茶,具有提神清心除烦、清热解暑、消食化痰、去腻减肥、解毒醒酒、生津止渴、降火明目、止痢除湿等药理作用,还对现代疾病,如辐射病、心脑血管病、癌症等,有一定的药理功效。本方代茶频频饮用。肺结核患者可加炙甘草 5 g,咯血者可加生地黄5 g,高血压患者可加菊花 15～25 g,便秘结者可加决明子 15 g。

荠菜茶

【方源】 经验方。

【组成】 荠菜全草 10～15 g。

【制作】 春末夏初采荠菜全草洗净晒干,切碎后备用,每次 10～15 g,加沸水 200 ml 冲泡即成。

【功效】 清热利尿,降压。

【适应证】 肝阳亢盛、头昏目眩之高血压。

【按语】 《本草纲目》记载荠菜"甘、温、无毒","利肝和中"。《得配本草》云其"入足厥明经"。《日用七草》称其能"凉肝明目"。加大剂量至 100 g,治疗乳糜尿亦有效。本方日常代茶频频饮用。

钩藤茶

【方源】 经验方。

【组成】 钩藤 60 g。

【制作】 钩藤制成粗末,每日 60 g,分 2 次,沸水冲泡后闷 10～20 分钟即成。

【功效】 清热平肝,息风定惊。

【适应证】 高血压,症见头晕、头痛、心慌、失眠等。

【按语】 钩藤,清热平肝、息风定惊。治小儿惊痫,血压偏高,头晕目眩,妇人子痫。《本草纲目》称其性味甘、微寒,无毒,可治"小儿寒热,十二惊痫"。《本草述》则称其能"治中风瘫痪,口㖞斜"。有明显的镇静作用。本方日常代茶频频饮用。

香蕉根茶

【方源】 经验方。

【组成】 香蕉根 30～60 g。

【制作】 将香蕉根洗净切片，用适量沸水冲泡后即成。

【功效】 清热解毒，利尿消肿。

【适应证】 高血压。

【按语】 香蕉根，味甘，性寒。能清热凉血、解毒，用于热病烦渴、血淋、痈肿。本方日常代茶频频饮。脾胃虚寒、胃痛、腹泻者不宜饮用。

蚕豆花茶

【方源】 经验方。

【组成】 蚕豆花 10 g。

【制作】 蚕豆花洗净切碎，每次 10 g，放置壶中，用沸水 250 ml 冲泡后闷 10 分钟即成。

【功效】 清热，凉血，止血，降压。

【适应证】 早期高血压及咯血，鼻衄，血痢，带下等。

【按语】《上海常用中草药》称其能"止血、止带，降血压，治各种内出血、白带、高血压病"。本品有止血作用，用于咯血、呕血；有止带、降压作用，可治疗赤白带下、高血压。本方代茶频频饮服。然蚕豆花性凉，不宜用于寒性体质者。

唇香草茶

【方源】 经验方。

【组成】 唇香草 3～5 g。

【制作】 唇香草洗净切碎，每次 3～5 g，放置壶中，用适量沸水冲泡后闷 10 分钟即成。

【功效】 清凉降压的功效。

【适应证】 高血压，冠心病。

【按语】 唇香草，《新疆中草药》谓其："微甘、辛，凉。"有疏散风热、清利头目、宁心安神、利水清热、壮骨强身、清胃消食的功效。主治感冒发热、目赤肿痛、头痛、咽痛、心悸、失眠、水肿、疮疡肿毒、软骨病、阳痿、腻食不化等。本方代茶频频饮服，但对低血压引起的头晕不宜服用。

夏枯草茶

【方源】 经验方。

【组成】 夏枯草 30 g。

【制作】 夏季当果穗半枯时摘下，晒干。制粗末，用适量沸水冲泡后闷 15 分钟后即成。

【功效】 清肝火，散郁结。

【适应证】 早期高血压和高血压头痛、眩晕等。

【按语】 《本草纲目》记载夏枯草性味"苦、辛、寒、无毒"，主治"寒热瘰疬鼠瘘头疮，破癥，散瘿结气，脚肿湿痹，轻身"。《本草求真》则称其对"一切热郁肝经等症"，都有疗效。如和金银花、紫花地丁配伍，则效尤显。夏枯草能清泄肝火，为治肝火上炎所致的目赤、头痛、头晕的要药。本方代茶频频饮服，连服 7 日以上，有很好的疗效。但肝经虚寒者禁用。

桑树根茶

【方源】 经验方。

【组成】 桑树根 9 g。

【制作】 桑树根洗净，制成粗末，用适量沸水冲泡后闷 15 分钟后即成。

【功效】 祛风通络，降压明目。

【适应证】 高血压。

【按语】 《本草纲目》云："桑白皮专于利小水，乃实则泻其子也，故肺中有水气及肺火有余者，宜之。"临床中多用于高血压所致的肢体水肿等水液潴留。本方代茶频频饮服。肺寒无火及风寒咳嗽者禁服。

梧桐茶

【方源】 经验方。

【组成】 鲜梧桐叶，每日 30 g。

【制作】 采开花前的鲜梧桐叶洗净切碎，先用开水冲去头遍，然后用沸水冲泡后闷 5～10 分钟即成。

【功效】 祛风除湿，降压。

【适应证】 高血压，尤为适宜于老年并发动脉硬化。

【按语】 梧桐叶，即梧桐树的叶子。中医认为，本品味苦，性寒，归心、脾经，有祛风除湿、清热解毒之功。《贵州民间方药集》谓其“镇咳祛痰，除风湿，治麻木。外用止刀伤出血。”有很高的药用价值。本方代茶频频饮服。不宜用于脾胃虚寒者。

萝芙木根茶

【方源】 经验方。

【组成】 萝芙木根 50 g，白糖适量。

【制作】 洗净晒干后，切碎制成粗末，每日 50 g。用适量沸水冲泡后闷 15 分钟，加适量白糖，即成。

【功效】 清热，活血，降压。

【适应证】 早期高血压。

【按语】 萝芙木根，《南宁市药物志》载其：“退热，消炎，利尿，治高血压。治热病斑疹，头痛。”对早期高血压有较显著的疗效，还有镇静，改善心悸、头痛、失眠等症状的作用。本方每日 1 剂，代茶频频饮服。有胃病及气血虚寒者忌用。

菊藤茶

【方源】 经验方。

【组成】 菊花、夏枯草、钩藤各 10 g。

【制作】 上三味药洗净，共制粗末，用适量沸水冲泡即成。

【功效】 清热，平肝，降压。

【适应证】 高血压。

【按语】 菊花具有平肝、降压的功效。钩藤有清肝息风的作用。夏枯草，《现代实用中药》记载：“为利尿药，对淋病、子宫病有效；并能治高血压，能使血压下降。”夏枯草用于肝火上炎，目赤肿痛，目珠疼痛，头痛，晕眩等。该品配以菊花，可清肝明目。治目赤肿痛、头痛、头晕、高血压配以钩藤，可平降肝阳。本方代茶频频饮服。脾胃气虚者慎服。

猪毛菜茶

【方源】 经验方。

【组成】 猪毛菜 15 g。

【制作】 猪毛菜洗净后切碎,用适量沸水冲泡即成。

【功效】 平肝,降压。

【适应证】 高血压及肝阳头痛。

【按语】 猪毛菜,《河北中药手册》谓其:“降血压。治高血压病、头痛。”尤其对高血压、头痛早期患者效果显著,对晚期患者效果较差。现代医学研究用猪毛菜煎剂或乙醇浸液 1.32 g/只给兔静脉注射,有降压作用,但乙醇浸液的降压作用时间较煎剂长。煎剂每日 10 g/kg 给兔灌胃,连续 1 周,未见中毒现象。本方代茶频频饮服。肝阴虚阳亢者不宜服用。

清热理气茶Ⅰ

【方源】 经验方。

【组成】 甘菊花、经霜桑叶、炒谷芽各 9 g,橘红、炒梗 5 g,鲜芦根 10 g,炒建曲 6 g,羚羊角 5 g。

【制作】 上述诸药共制粗末,置砂锅中,加水煎沸后取汁即成。

【功效】 清热明目,理气和中,化湿。

【适应证】 早期高血压,头昏目眩,面红目赤,恶心呕吐,时有水肿等。

清热理气茶Ⅱ

【方源】 经验方。

【组成】 甘菊、桑叶、炒谷芽、麦冬各 9 g,茯苓 12 g,枳壳、泽泻各 4.5 g。

【制作】 上述诸药共制粗末,置砂锅中,加水煎沸后取汁即成。

【功效】 清热明目,理气和中,化湿。

【适应证】 早期高血压,头昏目眩,面红目赤,恶心呕吐,时有水肿等。

【按语】 以上两方均是清代慈禧和光绪日常饮用的药茶方。上述药物合用均有清热明目、理气和中的功效。两方代茶频频饮服。

注意：虚热者慎用。

西瓜绿茶方Ⅰ

【方源】 经验方。

【组成】 绿茶1 g，西瓜汁100 ml。

【制作】 绿茶1 g冲泡后加西瓜汁100 ml冲饮。

【功效】 清热解毒，生津止渴。

【适应证】 高血压，糖尿病，肾炎。

【按语】 西瓜，《现代实用中药》谓其："为利尿剂。治肾脏炎水肿，糖尿病，高血压。并能解酒毒。"本方代茶频频饮服。注意：方中西瓜性寒，中寒湿盛者忌用。

西瓜绿茶方Ⅱ

【方源】 经验方。

【组成】 绿茶1 g，西瓜皮100 g。

【制作】 西瓜皮100 g煎汤后泡茶饮。

【功效】 清热解毒，生津止渴。

【适应证】 高血压，糖尿病，肾炎。

【按语】 西瓜，日常作为利尿之品，并能解酒毒。本方代茶频频饮服。另外，高血压者可加钩藤20 g同煎，糖尿病者可加冬瓜皮30 g同煎，肾炎患者可加鲜白茅根60 g同煎。注意：中寒湿盛者忌用。

绿茶钩藤汤

【方源】 经验方。

【组成】 绿茶5 g，钩藤15～25 g，蜂蜜15 g。

【制作】 先将钩藤加水煎汤，去渣后冲泡绿茶，再加入适量蜂蜜即成。

【功效】 清热平肝，息风定惊。

【适应证】 高血压。

【按语】 钩藤味甘，性凉，归肝、心包经。可清热平肝，息风定惊。常用于治疗头痛眩晕、感冒夹惊、惊痫抽搐、妊娠子痫、高血压，为中医治疗肝阳化风的要药。《本草新编》云："钩藤，去风甚速，有风症者必宜用之。"本方代茶频频饮服。需注意的是，《本草新编》谓钩藤："最能盗气，虚者勿投。"所以肾水不足所致的阴虚阳亢者不宜服用。另外，病毒感染者宜加甘草同煎。

葛根槐花茶

【方源】 经验方。

【组成】 葛根 30 g，槐花 15 g，茺蔚子 15 g。

【制作】 上三味药洗净，共制粗末，用沸水冲泡后闷 10 分钟即成。

【功效】 清热，凉血，降压。

【适应证】 各期高血压。

【按语】《本草纲目》载："葛根，性凉、气平、味甘，具清热、降火、排毒诸功效。"现代医学研究表明，葛根中的异黄酮类化合物葛根素对高血压、高血脂、高血糖和心脑血管疾病有一定疗效。槐花平肝潜阳，有显著的降血压、降血脂、改善微循环之作用。茺蔚子由益母草的成熟果实风干后而成，具有活血调经、清肝明目的功能。三药同用，可起到清热、凉血、降压的功效。本方代茶频频温服。夏日表虚汗多者忌服。

槐花茶

【方源】 经验方。

【组成】 槐花 6 g。

【制作】 将适量槐花放入杯中，用沸水冲泡即成。

【功效】 凉血止血。

【适应证】 高血压、脑出血的辅助治疗，治疗咯血、失音。

【按语】 槐花，《医林纂要》称其"味苦凉"，能"泻心火、清肝火"。其清香甘甜，富含维生素和多种无机盐，同时还具有清热解毒、凉血润肺、降血压、预防中风的功效。《本草求原》则言其为"凉血要药"。本方代茶频频饮服。注意：槐花虽然美味，但在食用时也有一些禁忌。由于槐花比较甜，糖尿病患者最好不要多服。同时，过敏体质的人也应谨慎服用。

熟军苦丁茶

【方源】 经验方。

【组成】 熟军 3 g,苦丁茶、茜草各 10 g。

【制作】 上三味药,共制粗末,用沸水冲泡代茶饮。

【功效】 清热,泻肝。

【适应证】 高血压患者便秘、头痛等。

【按语】 熟军为炮制过的大黄。大黄生用泻下力猛,蒸熟泻下力缓和,酒制善清上部火热,炒炭可化瘀止血。用于泻下时不宜久煎。苦丁茶具有散风热、清头目、除烦渴的作用,用来治疗头痛、牙痛、目赤、热病烦渴、痢疾等药用效果非常明显。茜草有活血止血作用。上药配伍应用有清热、泻肝的功效。本方每日 1 剂,代茶频频饮用。但虚寒体质者、慢性胃肠炎患者和经期女性、新产妇,均不适宜饮用。

返老还童茶

【方源】 经验方。

【组成】 何首乌 30 g,槐角 18 g,山楂肉 15 g,优质茶叶 3 g。

【制作】 将前三味药放入砂锅内,加水 750 ml,煎沸 20 分钟,取汁倒入茶杯内,冲泡茶叶,加盖闷泡 5 分钟即成。

【功效】 滋补肝肾,润须乌发,消脂减肥,延年益寿。

【适应证】 高血压,高胆固醇血症,动脉硬化。

【按语】 《日华子本草》云:“其药本草无名,因何首乌见藤夜交,便即采食有功,因以采人为名耳。”交茎、交藤、夜合等均由此传说得名。何首乌味苦、甘、涩,性微温,能养血滋阴、润肠通便,主治血虚头昏目眩、心悸、失眠,肝肾阴虚之腰膝酸软、须发早白、耳鸣、遗精、肠燥便秘。现代药理研究表明,何首乌能促进造血功能,增强免疫功能,降血压与抗动脉粥样硬化,且具有保肝的作用。本方代茶频频饮用,每日 1 剂。但大便清泄及有湿痰者不宜饮用,忌铁器。

菊花山楂茶

【方源】 经验方。

【组成】 菊花、茶叶各 10 g,山楂 30 g。

【制作】 上三味洗净后,共置壶中,用沸水 200 ml 冲泡后闷 10 分钟即成。

【功效】 清热，降痰，消食健胃，降脂。

【适应证】 高血压，冠心病及高脂血症。

【按语】 菊花又称“延寿花”，《本草纲目》谓其：“性甘、微寒，具散风热、平肝明目之功效。”《神农本草经》认为其能“主诸风头眩、痛、目欲脱、皮肤死肌、恶风湿痹，久服利气，轻身耐劳延年”。山楂养丰富，可以防治心血管疾病，有强心的作用；可以开胃消食；有活化瘀的作用；老年人常吃山楂制品能增强食欲，改善睡眠，保持骨血中的钙的恒定，预防动脉粥样硬化。《本草求真》说：“山楂，所谓脾者，因其脾有食积，用此酸咸之味，以为消磨，俾食行而痰消，气而泄化，谓之为健，止属消导之健矣。”此方每日 1 剂，代茶常饮，具健脾、消食、清热、降脂的作用。但需注意，方中菊花与鸡肉、猪肉食会中毒，山楂不宜与海鲜、猪肝、人参同食。

山楂二花茶

【方源】 经验方。

【组成】 山楂、银花、菊花各 25 g。

【制作】 上三味洗净，放入茶杯内，冲入开水，加盖闷片刻即可。

【功效】 健脾，清热，降脂。

【适应证】 高血压，高脂血症。

【按语】 山楂中含有酒石酸、柠檬酸、黄酮类、皂苷、山楂酸等化成分，具有消食积、散瘀血的作用。菊花中含有挥发油、黄酮类化成分，具有疏风、清热、明目、解毒的功效。银花又名双花、忍冬，其甘性寒，归肺、胃经，有清热解毒的功效。《品汇精要》云：“双花，三开花，五出，微香，蒂带红色，花初开则色白，经一二日则色黄，故名花。”现代实验研究表明，大鼠灌胃双花 2.5 g/kg 能减少肠内胆固吸收，降低血浆中胆固醇含量。体外实验也发现双花可和胆固醇结合。本茶方每日 1 剂，代茶随饮，或分 3 次饮用。脾胃虚寒及气疮疡脓清者忌服。

菊楂决明茶

【方源】 经验方。

【组成】 菊花 8 g，生山楂片、草决明各 15 g。

【制作】 草决明炒熟碾碎。与其余两味放入保温杯中,以沸水冲泡,盖严温浸半小时即可。

【功效】 疏风解毒,清肝,降压,消食。

【适应证】 高血压,冠心病。

【按语】 决明子为豆科植物决明的成熟种子,亦称为草决明。《神农本草经》记载决明子味甘苦性微寒,归肝、胆、肾三经,具有清肝明目、润肠通便、降脂瘦身的功能,可用于头痛眩晕、目赤昏花、大便秘结、高血压等。决明子茶因其明目清肝的药用价值被办公室白领当作"亮眼八宝茶"。山楂营养丰富,可以防治心血管疾病,有强心的作用;可以开胃消食;有活血化瘀的作用;老年人常吃山楂制品能增强食欲,改善睡眠,保持骨和血中的钙的恒定,预防动脉粥样硬化。菊花,《神农本草经》认为其能"主诸风头眩、肿痛、目欲脱、皮肤死肌、恶风湿痹,久服利气,轻身耐劳延年"。本方每日数次,代茶饮用。需要注意的是,气虚严重及便溏者不宜饮用,孕妇慎用。

菊槐茶

【方源】 经验方。

【组成】 菊花、槐花、绿茶各 3 g。

【制作】 将上三味清洗后,放入瓷杯中,以沸水冲泡,密盖浸泡5分钟即可。

【功效】 平肝祛风,清火降压。

【适应证】 高血压,头痛,头胀,眩晕等。

【按语】 槐花味苦,微寒,可凉血止血、清肝明目。其主要含芦丁,有改善毛细血管血供的功能。其水浸液注射于麻醉犬的静脉,结果显示能引起血压下降。再配伍清上焦热、疏风明目的菊花,以及清头目、除烦渴的绿茶,使寒凉药性得到加强,以达平肝祛风、清火降压的目的。本茶方每日 1 剂,不拘时频频饮。脾胃虚寒者慎服。

菊明降压茶

【方源】 经验方。

【组成】 白菊花 10 g,草决明 15 g。

【制作】 草决明炒熟碾碎,与白菊花一同放入杯中,用沸水冲泡，加盖闷上片刻即可。

【功效】 清肝降压，润肠通便。

【适应证】 高血压，习惯性便秘。

【按语】 白菊体轻，质柔润，干时松脆，气清香，具有花瓣洁白如玉、花蕊黄如纯金的特色。《补农书》记载了明末清初桐乡、练市甘菊的品质情况："甘菊性甘温，久服最有益"，"黄白两种，白者为胜"。白菊味甘、微苦，归肺、肝经，具有疏散风热、清热解毒、养肝明目、清心补肾、健脾和胃、润喉生津，以及调节血脂等功效。不仅药用价值很高，而且还有延年益寿之功效。《神农本草经》把菊花列为上品，称为"君"。汉献帝时，秦山太守应劭著的《风俗通义》中说："渴饮菊花滋液可以长寿。"决明子味甘苦性微寒，归肝、胆、肾三经，能清肝明目、润肠通便，有良好的降压作用。本茶每日 1 剂，代茶频饮，有良好疗效。

夏枯草降压茶

【方源】 经验方。

【组成】 夏枯草 10 g。车前草 12 g。

【制作】 将夏枯草、车前草洗净后切碎，放入茶壶中，用沸水冲泡后，加盖闷上片刻即成。

【功效】 清热利水，降血压。

【适应证】 高血压，头晕目眩，头痛等。

【按语】 夏枯草为唇形科植物夏枯草的果穗，味苦辛而性寒，入肝、胆经，能清肝明目、消肿散结。现代药理研究表明，夏枯草具有明显的降压作用，其提取物具有降压活性及抗心律失常作用。《现代实用中药》谓其："为利尿药，对淋病、子宫病有效；并能治高血压，能使血压下降。"车前草有利水通淋、清热解毒、清肝明目的功效。两者相互为用，冲服可清热利水、降血压。本茶可以作为高血压患者的日常饮料代茶饮。每日 1 剂，不拘时饮服。但在饮用过程中要经常测量血压，以免血压相对低而引起头昏。

豨莶归茶

【方源】 经验方。

【组成】 豨莶 5 g，当归 3 g，川萆薢 2 g，川芎 2 g，威灵仙 2 g，花茶 5 g。

【制作】 豨莶夏秋季开花前及花期采割。当归秋末采挖。威灵仙秋季采挖。用以上诸药的煎煮液 400 ml，泡茶饮用。

【功效】 养血和血，息风，通络。

【适应证】 中风口眼歪斜，手足不遂，语言蹇涩，口角流涎，腰腿无力，筋骨挛强。

【按语】 豨莶草味苦性寒，祛风湿、通经络、清热解毒。用于风湿痹痛，骨节疼痛，四肢麻木，脚弱无力及中风手足不遂等。豨莶草又称肥猪草，出自《唐本草》："豨莶，叶似酸浆而狭长，花黄白色，田野皆识之。""猪膏莓，叶似苍耳，茎固有毛，生下湿地，所在皆有。"当归既补血活血，又善止血虚血瘀之痛，且有散寒功效。萆薢利湿浊、祛风湿。川芎辛香行散、温通血脉，既能活血祛瘀以调经，又能行气开郁而止痛，为血中之气药，实具通达气血的功效。川芎祛风止痛之功颇佳。威灵仙性善走，能通经络、祛风湿，止痛作用强。本茶无风湿者慎服，阴血不足者忌服。

绿茶白僵蚕汤

【方源】 经验方。

【组成】 绿茶 0.5～1 g，白僵蚕 5～10 g，甘草 5 g，蜂蜜 25 g。

【制作】 先将白僵蚕、甘草同煎汤泡茶，加蜂蜜饮。

【功效】 祛风热，止痉搐。

【适应证】 面瘫，中风等。

【按语】 白僵蚕，《本草纲目》谓其："散风痰结核，瘰疬，头风，风虫齿痛，皮肤风疮，丹毒作痒，痰疟癥结，妇人乳汁不通，崩中下血，小儿疳蚀鳞体，一切金疮，疔肿风痔。"本品有祛风热、止痉搐的功效，对因风邪所致的面瘫、中风等有效。日服 1 剂。女子崩中，产后余痛，非风寒客入者，不宜用。

花生叶茶

【方源】 《民间药方大全》。

【组成】 花生叶 10 g。

【制作】 将花生叶洗净，晒干揉碎，放置壶中，用沸水 250 ml 冲泡 5 分钟即成。

【功效】 宁心安神，镇静降压。

【适应证】 高血压；更年期前后，逐渐情志失常，喜怒无度，或喃喃自语，或自忧自悲，无故哭笑，面色无华，食欲欠佳，或月经少等。

【按语】 这是近年来新发展的一种茶，据《辽宁中医杂志》报道，使用该茶方治疗失眠时，一般用药 4～7 剂后，睡眠状况有不同程度的改善。本方代茶频频服用。另外，花生秧民间有用于治疗高血压、失眠等。它可能有活血化瘀和改善末梢微循环的作用。

山楂银菊茶

【方源】《上海中医药杂志》。

【组成】 山楂、银花、菊花各 10 g。

【制作】 将山楂拍碎，与其余两物共置入一壶中，用沸水冲泡 5 分钟即成。

【功效】 化瘀消脂，清凉降压。

【适应证】 肥胖，高脂血症和高血压。

【按语】 山楂，消食积、散瘀血、驱绦虫。银花，清热、解毒，能治温病发热、热毒血痢等。菊花，疏风、清热、明目、解毒，能治头痛、眩晕等。三药合用，能清热降压。本方每日 1 剂，不拘时代茶饮。脾胃虚寒者忌服。

降压茶Ⅰ

【方源】《中草药制剂选编》。

【组成】 野菊花 1 000 g，夏枯草 1 500 g，荠菜花 1 500 g，决明子 2 000 g，面粉 1 000 g。

【制作】 取夏枯草、荠菜花、决明子各一半量，与野菊花共研为末，其余加水煎 2 次，煎到浓汁 2 500 ml，加面粉(先将面粉用开水打成糊，可加适量白糖调味)，和匀后，放入已研成末的四品。压块、烘干，每块约重 20 g。用时，加沸水冲泡即成。

【功效】 降压平肝，清热祛风。

【适应证】 高血压。

【按语】 野菊花，疏风清热、消肿解毒。治风热感冒、肺炎、白喉、胃肠炎、高血压等。《山西中药志》谓其："疏风热，清头目，降火解毒。治诸风眩晕，头痛，目赤，肿毒。"夏枯草，清肝、散结。可治瘰疬、瘿瘤、乳痈、乳癌、目珠夜痛、畏光流泪、头目眩晕、口眼歪斜、筋骨疼痛、肺结核、急性黄疸型传染性肝炎、血崩、带下等。《滇南本草》谓其："祛肝风，行经络，治口眼歪斜。行肝气，开肝郁，止筋骨疼痛、目珠痛，散瘰疬、周身结核。"本方沸水冲泡，代茶频频饮用。脾胃虚弱者慎服。

降压茶Ⅱ

【方源】《常见病验方选编》。

【组成】 夏枯草、茺蔚子各 18 g，草决明 30 g，生石膏 60 g，黄芩、茶叶、槐角、钩藤各 15 g。

【制作】 将上药洗净，放入砂锅中，加水适量，煎沸 20 分钟取汁即可，可先后煎 2 次汁，合而饮用。

【功效】 清肝泻火，降压。

【适应证】 高血压，头痛，头晕，目眩等。

【按语】 高血压患者除了坚持治疗外，经常用中药泡茶饮用，也能起到很好的辅助治疗作用。夏枯草味苦、辛，性寒，具有清肝、散结、利尿之效。现代研究表明，夏枯草的水浸出液、乙醇-水浸出液和 30%乙醇浸出液，对麻醉动物有降低血压作用。茺蔚子、决明子共奏清热明目之功。生石膏、槐角清热泻火。钩藤清热平肝。上药合用，具有清肝泻火、降压的功效。本方用药辛苦微寒，脾胃虚寒的患者慎用。

三宝茶

【方源】《家用中成药》。

【组成】 菊花、罗汉果、普洱茶各等分(或各 6 g)。

【制作】 上三味药洗净后，共研成粗末，用纱布袋(最好是滤泡纸袋)分装，每袋 20 g。每次 1 袋，倒入杯中，用沸水冲泡即成。

【功效】 降压，消脂，减肥。

【适应证】 防治高血压，高脂血症及肝阳上亢之头痛、头晕等。

【按语】 罗汉果性凉，味甘，归肺、大肠经，其中个大形圆，色泽黄褐,摇不响,壳不破、不焦,味甜而不苦者为上品,可清热润肺、滑肠通便,对于肺火燥咳、咽痛失音、肠燥便秘均有效。现代医学研究证实,罗汉果含一种比蔗糖甜 300 倍的甜味素,但它不产生热量,所以是糖尿病、肥胖等不宜吃糖的疾病患者的理想替代饮料。普洱茶,茶性温和,暖胃不伤胃,可以降血脂。许多医学实验证明,持续以恒地饮用普洱茶能降低血脂达 30%。而且早在《本草纲目》中就有"普洱茶味苦性刻,解油腻、牛羊毒……刮肠通泄"的记载,其中就提到了普洱茶解油腻减肥的功效。在茶叶中加入清上焦热、疏风明目的菊花和润肠通便的罗汉果,可增强茶叶这种消脂减肥的作用。本茶方每日 1~2 袋,代茶温饮,不拘时频频饮之。

决明罗布麻茶

【方源】《食疗本草学》。

【组成】 炒决明子 12 g,罗布麻 10 g。

【制作】 将上两味药共同洗净切碎,放入壶中,以沸水浸泡 15 分钟即可。

【功效】 清热平肝。

【适应证】 高血压,头晕目眩,烦躁不安,属于肝阳上亢类型者。

【按语】 罗布麻的根和叶有药用价值,罗布麻因罗布泊而得名,而罗布泊的罗布麻分红麻和白麻两种,主要生长在孔雀河和塔里木河流域。罗布红麻因为稀少珍贵,其比例仅占罗布麻家族中 5%,被称为"麻中极品"。在我国主产于东北、华北、西北和黄河流域。其以干燥叶入药,味甘、苦,性凉,归肝经,具有平抑肝阳、清热、利尿等功效。《陕西中草药》记载其:"清凉泻火,强心利尿,降血压。治心脏病,高血压,神经衰弱,肾炎水肿。"加以清肝明目、润肠通便的炒决明子,增强了此茶清热平肝、降压、降脂的作用。本方每日 1 剂,不拘时代茶频饮。

【冠心病】

乳香止痛茶

【方源】《瑞竹堂经验方》。

【组成】 乳香、茶叶各等分，鹿血适量。

【制作】 将乳香、茶叶共研细末，过筛，加鹿血和丸，如梧桐子大；或可将上两味药末，每取 3 g，以沸水冲泡后，加入鹿血即成。

【功效】 温经祛寒，理气止痛。

【适应证】 心腹冷痛(包括冠心病)。

【按语】 乳香，性温，味辛、苦，可调气活血、定痛、追毒，治气血凝滞、心腹疼痛等。《名医别录》中指出乳香"疗风水毒肿，去恶气，疗风瘾疹痒毒"。《本草纲目》中谓其："消痈疽诸毒，托里护心，活血定痛伸筋，治妇人产难，折伤。"由此可知乳香具有活血止痛、消肿生肌之效。现代药理研究得出乳香可以促进多核白细胞增加，加速炎症渗出的吸收，促进伤口的愈合。鹿血味甘，入肝、肾二经，为血肉有情之品，有养血益精、行血祛瘀、消肿疗伤之效。鹿血对于改善供血，调节人体内分泌，增强肾上腺皮质缓冲和刺激的活性，改善海绵体组胞，性器官敏感组织的供血状态，使年轻人性器官再发育，中年人再增长，老年人萎缩程度减缓。还能够在补肾虚的同时，全面调理机体各器官功能。和胃，使药物进入人体后能充分吸收，使机体生化气血功能完善，精血旺盛，保持旺盛的活力。此方常用沸水冲泡，代茶频服，可温经祛寒、理气止痛，疗效甚好。

郁旋茶

【方源】 经验方。

【组成】 郁金 5 g，旋覆花 3 g，花茶 3 g。

【制作】 上三味洗净后切碎，放入杯中，用 250 ml 沸水冲泡即成。

【功效】 理气宽胸，化痰祛瘀。

【适应证】 痰瘀阻滞胸痹心痛，冠心病伴有恶心闭闷。

【按语】 郁金具活血止痛、行气解郁、凉血清心之功。旋覆花能消痰下气、软坚行水。能治胸中痰结，胁下胀满，咳喘，呃逆，唾如胶漆，心下痞硬，噫气不除，大腹水肿。《滇南本草》记载其："祛头目诸风寒邪，止太阳、阳明头疼，行阳明乳汁不通。(治)乳岩、乳痈、红肿疼痛、暴赤火眼、目疾疼痛，祛风明目，(治)隐涩畏光怕日，伤风寒热咳嗽、老痰如胶，走经络，止面寒腹疼，利小便，治单腹胀，风火牙根肿痛。”本方代茶频服，冲饮至味淡。体虚者不宜多服。

三七丹茶

【方源】 经验方。

【组成】 三七 5 g，丹参 3 g，花茶 3 g。

【制作】 上三味洗净后切细，放入杯中，用 250 ml 沸水冲泡即成。

【功效】 活血化瘀，止痛定悸。

【适应证】 冠心病心绞痛，胁肋刺痛，肝大。

【按语】 三七化瘀止血、活血定痛，用于治疗人体各种出血病证及跌打损伤、瘀滞肿痛。明代著名的药学家李时珍称其为“金不换”。清朝药学著作《本草纲目拾遗》中记载：“人参补气第一，三七补血第一，味同而功亦等，故称人参三七，为中药中之最珍贵者。”扬名中外的中成药“云南白药”和“片仔癀”，即以三七为主要成分制成。现代医学研究表明，三七能扩张血管，降低血压，改善微循环，增加血流量，预防和治疗心脑组织缺血、缺氧。丹参活血化瘀、凉血消痈，用于血瘀气滞所致的心腹、胃脘疼痛等。三七孕妇和儿童禁用，丹参反藜芦。

三七沉香茶

【方源】 经验方。

【组成】 三七 5 g，沉香 2 g，花茶 3 g。

【制作】 将前两味药洗净，放置砂锅中，加水煎沸后取汁 300 ml，冲泡花茶即成。

【功效】 降气活血止痛；降血压，强心。

【适应证】 冠心病心绞痛、高血压等疾患兼有气滞血瘀。

【按语】 三七能扩张血管，降低血压，改善微循环，增加血流量，防治心脑组织缺血、缺氧。沉香辛香温通，能祛除胸腹阴寒，行气止痛、降逆调中、温肾纳气，用于寒凝气滞，胸腹胀闷作痛病证。本方代茶常饮，不拘时服，冲饮至味淡。注意：方中三七孕妇和儿童禁用；沉香辛温助热，阴虚火旺者慎用。

丹参茶Ⅰ

【方源】 经验方。

【组成】 丹参5 g,花茶3 g。

【制作】 将丹参洗净,放置砂锅中,加水煎沸后取汁200 ml,冲泡花茶即成。

【功效】 活血祛瘀,安神宁心,排脓止痛;抗菌,降血糖。

【适应证】 心绞痛,瘀血腹痛,骨节疼痛,癥瘕积聚,月经不调痛经,恶疮肿毒,迁延性、慢性肝炎,血栓闭塞性脉管炎。

【按语】 丹参可活血祛瘀、凉血消痈、养血安神,用于治疗月经不调、血滞经闭、产后瘀滞腹痛、心腹疼痛等。丹参能通行血脉,善调妇女经脉不利。因其偏寒凉,故对血热瘀滞者较为相宜。现代医学研究表明,丹参能扩张冠状动脉,增加冠脉流量,改善心肌缺血、心肌梗死和心脏功能,调节心律,并能扩张外周血管,改善微循环;能提高机体耐缺氧能力;有抗凝血、促进纤溶、抑制血小板凝聚、抑制血栓形成的作用;能降低血脂,抑制冠脉粥样硬化形成;能抑制或减轻肝细胞变性、坏死及炎症反应,促进肝细胞再生,并有抗纤维化作用;能缩短红细胞及血红蛋白的恢复期,使网织红细胞增多;能促进组织的修复,加速骨折的愈合;对中枢神经有抑制作用;有抗肿瘤作用;能增强机体免疫功能;能降低血糖;对结核分枝杆菌等多种细菌有抑制作用。本方代茶常饮,不拘时服,冲饮至味淡。方中丹参反藜芦。孕妇慎用。

丹参茶Ⅱ

【方源】 《药茶治百病》。

【组成】 丹参9 g,绿茶3 g。

【制作】 将丹参制成粗末,每取9 g,加绿茶3 g,放热水瓶中,冲入半瓶沸水,旋紧瓶塞10分钟后即成。

【功效】 活血化瘀,清心,化痰。

【适应证】 冠心病心绞痛的治疗与预防。

【按语】 冠心病心绞痛类似于中医的胸痹。丹参茶具有活血化瘀作用,因而它适用于心脉瘀阻、胸阳闭塞的胸痹。现代临床研究证为，丹参在治疗冠心病、血栓闭塞性脉管炎、迁延性肝炎、晚期血吸虫病肝脾大等方面，疗效比较满意。心电图检查报道，服丹参后有半数以上患者得到改善。目前，冠心病的治疗和预防，一般多服用以丹参为主要成分制成的丹参片和冲剂，这说明本品扩张冠脉的作用是显著的。绿茶功能清心神、化痰湿。《唐本草》说它有“祛疾热、消宿食、利小便”的作用。现代研究提示，茶中的咖啡因有扩张心血管、增强毛细血管的功能；其所含多酚类物质还有降低血脂和血糖的作用，并能及时防治胆固醇升高、动脉粥样硬化、心肌梗死等冠心病、高脂血症。用丹参配茶叶，显然是防治冠心病、高脂血症比较理想的茶剂。本方代茶常饮，不拘时服，冲饮至味淡。注意：孕妇及无瘀血者慎用。

赤芍茶

【方源】 经验方。

【组成】 赤芍 10 g，花茶 3 g。

【制作】 将上两味药共同洗净切细，放入壶中，以沸水浸泡 10 分钟即可。

【功效】 祛瘀止痛，凉血消肿，解痉，降血压，镇痛，镇静，抗惊厥，抗炎，抗溃疡，抗菌，解热。

【适应证】 瘀滞腹痛，痛经，目赤，肿痛，血痢。

【按语】 赤芍具行瘀、止痛、凉血、消肿的功能，主治瘀滞经闭、疝瘕积聚、腹痛、胁痛、衄血、血痢、肠风下血、目赤、痈肿、跌仆损伤。现代医学研究证实，赤芍能抗血栓形成、抗血小板聚集、降血脂和抗动脉硬化，亦有增加心排血量、改善心功能、保护肝脏等作用。本方代茶常饮，不拘时服，冲饮至味淡。方中赤芍反藜芦，虚寒性的闭经患者忌用。

红花甘茶

【方源】 经验方。

【组成】 红花 2 g，甘草 3 g，全瓜蒌 3 g，花茶 3 g。

【制作】 将上四味药共同洗净切细，放入壶中，以沸水浸泡片刻即可。

【功效】 消痰祛瘀，散结宽胸。

【适应证】 冠心病，肋间神经痛，非化脓性肋软组织伤，胃痛，慢性肝病胁痛，带状疱疹后局部神经痛。

【按语】 红花入心、肝血分，秉辛散温通之性，能活血祛瘀、通调经脉，用于痛经、血滞经闭、产后瘀阻腹痛、跌打损伤瘀痛、关节疼痛等。现代医学研究表明，红花有轻度兴奋心脏、降低冠脉阻力、增加冠脉流量和心肌营养性血流量的作用，能延长血栓形成时间，广泛应用于临床各科多种瘀血阻滞或血行不畅之证，其活血祛瘀之功甚佳。甘草补脾益气、润肺止咳、缓急止痛、缓和药性。全瓜蒌清热散结、润肺化痰、滑肠通便，用于肺热咳嗽，痰浊黄稠。本方代茶常饮，不拘时服，冲饮至味淡。

当归羌茶

【方源】 经验方。

【组成】 当归 5 g，羌活 3 g，花茶 3 g。

【制作】 将前两味药洗净，放置砂锅中，加水煎沸后取汁 300 ml，冲泡花茶即成。

【功效】 通血脉，散寒滞。

【适应证】 冠心病因风寒诱发而加剧，心胸闷痛、上肢酸痛。

【按语】 当归能补血活血、调经止痛、润肠通便。羌活味辛、苦，性温，能散表寒、祛风湿、利关节、止痛，主治外感风寒、头痛无汗、寒湿痹痛、风水水肿、疮疡肿毒等。其与独活之别如《本草纲目》所云：羌活、独活，皆能逐风胜湿，透关利节，但气有刚劣不同尔。羌活专主上部之风寒湿邪，显与独活之专主身半以下者截然分用，其功尤捷。两药合用，能温通血脉，散寒行滞，力走上部。本方代茶常饮，不拘时服，冲饮至味淡。但需注意，阴亏血虚者慎用。

红枣茶

【方源】 经验方。

【组成】 大枣 3～5 枚。

【制作】 秋季果实成熟时采收。拣净杂质，晒干。或烘至皮软再行晒干。或先用水煮一滚，使果肉柔软而皮未皱缩时即捞起，晒干。用大枣 3～5 枚，划破后，放入杯中，用沸水冲泡后，加盖闷片刻即成。

【功效】 健脾胃，养肝血，补血益气。

【适应证】 冠心病，体虚自汗。

【按语】 大枣，补脾和胃、益气生津、调营卫、解药毒。主治胃虚食少，脾弱便溏，气血津液不足，营卫不和，心悸怔忡，妇人脏躁等。《本草纲目》称其能主治“心腹邪气，安中，养脾气，平胃气，通九窍，助十二经，补少气、少津液、身中不足，大惊四肢重”。本方代茶常饮，不拘时服，冲饮至味淡。注意，凡有湿痰、积滞、齿病、虫病者，均不相宜。

附子甘草茶

【方源】 经验方。

【组成】 熟附子 5～10 g，红茶 0.5～1 g，炙甘草 5 g。

【制作】 先将熟附子洗净后切片，放入砂锅中，用水先煎 10～15 分钟，再下甘草煮 10 分钟后滤过取汁，冲泡红茶即成。

【功效】 益心阳，除寒湿。

【适应证】 心血管疾病与血液病。如心功能不全，下肢水肿者心悸等。

【按语】 熟附子，回阳救逆、补火助阳、散寒除湿。治阴盛格阳，大汗亡阳，吐利厥逆，心腹冷痛，脾泄冷痢，脚气水肿，小儿慢惊，风寒湿痹，四肢拘挛，阳痿，宫冷，阴疽疮漏及一切沉寒痼冷之疾。《神农本草经》谓其：“主风寒咳逆邪气，温中，金疮，破百坚积聚，血瘕，寒湿痿躄，拘挛膝痛，不能行步。”本方代茶常饮，不拘时服，冲饮至味淡。日服 1 剂。需注意，阴虚阳盛、真热假寒者及孕妇均禁服。

红茶桂皮汤

【方源】 经验方。

【组成】 红茶 1～2 g，桂皮 1～2 g，蜂蜜 25 g。

【制作】 将桂皮刮去表面粗皮后碾碎，放入砂锅中，用水煎 10～15 分钟后滤过取汁，冲泡红茶，再加入适量蜂蜜即成。

【功效】 通血脉，暖脾胃，散风寒。

【适应证】 心血管疾病。

【按语】 桂皮，补元阳、暖脾胃、除积冷、通血脉。主治命门火衰，肢冷脉微，亡阳虚脱，腹痛泄泻，寒疝奔豚，腰膝冷痛，经闭百瘕，阴疽流注，及虚阳浮越，上热下寒等。《神农本草经》谓其："主上气咳逆，结气喉痹吐吸，利关节，补中益气。"蜂蜜，补中、润燥、止痛、解毒。治肺燥咳嗽、肠燥便秘、胃脘疼痛、鼻渊、口疮、汤火烫伤等，解乌头毒。本方代茶温饮，不拘时服，冲饮至味淡。日服1剂。注意，孕妇慎服。

银杏叶茶

【方源】 经验方。

【组成】 银杏叶5 g。

【制作】 将银杏叶洗净后切细，放入杯中，用沸水冲泡，再闷半小时后即成。

【功效】 益心敛肺，化湿止泻。

【适应证】 冠心病心绞痛，血清胆固醇过高，痢疾，肠炎等。

【按语】 根据现代报道，银杏叶水浸液可增加脑血流量，扩张冠状动脉，降低血清胆固醇；对金黄色葡萄球菌、痢疾杆菌及铜绿假单胞菌均有抑制作用。本方代茶温饮，不拘时服，冲饮至味淡。但孕妇与儿童要慎用。

绿茶大黄汤

【方源】 经验方。

【组成】 绿茶0.5～1 g，大黄3～5 g，白糖25 g。

【制作】 先将喷上醋的大黄片微火稍炒，然后与绿茶、白糖同置一杯中，用沸水浸泡片刻即成。

【功效】 行瘀泻下，解痉止血。

【适应证】 心血管病。

【按语】 大黄有"将军"之称，《神农本草经》称其："味苦，寒。主下瘀血、血闭、寒热，破癥瘕积聚，留饮宿食。荡涤肠胃，推陈致新，通利水道，调中化食，安和五脏。"本品行瘀泻下、解痉止血，对心血管病有瘀血者有效。本方代茶温饮，不拘时服，冲饮至味淡。需注意的是，大黄苦寒，易伤胃气，脾胃虚弱者慎用；孕妇和经期、哺乳期妇女应忌用。

绿茶山楂汤

【方源】 经验方。

【组成】 绿茶 1～2 g，山楂片 25 g。

【制作】 将山楂片与绿茶同置杯中，用沸水冲泡，加盖闷片刻即成。

【功效】 消肉积，散瘀血，止痛，除腻消脂。

【适应证】 心血管病。

【按语】 山楂味酸、甘，性微温，入肝、脾、胃诸经，有消食积、化瘀滞之功。可助脾健胃，尤善消油腻肉食之积滞及小儿乳积。伤食一般炒焦用。《医学衷中参西录》谓之："为其味酸而微甘，能补助胃中酸汁，故能消化饮食积聚，以治肉积尤效。"现代实验研究发现，山楂含黄酮化合物、多种三萜类化合物、柠檬酸、维生素 C、脂肪酶等成分。食之可促进脂肪分解，使肉食易于消化。山楂还有促进胆固醇转化、降低血脂的功能。绿茶中的咖啡因有扩张心血管、增强毛细血管灌注的功能；其所含多酚类物质还有降低血脂和血糖的作用，并能防治胆固醇升高、动脉粥样硬化、心肌梗死等冠心病、高脂血症。两者合用，可增强消肉积、散瘀血、止痛、除腻消脂的效果。本方代茶温饮，不拘时服，冲饮至味淡。注意：中医认为"山楂只消不补"，故脾胃虚弱者不宜多食。儿童若长时间贪食山楂或山楂片、山楂糕等，对牙齿生长不利。食用后要注意及时漱口刷牙。此外，山楂有收缩子宫平滑肌的作用，孕妇不宜多吃，否则可能诱发流产。

绿茶川芎汤

【方源】 经验方。

【组成】 川芎 3～5 g，绿茶 1～1.5 g，红糖 25 g。

【制作】 川芎炒至微黄后研末，放入杯中，拌绿茶 1～1.5 g，红糖 25 g。用开水冲泡即成。

【功效】 活血止痛。

【适应证】 心血管病。

【按语】 川芎辛温香燥，走而不守，既能行散，上行可达巅顶，又入血分，下行可达血海。活血祛瘀作用广泛，适宜瘀血阻滞各种病证；祛风止痛效用甚佳，可治头风头痛、风湿痹痛等。昔人谓川芎为血中之气药，言其寓辛散、解郁、通达、止痛等功能。本方代茶温饮，不拘时服，冲饮至味淡。注意：川芎辛温升散，凡阴虚阳亢及肝阳上亢者不宜应用；月经过多者、孕妇亦忌用。另外，血脂过高者可去红糖，加花生壳 50 g 煎汤；痛有定处、瘀血重者可加红花 0.5 g，甘草 5 g 煎汤。

绿茶柿叶汤

【方源】 经验方。

【组成】 绿茶 1～2 g，柿叶 5～10 g。

【制作】 柿叶洗净后切碎烘干，放入杯中，拌绿茶 1～2 g，用开水冲泡即成。

【功效】 降血脂，收敛止血，抗菌消炎。

【适应证】 心血管病。

【按语】 柿子，《分类草药性》谓其："治咳嗽气喘，消肺气胀。"柿叶有止血作用，可用于治疗咳血、便血、出血、吐血。新近研究发现柿叶还有降压、利水、消炎、降血脂作用，对于预防动脉粥样硬化有效。本方代茶温饮，不拘时服，可长期服用。注意：无出血者慎用。

绿茶柿饼汤

【方源】 经验方。

【组成】 绿茶 0.5～1 g，柿饼 50～100 g。

【制作】 柿饼加水煮汤后，冲泡绿茶即成，用时饮汤食饼。

【功效】 清心凉血，活血止血。

【适应证】 心血管病。

【按语】 柿子有凉血止血作用。柿霜润肺，可用于咽干、口舌生疮等。柿饼和胃止血。新近研究发现柿子和柿叶有降压、利水、消炎、止血作用。本方日服 1 剂，饮汤食饼。若脾胃虚、内湿盛者不宜饮服。

绿茶莲须汤

【方源】 经验方。

【组成】 绿茶 1～1.5 g，莲须 9～15 g，红糖 25 g。

【制作】 先将莲花雄蕊晒干或烘干，然后加水煮汤，冲泡绿茶即成。

【功效】 益血止血，补肾固精。

【适应证】 心血管病。

【按语】 莲须，《本草纲目》谓其："清心通肾，固精气，乌须发，悦颜色，益血，止血崩、吐血。"莲须现代临床主要用于心肾不交所致的心悸、胸闷等心血管病。本方代茶温饮，不拘时常服。注意：莲须忌与地黄、葱蒜同食。尿闭者亦不宜服用。

山楂益母茶

【方源】 经验方。

【组成】 山楂 30 g，益母草 10 g，茶叶 5 g。

【制作】 上三味药共同洗净切细，放入壶中，以沸水浸泡 15 分钟即成。

【功效】 清热化痰，活血降脂，通脉。

【适应证】 冠心病，高脂血症。

【按语】 中医认为山楂有消积化积、行气散瘀之功。《食鉴本草》认为其能"化血块，气块，活血"。现代药理研究证实，山楂能增强心脏的收缩力，同时扩张血管，改善心脏的血液流通和氧的补给，因此对心绞痛、心肌梗死等疾病有预防作用。其作用与洋地黄的作用类似，同时还有类似血管紧张素转换酶抑制剂（ACEI）的作用，但是没有强心苷类的副作用。益母草味辛苦性凉，有活血、祛瘀、调经、消水之功效。现代药理研究证实益母草用于离体豚鼠心脏，用异丙肾上腺素造成的心肌缺血模型，能显著增加冠脉流量及相当显著地减慢心率。静脉注射益母草制剂能使麻醉犬明显增加冠脉流量，降低冠脉阻力，减慢心率及减少心排血量和左心室做功。故上两味合用尤其适用于冠心病、高脂血症患者。本方代茶常饮，不拘时服，冲饮至味淡。

高心茶

【方源】 经验方。

【组成】 老茶树根(10年以上者)30～60 g,锦鸡儿(土黄芪)30 g,糯米酒少许。

【制作】 前两味洗净晒干后切细,放入砂锅,加水适量,掺入糯米酒少许,煎沸30分钟,取汁即成。

【功效】 强心,活血,降压。

【适应证】 高血压性心脏病,冠心病并发高血压,心悸气短,失眠,水肿等。

【按语】 茶树根具有强心利尿的功效。《救生苦海》曰:“治口烂,茶树根煎汤代茶,不时饮。”在临床上茶树根用于风湿性、高血压性及肺源性心脏病,治疗冠心病、心律不齐等有显著疗效。方中的另一味药土黄芪具有补中益气、托疮毒、利尿的功效,可治虚劳、贫血。糯米酒甘甜芳醇,能刺激消化腺分泌,增进食欲,有助消化。糯米经过酿制,促进血液循环,活血补血,营养成分更易于被人体吸收,是补气养血之佳品。本方代茶不拘时温服,每日1剂,每晚睡前饮服可强心,活血,降压。

风心茶

【方源】 经验方。

【组成】 老茶树根(10年以上者)30～60 g,枫荷梨30 g,万年青6 g,糯米酒少许。

【制作】 前三味洗净晒干后切细,放入砂锅,加水适量,掺入糯米酒少许,煎沸30分钟,取汁即成。

【功效】 祛风,强心,利湿。

【适应证】 风湿性心脏病所致心悸、气短、胸闷、水肿等。

【按语】 方中枫荷梨可祛风湿、活血脉。治风湿痹痛,偏瘫,偏头痛,月经不调等。《江西草药》谓其:“祛风利湿,调经活血。”《浙江民间常用草药》载其能“祛风除湿,舒筋活血,止痛”。而万年青在《纲目拾遗》中有云:“取其四季长青,有长春之义。”其味苦、甘,性寒,有小毒,可用于风湿性心脏病、心力衰竭的治疗。老茶树根现代亦用于风湿性心脏病的治疗,并且效果显著。糯米酒有“百药之长”的美称,在本方中是很重要的“药引子”。上三药在活血通经的糯米酒的推动下，随着血液，灌溉四旁，布散全身，起到了更好的祛风、强心、利湿功效。本方代茶温饮，不拘时服用。注意：孕妇禁服。

强心茶

【方源】《中草药单验方选编》。

【组成】 老茶树根 30～60 g，糯米酒适量。

【制作】 将老茶树根（愈老愈佳）洗净，略干后切成薄片，加水和适量米酒，置砂锅或瓦罐内文火煎熬，去渣取汁即得。

【功效】 祛风胜湿，宁心安神，利尿消肿。

【适应证】 风湿性心脏病所致心悸、气短、尿少、水肿、寐差等。

【按语】 茶树根，临床用于风湿性、高血压性及肺源性心脏病的治疗，对改善症状有一定效果。据报道，观察 12 例患者，一般服药 3～7 日后心悸、气短及睡眠不好等症状即逐步改善，尿量增多，3～5 日水肿开始逐渐消退，血压恢复正常。胸透复查，心脏阴影较治疗前有明显缩小或改善。未见不良反应或中毒现象。黄酒即米酒，是以糯米、临渊酒曲、红曲等为组成，经酿造而成的发酵酒。中医在很早以前就用黄酒作为药引子，《本草纲目》记载："诸酒醇不同，唯米酒入药用。"在此方中黄酒为药引子，助老茶树根祛风胜湿、宁心安神、利尿消肿。本方每日 1 剂，代茶不拘时温服，于晚上临睡前 1 次顿服。

葵盘茶

【方源】《中草药单验方选编》。

【组成】 向日葵花盘 1 个。

【制作】 将向日葵花盘一剪为 4 份，任取 1 块，洗净，放入砂锅中，加水适量煎沸片刻即成。

【功效】 祛风湿，宁心神。

【适应证】 风湿性心脏病二尖瓣狭窄，胸闷、心悸、心律不齐等。

【按语】 向日葵为头状花序，生于茎的顶端，俗称花盘。向日葵花盘味甘性寒，归肝经，清热、平肝、止痛、止血。《民间常用草药汇编》谓其："祛风、明目。治头昏，面肿，又可催生。"研究表明，用向日葵花的水提取物灌流兔耳，有血管扩张作用；对猫皮下注射有短暂的降压作用；对兔静脉注射也能引起呼吸兴奋、血压下降。故将向日葵花盘煎汤代茶饮，可祛风湿、宁心神。本方代茶饮，每日 2 次，每次 1 块煎汁，不拘时温服。

三根茶

【方源】《食物疗法精萃》。

【组成】 老茶树根、余甘根（大戟科植物油柑的根皮）各 30 g，茜草根 15 g。

【制作】 将上三味药洗净晒干后切细，放入砂锅，加水适量，煎沸 25 分钟，取汁即成。

【功效】 化痰利湿，活血去瘀，行气止痛。

【适应证】 冠心病及冠心病合并高血压等。

【按语】 老茶树根首载于《纲目拾遗》，味苦性平。《救生苦海》说："治口烂，茶树根煎汤代茶，不时饮。"近代用以治心脏病、口疮、牛皮癣等。临床报道，用其治风湿性、高血压性、肺源性心脏病，冠心病，心律不齐等，均有一定的效果。余甘根味甘、酸，性寒，《岭南采药录》谓其能"清热解毒"。茜草根功能行血止血、通经活络。三药合用，可活血去瘀、行气止痛。本茶方每日 1 剂，不拘时饮服，每周服 6 日，连服 4 周为 1 疗程。在服用此茶期间，应停用其他药物。

柿叶山楂茶

【方源】《食疗本草学》。

【组成】 柿叶 10 g，山楂 12 g，茶叶 3 g。

【制作】 柿叶、山楂洗净切细，与茶叶共置杯中，以沸水浸泡 15 分钟即可。

【功效】 活血化瘀，降压降脂。

【适应证】 冠心病，高脂血症和高血压等。

【按语】 方中柿叶功能清热生津、凉血止血。柿叶中含有芦丁、胆碱、蛋白质、无机盐、糖等成分。而更可称道的是它所含的维生素 C 多。6—10 月的鲜柿叶中，每 100 g 含维生素 C 1 000 mg，每 100 g 干柿叶则含 3 500 mg 左右。经常饮用柿叶茶，对稳定和降低血压，软化血管，活血和消炎均有裨益。配以活血化瘀、消食去脂之山楂，清热生津、减肥消脂的绿茶，既能清热利水、消脂化滞，又能扩张血管、活血通脉，对增加冠状动脉血流量，增加心肌供血，改善血液循环，降低血脂和降低血压有利。本方每日 1 剂，不拘时频频饮服，是心血管疾病患者的常用保健茶疗方。

参果茶

【方源】《防治心血管病的饮食》。

【组成】 丹参、红果片（山楂片）各 10 g，麦冬 5 g。

【制作】 将上药放入杯中，用沸水浸泡，闷 30 分钟后，待晾温即成。

【功效】 活血化瘀。

【适应证】 防治冠心病及高血压。

【按语】《神农本草经》中指出丹参“主心腹邪气，肠鸣幽幽如走水，寒热积聚，破癥除瘕，止烦满，益气”。现代药理研究丹参能扩张冠状动脉，增加冠脉流量，改善心肌缺血、心肌梗死和心脏功能，调节心律，并能扩张外周血管，改善微循环；能提高机体耐缺氧能力；有抗凝血，促进纤溶，抑制血小板凝聚，抑制血栓形成的作用；能降低血脂，抑制冠脉粥样硬化形成。麦冬味甘微苦，性微寒，归心、肺、胃经，具有养阴生津、润肺清心的功用。两药配以活血化瘀、消食去脂之山楂，共奏活血化瘀之功。本方代茶温饮，不拘时服用。但孕妇及无瘀血者慎用。

【心悸】

人参定志茶

【方源】《太平惠民和剂局方》。

【组成】 人参 3 g，远志 3 g，菖蒲（石菖蒲）3 g，茯苓 3 g，花茶 g。

【制作】 人参秋季茎叶将枯萎时采挖。远志春秋可挖。用上四味药的煎煮液 350 ml 泡茶饮用，冲饮至味淡。

【功效】 补心脾气，宁神定志。

【适应证】 心脾气虚所致恍惚振悸、梦寐惊吓等。

【按语】 人参大补元气、安神增智，用于气虚血亏引起的心神不安、失眠多梦、惊悸健忘等。远志宁心安神、祛痰开窍。石菖蒲开窍宁神、化湿和胃、豁痰辟秽。用于湿浊蒙蔽清窍所致的神志昏乱，并可用于健忘、耳鸣等。茯苓宁心安神，用于心悸、恍惚等。本茶中含人参，凡实证、热证而正气不虚者忌服。另外，人参反藜芦，畏五灵脂，恶皂荚。

葡萄茶Ⅰ

【方源】 经验方。

【组成】 葡萄 100 g，白糖适量，绿茶 5 g。

【制作】 将绿茶以滚水冲泡，将葡萄与糖以冷开水 60 ml 搅拌均匀或榨汁后，混入绿茶水饮用。

【功效】 补益气血，消食化痰，去腻减肥，美容护肤。

【适应证】 皮肤缺乏光泽弹性，肥胖。

【按语】 绿茶味微苦，性寒，有消食化痰、去腻减肥、美容护肤、降脂助消化等作用。葡萄味甘微酸、性平，具有补肝肾、益气血、开胃口、生津液和利小便之功效。《神农本草经》载文说：葡萄主"筋骨湿痹，益气，倍力强志，令人肥健，耐饥，忍风寒。久食，轻身不老延年"。葡萄籽 95%的成分为原青花素，其抗氧化的功效比维生素 C 高出 18 倍之多，比维生素 E 高出 50 倍，因此，葡萄籽可说是真正的抗氧化巨星。抗氧化是抗老化的主要途径之一，因此，葡萄籽能助您常葆青春。绿茶味微苦，性寒，有消食化痰、去腻减肥、美容护肤、降脂助消化等作用。此茶可美容减肥。每日 1 剂。糖尿病患者、便秘者、脾胃虚寒者宜少食。

葡萄茶Ⅱ

【方源】 经验方。

【组成】 葡萄适量。

【制作】 葡萄适量，煎水代茶饮。

【功效】 强健筋骨，补气血。

【适应证】 气血亏虚，心悸盗汗等病证。

【按语】《本草纲目》:“葡萄,《汉书》作蒲桃,可以入酺,饮人则陶然而醉,故有是名。”葡萄具有补气血、益肝肾、生津液、强筋骨、止咳除烦、通利小便的功效。但糖尿病患者、便秘者、脾胃虚寒者不宜多饮此茶。

党参红枣茶

【方源】 经验方。

【组成】 党参 20 g,红枣 10～20 枚,茶叶 3 g。

【制作】 将党参、红枣用水洗净后,同煮茶。

【功效】 补脾和胃,益气生津。

【适应证】 体虚,病后饮食减少,体困神疲,心悸怔忡,妇女脏躁等。

【按语】 党参性平,味甘、微酸,具有补中益气、健脾益肺的功效。用于脾肺虚弱,气短心悸,食少便溏,虚喘咳嗽,内热消渴等。《本草从新》记载:“补中益气、和脾胃、除烦渴。中气微弱,用以调补,甚为平妥。”党参能纠正病理状态的胃肠运动功能紊乱,增强机体免疫功能,具有强心、抗休克作用。红枣味甘,性温,归脾、胃经,有补中益气、养血安神、缓和药性的功能。此茶可经常饮用。需注意的是实证、热证禁服,正虚邪实证不宜单独应用。

七枣芡实茶

【方源】 经验方。

【组成】 龙眼肉、炒酸枣仁各 10 g,芡实 12 g。

【制作】 将龙眼肉、炒酸枣仁、芡实同置于砂锅中,加水适量,用文火煎煮,取汁即可。

【功效】 养血安神,益肾固精。

【适应证】 心悸,怔忡,失眠,神疲乏力等。

【按语】 此茶饮为固本节流、补虚扶正之剂。龙眼肉味甘性温,有补心脾、益气血、安心神的功能,主治心脾两虚、气血不足所致的惊悸、怔忡、失眠、健忘。《本草纲目》说:“食品以荔枝为贵,而资益则龙眼为良,盖荔枝性热,而龙眼性和平也。”《药品化义》说:“桂圆,大补阴血,凡上部失血之后,入归脾汤同莲肉、芡实以补脾阴,使脾旺统血归经。”后汉张仲景在《金匮要略》中已用酸枣仁治“虚烦不得眠”。故临床以酸枣仁广泛用于失眠。如朱震亨所云:“血不归脾而睡卧不宁者,宜用此大补心脾,则血归脾而五脏安和,睡卧自宁。”芡实味甘、涩,性平,归脾、肾经,具有益肾固精、补脾止泻等功能。龙眼肉功擅补益心脾,加酸枣仁补心脾,芡实补脾肾,就使全茶养血安神、益肾固精之效更彰。每日1剂,代茶饮用,连服15日为1疗程。本茶方感冒者不宜用。

柏子仁茶

【方源】《气功药饵疗法与救治偏差手术》。

【组成】 炒柏子仁15 g。

【制作】 先将柏子仁拣净杂质,除去残留的外壳和种皮,轻轻捣碎。每次用10～15 g,放入茶杯中,沸水冲泡代茶饮。

【功效】 养心安神,润肠通便。

【适应证】 血虚不能养心所致的失眠多梦、心悸,老年及产后血虚、肠燥、便秘等病证。

【按语】 柏子仁味甘性平,归心、肾、大肠经,可养心安神、润肠通便,用于虚烦不眠、心悸怔忡、肠燥便秘等。《本草纲目》谓柏子仁“性平而不寒不燥,味甘而补,辛而能润,其气清香,透心肾,益脾胃,功能养心气,润肾燥,安魂定魄,益智宁神,宜乎滋养之剂用之。”《本草正》记载:“柏子仁,气味清香,性多润滑,虽滋阴养血之佳剂,若欲培补根本,乃非清品之所长。”由于心主神明,肾司二便,柏子仁养心,所以柏子仁冲泡代茶饮安神益智,滋肾所以润肠通便。本品含脂肪油及少量挥发油、皂苷,故肠滑作泻者、痰多胃弱者及暑湿作泻者,均不宜服。

【高脂血症】

绿茶单方

【方源】《食疗本草》。

【组成】 绿茶。

【制作】 将绿茶放入杯中，用沸水冲泡即成。

【功效】 提神清心，清热解暑，消食化痰，去腻减肥，清心除烦，解毒醒酒，生津止渴和抗衰老。

【适应证】 肥胖，高脂血症等。

【按语】 绿茶味微苦，性寒，有提神清心、清热解暑、消食化痰、去腻减肥的功效。绿茶还有抗衰老、抗病毒、抗氧化、清除自由基、防治心血管疾病、美容护肤、降脂助消化等作用。绿茶之所以具有这些保健功能，主要是因为茶叶中的多酚类物质。如果冲泡温度过高或时间过久，多酚类物质就会被破坏，茶汤不但会变黄，其中的芳香物质也会挥发散失。一般来说，绿茶冲泡水温以 80 ℃为宜，水初沸即可。冲泡时间以 2～3 分钟为好，最好现泡现饮。绿茶与水的比例要恰当，以 1∶50 为宜，常用 3 g 茶叶冲水 150 ml，冲泡出来的绿茶汤浓淡适中。本茶可日常频饮，不拘时温服。注意：绿茶不适宜于发热、肾功能不全、心血管疾病、习惯性便秘、消化道溃疡、神经衰弱、失眠患者与孕妇、哺乳期妇女、儿童饮用。

山楂叶(花)茶

【方源】 经验方。

【组成】 山楂叶(花)5 g。

【制作】 山楂叶(花)洗净，切碎，晒干，放入杯中，用适量沸水冲泡片刻即成。

【功效】 消食化积，活血散瘀。

【适应证】 高血压，高脂血症。

【按语】 山楂叶，味酸性平。治疗漆疮、溃疡不敛、高血压。本方代茶温服，每日 3～4 次，不拘时饮。

山楂根茶

【方源】 经验方。

【组成】 山楂根、茶树根、荠菜花、玉米须各 10 g。

【制作】 先将山楂根、茶树根洗净，制成粗末，加荠菜花和切碎的玉米须后，共同放入砂锅中，加入适量水后文火慢煎，再取汁即成。

【功效】 降脂，化浊，利尿。

【适应证】 高脂血症和肥胖等。

【按语】《分类草药性》称，山楂根能“消中膈之气，去肉积”，茶树根、荠菜花、玉米须则有降脂化湿、利尿渗湿之功，相为配伍，功效尤显。本方有利尿、降脂作用，故用于防治动脉硬化有一定疗效。动脉硬化根据其发病的部位分为粥样硬化（发生在比较粗的动脉中）、中膜硬化（中等大小的动脉及主动脉中）、微动脉硬化（多发生在脑、肾等细微动脉中）三种。其发病原因，粥样动脉硬化多由于饮食不科学，造成血中脂质尤其是胆固醇和中性脂肪增高，形成高脂血症而引起的；促进中膜硬化的因子是吸烟和高血压；微动脉硬化主要和高血压有关。本方代茶温饮，不拘时常服。

绿茶决明子汤

【方源】 经验方。

【组成】 决明子 5～10 g，绿茶 1～1.5 g，冰糖 25 g。

【制作】 决明子 5～10 g，用文火炒至鼓起，呈黄褐色。配绿茶 1～1.5 g，冰糖 25 g，放入杯中，一起用开水冲泡即成。

【功效】 清肝明目，利水通便。

【适应证】 高血压，高脂血症，大便秘结，视物模糊等。

【按语】《本草经疏》云：“决明子，其味咸平，《本草别录》益以苦甘微寒而无毒。咸得水气，甘得土气，苦可泄热，平合胃气，寒能益阴泄热，足厥阴肝家正药也。亦入胆肾。肝开窍于目，瞳子神光属肾，故主青盲目淫，肤赤白膜，眼赤痛泪出。”本方代茶温饮，不拘时常服。决明子茶苦寒伤胃，因此，脾胃虚寒、气血不足者不宜服。

【尿路感染】

金沙腊面茶

【方源】《本草图经》。

【组成】 海金沙 30 g，腊面茶 15 g，生姜 2 片，甘草 5 g。

【制作】 将海金沙、腊面茶两味捣研细末，备用。每次取上末 9 g，与生姜、甘草一同加水煎汤即成。

【功效】 清热通淋，利尿消胀。

【适应证】 小便不通、脐下满闷等淋证。

【按语】 海金沙性寒，味甘，归膀胱、小肠经，具有清利湿热、通淋止痛的作用，用于热淋、砂淋、血淋、膏淋、尿道涩痛。现代实验表明海金沙有消炎利胆、促进排石作用。《本草纲目》记载海金沙："治湿热肿满，小便热淋、膏淋、血淋、石淋，茎痛，解热毒气。"腊面茶产自武夷山四曲御茶园，属武夷茶，其品质独特。经有关专家验证其具有提高免疫力、抗衰老、防癌、防治心血管疾病和保护泌尿器官等作用。生姜性温，茶中放2片是防茶寒凉太过伤正。本方每日2～3次，代茶温饮，可通淋利尿、善治诸淋。阴虚内热者及热盛之病证患者忌用。

石韦根茶

【方源】《滇南本草》。

【组成】 石韦根50 g。

【制作】 石韦根洗净，切碎，水煎取汁。

【功效】 息风通淋。

【适应证】 老年人阴虚内热炽盛所致的虚风内动，手足震颤等。

【按语】 石韦根即水龙骨科植物石韦等多种同属植物的根茎。其作用与石韦相同。《滇南本草》谓其"消胸膈横气作胀，退蒸热"。每日1剂，代茶频服，久服必有一定效果。

威灵芷茶

【方源】 经验方。

【组成】 威灵仙5 g，白芷3 g，花茶3 g。

【制作】 将上三味药共同洗净切细，放入壶中，以沸水250 ml浸泡片刻即成。

【功效】 燥湿化毒祛风。

【适应证】 尿路感染，腰痛。

【按语】 威灵仙味辛、咸，性温。性善走，能通经络，祛风湿、止痛作用较强。风湿痹痛，肢体麻木，筋脉拘挛，关节屈伸不利者，均可应用。《广西中草药》谓其："祛风除湿，通经活络，利尿，止痛。治风湿骨痛，黄疸，水肿，小便不利，偏头痛，跌打内伤。”白芷味辛性温，归肺、胃经，能祛风散寒、通窍止痛、消肿排脓、燥湿止带。现代医学研究表明，白芷具有抗炎、解热镇痛、解痉、抗菌、抗癌、抗辐射等作用。此方代茶频饮，不拘时温服。气虚血热、阴虚阳亢者禁服。

人字草茶

【方源】 经验方。

【组成】 人字草 60 g。

【制作】 人字草，大多是生长在阴凉潮湿的山坡、田野、路边，一年之中除冬季外，其他三季都易采。将人字草洗净晒干，制成粗末，用沸水冲泡即成。

【功效】 清热利湿，凉血止血。

【适应证】 血尿。

【按语】 人字草味甘淡，性微凉，无毒，入肺、肾经。内服清热利湿、健脾、清肺利尿，主治咳嗽胸痛、暑热口渴、小儿疳积、久痢、疟疾、中暑发痧、伤暑小便不利、尿血、急性胃肠炎、夜盲症。本方代茶温饮，不拘时常服。注意：阴虚者不宜饮用。

玉米芯茶

【方源】 经验方。

【组成】 玉米芯 60 g。

【制作】 将玉米芯洗净，制成粗末，放入杯中，用沸水冲泡片刻即成。

【功效】 健脾利湿，利尿通淋。

【适应证】 乳糜尿，盗汗。

【按语】 玉米芯，能健脾利湿、利尿。本方代茶温饮，不拘时常服。

凤眼草茶

【方源】 经验方。

【组成】 凤眼草 30 g。

【制作】 凤眼草，8—9 月果熟时采收，除去果柄，晒干。制成粗末，放入杯中，用沸水冲泡片刻即成。

【功效】 清热，凉血，止带。

【适应证】 血淋。

【按语】 凤眼草，味苦、涩，性凉，清热燥湿、止痢、止血，主治痢疾、白浊、带下、便血、尿血、崩漏。《嘉祐本草》谓其可用于治“大便下血”。《药材资料汇编》：“治肠风便血，小便下血，疗骨鲠。”本方代茶温饮，不拘时常服。

旱莲茶

【方源】 经验方。

【组成】 旱莲草（墨旱莲）、车前草各 20 g，适量白糖。

【制作】 将前两味药洗净，制成粗末，放入杯中，加入白糖，用沸水冲泡片刻即成。

【功效】 清热利尿，凉血止血。

【适应证】 血精，血尿等。

【按语】 旱莲草，凉血止血、补肾益阴。治吐血、咯血、衄血、尿血、便血、血痢、刀伤出血、须发早白、白喉、淋浊、带下、阴部湿痒。《唐本草》谓其：“主血痢。针灸疮发，洪血不可止者敷之；汁涂发眉，生速而繁。”车前草，清热利尿、凉血解毒。主热结膀胱，小便不利，淋浊带下，暑湿泻痢，衄血，尿血，肝热目赤，咽喉肿痛，痈肿疮毒。本方代茶温饮，不拘时常服。但脾肾虚寒者忌服。

利尿清茶

【方源】 经验方。

【组成】 艾根茎 45 g，凤尾草、白茅根各 15 g，蜂蜜 10 g。

【制作】 将前三味药洗净晒干后切细，共置于砂锅中，加水煎煮后取汁，再加入适量蜂蜜即成。

【功效】 清热化湿，凉血解毒，利尿。

【适应证】 尿路感染，肾盂肾炎，膀胱炎等。

【按语】 凤尾草，清热利湿、凉血止血、消肿解毒，治黄疸型肝炎、肠炎、菌痢、淋浊、带下、吐血、衄血、便血、尿血、扁桃体炎、腮腺炎、痈肿疮毒、湿疹。《生草药性备要》载其能“洗疳，疗痔，散毒，敷疮”。白茅根，凉血止血、清热利尿。治热病烦渴、吐血、衄血、肺热喘急、胃热哕逆、淋病、小便不利、水肿、黄疸。《神农本草经》谓其："主劳伤虚羸，补中益气，除瘀血、血闭寒热，利小便。"四药合用，解毒利尿功能更胜。本方代茶温饮，每日 2 次，饭前饮用。注意：脾胃虚寒、溲多不渴者忌服。

茵地茶

【方源】 经验方。

【组成】 茵陈、生地各 30 g。

【制作】 将上两药洗净晒干后切细，共置于砂锅中，加水煎煮后取汁即成。

【功效】 滋肾，清热，利湿。

【适应证】 膀胱炎。

【按语】 茵陈，清湿热、退黄疸。用于黄疸尿少，湿疮瘙痒，传染性黄疸型肝炎。生地，清热、凉血、生津。治温病伤阴，大热烦渴，舌绛，神昏，斑疹，吐血，衄血，虚劳骨蒸，咯血，消渴，便秘，血崩。《药性论》谓其："解诸热，破血，通利月水闭绝，亦利水道，捣薄心腹，能消瘀血。患者虚而多热，加而用之。"本方代茶温饮，不拘时常服。脾胃有湿邪及阳虚者忌服。

绿茶地菠萝汤

【方源】 经验方。

【组成】 绿茶 1～2 g，地菠萝（削皮挖去钉眼）250 g。

【制作】 先将地菠萝洗净，放入锅中，加水煮汤，再用其汤冲泡绿茶即成。用时饮茶食果。

【功效】 活血消炎，利水消肿。

【适应证】 泌尿系统疾病。

【按语】 地菠萝，即菠萝。味甘、微酸，性微寒，有清热解暑、生津止渴、利小便的功效，可用于小便不利、伤暑、身热烦渴、腹中痞闷、消化不良、头昏眼花等病证。而且在其果汁中，还含有一种跟胃液相类似的酵素，可以分解蛋白质，帮助消化。美味的菠萝，不仅可以减肥，而且对身体健康有着不同的功效。本方代茶频饮，每日 1 次，兼食其果。注意：糖尿病患者忌食，对菠萝过敏者忌食。

绿茶藤瓜汤

【方源】 经验方。

【组成】 绿茶 0.5～1 g,藤瓜 60 g(或用木瓜亦可)。

【制作】 先将藤瓜洗净,放入锅中,加水煮汤,再用其汤冲泡绿茶即成。

【功效】 健脾胃,利水通淋。

【适应证】 淋证,胃炎。

【按语】 藤瓜清凉温润、清热祛湿,能加快废物的排除,清理肠道,并能起到修复胃肠壁黏膜的作用。对湿热下注出现尿频、尿急、尿痛等泌尿系感染有效,对上腹部不适、反酸等胃部不适症状也有效。本汤代茶温服,日服 1 剂,分 3 次饭后服。忌食辛辣和油腻食物。

绿茶车前草汤

【方源】 经验方。

【组成】 绿茶 0.5～1 g,鲜车前草 100～150 g。

【制作】 先将车前草洗净,切细,放入锅中,加水煮汤,再用其汤冲泡绿茶即成。

【功效】 清热解毒,消炎止血,止泻。

【适应证】 泌尿系统疾病。

【按语】 车前草能清热解毒、消炎止血、止泻,对尿频、尿急、尿痛等泌尿系感染者有效。本方代茶温饮,不拘时常服。需注意的是,《本草汇言》云:“肾虚寒者尤宜忌之。”另外小便涩痛症重者可加海金沙 20 g,血尿重者可加白茅根 50 g,甘草 5 g,墨旱莲 50 g 同煎服。

海金沙草茶

【方源】 经验方。

【组成】 海金沙 60 g,冰糖 15 g。

【制作】 将海金沙洗净,用布包装好,放入锅中,加水煎汤,之后滤过取汁,加冰糖 15 g,调好后即成。

【功效】 清热解毒,利水通淋。

【适应证】 急性膀胱炎,肾盂肾炎等。

【按语】 海金沙，李时珍称其为小肠、膀胱的血分药，《履巉岩本草》则称其能“治淋病热症者，并小便不利”。现代研究海金沙有利尿排石的作用，现代临床广泛用于泌尿系和消化道结石。本方代茶温饮，不拘时常服。肾阴虚者宜少服用。

黄瓜藤茶

【方源】 经验方。

【组成】 黄瓜藤 100 g。

【制作】 将黄瓜藤洗净切碎，放入锅中，加水煎汤，之后滤过取汁即成。

【功效】 清热利尿，平肝利胆。

【适应证】 痢疾，淋病，黄水疮等。

【按语】 黄瓜，也称胡瓜、青瓜，属葫芦科植物。广泛分布于中国各地，并且为主要的温室产品之一。黄瓜是由西汉时期张骞出使西域带回中原的，当时称为胡瓜，五胡十六国时后赵皇帝石勒忌讳“胡”字，汉臣襄国郡守樊坦将其改为“黄瓜”。黄瓜的茎上覆有毛，富含汁液，叶片的外观有 3～5 枚裂片，覆有绒毛。本方是流行于民间的验方。《四川中药志》谓其：“利水、通淋、消胀。”《上海常用中草药》谓其：“祛痰镇痉。”临床上多用于湿热淋证、胆囊炎的治疗。本方代茶温饮，不拘时常服。无湿热者慎用。

绿茶六一汤

【方源】 经验方。

【组成】 绿茶 0.5～1.5 g，六一散 10～15 g。

【制作】 将六一散与绿茶共置杯中，加沸水冲泡片刻即成。

【功效】 消炎利尿。

【适应证】 泌尿系统疾病，消渴。

【按语】 六一散，治疗暑湿或湿温证属暑湿或湿热内蕴，症见身热汗出，口渴心烦，小便短赤或涩痛，或见呕吐泄泻，皮肤湿疹，痱子等。本方代茶温饮，不拘时常服。高血压、心脏病、肝病、糖尿病、肾病等慢性病严重者不宜服用。另外，尿痛者可加猪苓 10～25 g，肾阴不足，兼消渴者可加泽泻 10～25 g。

绿茶狗肝菜汤

【方源】 经验方。

【组成】 绿茶1～2 g，狗肝菜50～100 g（鲜品），蜂蜜25 g。

【制作】 将狗肝菜洗净切细，放入砂锅中，加水煎汤，之后滤过取汁，冲泡绿茶，再加适量蜂蜜，调好后即成。

【功效】 清热凉血，利尿排毒。

【适应证】 泌尿系统疾病。

【按语】 狗肝菜有清热解毒、凉血、生津、利尿作用的功效，可用于治疗实热内结之热毒斑疹、便血、小便不利、肿毒疔疮等，外用可治跌打损伤，红肿出血。本方代茶温饮，不拘时常服。无火热者不可服用。另外，胆固醇高者，可去蜂蜜，加苹果切片100 g；高血压头痛、心悸者可加桑椹20～30 g；热病口渴、便秘者可加凉薯250 g（去皮）；夜盲症者可去蜂蜜，加番茄200 g，猪肝50 g，换绿茶为红茶1 g；血友病者可加花生仁、花生衣各15 g。

蓄蔺茶

【方源】 经验方。

【组成】 萹蓄草、马蔺根、黄芪、甘草各10～15 g。

【制作】 将上四味洗净，放入砂锅中，加水煮汤，之后再滤过取汁即成。

【功效】 清热，凉血，利尿。

【适应证】 慢性肾盂肾炎。

【按语】 萹蓄草，《滇南本草》谓其："利小便。治五淋白浊，热淋，瘀精涩闭关窍，并治妇人气郁，胃中湿热，或白带之症。"马蔺根，《本草纲目》谓其："主痈疽恶疮。"有清热解毒作用。黄芪有益气利水的作用。上药配伍应用，适用于湿热淋证，小便短赤，淋漓涩痛，或血淋等。本方代茶温饮，不拘时常服。无湿热者慎用。

糠谷老茶

【方源】 经验方。

【组成】 糠谷老30 g。

【制作】 将糠谷老洗净后，制成粗末，用沸水煎煮20分钟后取汁即成。

【功效】 清湿热，利小便。

【适应证】 尿道炎，小便不利，水肿等。

【按语】 糠谷老即禾本科植物粟感染禾指梗霉而产生糠秕的稻穗。这是我国传统的茶方。《中华本草》："糠谷老：清湿热，利小便。用于尿路感染，水肿，小便不利。清利湿热。主水肿，心烦，口渴，痢疾，湿疹，疮疖。"本方代茶温饮，不拘时常服。肾阳虚者不宜服用。

竹叶车前茶

【方源】 经验方。

【组成】 车前草 100 g，竹叶心、生甘草各 10 g，白糖适量。

【制作】 先将前三味洗净，切细，放入砂锅中，加适量水煎煮，之后再滤过取汁，调入适量白糖即成。

【功效】 清利湿热。

【适应证】 湿热下注膀胱所致膀胱炎、尿道炎，小便短涩痛者。

【按语】 本方中重用车前草为主药，其味甘性寒，归肝、肾、膀胱经，能清热利尿、凉血解毒。竹叶心味甘、苦，性凉，清心利尿，可引火（热）下行随小便而出。甘草入药历史悠久，早在 2 000 多年前，《神农本草经》就将其列为药之上品。南朝医学家陶弘景将甘草尊为"国老"，并言："此草最为众药之王，经方少有不用者。"李时珍在《本草纲目》中言："诸药中甘草为君，治七十二种乳石毒，解一千二百草木毒，调和众药有功，故有'国老'之号。"其味甘性平，有补脾益气、清热解毒、祛痰止咳、缓急止痛、调和诸药之功。本方代茶温饮，不拘时常服，可清利湿热。但本茶不宜久服。

通草茶

【方源】 经验方。

【组成】 通草、灯心草各 3 g，青茶叶 6 g，白茅根 30 g。

【制作】 上四味洗净切细，共置杯中，用适量沸水冲泡片刻即成。

【功效】 清热利尿，通淋。

【适应证】 急性尿路感染，小便淋涩不通。

【按语】 本方功能清热利尿、通淋，对急性尿路感染之轻症效果颇佳。方中通草味甘、淡，性凉，能清热利尿，是治热淋的常用药。灯心草味甘性寒，能清心降火、利尿通淋，《医学启源》中谓其："通阴窍涩，利小水，除水肿，治五淋。"并能通利小肠热气，使之下行从小便而出。白茅根能清热利尿、凉血止血。再合清茶之清利，共奏清热利尿通淋之功。此方药性平和，且无异味，易为患者服，可日常代茶温饮，不拘时常服。

迎春花茶

【方源】 经验方。

【组成】 迎春花 2 g，车前草 3 g，绿茶 3 g。

【制作】 用开水冲泡后饮用。

【功效】 清热利尿。

【适应证】 小便热痛。

【按语】 迎春花味苦、微辛，性平，能清热解毒、活血消肿。主治发热头痛、咽喉肿痛、小便热痛、恶疮肿毒、跌打损伤。迎春花因在百花之中开花最早，花后即迎来百花齐放的春天而得名，它与梅花、水仙和山茶花统称为"雪中四友"，是中国名贵花卉之一。车前草味甘，性寒，清热利尿、凉血解毒，主热结膀胱、小便不利、淋浊带下、暑湿泻痢、衄血、尿血、肝热目赤、咽喉肿痛、痈肿疮毒等。各味合用能清热利尿。注意，虚滑、精气不固者禁用。

猕猴桃木通茶

【方源】 经验方。

【组成】 鲜猕猴桃（去皮）2 个，木通 3 g，绿茶 3 g，冰糖适量。

【制作】 用猕猴桃、木通的煎煮液泡茶饮用。

【功效】 清热生津，利尿。

【适应证】 烦热，消渴，石淋等病证。

【按语】 猕猴桃味酸、甘，性寒，有解热、止渴、通淋、健胃的功效。可以治疗烦热、消渴、黄疸、呕吐、腹泻、石淋、关节痛等疾病，而且还有抗衰老的作用。木通味苦，性寒，清热、利尿、通淋、清心火、通经下乳、利痹。合用能清热生津、利尿等。注意：脾虚便溏者、风寒感冒者、小儿腹泻者不宜食用，亦不可大量长时间服用。

萹蓄茶

【方源】 经验方。

【组成】 萹蓄 15～30 g。

【制作】 将萹蓄洗净后，制成粗末，放入杯中，用沸水冲泡片刻即成。

【功效】 利尿通淋。

【适应证】 热淋，癃闭等病证。

【按语】《本草纲目》云萹蓄能治“热淋涩痛”。《滇南本草》则云其是“利小便，治五淋、白浊、热淋”的良药。现代临床上多用于泌尿系感染、前列腺肥大并结石、泌尿系结石的治疗。八正散中就有此药物。本方代茶温饮，不拘时常服，冲饮至味淡。注意：无下焦湿热者慎用。

满天星茶

【方源】 经验方。

【组成】 满天星 20 g。

【制作】 将满天星洗净后，制成粗末，放入杯中，用沸水冲泡片刻即成。

【功效】 清热利湿，通窍。

【适应证】 尿闭。

【按语】 满天星，为泥炭藓科植物细叶泥炭藓的全草，味淡微苦，性平，可以清热明目、退云翳、消肿。《祖国医学采风录》称，此方为我国民间茶方之一，有清热利湿、通窍的功效。据现代药理研究，此品对金黄色葡萄球菌、变形杆菌、痢疾杆菌、伤寒杆菌有一定的抑制作用，可治尿闭等病证。本方代茶温饮，不拘时常服，冲饮至味淡。注意：肾虚所致的尿闭不宜服用。

石韦茶

【方源】《全国中草药汇编》。

【组成】 石韦、车前草各 60 g，栀子 30 g，甘草 15 g。

【制作】 上药洗净，共研成粗末，放入砂锅中，加水煎煮后，去渣取汁。

【功效】 利尿排石。

【适应证】 肾盂肾炎,膀胱炎及尿道结石等。

【按语】 石韦味苦、甘,性凉,入肺、膀胱经,有利水通淋、清肺泄热之功。《神农本草经》记载其:“主劳热邪气,五癃闭不通,利小便水道。”《本草别录》指出其:“止烦下气,通膀胱满,补五劳,安五藏,去恶风,益精气。”另外,栀子的果实是传统中药,入心、肝、肺、胃、三焦经,具有泻火除烦、清热利湿、凉血解毒、护肝、利胆、降压、镇静、止血、消肿等作用,属卫生部颁布的第1批药食两用资源。石韦、栀子加上车前草共奏清热利尿之功用,可利尿排石,治疗泌尿系统疾病等,饮用时加甘草调和药性。本方代茶温饮,不拘时常服。但该茶苦寒伤胃,脾虚便溏者不宜用。

灯心竹叶茶Ⅰ

【方源】 《常见病验方研究参考资料》。

【组成】 灯心草 5 g,鲜竹叶 30 g。

【制作】 将上两味洗净,制成粗末,放入砂锅,加水煎煮后去渣取汁即成。

【功效】 清心安神。

【适应证】 癃闭,小儿心烦夜啼等。

【按语】 灯心草、鲜竹叶,均入心经,味甘、淡,性寒。元末朱震亨言灯心草有“降心火、止血通气、散肿止渴”之功。《医学启源》谓其:“通阴窍涩,利小水,除水肿闭,治五淋。”《北方常用中草药手册》言其能“清热安神,利水通淋”。《西藏常用中草药》载其:“治心烦不寐。”竹叶,《本草正》载其有“退热烦躁不眠”之效。《药品化义》有“竹叶清香透心,微苦,凉气热气俱清”之言。本方代茶温饮,不拘时常服,冲饮至味淡。注意:下焦虚寒、小便不禁者禁服。

灯心竹叶茶Ⅱ

【方源】 经验方。

【组成】 灯心草、鲜竹叶各 60g。

【制作】 灯心草、鲜竹叶洗净,放入砂锅,加水煎汤,之后滤过取汁即成。

【功效】 安神定志，镇惊清心。

【适应证】 失眠，易惊易怒，心悸健忘等。

【按语】 灯心草可清心降火，主治心烦不寐、小儿夜啼。《西藏常用中草药》载其："清肺，降火，利尿。"竹叶功效重在清心凉肺，正如《药品化义》所说："经曰，治温以清，专清心气，味淡得窍，使心经热血分解。主治暑热消渴，胸中热痰，伤寒虚烦，咳逆喘促，皆为良剂也。"至于临床应用，《本草正》记述较为详细："退虚热烦躁不眠，止烦渴，生津液，利小水，解喉痹，并小儿风热惊痫。"竹叶用鲜品则清心除烦力强，配合清心降火的灯心草，协同起安神定志、镇惊清心作用。本方代茶温饮，不拘时常服，冲饮至味淡。为"轻可去实"之法，对病后体虚患者，大有裨益。

甘竹茶

【方源】《中医护理》。

【组成】 甘草梢 9 g，竹叶 5 g。

【制作】 上两味共制粗末，放入杯中，用沸水冲泡片刻即成。

【功效】 清热利尿，除烦。

【适应证】 湿热蕴结膀胱所致的尿频、尿急、尿痛等。

【按语】《本草纲目》《医学启源》俱言，甘草梢"善去茎中痛"，竹叶则有清热除烦、生津利尿之功。本方代茶温饮，不拘时常服。注意，虚寒患者不宜久服。

半边钱茶

【方源】《泉州本草》。

【组成】 半边钱全草 60 g(小儿减半)。

【制作】 将半边钱全草洗净，制成粗末，放入杯中，用沸水冲泡片刻即成。

【功效】 利尿通淋。

【适应证】 小便不通，淋证等。

【按语】 半边钱全草，清热利湿、利尿止带，用于结膜炎、小便不利、膀胱炎、尿道炎、慢性肾炎、乳腺炎、石淋、白带异常。《泉州本草》

载："治小便不通，鲜半边钱 2 至 3 两（小儿减半），清水煎，代茶。"本方代茶温饮，不拘时常服。注意：孕妇慎用。

尿利清茶

【方源】《江西中医药》。

【组成】 五月艾（根茎）45 g，凤尾草、白茅根各 15 g，蜂蜜 10 g。

【制作】 先将前三味洗净，切细，放入砂锅中，加适量水煎煮，后滤过取汁，调入蜂蜜即成。

【功效】 清热利湿，利尿消肿，凉血解毒。

【适应证】 尿路感染，肾盂肾炎，膀胱炎等。

【按语】 五月艾，即艾草、艾叶。艾叶也是端午节最主要的角色。由于此时令气温正适合各类病毒虫害滋生，气候也处于阴阳际会，人类的免疫力相对降低，古人以为此时节邪毒最盛。农历端午期间是艾草生长得最好的时期，此时的艾草饱吸天地之精华，枝叶繁盛，翠绿莹莹，是采摘食用、入药的最佳时期，正好成了这个季节邪毒的克制植物。艾叶可制绒，供针灸，枝叶熏烟能驱蚊蝇。《荆楚岁时》记载："五月五日，采艾以为人，悬门户上，以禳毒气。"故民间将此时采摘下来，晒干后保存的艾草又称五月艾。其味苦、辛，性温，入脾、肝、肾经，能散寒除湿、温经止血，适用于虚寒性出血及腹痛，为妇科良药。凤尾草味淡微苦，性寒，有清热利湿、凉血止血、消肿解毒的功效，《泉州本草》指出其："治湿热小便不通，血淋，咽喉肿痛。"白茅根清热利尿、凉血止血。本方代茶温饮，每日 1 剂，于饭前分 2 次饮服。

【尿路结石】

香附地榆茶

【方源】《全生指迷方》。

【组成】 香附 5 g，地榆 3 g，花茶 3 g。

【制作】 前两味洗净后切细，与花茶放入杯中，用 250 ml 沸水冲泡即成。

【功效】 清利湿热。

【适应证】 尿血，下痢。

【按语】 香附具有理气解郁、调经止痛之功。地榆归肝、肾、肺、大肠经，能凉血止血、清热解毒、消肿敛疮，主治各种出血病证。《本草正义》记载："地榆苦寒，为凉血之专剂。"现代药理研究表明地榆含有鞣质，具有收敛作用，能止泻和止血。地榆止血宜炒炭用，泻火解毒宜生用。本方代茶温饮，不拘时常服，冲饮至味淡。虚寒性出血病证者禁用，血虚有瘀者慎用。

蒲郁茶

【方源】《圣济总录》。

【组成】 蒲黄 5 g，郁金 3 g，花茶 3 g。

【制作】 前两味洗净后切细，并将蒲黄布包，与花茶放入杯中，用 250 ml 沸水冲泡即成。

【功效】 清郁热，和血。

【适应证】 膀胱热盛，尿血不止。

【按语】 蒲黄止血、化瘀、通淋，用于吐血、衄血、咯血、崩漏、外伤出血、闭经、痛经、脘腹刺痛、跌打肿痛、血淋涩痛、阴下湿痒。蒲黄长于涩敛，止血作用较佳，对各种出血病证均可应用。《本草纲目》谓其："凉血活血，止心腹诸痛。生则能行，熟则能止。"郁金凉血清心、行气解郁。《新修本草》谓其："主血积，下气，生肌，止血，破恶血，血淋，尿血，金疮。"本方代茶温饮，不拘时常服，冲饮至味淡。

玉米根叶茶

【方源】《本草纲目》。

【组成】 玉米根、叶各 30 g。

【制作】 玉米根、叶洗净，制成粗末，放入砂锅，加水煎煮后去渣取汁即成。

【功效】 清利湿热。

【适应证】 小便淋漓、砂石疼痛等。

【按语】《本草纲目》记载本方"主治淋沥砂石，痛不可忍，煎汤频饮"。中医认为，湿热下注，蕴结膀胱，可致水道不畅，尿频涩痛，淋沥不爽，日久煎熬成石。治以清利湿热，通淋。本品即有此功效。药理研究证明，玉米根、叶有利尿、降血压、促进尿酸排泄的作用。本方代茶温饮，不拘时常服，冲饮至味淡。

清淋茶

【方源】《本草纲目》。

【组成】野葡萄藤、竹园荽、淡竹叶、麦冬、灯心草、乌梅、当归各10～15 g，大枣10枚。

【制作】以上诸药洗净，切细，放入砂锅，加水煎煮后去渣取汁即成。

【功效】清热凉血，利湿通淋。

【适应证】血淋。

【按语】野葡萄藤，《广西药植名录》谓其："全株：止血，祛风湿，安胎，解热。治麻疹。"竹园荽煎剂对金黄色葡萄球菌、铜绿假单胞菌、福氏痢疾杆菌、伤寒杆菌等均有抑制作用，还有利胆作用。淡竹叶有清心利尿的功效，灯心草有清热利尿的功效，当归有活血补血功效。上述药物合用，可起到清热凉血、利湿通淋的功效。本方代茶温饮，不拘时常服，冲饮至味淡。但不宜用于下焦无湿热者。

桃仁大黄茶

【方源】经验方。

【组成】桃仁5 g，大黄1 g，花茶3 g。

【制作】前两味洗净后切细，与花茶放入杯中，用250 ml沸水冲泡即成。

【功效】泄热化瘀。

【适应证】血热内瘀尿血，激素类药物用药过量有瘀热证者。

【按语】桃仁活血祛瘀、润肠通便、止咳平喘。用于经闭、痛经、癥瘕痞块、跌仆损伤、肠燥便秘，祛瘀之力较强。大黄泻火攻积、清热解毒、活血祛瘀。大黄为治疗瘀血证的常用药，无论新瘀、宿瘀，均可应用。且大黄苦寒泄降，能清泄湿热。《神农本草经》谓其："下瘀血，血闭寒热，破癥瘕积聚，留饭宿食，荡涤肠胃，推陈致新，通利水谷，调中化食，安和五脏。"本方代茶温饮，不拘时常服，冲饮至味淡。注意：妇女妊娠期、经期、哺乳期慎用或忌用。

石韦车前茶

【方源】 经验方。

【组成】 石韦 30～60 g，车前草 30～60 g，栀子 30 g，甘草 9～15 g。

【制作】 以上诸药洗净，共制粗末，放入砂锅，加水煎煮后去渣取汁即成。

【功效】 清热，利尿，排石。

【适应证】 泌尿系结石。

【按语】 石韦，利小便，《神农本草经》《日华子本草》中对此都有记载。车前草、栀子等则有泄热利湿之效，相互配伍，疗效较显。本方每日 1 剂，代茶温饮，不拘时常服，冲饮至味淡。

佛耳草茶

【方源】 经验方。

【组成】 佛耳草 30 g。

【制作】 佛耳草开花时采收，晒干，去尽杂质，贮藏干燥处，制成粗末，放入砂锅，加水煎煮后去渣取汁即成。

【功效】 清热，利尿。

【适应证】 泌尿系统结石。

【按语】 佛耳草，化痰、止咳、祛风寒。治咳嗽痰多，气喘，感冒风寒，蚕豆病，筋骨疼痛，白带异常，痈疡。《本草别录》谓其："主痹寒寒热，止咳。"《本草正》谓其："大温肺气，止寒嗽，散痰气，解风寒寒热，亦止泄泻。"本方代茶温饮，不拘时常服，冲饮至味淡。但此药不能过量服用。《药类法象》云："少用。款冬花为使。过食损目。"

谷皮藤茶

【方源】 经验方。

【组成】 谷皮藤 250 g，绿豆 60 g。

【制作】 谷皮藤，4—11 月采挖，洗净，切片，晒干。将谷皮藤、绿豆共制粗末，放入砂锅，加水煎煮后去渣取汁即成。

【功效】 清热，利尿，止咳。

【适应证】 泌尿系统结石，肺热咳嗽等。

【按语】 谷皮藤，清热利尿、活血消肿。绿豆，清热解毒、消暑、利水，治暑热烦渴、水肿、泻利、丹毒、痈肿，解热药毒。《开宝本草》谓其："主丹毒烦热，风疹，热气奔豚，生研绞汁服。亦煮食，消肿下气，压热解毒。"两药合用，共奏清热利尿之功。本方代茶温饮，不拘时常服，冲饮至味淡。脾胃虚寒者慎用。

金钱草茶

【方源】 经验方。

【组成】 金钱草 60 g。

【制作】 将金钱草洗净晒干，制成粗末，放入杯中，用沸水冲泡片刻即成。

【功效】 清热，排石，利尿。

【适应证】 尿道结石、膀胱结石及泌尿系感染等。

【按语】 金钱草，清热、利尿、镇咳、消肿、解毒。治黄疸、水肿、膀胱结石、疟疾、肺痈、咳嗽、吐血、淋浊、带下、风湿痹痛、小儿疳积、惊痫、痈肿、疮癣、湿疹。王安卿《采药志》称其可"治脑漏、白浊、热淋、玉茎肿痛"。《安徽药材》称其"治膀胱结石"有效。《植物名实图考》谓其"治吐血、下血"。本方代茶温饮，不拘时常服，冲饮至味淡。注意，凡阴疽诸毒，脾虚泄泻者，忌捣汁生服。

绿茶茅根汤

【方源】 经验方。

【组成】 白茅根（鲜品，干品减半）50～100 g（或车前草鲜品 150 g），绿茶 0.5～1 g。

【制作】 先将白茅根洗净，切细，放入砂锅，加水煎汤后滤过取汁，以之冲泡绿茶即成。

【功效】 凉血止血，利尿。

【适应证】 尿血，热淋等。

【按语】 白茅根，《本草纲目》谓其："止吐衄诸血，伤寒哕逆，肺热喘急，水肿，黄疸，解酒毒。"如能使用茅花 5～15 g，则止血效果更佳。本方每日 1 剂，代茶温饮，不拘时服。脾胃虚寒，溲多不渴者忌服。

绿茶金钱草汤

【方源】 经验方。

【组成】 绿茶 0.5 g,金钱草 25～50 g,甘草 5 g。

【制作】 先将金钱草、甘草洗净,切细,放入砂锅,加水煎汤后滤过取汁,以之冲泡绿茶即成。

【功效】 清热利尿,利胆排石。

【适应证】 泌尿系统疾病。

【按语】 金钱草具有清热解毒、散瘀消肿、利湿退黄之功效,可用于热淋,石淋,尿涩作痛,黄疸尿赤,痈肿疔疮,毒蛇咬伤,肝胆结石,尿道结石等。现代研究,该品主要含酚性成分和甾醇、黄酮类、氨基酸、鞣质、挥发油、胆碱、钾盐等。还具有排石、抑菌、抗炎作用,对体液免疫、细胞免疫均有抑制作用。本方每日 1 剂,代茶温饮,不拘时服。无湿热者不宜服用。

尿感茶Ⅰ

【方源】 经验方。

【组成】 海金沙、葎草各 15 g,凤尾草 30 g,绿茶 5 g。

【制作】 先将前三味洗净,放入砂锅中,加水 1 000 ml,或浸过药面,煎沸 15～20 分钟,加入绿茶再沸 2 分钟即可;或上四味共制粗末,放置茶壶内以沸水浸泡 15～20 分钟即可。

【功效】 清热利湿,消炎解毒。

【适应证】 尿路感染,肾炎水肿,尿道结石等。

【按语】 本方为治热淋、石淋有效方剂,四药均有清热解毒、利水通淋之功,其中海金沙为历代治疗血淋、膏淋、石淋常用药物,如《世医得效方》之海金沙散,《普济方》治小便出血方。凤尾草味淡微苦,性寒,有清热利湿、凉血止血、消肿解毒的功效。《泉州本草》指出其:"治湿热小便不通,血淋,咽喉肿痛。"葎草又名拉拉膝、锯锯膝、五爪龙,味甘苦,无毒,能清热利尿、消瘀解毒。茶叶可清热解毒、利尿。据药理试验报道,海金砂草、葎草等对金黄色葡萄球菌及某些革兰阴性菌均有抑制作用。本方每日 1 剂,不拘时,代茶频频饮服。注意:肾虚滑泄者忌用,胃病者宜食后服。

尿感茶Ⅱ

【方源】《中药制剂汇编》。

【组成】 海金沙草、葎草、凤尾草、连钱草各1 600 g。

【制作】 海金沙草、葎草、凤尾草各1 600 g,连钱草960 g,水煎2次,滤2次汁,浓缩成稠膏状,拌入碾碎的640 g连钱草粉中,制成颗粒,干燥后分装成100包。

【功效】 清热利湿。

【适应证】 急、慢性肾盂肾炎,尿道结石等。

【按语】 本方为治热淋、石淋有效方剂,四药均有清热解毒、利水通淋之功。连钱草又名江苏金钱草,味辛微苦,性微寒,能清热解毒、利尿排石。药理试验报道,海金沙草、连钱草、葎草对金黄色葡萄球菌及某些革兰阴性菌均有抑制作用。本方代茶温饮,每次用半包,每日3次。肾虚滑泄者忌用,胃病者宜食后服。

【急性肾炎】

蚕豆壳茶

【方源】 经验方。

【组成】 蚕豆壳30 g。

【制作】 蚕豆壳炒焦,放入杯中,用250 ml沸水冲泡片刻即成。

【功效】 利尿渗湿,可降尿蛋白。

【适应证】 肾炎水肿等。

【按语】 蚕豆壳,《现代实用中药》谓其:"治水肿,脚气,小便不通。"本品可降尿蛋白,主治水肿、脚气、小便不利、天疱疮、黄水疮。本方代茶温饮,不拘时常服,冲饮至味淡。注意:阴虚体质不宜服用。

茅根茶

【方源】 经验方。

【组成】 白茅根10 g,茶叶5 g。

【制作】 将白茅根摘净根须,洗净,同茶叶一起放入砂锅中,加水煎煮,再去渣取汁即成。

【功效】 清热利尿，消炎解毒，凉血止血。

【适应证】 急、慢性肾炎，水肿及急性传染性肝炎，血尿等。

【按语】 白茅根为禾本科植物多年生草本白茅的根茎，《本草图经》记载：“茅根，今处处有之。春生芽，布地如针，俗间谓之茅针，亦可啖，甚益小儿。夏生白花，茸茸然，至秋而枯，其根至洁白，亦甚甘美，六月采根用。”其具有凉血止血、清热利尿的功效，善治热病烦渴、吐血、衄血、淋证、小便不利、水肿、黄疸。白茅根擅长清热止血，清热之功显著，再得清热解毒、利尿之茶叶相助，清热利尿、消炎解毒、凉血止血之效更强。本方代茶温饮，不拘时常服，冲饮至味淡。原方可服至血止后停用。

玉米须消肿茶

【方源】 经验方。

【组成】 玉米须、西瓜皮、赤小豆各 50 g。

【制作】 将玉米须、西瓜皮、赤小豆分别洗净，同放入砂锅中，加水适量，煎煮取汁即成。

【功效】 利尿，消肿。

【适应证】 肾炎水肿，急、慢性肾炎属湿热证者。

【按语】 玉米须，也称玉麦须，最早药用记载见于 1476 年的《滇南本草》，是我国传统的中药材，其味甘性平，有利尿、泄热、平肝、利胆的功效。《现代实用中药》在论述本品功效时指出：“为利尿药，对肾脏病、水肿性疾病、糖尿病等有著效。”药理研究表明，玉米须有较强的利尿作用，其利尿作用主要是肾外性的，对肾脏的作用很弱。赤小豆性平，味甘、酸，可利水消肿、解毒排脓，用于水肿胀满、黄疸尿赤、风湿热痹、痈肿疮毒、肠痈腹痛。《本草别录》记载其：“主寒热，热中，消渴，止泄，利小便，吐逆，卒澼，下胀满。”而西瓜皮可清热利尿。三药同时煎服，可达利水消肿之目的。本方代茶温饮，不拘时常服，冲饮至味淡。但不可久食。

荸荠梗茶

【方源】 经验方。

【组成】 荸荠梗 50 g。

【制作】 将荸荠梗洗净，放入砂锅中，加水煎煮后去渣取汁即成。

【功效】 清热利尿。

【适应证】 肾炎水肿等。

【按语】 荸荠梗又名荸荠苗，为莎草科植物荸荠的地上部分，其味苦，性凉。干燥的茎呈压扁状，顶端有穗状花序，上部淡黄色，不易拉断，下部淡绿色，则易拉断，全体皱缩，表面有纵纹，具光泽，节处稍隆起，质轻松软，中间空，折断面内有白色膜状间隔，用放大镜观察之，呈蜂窝状。以干燥、完整、带黄绿色、无泥土杂质者为佳。《饮片新参》说荸荠梗："化湿热，利小便，通淋。"苏医《中草药手册》又说其："清热、利尿、治小便不利，呃逆。"故荸荠梗能清热解毒、利尿、降逆，具有主治热淋、小便不利、水肿、疔疮、呃逆的功用，善治肾炎水肿。本方代茶温饮，不拘时常服，冲饮至味淡。

蚕豆壳冬瓜皮茶

【方源】 经验方。

【组成】 蚕豆壳、红茶各 20 g，冬瓜皮 50 g。

【制作】 蚕豆壳炒焦，冬瓜皮洗净切细，放入砂锅，加水煎煮后去渣取汁，冲泡红茶即成。

【功效】 健脾除湿，利尿消肿。

【适应证】 肾炎水肿及心源性水肿。

【按语】 蚕豆壳，是将蚕豆放水中浸透，然后剥下豆壳晒干而成，味甘，性平，功能利尿、渗湿，治水肿、脚气、小便不利、天疱疮、黄水疮。《现代实用中药》说它能"治水肿，脚气，小便不通"。《慈航活人书》记载它能"治小便日久不通，难忍欲死"。红茶，为茶叶经发酵加工而成。味甘微苦，性温，入心、肺、胃经。含咖啡因、可可豆碱、黄嘌呤、鞣质等，功能消食、利尿。《唐本草》说它能"利小便"。《圣济总录》亦记载用它"治小便不通，脐下满闷"。茶叶发酵后，可使游离的咖啡因含量比例增加。咖啡因能抑制肾小管的再吸收，因而有利尿的作用。冬瓜皮味甘性凉，具有利水消肿的功效。三者合煎，代茶频饮，不拘时温服，可健脾除湿、利尿消肿。但因营养不良而致之虚肿者慎用此茶。

鲫鱼利水茶

【方源】《河南省秘验单方集锦》。

【组成】 大鲫鱼1条(400 g左右),松萝茶15 g,独头蒜10个,胆矾9 g。

【制作】 鱼去内脏和鳞,洗净,将另三味纳入鱼肚内后扎紧,用砂锅加水煮熟即成。

【功效】 利尿消肿。

【适应证】 肾病水肿。

【按语】 鲫鱼味甘性平,入脾、胃、大肠经,具有健脾利湿的功效。松萝茶的品质特点是:"条索紧卷匀壮,色泽绿润;香气高爽,滋味浓厚,带有橄榄香味;汤色绿明,叶底绿嫩。"其具较高的药用价值,古医书中多有记载。《本经蓬源》云:"徽州松萝,专于化食。"吴兴钱宋和《惠小纶》云:"病后大便不通,用松萝茶三钱,米松萝茶白糖半盅,先煎滚,入水碗半,用茶叶煎至一碗服之,即通,神效。"近年来,一些高血压、肾炎等疾病患者试服松萝茶治疗,症状有所减轻。胆矾性寒,味酸、辛,有涌吐痰涎、解毒收湿功能。鲫鱼利水茶饮汁食鱼,可利尿消肿。本茶每日2剂,连服3日。但感冒发热期间不宜多吃。

【慢性肾炎】

干姜苓术茶

【方源】《金匮要略》。

【组成】 干姜5 g,茯苓3 g,白术3 g,甘草3 g,红茶3 g。

【制作】 前四味药材洗净,切细,放入砂锅,加水煎煮后去渣取汁,再以之冲泡花茶即成。

【功效】 温肾化气行水。

【适应证】 肾着之病,身重水肿、腰中冷、不渴、小便利。

【按语】 干姜具温中回阳、温肺化饮之功。能祛脾胃寒邪,助脾胃阳气,凡脾胃寒证,无论是外寒内侵之实证还是阳气不足之虚证均适用。茯苓利水渗湿而不伤气，健脾药性平和，为利水渗湿要药，凡水湿、停饮均适用。白术，补气健脾、燥湿利水，为治水肿之良药，常与茯苓相配。甘草补脾益气，调和诸药。本方每日1～2剂，代茶温饮，不拘时常服。阴虚内热或津液亏耗燥渴者不宜服。

郁蒲茶

【方源】《普济方》。

【组成】郁金5 g，蒲黄3 g，生地3 g，花茶3 g。

【制作】前三味洗净后切细，一同装入布包，与花茶放入杯中，用350 ml沸水冲泡即成。

【功效】清热止血，疏肝理气。

【适应证】小肠积热尿血，血淋心烦热。

【按语】郁金具活血止痛、行气解郁、凉血清心之功。蒲黄能止血、化瘀、通淋。用于吐血、衄血、咯血、崩漏、外伤出血、闭经痛经、脘腹刺痛、跌仆肿痛、血淋涩痛。现代药理实验证明蒲黄提取物能使血小板数增加，凝血酶原时间缩短。蒲黄粉外用于创面，有止血作用。生地，能清热凉血、养阴生津。本方代茶温饮，不拘时常服，冲饮至味淡。孕妇慎用。

沉香茯苓茶

【方源】《鸡峰普济方》。

【组成】沉香5 g，茯苓3 g，香附2 g，陈皮2 g，泽泻2 g，花茶3 g。

【制作】将前五味药材洗净，切细，放入砂锅，加水煎煮后去渣取汁，再以之冲泡花茶即成。

【功效】温化脾肾水湿。

【适应证】脾肾久虚，水饮停积，上乘于肺所致咳嗽、短气、腹胁胀、小便不利等。

【按语】沉香具有行气止痛、降逆调中、温肾纳气的功效。茯苓利水渗湿、健脾安胎，药性平和。香附理气解郁、调经止痛，用于肝郁气滞，胸胁、脘腹胀痛，消化不良等病证。陈皮气香性温，能行能降，具有理气运脾、调中快膈之功。陈皮，其实是我们平时所吃的橘子的皮，由于其放置的时间越久，其药效越强，故名陈皮。现代研究表明，陈皮中含有大量挥发油、橙皮苷等成分，它所含的挥发油对胃肠道有温和刺激作用，可促进消化液的分泌，排除肠道内积气，增加食欲。若煲汤，放入 10 g 左右的陈皮即可。本方每日 1～2 剂，代茶温饮，不拘时常服。陈皮偏于温燥，有干咳无痰、口干舌燥等症状的阴虚体质者不宜多食。

萱草根茶

【方源】《本草纲目》。

【组成】萱草根 20 g。

【制作】萱草根，除去残渣洗净，稍闷润切段，晒干制成粗末，放入砂锅，加水煎煮后去渣取汁即成。

【功效】利水，凉血。

【适应证】小便不通，水肿等。

【按语】《本草从新》称："小便不通，煎水频饮甚良，遍身水肿亦效。"萱草味甘性凉，有小毒。能利水除湿、清热凉血，用于水肿，小便不利，黄疸，妇女崩漏、带下病，便血。可煎汤或研末、捣汁服。其气微香，味略甜，亦可作为食疗之品。生品有一定毒性，久服可引起蓄积中毒。但如经煎煮加热处理，可使毒性减弱或消失。本方代茶温饮，不拘时常服，冲饮至味淡。干品用量一般不宜超过 30 g，过量有可能损害视力和肾脏。

郁葱茶

【方源】经验方。

【组成】郁金 5 g，葱 3 g，绿茶 3 g。

【制作】前两味洗净后切细，与绿茶放入杯中，用 250 ml 沸水冲泡即成。

【功效】疏肝通络。

【适应证】经常尿血。

【按语】郁金功能活血止痛、行气解郁、凉血清心。葱性温，味辛，入肺、胃二经，具有发汗解表、散寒通阳、解毒散凝之功。主治风寒感冒轻症，痈肿疮毒，痢疾脉微，寒凝腹痛，小便不利等。葱不仅可入药，更是日常的常见调味品。相传神农尝百草找出葱后，便将之作为日常膳食的调味品，各种菜肴必加香葱而调和，故葱又有“和事草”的雅号。孕妇可食，头皮多屑而痒者宜食。每天食用葱，对身体有益。葱可生吃，也可凉拌当小菜食用，作为调料，多用于荤、腥、膻之品以及其他有异味的菜肴、汤羹中，对没有异味的菜肴、汤羹也能起增味增香作用。葱的主要营养成分是蛋白质、糖类、胡萝卜素（主要在绿色葱叶中含有）、膳食纤维以及磷、铁、镁等无机盐等。故民间谚语：“香葱蘸酱，越吃越壮。”本方代茶温饮，不拘时常服，冲饮至味淡。若体虚易于出汗，及狐臭患者不宜食。多食可引起头昏、视物不清，但停用后可以自然恢复。另外，煎煮不宜过久。

生地苍术茶

【方源】 经验方。

【组成】 生地 5 g，苍术 3 g，绿茶 3 g。

【制作】 前两味药材洗净，切细，放入砂锅，加水煎煮后去渣取汁，再以之冲泡绿茶即成。

【功效】 燥湿养阴，敛脾精。

【适应证】 慢性肾炎等肾病已久，肾阴虚而湿邪阻滞不化，出现阴虚挟湿的症状，如腰膝酸软、口渴咽干、盗汗、潮热、苔黄厚腻、水肿、蛋白尿；慢性湿疹。

【按语】 生地味甘、苦，性寒，能清热凉血止血、养阴生津止渴。苍术味苦、辛，性温，能燥湿健脾、祛风散寒、明目。用于脘腹胀满、泄泻、水肿、风湿痹痛、风寒感冒、雀目夜盲。两药合用，养阴燥湿。本方每日 1～2 剂，代茶温饮，不拘时常服。

二陈竹叶茶

【方源】 经验方。

【组成】 陈皮、陈瓢各 10 g，鲜竹叶 20 片。

【制作】 上三味洗净，切细，放入砂锅，加水煎煮后去渣取汁，加适量白糖，即成。

【功效】 健脾，利水，消肿。

【适应证】 肾炎脾虚湿盛水肿的辅助治疗。

【按语】 《饮片新参》称，陈瓢是“利水消皮肤肿胀”的要药，陈皮健脾和胃、化痰消湿，竹叶清热利尿。相互配伍，其效更显。本方代茶温饮，不拘时常服，冲饮至味淡。有实热者慎用。

大麦秸茶

【方源】 经验方。

【组成】 大麦秸 30～60 g。

【制作】 大麦秸洗净晒干，制成粗末，放入砂锅，加水煎煮后去渣取汁即成。

【功效】 健脾，利湿，消水。

【适应证】 慢性肾炎水肿。

【按语】 大麦秸，味甘、苦，性温，能利湿消肿、理气，主小便不通、心胃气痛。本方代茶温饮，不拘时常服，冲饮至味淡。民间多用作治疗慢性肾炎水肿的饮料。

山扁豆草茶

【方源】 经验方。

【组成】 山扁豆草 10～15 g。

【制作】 山扁豆草洗净晒干，制成粗末，放入砂锅，加水煎煮后去渣取汁即成。

【功效】 清热解毒，利尿通便。

【适应证】 肾炎水肿。

【按语】 山扁豆草，清肝利湿、散瘀化积，治湿热黄疸、暑热吐泻、水肿、劳伤积瘀、小儿疳积、疔疮痈肿。《南宁市药物志》谓其："清热，消食，生津。治疳积，止烦渴。"《贵州草药》谓其："清热消肿，利水通淋。"本方代茶温饮，不拘时常服，冲饮至味淡。

车前草茶Ⅰ

【方源】 经验方。

【组成】 车前草 20 g。

【制作】 将车前草洗净，制成粗末，加沸水冲泡片刻即成。

【功效】 清热利尿，凉血，解毒。

【适应证】 肾盂肾炎，膀胱炎，癃闭，慢性肾炎水肿，高血压等。

【按语】 车前草味甘性寒，具有清热利尿、明目祛痰之功，且有解毒之效，用于治疗淋证、水肿、带下、泄泻、尿血、鼻衄。《本草纲目》称其可治“气癃、止痛、利水道小便，除湿痹，久服轻身耐老”。《本草别录》谓其：“主金疮，止血，衄鼻，瘀血，血瘕，下血，小便赤。止烦，下气，除小虫。”《药性论》谓其：“治血尿。能补五脏，明目，利小便，通五淋。”本方代茶温饮，不拘时常服，冲饮至味淡。肾虚寒者忌服。

车前草茶Ⅱ

【方源】 经验方。

【组成】 车前草 3 g，茶叶 5 g。

【制作】 车前草与茶叶共煎，代茶饮。

【功效】 清热利尿，祛痰明目。

【适应证】 热淋，目赤涩痛，痰热咳嗽。

【按语】 车前草，归肾、肝、肺经，功能利水通淋、利湿止泻、清肝明目、凉血解毒，用于治疗小便不利、淋浊带下、水肿胀满、暑湿泻痢、目赤障翳、痰热咳喘。与茶叶共煎，并茶叶清热之功，效果颇佳。需要注意的是，车前草系甘寒滑利之品，故遗精、遗尿患者不宜选用，孕妇慎用。

菩提树根茶

【方源】 经验方。

【组成】 菩提树根 250 g。

【制作】 将菩提树根洗净，制成粗末，放入砂锅，加水煎煮后去渣取汁，再加适量白糖即成。

【功效】 发汗，补虚。

【适应证】 肾炎。

【按语】 是民间用于肾炎水肿的经验方。本品有发汗、利尿、补肾的功效，对于肾炎水肿、蛋白尿有效。常配伍白茅根、茯苓、石韦等药物，效果更佳。本方代茶温饮，不拘时常服，冲饮至味淡。阴虚者不宜服用。

乌鱼茶

【方源】 经验方。

【组成】 鲜乌鱼 1 尾(400～500 g)，茅根、冬瓜皮各 500 g，生姜

50 g，大枣 300 g，冰糖 250 g，葱白 7 根。

【制作】 将茅根、冬瓜皮、生姜、大枣四味加水适量，煎熬成汤，去渣后，浓缩至 1 000 ml 左右，放入鲜乌鱼(去肠)，小火煮至鱼熟烂，加入冰糖、葱白即成。

【功效】 健脾补肾，利尿消肿。

【适应证】 肾炎水肿。

【按语】 乌鱼又称乌鳢，其性寒，味甘，归脾、胃经，《神农本草经》列其为上品。李时珍说过："鳢首有七星，形长体圆，头尾相等，细鳞、色黑，有斑花纹，颇类蝮蛇，形状可憎，南人珍食之。"乌鱼味道鲜美，非常有营养，鱼肉中含脂肪、18 种氨基酸等，还含有人体必需的钙、磷、铁及多种维生素，有祛风治疳、补脾益气、利水消肿之效。另外，茅根、冬瓜皮均寒凉有清热利尿之功。辅以生姜、葱白温中，以防此汤寒凉太过。大枣调和诸药。本方每日 3 次，分顿食之，食鱼饮汤，可健脾补肾、利尿消肿。一般人群均可食用，但有疮者不可食，食之令人瘢白。

莲子红糖茶

【方源】 经验方。

【组成】 莲子 50 g，茶叶 3 g，红糖 30 g。

【制作】 将茶叶泡茶备用。莲子用温水浸泡 5 小时左右，捞出后放入砂锅中，加红糖和适量的水，煮烂后再加入茶水，即可。

【功效】 养心健脾，益肾固精。

【适应证】 肾炎，水肿等。

【按语】 "采莲南塘秋，莲花过人头；低头弄莲子，莲子清如水。"诗中莲子鲜者味甘、涩，性平，干者味甘、涩，性温，有清心醒脾、养心安神明目、健脾补胃、止泻固精、益肾止带的功效。故《本草备要》说其："清心除烦，开胃进食，专治噤口痢、淋浊诸证。"干莲子最忌受潮受热，受潮容易虫蛀，受热则莲子心的苦味会渗入莲肉，因此莲子应存于干爽处。本茶对肾炎水肿兼见血瘀证的患者有益，但要坚持饮用，方能见效。本方每日 1 剂，代茶温饮，不拘时常服，冲饮至味淡。注意：中满痞胀及大便燥结者忌服；且不能与牛奶同服，否则会加重便秘。

养肾茶

【方源】 经验方。

【组成】 黄芪 15 g，丹参、山楂各 10 g。

【制作】 将上述三味药洗净后切细，同放入茶壶中，用沸水冲泡片刻即可。

【功效】 活血化瘀。

【适应证】 慢性肾炎肾功能轻度衰竭。

【按语】 黄芪，味甘性微温，归肺、脾、肝、肾经，李时珍在《本草纲目》中释其名曰："耆，长也。黄耆色黄，为补药之长，故名。"张景岳说黄芪："因其味轻，故专于气分而达表，所以能补元阳，充腠理，治劳伤，长肌肉。气虚而难汗者可发，表疏而多汗者可止。其所以止血崩血淋者，以气固而血自止也；故曰血脱益气。"丹参有活血调经、祛瘀止痛、凉血消痈、清心除烦、养血安神的功效。山楂主治饮食积滞，脘腹胀痛，泄泻痢疾，血瘀痛经，闭经，产后腹痛。三者合煎饮用，可活血化瘀。现代人生存压力加大，空调房空气干燥浑浊，以及自身的免疫力低等，导致青年女性容易肾脏虚弱。此茶适用于肾功能轻度衰退患者，功能补气升阳、养血安神。本茶每晚睡前 1 小时饮 1 杯，效果尤佳。

西瓜白茅茶

【方源】《饮食疗法 100 例》。

【组成】 西瓜皮 60 g，白茅根(鲜品)90 g。

【制作】 将上两味洗净后，切碎，放入砂锅，加水煎煮后去渣取汁即成。

【功效】 清热，凉血，利尿。

【适应证】 慢性肾炎所致血尿、蛋白尿、管型尿、水肿、高血压等，急性肾炎水肿。

【按语】 西瓜皮别名西瓜翠衣，其中所含的瓜氨酸能促进大鼠肝中的尿素形成，从而具有利尿作用，可用以治疗肾炎水肿、肝病黄疸及糖尿病。此外还有解热、促进伤口愈合以及促进人体皮肤新陈代谢的功效。中医认为其味甘、性凉，清热、解渴、利尿，主暑热烦渴、小便短少、水肿、口舌生疮。《本草再新》谓其："能化热除烦，去风利湿。"白茅根气微，味微甘，以粗肥、色白、无须根、味甜者为佳，具有凉血、止血、清热、利尿的功效。《神农本草经》有云："主劳伤虚羸，补中益气，除瘀血、血闭寒热，利小便。"本方每日 3 剂，代茶温饮，不拘时服，可清热，凉血，利尿。脾胃虚寒者忌用。

【阳痿早泄遗精】

苁蓉杜仲茶

【方源】《医心方》。

【组成】 肉苁蓉 5 g，杜仲 3 g，菟丝子 3 g，五味子 3 g，续断 3 g，红茶 5 g。

【制作】 将前四味洗净切细，放入砂锅，加水煎煮后去渣取汁，再以之冲泡红茶即成。

【功效】 补肾益精。

【适应证】 男子五劳七伤，阳痿不起，阴囊痒，小便淋漓，溺时赤时黄。

【按语】 肉苁蓉味甘、咸，性温，归肾、大肠经，可补肾阳、益精血、润肠通便。其药用价值极高，素有"沙漠人参"的美誉，是中国所发现的 60 多种补益中药中被《神农本草经》列为上品的药物之一，含有大量氨基酸、维生素和无机盐等营养成分，对男性的肾、睾丸、阴茎海绵体等器官都有极大的补益作用，对阳痿、早泄的疗效更是立竿见影。杜仲补肝肾、强筋骨。菟丝子补阳益阴、固精缩尿。五味子有补肾涩精、收敛止泻功效。续断补肝肾、行血脉，有补而不滞的优点。本方代茶温饮，不拘时常服，冲饮至味淡。阴虚火旺及大便泄泻者忌服，肠胃有实热之大便秘结者亦不宜用。

巴戟牛膝茶

【方源】《千金方》。

【组成】 巴戟 5 g，牛膝 3 g，红茶 3 g。

【制作】 将前两味洗净后切细，与红茶放入杯中，用250 ml沸水冲泡即成。

【功效】 补肾和血。

【适应证】 虚羸阳痿。

【按语】 巴戟即巴戟天，归肝、肾经，具补肾助阳、强筋壮骨、祛风除湿之效。现代药理研究证明，巴戟天可治虚羸阳道不举，五劳七伤百病，男子阳痿早泄，女子宫寒不孕等。《本草汇》记载："巴戟天，为肾经血分之药，盖补助元阳则胃气滋长，诸虚自退，其功可居萆薢、石斛之上。但其性多热，同黄柏、知母则强阴，同苁蓉、锁阳则助阳，贵乎用之之人用热远热，用寒远寒耳。"牛膝，也归肝、肾经，能补肝肾、强筋骨、活血通经、引火下行。本方代茶温饮，不拘时常服，冲饮至味淡。阴虚火旺者忌服。

石楠芽茶

【方源】《太平圣惠方》。

【组成】 嫩石楠芽。

【制作】 嫩石楠芽不拘多少蒸熟，用火焙干，炒香（如制茶叶法），碾末备用。每次3 g，放入杯中，用开水冲浸片刻即成。

【功效】 祛风通络，益肾。

【适应证】 阳痿，滑精，女子宫寒不孕，月经不调及因风湿引起的关节疼痛、腰背酸痛，神经性偏头痛。

【按语】 石楠，又名千年红、水红树，其叶又称栾茶，可入药用。其性平味苦而辛，善治风痹，腰背酸痛，肾虚脚弱，偏头痛，风疹。《本草纲目》载其："生于石间向阳之处，故名石南。桂阳呼为风药。"《现代实用中药》谓其"治阳痿、滑精，女子腰冷不孕，月经不调等症"。《唐本草》曰："石南叶似菵草，凌冬不雕，以叶细者为良，关中者好，为疗风邪丸散之要。"开水泡代茶饮，每日1剂，久服有较好的治疗作用。

仙茅加皮茶

【方源】《万病回春》。

【组成】 仙茅5 g，五加皮3 g，红茶3 g。

【制作】 将仙茅、五加皮洗净后切细，与红茶放入杯中，用 250 ml 沸水冲泡即成。

【功效】 补肾强筋。

【适应证】 腰膝筋膜拘急、肌肤麻木、关节不利，阳痿，妇女宫寒不孕。

【按语】 仙茅，味辛，性热，具温肾壮阳、祛寒除湿之功。《开宝本草》："主心腹冷气不能食，腰脚风冷挛痹不能行，丈夫虚劳，老人失溺。"《中国药典》2005 年版第一部收载的中药仙茅，具有补肾助阳、益精血、强筋骨和行血消肿的作用，主要用于肾阳不足、阳痿遗精、虚劳内伤和筋骨疼痛等病证。现代药理研究表明，仙茅能改善性功能，增强免疫作用。五加皮能祛风湿、强筋骨，可用于风湿痹痛、四肢拘挛、腰膝软弱等。本方代茶温饮，不拘时常服，冲饮至味淡。阴虚火旺者忌服。

金锁固精茶

【方源】 《医方集解》。

【组成】 沙苑 5 g，芡实 3 g，莲须 3 g，龙骨 3 g，牡蛎 3 g，花茶 5 g。

【制作】 将前四味药材洗净后，切细或打碎，放入砂锅，加水煎煮后去渣取汁，再以之冲泡花茶即成。

【功效】 补肾益精，固精。

【适应证】 精滑不禁，早泄，遗尿。

【按语】 原方为金锁固精丸，方中沙苑蒺藜（沙苑子，沙苑）味甘性温，补肾固精，《本草纲目》谓其"补肾，治腰痛泄精，虚损劳气"，《本经逢原》谓其"为泄精虚劳要药，最能固精"，故为君药。芡实、莲子味甘、涩，性平，俱能益肾固精，且补脾气，莲子并能交通心肾，共为臣药。佐以龙骨，味甘、涩，性平，牡蛎味咸，性平微寒，俱能固涩止遗。莲须味甘性平，尤为收敛固精之妙品。诸药合用，既能补肾，又能固精，实为标本兼顾，以治标为主的良方。因其能秘肾气、固精关，专为肾虚滑精者设，故美其名曰"金锁固精"。本方代茶温饮，不拘时常服，冲饮至味淡。注意：本方所治之遗精滑泄，是由于肾虚封藏失司、精关不固所致，并不适用于肾阳虚症状较明显的患者。

肉苁蓉茶

【方源】 经验方。

【组成】 肉苁蓉5 g，红茶3 g。

【制作】 将肉苁蓉洗净切细，放入砂锅，加水煎煮后去渣取汁，再以之冲泡红茶即成。

【功效】 补肾益精，润燥滑肠。

【适应证】 男子阳痿、遗精，女子不孕、阴冷、血崩、带下，腰膝冷痛，血枯便秘，遗尿。

【按语】 肉苁蓉具补肾助阳、润肠通便之功。用于阳痿、不孕、腰膝酸软、筋骨无力、肠燥便秘等病证。现代药理研究表明，其有降低血压、抗动脉粥样硬化作用，有一定抗衰老作用，能促进小鼠唾液分泌，能提高小肠推进度、缩短通便时间，能明显抑制大肠对水分的吸收。肉苁蓉，又称地精，是当前世界上濒临灭绝的物种，药用价值极高，素有“沙漠人参”的美誉，对男性肾、睾丸、阴茎海绵体等器官都有极大的补益作用，对阳痿、早泄的疗效立竿见影。《本草拾遗》中曾记载：“肉苁蓉三钱，三煎一制，热饮服之，阳物终身不衰。”但肉苁蓉极其稀有，中国也只在新疆天池峡谷中才有少量分布，产量极其稀少，当地百姓称之为“活黄金”，民间也流传着“宁要苁蓉一筐，不要金玉满床”的谚语。它与人参、鹿茸一起被列为中国三大补药。本方代茶温饮，不拘时常服，冲饮至味淡。方中肉苁蓉因能助阳，滑肠，故阴虚火旺及大便泄泻者忌服，肠胃有实热之大便秘结者亦不宜用。

仙茅茶

【方源】 经验方。

【组成】 仙茅5 g，红茶3 g。

【制作】 将仙茅洗净后切细，与红茶放入杯中，用250 ml沸水冲泡即成。

【功效】 温肾阳，壮筋骨。

【适应证】 男子阳痿精冷，小便失禁，心腹冷痛，腰腿寒痹疼痛，女子阴冷、性欲低下。

【按语】 仙茅，辛香温散，降而有升，具温肾壮阳、祛寒除湿之功。《开宝本草》谓其："主心腹冷气不能食，腰脚风冷挛痹不能行，丈夫虚劳，老人失溺。"主要用于肾阳不足、阳痿遗精、虚劳内伤和筋骨疼痛等病证。现代药理研究表明仙茅具有调节免疫、抗氧化、保肝、抗高血糖、补肾壮阳及抗骨质疏松、抗炎等作用。本方代茶温饮，不拘时常服，冲饮至味淡。注意：仙茅有小毒，药性燥热，有伤阴之弊，故阴虚火旺者忌服。

巴戟天茶

【方源】 经验方。

【组成】 巴戟天 5 g，红茶 3 g。

【制作】 将巴戟天洗净后切细，与红茶放入杯中，用 250 ml 沸水冲泡即成。

【功效】 补肾阳，壮筋骨，祛风湿，降压。

【适应证】 阳痿，少腹冷痛，小便失禁，子宫虚冷月经不调，宫寒不孕，风湿寒痹。

【按语】 巴戟天味辛、甘，性温，具有补肾助阳、强筋壮骨、祛风除湿的作用。临床可用于肾虚阳痿、遗精早泄、少腹冷痛、小便不禁、宫冷不孕、风寒湿痹、腰膝酸软等。《本草求真》记载："巴戟天，据书称为补肾要剂，能治五劳七伤，强阴益精，以其体润故耳。然气味辛温，又能祛风除湿，故凡腰膝疼痛，风气脚气水肿等症，服之更为有益。观守真地黄饮子，用此以治风邪，义实基此，未可专作补阴论也。"现代药理研究证明，巴戟天具有抗疲劳、增强免疫功能、促皮质酮分泌、降压和抗炎等作用。本方代茶温饮，不拘时常服，冲饮至味淡。阴虚火旺者忌服。

石楠芽茶

【方源】 经验方。

【组成】 石楠芽 200 g。

【制作】 将上药蒸熟，火焙，炒至叶干香透。

【功效】 祛风通络，温阳补肾。

【适应证】 肾阳虚衰，阳痿滑精，女子腰冷不孕，月经不调等。

【按语】 石楠芽，又名石南或千年红。《本草纲目》："生于石间向阳之处，故名石南。桂阳呼为风药。"常绿灌木或小乔木，叶互生，草质，矩圆形或倒卵状矩圆形，叶入药，有益肾气、治风痹之效。其芽和茶芽形似，《本草纲目》称，我国茶民在上缴的茶叶中自古就有杂以此芽之习。本方代茶温饮，不拘时常服，冲饮至味淡。

姜盐豆子茶

【方源】 经验方。

【组成】 姜、盐、黄豆、芝麻、茶叶。

【制作】 将清水注入瓦罐，在柴火灶的火灰中烧开，把黄豆或芝麻放在铁皮小铲上炒熟。将老姜在钵中磨成姜渣与姜汁，才可以泡茶。泡茶时，要先将茶叶放进瓦罐里泡开，然后将盐、姜渣、姜汁倒入罐内，混匀，再倒入茶杯，抓上一把炒熟的黄豆或芝麻撒在杯子里，即成。

【功效】 补肾助阳，益肾养精。

【适应证】 肾阴阳两虚所致的腰痛、怕冷、腿软等病症。

【按语】 此药茶方是流行于湖南湘阴、汨罗地区的一种传统饮料。相传为岳飞所创，故亦名"岳飞茶"。由于此茶由姜、盐、黄豆、芝麻、茶叶、开水六物混合制成，故又名"六合茶"。此药茶中干姜有温肾助阳的功效，黄豆、芝麻有补益肾中之精的作用，盐为咸味，有引诸药物入肾的功效，合用共奏补肾助阳、益肾养精的功效。可长期代茶饮服。但高血压患者不宜多服。

蛇床子茶

【方源】 经验方。

【组成】 蛇床子 100 g。

【制作】 将蛇床子碾碎后，放入杯中，用沸水冲泡片刻即成。

【功效】 温阳补肾，祛风燥湿。

【适应证】 用于阳痿，宫冷，寒湿带下，湿痹腰痛等。

【按语】 《本草经疏》云："蛇床子，味苦平；《本草别录》辛甘无毒；今详其气味，当必兼温燥，阳也。故主妇人阴中肿痛，男子阴痿湿痒，除痹气，利关节，恶疮。《本草别录》温中下气，令妇人子脏热，男子阴强，令人有子。盖以苦能除湿，温能散寒，辛能润肾，甘能益脾，故能除妇人男子一切虚寒湿所生病。寒湿既除，则病去，性能益阳，故能已疾，而又有补益也。”外治外阴湿疹，妇人阴痒，滴虫性阴道炎。本方代茶温饮，不拘时常服，冲饮至味淡。注意：下焦有湿热，或肾阴不足、相火易动以及精关不固者忌服。

淫羊藿茶

【方源】 经验方。

【组成】 淫羊藿 5 g，红茶 3 g。

【制作】 将淫羊藿洗净后切细，放入杯中，用 200 ml 开水冲泡片刻即成。

【功效】 补肾壮阳，祛风除湿，催淫，镇咳，祛痰，平喘，降压。

【适应证】 男子阳痿不举、遗精，小便淋漓，筋脉拘挛，半身不遂，腰膝无力，风湿痹痛。

【按语】 淫羊藿味辛、甘，性温。具有性激素样作用；其制剂能明显增加动物离体心脏及体内心脏的冠脉流量，又能扩张外周血管，增加肢端血流量，改善微循环；并具降压、抗菌、降血脂与降血糖及提高耐缺氧能力等药理作用。一般煎服，9～15 g。具有补肾壮阳、祛风除湿的作用，用于肾阳虚衰引起的阳痿、尿频、腰膝无力、风寒湿痹或肢体麻木等。本方代茶温饮，不拘时常服，冲饮至味淡。但需注意，阴虚火旺者不宜服。

淫蓉茶

【方源】 经验方。

【组成】 淫羊藿 5 g，肉苁蓉 3 g，红茶 3 g。

【制作】 将前两味洗净后，放入砂锅，加水煎煮后去渣取汁，再以之冲泡红茶即成。

【功效】 温肾壮阳。

【适应证】 肾阳虚所致阳痿、肢冷、宫寒不孕、女子性欲低下、遗精。

【按语】 肉苁蓉的水提液能显著增加小鼠脾脏和胸腺的重量，增强腹腔巨噬细胞的吞噬能力，并有调整内分泌代谢及强壮、抗衰老与降压的药理作用。一般煎服，10～20 g。中医认为其具有补肾益精、润肠通便的作用，用于阳痿、不孕、腰膝冷痛、筋骨无力或肠燥津枯之大便秘结者。淫羊藿补肾壮阳、祛风除湿。两药合用，温肾壮阳作用较好。本方代茶温饮，不拘时常服，冲饮至味淡。但需注意，阴虚火旺及大便泄泻、实热便秘者忌用。

锁阳参茶

【方源】 经验方。

【组成】 锁阳 5 g，党参 3 g，山药 3 g，覆盆子 2 g，红茶 3 g。

【制作】 将前四味洗净后，放入砂锅，加水煎煮后去渣取汁，再以之冲泡红茶即成。

【功效】 补脾益肾。

【适应证】 脾肾气虚所致阳痿、早泄、带下、遗精、遗尿、便溏等。

【按语】 锁阳味甘，性温，补肾阳、益精血、润肠通便。党参性平，味甘，补中益气、健脾益肺，为最常用的补中益气药。山药味甘，性平，补脾养胃、生津益肺、补肾涩精，为平补三焦之品。覆盆子味甘、酸，性平，具有雌激素样作用，补肝肾、缩小便、助阳、固精、明目，用于治阳痿、遗精、溲数、遗溺、虚劳、目暗。诸药合用，补脾益肾。本方代茶温饮，不拘时常服，冲饮至味淡。注意：肾虚有火，小便短涩者慎服。

阳起石茶

【方源】 经验方。

【组成】 阳起石 10 g，红茶 3 g。

【制作】 将阳起石置无烟炉火中煅红，取出放黄酒内淬之（每 50 kg用酒 10 kg），晒干，碾细。放入砂锅，加水煎煮后去渣取汁，再以之冲泡红茶即成。

【功效】 温补命门。

【适应证】 男子阳痿，女子宫冷不孕，女子性欲低下。

【按语】 阳起石味咸，性温，为硅酸盐类矿物，具有温肾壮阳之效，主治男子肾阳虚衰所致阳痿、遗精、早泄、腰膝酸软及女性宫寒不孕、带下、癥瘕、崩漏等。《医学入门》谓其:“能助人阳气,主男子下虚阳衰乏。”本方代茶温饮,不拘时常服,冲饮至味淡。注意:阴虚火旺者禁服;且阳起石为矿物燥烈之品,不宜久服。

冬虫夏草茶

【方源】 经验方。

【组成】 冬虫夏草 3 g,红茶 3 g。

【制作】 将冬虫夏草洗净后,放入砂锅,加水煎煮后去渣取汁,再以之冲泡红茶即成。

【功效】 补虚益精,止咳化痰。

【适应证】 阳痿,遗精,自汗,盗汗,痰饮喘嗽,腰膝酸痛。

【按语】 冬虫夏草出产在我国西南高寒地区,藏族同胞称之为“牙什托根布”,其名始见于吴仪洛《本草从新》(1757 年),在明、清两代笔记体小说中,更是充满了传奇性的描述:“冬虫夏草,一物也。冬则为虫,夏则为草,虫形似蚕,色微黄,草形似韭,叶较细。入夏,虫以头入地,尾自成草,杂错于蔓草间,不知其为虫也;交冬,草渐萎黄,乃出地蠕蠕而动,其尾犹簌簌然带草而行。盖随气化转移,理有然者。”直到 1842 年,经过真菌学家伯克利的研究,才发现所谓“冬虫夏草”,乃是一种叫虫草菌的子囊菌寄生于蝙蝠蛾的幼虫上所形成的。中医认为其性平,味甘,具有较好的补肺益肾、止血化痰之功效。它具有扩张支气管、镇静、催眠和抗菌的药理作用,此外对实验动物的肠管、子宫的平滑肌有抑制作用。煎服,3~9 g。可以本品与鸡、鸭、猪肉等同食,有补虚功效。可用于久咳虚喘、劳嗽咯血、阳痿遗精、腰膝酸痛等,还可用于病后体虚不复或自汗畏寒。本方每日 1~2 次,代茶温饮,冲饮至味淡。但要注意,有表邪者或表邪未尽者不宜用。

锁阳茶

【方源】 经验方。

【组成】 锁阳 5 g,红茶 3 g。

【制作】 将锁阳洗净后切细,与红茶放入杯中,用 250 ml 沸水冲泡即成。或将切好的锁阳放入砂锅,加水煎煮后去渣取汁,冲泡红茶。

【功效】 补肾润肠。

【适应证】 肾虚所致阳痿、不孕、遗精、腰膝酸软,血枯便秘。

【按语】 锁阳经盐炮制后,对正常和阳虚小鼠的睾丸、附睾和包皮腺的功能有明显促进作用。在锁阳水提物中,成熟大鼠附睾精子数量及存活率明显增加,精子的活动率增强。锁阳是治疗男性不育的常用药,还有增强动物免疫功能的作用,有清除自由基作用,从而具有抗衰老作用。此外,还具有预防动脉硬化的作用,抗炎、抗肿瘤的作用和润肠通便的作用。本方能补肾阳、益精血、润肠通便。代茶温饮,不拘时常服,冲饮至味淡。但需注意,泄泻及阳易举而精不固者忌服。

锁阳龙骨茶

【方源】 经验方。

【组成】 锁阳 5 g,龙骨 3 g,苁蓉 3 g,桑螵蛸 3 g,茯苓 3 g,红茶 3 g。

【制作】 将前四味药材洗净后,切细,放入砂锅,加水煎煮后去渣取汁,再以之冲泡红茶即成。

【功能】 补肾壮阳,涩精。

【适应证】 肾虚所致遗精、阳痿、遗尿、带下淋漓等。

【按语】 锁阳能补肾阳、益精血、润肠通便;龙骨性平,味甘、涩,能镇静安神、收敛固涩、生肌敛疮;苁蓉补肾益精、润肠通便;桑螵蛸味甘、咸,性平,固精缩尿、补肾助阳;茯苓味甘、淡,性平,利水渗湿、健脾补中、宁心安神。诸药合用,补肾固涩。日常代茶温饮,不拘时常服。注意:阴虚火旺及大便泄泻者忌用。

绿茶五味子汤

【方源】 经验方。

【组成】 绿茶 5～15 g,北五味子 3～5 g,蜂蜜 25 g。

【制作】 先将五味子文火炒至微焦,然后与绿茶同放入杯中,再加适量蜂蜜,用沸水冲泡片刻即成。

【功效】 振奋精神,补肾益肝。

【适应证】 久咳虚喘,梦遗滑精,遗尿尿频等。

【按语】 李时珍在《本草纲目》中说："酸咸入肝而补肾，辛苦入心而补肺，甘入中宫益脾胃。"《本草经疏》云："五味子主益气者，肺主诸气，酸能收，正入肺补肺，故益气也。其主咳逆上气者，气虚则上壅而不归元，酸以收之，摄气归元，则咳逆上气自除矣。"本方代茶温饮，不拘时常服，冲饮至味淡。另外，夏季困乏、精神倦怠者可加党参15 g，黄芪15 g；消化不良、腹泻者可去蜂蜜，改绿茶为红茶。注意：大便干结不宜饮用。

【前列腺疾病】

杜车茶

【方源】《本草汇言》。

【组成】 杜仲5 g，车前草3 g，小茴香3 g，山茱萸3 g，花茶3 g。

【制作】 将前四味药材洗净后，切细，放入砂锅，加水煎煮后去渣取汁，再以之冲泡花茶即成。

【功效】 补肾，祛湿。

【适应证】 小便余沥，阴囊湿痒。

【按语】 杜仲能补益肝肾、强筋骨，为治肝肾不足，腰膝酸痛或痿软无力之要药。《药典》载其能"补肝肾，强筋骨，安胎。用于肝肾不足，腰膝酸痛，筋骨无力，头晕目眩，妊娠漏血，胎动不安"。杜仲是名贵滋补药材，其有效成分中除了含有大量已知活性的药用成分外，还含有多种营养物质，这些营养物质是杜仲保健作用的重要物质基础。车前草清热利尿、凉血解毒，主治热结膀胱，小便不利，淋浊带下等。小茴香疏肝理气、温肾祛寒，且能止痛。山茱萸补益肝肾、涩精固脱，可治遗尿、尿频等。本方代茶温饮，不拘时常服，冲饮至味淡。阴虚火旺者慎服。

茴苍茶

【方源】 经验方。

【组成】 茴香5 g，苍耳子3 g，花茶3 g。

【制作】 将前两味药材洗净后，切细，放入砂锅，加水煎煮后去渣取汁，再以之冲泡花茶即成。

【功效】 散寒消肿。

【适应证】 睾丸肿痛。

【按语】 茴香味辛性温，能入肾与膀胱经，暖丹田而祛冷气，善于疏肝理气、温肾祛寒而止痛。苍耳子味辛、苦，性温，能祛风止痛。本方代茶温饮，不拘时常服，冲饮至味淡。注意：苍耳为有毒植物，以果实为最毒，苍耳子使用须严格遵照医嘱，不可过量，过量易致中毒，引起呕吐、腹痛、腹泻等；血虚之头痛、痹痛忌服。

茴桂茶

【方源】 经验方。

【组成】 茴香 5 g，肉桂 3 g，花茶 3 g。

【制作】 将前两味药材洗净后，切细，放入砂锅，加水煎煮后去渣取汁，再以之冲泡花茶即成。

【功效】 温补肝肾，散寒通经。

【适应证】 寒疝腹痛，睾丸偏坠或胀痛。

【按语】 茴香善于疏肝理气、温肾祛寒而止痛。肉桂，味辛、甘，性热，归肾、脾、心、肝经，能补火助阳、散寒止痛、温通经脉，香辣气厚，降而兼升，能走能守。无论寒凝气滞还是寒凝血瘀所致的痛证均可应用。另外，肉桂又称桂皮，可做香料。现代药理研究证实，肉桂含有挥发油，油中主要成分为桂皮醛（cinnamaldehyde）、少量乙酸桂皮酯（cinnamyl acetate）、桂皮酸（cinnamic acid）和肉桂醇 D1、D2 等。这些成分有促进唾液和胃液分泌及增进消化的作用。本方代茶温饮，不拘时常服，冲饮至味淡。注意：阴虚火旺，里有实热，血热妄行者及孕妇忌用。

茴椒茶

【方源】 经验方。

【组成】 茴香 5 g，蜀椒 2 g，花茶 3 g。

【制作】 将前两味药材洗净后，切细，放入砂锅，加水煎煮后去渣取汁，再以之冲泡花茶即成。

【功效】 温散寒滞止痛。

【适应证】 睾丸偏坠冷痛，睾丸鞘膜积液，肾结石、肾积水出现腰冷痛者。

【按语】 茴香善于疏肝理气、温肾祛寒而止痛。蜀椒即花椒别称，能温中、止痛、杀虫。据李时珍《本草纲目》记载："花椒坚齿、乌发、明目，久服，好颜色，耐老、增年、健神。"花椒位列调料"十三香"之首，是我国特有的香料，无论红烧、卤味等菜肴均可用到它。春季适度食用，有助于人体阳气的生发。同时，春季各种细菌病毒开始繁殖，是流行病的多发季节，而花椒中的挥发油可提高体内巨噬细胞的吞噬活性，进而可增强机体的免疫能力，并且花椒对白喉杆菌、肺炎双球菌、金黄色葡萄球菌和某些皮肤真菌有抑制作用。此外，南方的春季雨水较多，脾胃虚弱的人非常容易受到湿邪的困扰，导致消化不良，而花椒具有温中除湿的作用，尤其是脾胃虚寒、食欲不振的朋友更应吃点花椒。在烹调绿豆芽、白萝卜、冬瓜、莴苣、菠菜等凉性或寒性的菜肴时，最好都加点温性的花椒。但过多食用易消耗肠道水分造成便秘。本方代茶温饮，不拘时常服，冲饮至味淡。

菟丝子茶Ⅰ

【方源】 经验方。

【组成】 菟丝子 10 g，红糖适量(30 g)。

【制作】 将菟丝子洗净后切细，放入杯中，加入红糖，用 250 ml 沸水冲泡片刻即成。

【功效】 补益强壮，明目。

【适应证】 肾虚，男子不育症和肝肾髓虚的消渴。

【按语】《神农本草经》因菟丝子味甘性平无毒，有补益强壮作用，列之为"上品"，有云："菟丝子补不足，益气力，肥健人，久服明目。"适用于肝肾不足的腰膝筋骨酸痛、腿脚软弱无力、阳痿遗精、呓语、小产等。久服明目轻身延年。本方代茶温饮，不拘时常服，冲饮至味淡。注意：阴虚火旺、阳强不痿及大便燥结者禁服。

菟丝子茶Ⅱ

【方源】 经验方。

【组成】 菟丝子 5 g，红茶 3 g。

【制作】 用200 ml开水冲泡上两味，或用菟丝子的煎煮液泡茶饮用。

【功效】 补肝肾，益精髓，明目，降压。

【适应证】 腰膝酸痛，遗精，遗尿，视力差。

【按语】 菟丝子具有补肾益精、明目、止泻、固胎的药理作用。用于治疗腰膝酸痛，阳痿，滑精，小便频数，白带过多，肝肾不足，目暗不明，脾虚便溏或泄泻，肝肾不足之胎漏下血、胎动欲堕。常配杜仲、续断、桑寄生、阿胶、枸杞子、覆盆子、五味子等药。注意，阴虚火旺，便结溲赤者忌用。

绿茶香蕉汤

【方源】 经验方。

【组成】 绿茶0.5 g，香蕉肉200 g，食盐0.3 g，蜂蜜25 g。

【制作】 将香蕉肉切片，与绿茶放入杯中，加入适量盐和蜂蜜。用250 ml沸水冲泡片刻即成。

【功效】 生津利尿，消炎止血。

【适应证】 阴虚所致的小便涩痛等。

【按语】 从营养学角度看，香蕉是淀粉含量丰富的有益水果(因此不宜多吃，容易发胖)。而从中医学角度去分析，香蕉味甘性寒，可清热润肠，促进肠胃蠕动。根据“热者寒之”的原理，最适合燥热人士享用。痔疮出血者、因燥热而致胎动不安者，都可生吃香蕉肉。本方代茶温饮，不拘时常服，冲饮至味淡。不过，正因为香蕉性寒，体质偏于虚寒者最好避免食之。

绿茶通草汤

【方源】 经验方。

【组成】 绿茶1～2 g，通草5～10 g，小麦25 g。

【制作】 将通草、小麦洗净后，放入砂锅，加水煎煮后去渣取汁，再以之冲泡绿茶即成。

【功效】 利水通淋。

【适应证】 淋证，小便涩痛等。

【按语】 《本草纲目》记载：“通草，色白而气寒，味淡而体轻，故入太阴肺经，引热下降而利小便；入阳明胃经，通气上达而下乳汁；其气寒，降也，其味淡，开也。”通草能利水通淋。本方代茶温饮，不拘时常服，冲饮至味淡。虚脱者禁用，孕妇勿服。另外，瘀血、便秘者可加当归15 g，蜂蜜 25 g，甘草 5 g；血尿者可加生地黄 15 g，白茅根 25 g，墨旱莲 30 g。

【眩晕】

郁芦茶

【方源】《经验后方》。

【组成】郁金 5 g，藜芦 3 g，花茶 3 g。

【制作】将前两味洗净后切细，放入杯中，用 250 ml 沸水冲泡片刻即成。

【功效】祛风除痰。

【适应证】风痰目眩头晕，四肢麻木。

【按语】郁金性寒，味辛、苦，具行气化瘀、清心解郁之功。藜芦可涌吐风痰、清热解毒、杀虫。本方代茶温饮，不拘时常服，冲饮至味淡。需注意，饮后“以浆水一碗，漱口吐涎。可以吃一点东西压一下药味”。此方气虚者不宜用。方中藜芦毒性强，内服宜慎。体弱、素有失血者及孕妇均忌服。不宜与细辛、芍药及诸参同服。服之吐不止，饭葱汤可解。

止逆茶

【方源】《传信适用方》。

【组成】干姜 5 g，甘草 3 g，红茶 3 g。

【制作】将前两味洗净后切细，与红茶放入杯中，用 250 ml 沸水冲泡片刻即成。

【功效】温寒化浊。

【适应证】头目眩晕吐逆。

【按语】干姜具温中回阳、温肺化饮之功，能祛脾胃寒邪、助脾胃阳气，凡脾胃寒证，无论是外寒内侵之实证还是阳气不足之虚证均适用。并且干姜能温散肺寒而化饮。甘草补脾益气、清热解毒、祛痰止咳、缓急止痛、调和诸药，用于脾胃虚弱，倦怠乏力，心悸气短，咳嗽痰多，脘腹、四肢挛急疼痛，痈肿疮毒等。本方代茶温饮，不拘时常服，冲饮至味淡。方中甘草不宜与大戟、芫花、甘遂同用；不可与鲤鱼同食，同食会中毒。注意：阴虚内热，血热妄行者禁服此茶。

绿茶芝麻汤

【方源】 经验方。

【组成】 绿茶 0.5～1 g，芝麻 3～5 g，红糖 25 g。

【制作】 先将芝麻炒熟研末，与绿茶放入杯中，加入适量红糖。用 250 ml 沸水冲泡片刻即成。

【功效】 滋养肝肾，润五脏，抗衰老。

【适应证】 身体虚弱，头晕耳鸣等。

【按语】 《本草纲目》记载："胡麻取油，以白者为胜，服食以黑者为良。"芝麻主治伤中虚羸，能补五内、益气力、长肌肉、填精益髓，有较好的补益作用。本方代茶温饮，不拘时常服，冲饮至味淡。需注意，龋齿患者、脾虚腹泻或白带较多者忌服。

豨莶草茶

【方源】 经验方。

【组成】 豨莶草 15 g，糖适量。

【制作】 将豨莶草洗净，制成粗末，放入砂锅，加入适量糖，加水煎煮后去渣取汁即成。

【功效】 祛风湿，通经络，降血压。

【适应证】 高血压，头昏目眩，失眠多梦等。

【按语】 《本草纲目》言豨莶草味苦，性寒，有小毒，能"治热䘌烦满不能食"，及治"肝肾风气、四肢麻痹，骨痛膝弱，风湿诸疮"等。豨莶草生用味苦性寒，祛风除湿是其基本功效，作用甚显，为人所赞，又能清热化湿以治疗皮肤湿痒。蒸制则转而为温，能强健筋骨，宜于瘫痪痿痹诸病证。本品现在还用于高血压，具有降压作用。本方代茶温饮，不拘时常服，冲饮至味淡。无风湿者慎用。

首乌芍茶

【方源】 经验方。

【组成】 何首乌5 g,白芍3 g,绿茶3 g。

【制作】 将何首乌、白芍洗净后,切细,放入砂锅,加水200 ml煎煮5～10分钟后去渣取汁,再以之冲泡绿茶即成。

【功能】 益肝肾,养心血。

【用途】 肝肾不足、心血亏损所致虚烦不眠、心悸不宁、头晕耳鸣,高血压、脑动脉硬化属肝肾阴虚者。

【按语】 何首乌味苦、甘、涩,性微温,能补肝肾、益精血、解毒润肠。白芍味苦、酸,性微寒,能养血调经,常用于月经不调、经行腹痛崩漏等妇科疾病;能养血柔肝、缓急止痛,用于肝气不和的胁肋脘腹疼痛,或四肢拘挛作痛;能平抑肝阳,用于肝阳上亢的头痛、眩晕等。两药合用,益肝肾、养心血。本方代茶温饮,不拘时常服,冲饮至味淡。注意:阳衰虚寒、湿盛中满及腹泻者忌用,白芍反藜芦。

天麻茶

【方源】 经验方。

【组成】 天麻3～5 g,绿茶1 g。

【制作】 将天麻切成薄片,与茶叶同放杯中,用沸水冲泡,温浸5分钟后饮服。

【功效】 平肝息风,潜阳定惊。

【适应证】 头昏目眩,耳鸣口苦,惊恐,四肢麻木,手足不遂,肢体抽搐等。

【按语】 天麻味甘,性平,归肝经,有息风止痉、平肝潜阳、祛风通络之功。天麻适合用于内风引起肝阳上亢所致的头晕。绿茶又称不发酵茶,它的特点是汤清叶绿,营养丰富,可以防治疾病,在这里起到辅助天麻的作用。本方代茶温饮,不拘时常服,冲饮至味淡。在未发病时,长期饮服,有较好的防治作用。注意:凡患者见津液衰少、血虚、阴虚等,均需慎用此茶。同时天麻不可与御风草根同用,否则有令人肠结的危险。

奶菊茶

【方源】 经验方。

【组成】 鲜奶1杯,杭菊20朵,白糖适量。

【制作】 将鲜奶加糖煮开，加入杭菊，再煮开；将奶菊茶倒入碗内，盖上片刻，滤去菊花及渣即可。可热饮，也可晾凉后放入冰箱中作为冷饮。

【功效】 清利头目。

【适应证】 脑力工作者及眼力工作者。

【按语】 方中鲜奶是指牛奶脱离牛体 24 小时之内的牛奶，否则不能称之为“鲜”奶。鲜奶可以补充蛋白质、脂肪，还可以补钙以及养脑。杭菊花（杭菊）味辛、甘、苦，性微寒，归肺、肝经。其善疏风清热、清肝泻火，兼能益阴明目，故可用治肝经风热或肝火上攻所致目赤肿痛。本方代茶饮用，不拘时常用，每日可多服。此茶对缓解脑力劳动者的疲劳有很好的效果。

甜菊茶

【方源】 经验方。

【组成】 菊花 50 g，蜂蜜 250 g。

【制作】 将菊花放入砂锅中，加水 200 ml，煎煮 25 分钟；稍凉后去渣取汁，加入蜂蜜，搅匀后饮用。

【功效】 养肝，润肺，明目，醒脑。

【适应证】 头痛，眩晕，咽喉肿痛，便秘等。

【按语】 方中菊花是我国常用中药，具有疏风、清热、明目、解毒之功效，主要治疗头痛、眩晕、目赤等。现代药理研究表明，菊花具有治疗冠心病、降低血压、预防高血脂、抗菌、抗病毒、抗炎、抗衰老等多种药理活性。用菊花泡茶，气味芳香，可消暑、生津、祛风、润喉、养目、解酒。蜂蜜始载于《神农本草经》，又称“蜂糖”。《本草纲目》谓其：“入药之功有五，清热也，补中也，解毒也，润燥也，止痛也……能调和百药，而与甘草同功。”在此茶中蜂蜜起到调味、滋润的作用。本方代茶温饮，不拘时常服，冲饮至味淡。两药合用能起到润肺醒脑之效，常饮使人精神愉悦，青春常驻。糖尿病患者慎用。

防眩晕茶

【方源】 经验方。

【组成】 绿豆皮、扁豆皮各 10 g，茶叶 5 g。

【制作】 绿豆皮、扁豆皮上火炒黄，与茶叶放入杯中，用 250 ml 沸水冲泡即成。

【功效】 清热化湿。

【适应证】 头晕，目眩等。

【按语】 方中绿豆皮又名绿豆壳、绿豆衣，味甘，性寒。《本草纲目》谓其："解热毒，退目翳。"《随息居饮食谱》认为其能"清风热，去目翳，化斑疹，消肿胀"。扁豆皮味甘，性微温。其性味、功能、主治等和白扁豆基本相同，能健脾利水，但无壅滞之弊。由于茶叶有很多的功效，可以防治内外妇儿各科的很多病证，正如同唐代陈藏器所强调的那样，"茶为万病之药"，不但有对多科疾病的治疗效能，而且有良好的延年益寿、抗老强身的作用。本方代茶温饮，不拘时常服，能够很好地缓解头晕症状。

桑叶茶

【方源】《山东中草药手册》。

【组成】 桑叶、菊花、枸杞子各 10 g，决明子 6 g。

【制作】 将上四味洗净后，切细，放入砂锅，加水煎煮 10 分钟，滤过取汁即成。

【功效】 清热散风，平肝定眩。

【适应证】 头目眩晕等。

【按语】 桑叶又名"神仙草"，日本人称桑叶茶为长寿茶。《本草纲目》中记载为："桑箕星之精神也，蝉食之称文章，人食之老翁为小童。"中医认为其药效极其广泛，有止咳、去热、治疗头昏眼花、消除眼部疲劳、消肿、清血等功效。桑叶茶一般选用生态环境优越、无污染的优质嫩桑叶，经科学烘焙等工艺精制而成。桑叶、菊花为常用药对，均有外散风热、内清肝火之效。决明子清肝明目，枸杞子滋补肝肾。本方代茶温饮，不拘时常服，冲饮至味淡。本茶清香甘甜，鲜醇爽口，常饮此茶有利于养生保健、延年益寿、清热散风、平肝定眩。但此茶性略寒凉，肠胃不好的人不宜多饮。

清热养阴茶

【方源】《慈禧光绪医方选议》。

【组成】 甘菊、霜桑叶、带心麦冬各9 g，羚羊角1.5 g，茯苓12 g，广皮（广陈皮）、炒枳壳各4.5 g，鲜芦根2支。

【制作】 将芦根切碎，同余药共为粗末，放入砂锅，加水煎煮10分钟，滤过取汁即成

【功效】 清肝和胃。

【适应证】 肝旺胃弱所致头晕目眩、口苦咽干、目赤红肿、迎风流泪、嗳气吞酸、干呕恶心等。

【按语】 方中茯苓味甘淡性平，入心、肺、脾经，具有渗湿利水、健脾和胃、宁心安神的功效。《神农本草经》谓其："主胸胁逆气，忧恚惊邪恐悸，心下结痛，寒热烦满，咳逆，口焦舌干，利小便。"桑叶、菊花均有外散风热、内清肝火之效。广陈皮、炒枳壳理气健脾。带心麦冬益胃生津。羚羊角平肝息风、清肝明目。芦根清热泻火、生津止渴。本方代茶温饮，每日1剂。可清肝和胃，治肝旺胃弱引起的一系列症状。

清热化湿茶

【方源】 《慈禧光绪医方选议》。

【组成】 鲜芦根90 g，竹茹4.5 g，焦楂（焦山楂）、炒谷芽各9 g，橘红2.4 g，霜桑叶6 g。

【制作】 将芦根切碎，同余药共为粗末，放入砂锅，加水煎煮10分钟，滤过取汁即成。

【功效】 清利头目，调和脾胃。

【适应证】 头晕目眩，食欲不振等。

【按语】 方中鲜芦根味甘，性寒，归肺、胃两经，有清热生津、除烦止呕、利尿之功。竹茹味甘微寒性润，善清热化痰而除烦。焦山楂除了有消食导滞的作用外，还善于治疗伴有积食的泻利。炒谷芽味甘性平，归脾、胃经，能消食和中、健脾开胃，和山楂同用功效更佳。橘红为芸香科植物橘及其栽培变种的干燥外层果皮，功能主要为散寒燥湿、理气化痰。《本草汇言》有记载："橘皮，理气散寒，宽中行滞，健运肠胃，畅利脏腑，为脾胃之圣药也。"李东垣认为："治病以调气为先，如欲调气健脾者，橘皮之功居其首焉。"霜桑叶具有疏散风热、平

肝明目功效。本方代茶温饮，每日 1 剂。但脾胃虚寒者要慎用。

【头痛】

僵蚕葱白茶

【方源】《太平圣惠方》。

【组成】 白僵蚕不拘量，葱白 6 g，茶叶（以绿茶为佳）3 g。

【制作】 将白僵蚕焙后研成细末，备用。每次取上末 3 g，与适量葱白和茶叶共置杯中，用沸水冲泡片刻即成。

【功效】 祛风止痛。

【适应证】 偏正头痛，头痛绵绵，久年未愈者，及中风口噤，小儿惊痫夜啼等。

【按语】 白僵蚕为蚕蛾科昆虫蚕蛾的幼虫感染白僵菌而僵死的干燥全虫，微有腐臭气，味微咸。以条直肥壮、质坚、色白、断面光者为佳。能祛风解痉、化痰散结。《本草纲目》记载其："散风痰结核，瘰疬，头风，风虫齿痛，皮肤风疮，丹毒作痒，痰疟症结，妇人乳汁不通，崩中下血，小儿疳蚀鳞体，一切金疮，疔肿风痔。"葱白性温味辛，功能发散风寒、助阳化气。再配以清热降火、清利头目的绿茶，共奏祛风止痛之功。每日 1～2 次。注意：无外邪为病者忌用此茶。

将军茶

【方源】《本草纲目》。

【组成】 大黄、茶叶、黄酒各适量。

【制作】 将大黄用黄酒炒 3 次，研细末，晒干后，瓷罐封贮，备用。每次取大黄末 3～5 g，用茶叶 3 g，以沸水冲泡片刻即成。

【功效】 清热平厥，泻火止痛。

【适应证】 热厥头痛。

【按语】 大黄味苦性寒，有攻积滞、清湿热、泻火、凉血、解毒等功效。为老牌泻下类中药，因其药性峻利，能推陈致新，好比国家能平定祸乱、安内攘外的一员虎将，故有"将军"之名号。其中茶叶作为调味辅助，还能够增强人体的免疫力。黄酒是中国的民族特产，又称绍酒。黄酒含有丰富的营养,有“液体蛋糕”之称。温饮黄酒可帮助血液循环,促进新陈代谢,具有补血养颜、活血祛寒、通经活络的作用,能有效抵御寒冷刺激,预防感冒。在此黄酒作为药引。本方代茶温饮,每日饮服1～2次,对治疗热厥引起的头痛有很好的效果。注意:饮用此茶宜病除即止,以防久服伤正。

香附川芎茶

【方源】《澹寮方》。

【组成】 香附子120 g,川芎60 g,腊茶适量。

【制作】 前两味焙干,研细末,拌匀备用。每日2次,每次取上末3 g,与腊茶3 g共置杯中,用沸水冲泡片刻即成。

【功效】 祛风理气,活血止痛。

【适应证】 偏正头痛连及目痛,或高血压头痛等。

【按语】 此方中香附,性平,味辛微苦甘,具有理气解郁、调经止痛的功效。《本草正义》说它“最能调气”,“专治气结为病”;《本草述》认为它“于血中行气,则血以和而生,血以和生,则气有所依而健运不穷”。据现代药理研究,香附有镇痛、抗菌等作用。配伍能行气解郁、活血止痛的川穹,长于降火除烦、开郁行气的茶叶,合理气、祛风、活血、止痛为一体。本方代茶温饮,不拘时常服,冲饮至味淡。但需注意,阴虚阳亢及肝阳上亢者不宜应用,月经过多者、孕妇忌用。

菊花茶调散

【方源】《医部全录》。

【组成】 甘菊花、川芎、荆芥穗、羌活、白芷、甘草各50 g,防风36.5 g,细辛25 g,蝉壳、薄荷、白僵蚕各12.5 g。

【制作】 以上十一味药拌匀,碎成细末,收藏瓷瓶内备用。

【功效】 疏风解表,通窍止痛。

【适应证】 各种感冒所致的头痛鼻塞等。

【按语】 菊花种类繁多,甘菊花最宜泡饮。本散即取其配以疏风解表的荆芥穗、川芎、羌活、白芷、甘草、防风、细辛、蝉壳(蝉蜕)、薄荷、僵蚕,使之具有较强的疏风解表、清利头目、通窍止痛的作用。每次10 g,饭后用茶水调服,每日2次,效果甚佳。

麝香茶芽散

【方源】《医部全录》。

【组成】 麝香2分,茶芽30 g,川芎、细辛、荆芥、川乌、甘草各15 g。

【制作】 以上七味同碾成细末状,每次服用时取15 g,加水1碗,煎沸5～10分钟,过滤去渣。

【功效】 活血通窍止痛。

【适应证】 瘀血阻于脑络所致的顽固性头痛。

【按语】 据《医部全录》记载:"麝香茶芽散,治诸般头痛,百药不效者。"方中麝香活血通窍止痛,茶芽清利头目,川芎、细辛、荆芥辛温走窜上行,通行头目诸经,川乌散寒止痛,甘草调和诸药,故能治疗瘀血阻于脑络所致的顽固性头痛。热性痛者忌服。

菊花茶

【方源】《调鼎集》。

【组成】 菊花适量。

【制作】 秋季采摘紫背单瓣菊花,阴干,收藏备用。

【功效】 疏风散热,清利头目。

【适应证】 风热头痛或疮疡肿毒。

【按语】 菊花为人们喜爱的盆景花卉,同时又是一味良好的中药。"菊花,八九月有,霜后渐干而不落。杭州城头所产紫背单瓣者,曰'茶菊',贡物也,不可多得。"这种菊花习惯上被称为杭菊,是菊花中的上品,其味甘性凉,气清香。每日饭后以此花3 g,开水冲泡代茶服,有清利头目、消食利肝的作用。若是治疗风热头痛或疮疡肿毒者,则用量要大(一般15 g)。

柴细茶

【方源】 经验方。

【组成】 柴胡5 g,细辛0.5 g,绿茶3 g。

【制作】 前两味洗净后切细,与绿茶放入杯中,用250 ml沸水冲泡即成。

【功效】 疏肝祛风止痛。

【适应证】 气瘀凝阻或头部内伤所致头痛。

【按语】 柴胡味苦、辛，性微寒，具和解退热、疏肝解郁、升举阳气之功。细辛具有祛风散寒、通窍止痛、温肺化饮的功效。本方代茶温饮，不拘时常服，冲饮至味淡。注意：方中细辛有小毒，故临床用量不宜过大；气虚多汗、血虚头痛、阴虚咳嗽等忌服本茶。

棕榈槐花茶

【方源】 经验方。

【组成】 鲜棕榈叶 30 g，槐花 10 g。

【制作】 将鲜棕榈叶、槐花洗净，制成粗末，放入砂锅，加水煎煮后去渣取汁即成。

【功效】 清肝凉血。

【适应证】 防治高血压头痛。

【按语】 鲜棕榈叶，《现代实用中药》记载："用于高血压症，有预防脑溢血之功。"槐花味苦，性微寒，归肝、大肠经，入血敛降，体轻微散。具有凉血止血、清肝泻火的功效，主治肠风便血、痔血、血痢、尿血、血淋、崩漏、吐血、衄血、肝火头痛、目赤肿痛、喉痹、失音、痈疽疮疡。上两种药配伍，可起到清肝凉血的功效。本方代茶温饮，不拘时常服，冲饮至味淡。脾胃虚寒及阴虚发热而无实火者慎服。

葛根茶

【方源】 经验方。

【组成】 葛根 30 g。

【制作】 葛根洗净切薄片，放入砂锅，加水煎煮后去渣取汁即成。

【功效】 升阳解肌，除烦止渴。

【适应证】 防治高血压头痛。

【按语】 葛根轻清升散，药性升发，升举阳气，鼓舞机体正气上升，津液布行，老少皆宜，特别适用于高血压、高脂血症、高血糖及偏头痛患者，更年期妇女，易上火人群，常吸烟饮酒者及女性滋容养颜、中老年人日常饮食调理等。本方代茶温饮，不拘时常服，冲饮至味淡。

升麻三黄茶

【方源】 经验方。

【组成】 升麻18 g,生地15 g,雨前茶12 g,黄芩、黄连各3 g,柴胡8 g,白芷6 g。

【制作】 上述药洗净,切细,与茶叶一起放入砂锅,加水煎煮后去渣取汁即成。

【功效】 滋阴,清热,泻火。

【适应证】 偏正头痛。

【按语】 方中升麻味辛、微甘,性微寒,可发表透疹、清热解毒、升举阳气,常用于风热头痛、齿痛等的治疗。生地黄味甘,性寒,有养阴生津之效。雨前,即谷雨前,4月5日以后至4月20日左右采制,用细嫩芽尖制成的茶叶称"雨前茶"。黄芩、黄连皆苦寒,分别清泄上焦、中焦的实热。柴胡味苦,性微寒,为少阳经引经药,可疏散退热、升阳舒肝。白芷味辛,性温,为阳明经引经药,有祛风散寒、通窍止痛、消肿排脓、燥湿止带之效。本方代茶温饮,每日1剂。但需注意,阴虚阳浮,喘满气逆及麻疹已透之证忌服;服用过量可产生头晕、震颤、四肢拘挛等。

都梁茶

【方源】《百病饮食自疗》。

【组成】 白芷10 g,白糖少许。

【制作】 将白芷洗净,切细,放入砂锅,加水煎煮后去渣取汁,调入白糖即成。

【功效】 祛风湿,止头痛。

【适应证】 风湿头痛,症见头痛如裹,肢体倦重,胸闷食少,阴湿天气尤甚,小溲不利,或大便溏,苔白腻,脉濡。

【按语】 方中白芷归肺、脾胃经,为阳明经引经药,可祛风散寒、通窍止痛。《本草求真》谓其:"通窍行表,为足阳明经祛风散寒主药,故能治阳明一切头面诸疾,如头目昏痛,眉棱骨痛。"白糖在此方中主要用于调味。白糖适宜肺虚咳嗽、口干燥渴、醉酒者以及低血糖患者。本方代茶温饮,不拘时常服,冲饮至味淡。注意:糖尿病患者不能食糖,痰湿偏重者、肥胖患者忌食。

夏枯草荷叶茶

【方源】《百病饮食自疗》。

【组成】 夏枯草10 g,荷叶12 g(或新鲜荷叶半张)。

【制作】 将夏枯草和荷叶洗净,切细,放入砂锅,加水煎煮后去渣取汁即成。

【功效】 滋肾平肝。

【适应证】 肝肾阴虚风火上扰。平素常头痛目眩,或头晕耳鸣,突然发生口眼歪斜,舌强言謇,手足重滞,半身不遂,舌质红,苔黄,脉弦滑数。

【按语】 《本草逢原》指出夏枯草"辛能散结,苦能除热,而瘰结瘿气散矣。夏季煎汤代茶,用以解暑甚妙。白毛者,性寒味苦,专清肝火"。散结、除热、解暑、清肝是夏枯草功效的概括。全草含三萜皂苷,实验发现,夏枯草煎液给狗灌胃,有明显的降压作用,对肾性高血压的降压作用更为明显。此外,它还有抗菌作用。荷叶功能升清降浊、解暑。由于夏枯草主降,荷叶主升,两味合用,则肝火得降,清阳能升,对于风火上扰、肝阳上亢所致的头晕、目眩、目赤畏光等,用之甚宜。本方代茶温饮,不拘时常服,冲饮至味淡。

【神经衰弱】

五丹茶

【方源】 经验方。

【组成】 丹参5 g,五味子3 g,花茶3 g。

【制作】 将丹参、五味子洗净,切细,放入砂锅,加水煎煮后去渣取汁,再用此汁冲泡花茶即成。

【功效】 和血养心安神。

【适应证】 神经衰弱。

【按语】 丹参有活血祛瘀、凉血消痈、养血安神的功效。现代医学研究表明,丹参能扩张冠状动脉,增加冠脉流量,改善心肌缺血、心肌梗死和心脏功能,调节心律,并能扩张外周血管,改善微循环;能提高机体耐缺氧能力;有抗凝血,促进纤溶,抑制血小板凝聚,抑制血栓形成的作用;能降低血脂,抑制冠脉粥样硬化形成。五味子宁心安神,用于心悸、失眠、多梦等。五味子含有丰富的有机酸、维生素、类黄酮、植物固醇及有强效复原作用的木酚素(例如五味子醇甲、五味子乙素或五味子脂素),它也是兼具益气、生精、安神三大补益作用的少数药材之一,能益气强肝、增进细胞排除废物的效率、供应更多氧气、营造和运用能量、提高记忆力及性持久力。本方代茶温饮,不拘时常服,冲饮至味淡。方中丹参反藜芦,孕妇慎用。五味子酸涩收敛,凡表邪未解,内有实热,咳嗽初起,麻疹初发均不宜用。

茶蛋蜂蜜汤

【方源】 经验方。

【组成】 绿茶 1 g,鸡蛋 1～2 只,蜂蜜 25 g。

【制作】 将绿茶与鸡蛋共放入砂锅中,加入适量蜂蜜,加水煎煮片刻即成。

【功效】 健脾扶肝,利尿解毒。

【适应证】 神经症。

【按语】 绿茶,能清心除烦、解毒醒酒、生津止渴、降火明目。鸡蛋,能健脑益智、保护肝脏。加入蜂蜜,能健脾解毒。本方早餐后食用,日服 1 剂,饮汤食蛋,45 日为 1 疗程。另外,肺结核患者可加百合 15 g。

绿茶小麦汤

【方源】 经验方。

【组成】 浮小麦 200 g,大枣 30 g,莲子 25 g,生甘草 10 g,绿茶 1 g。

【制作】 将前四味洗净,放入砂锅,加水煎煮至浮小麦熟,之后滤过取汁,冲泡绿茶即成。

【功效】 养心安神,健脾,止汗。

【适应证】 癔症。

【按语】 本方是由张仲景治疗脏躁的著名方剂甘麦大枣汤加莲子、绿茶而成。清代徐彬在《金匮要略论注》中云:"小麦能和肝阴之客热,而养心液,且有消烦利溲止汗之功,故以为君;甘草泻心火而和胃,故以为臣;大枣调胃,而利其上壅之燥,故以为佐。盖病本于血,必为血主,肝之子也,心火泻而土气和,则胃气下达。肺脏润,肝气调，燥止而病自除也。补脾气者，火为土之母，心得所养，则火能生土也。”再配以莲子的养心安神、补脾益肾，借以绿茶的馨香宣散，共奏养心安神、健脾、止汗之功。本方代茶温饮，日服1剂。但是不宜用于痰湿内盛者。另外，干咳、咽干口燥者可改方为浮小麦25 g，冰糖25 g，甘草10 g；贫血、心悸者可去甘草，改用蜜炙甘草9 g；胃有振水音、尿少、便溏者可去浮小麦，改用茯苓打粉15 g；水肿者可去浮小麦，甘草改用薏苡仁30 g，茯苓皮25 g；再生障碍性贫血者可加枸杞子15 g。

绿茶莲子汤

【方源】 经验方。

【组成】 绿茶0.5～1 g，莲子25～30 g（或用怀山药代）。

【制作】 将莲子洗净，放入砂锅，加水煎汤，之后滤过取汁，冲泡绿茶即成。

【功效】 健脾止泻，滋养强壮。

【适应证】 心烦失眠等病。

【按语】 莲子，《本草纲目》谓其：“交心肾，厚肠胃，固精气，强筋骨，补虚损，利耳目，除寒湿，止脾泄久痢，赤白浊，女人带下崩中诸血病。”古人说，吃莲子能返老还童、长生不老。这一点固不可信，但关于其在养心安神、健脑益智、消除疲劳等方面的药用价值，历代医药典籍多有记载。现代药理研究也证实，莲子有镇静、强心、抗衰老等多种作用。本方代茶温服，日服1剂。注意：实热积滞或大便秘结者不宜内服。另外，食欲不振、心悸者加炙甘草5 g；慢性气管炎、大便溏烂者可加炒薏苡仁9～15 g。

绿茶白梅花汤

【方源】 经验方。

【组成】 绿茶5 g，白梅花3～5 g，蜂蜜25 g，大枣30 g。

【制作】 先将大枣剖开，放入砂锅，加水煎汤后滤过取汁，再用汤冲泡绿茶、白梅花，加入适量蜂蜜即成。

【功效】 疏肝和胃，理气止痛，止血。

【适应证】 癔症。

【按语】 白梅花为花类药物，能疏肝和胃，理气止痛，止血，对肝气郁结所致的兴趣减少、肋胁作痛、不欲饮食、癔症有效。《百草镜》云："梅花开胃散郁。煮粥食，助清阳之气上升。"大枣具有补虚益气、养血安神、健脾和胃等功效，是脾胃虚弱、气血不足、倦怠无力、失眠等病证患者良好的保健营养品。本方代茶温服，日服 1 剂；一般人群均可服用。若缺白梅花，可改用白茅花或山茶花。

绿茶合欢汤

【方源】 经验方。

【组成】 绿茶 0.5～1 g，合欢花 5～15 g，大枣 25 g。

【制作】 先将大枣剖开，放入砂锅，加水煎汤后滤过取汁，再用汤冲泡绿茶、合欢花即成。服 10 剂后合欢花改为百合花 15 g，以后依此交替续服。

【功效】 理气解郁。

【适应证】 抑郁症。

【按语】 合欢花具有安神解郁功效，适用于愤怒忧郁、虚烦不安、健忘失眠等。合欢花有似含羞的少女绽开的红唇，又如腼腆少女羞出之红晕，令人悦目心动，烦怒顿消。时人赞曰："叶似含羞草，花如锦绣团。见之烦恼无，闻之沁心脾。"大枣具有补虚益气、养血安神、健脾和胃等功效。本方代茶温服，日服 1 剂，一般人群均可服用。但须注意，孕妇禁用。

绿茶代代花汤

【方源】 经验方。

【组成】 绿茶 0.5～1 g，代代花 3～5 g，炙甘草 3 g。

【制作】 先将炙甘草洗净切细，放入砂锅，加水煎汤后滤过取汁，再用汤冲泡绿茶、代代花即成。

【功效】 疏肝和胃，理气止痛，镇定心情，解除紧张不安。

【适应证】 心情紧张。

【按语】 代代花略微有点苦，但香气浓郁，闻之令人忘倦。可镇定心情，解除紧张不安，还有助于缓解压力所导致的腹泻，能清血、促进循环。《浙江中药手册》谓其："调气疏肝。治胸膈及脘宇痞痛。"炙甘草可补脾和胃，亦可缓急止痛。本方代茶温服，日服1剂。注意：方中炙甘草不宜与大戟、芫花、甘遂同用，本方孕妇禁用。

安神茶

【方源】《中国益寿食谱》。

【组成】煅龙齿9 g，石菖蒲3 g。

【制作】龙齿，古代哺乳动物如象类、犀牛类、三趾马等的牙齿的化石。挖出后，除去泥土，敲去牙床。取刷净的龙齿，在无烟的炉火上或入坩埚内煅红透，取出，放凉。石菖蒲，天南星科植物石菖蒲的根茎。秋季采挖，除去茎叶及须根，洗净。或切成10 cm左右的小段，晒干。将两者放入砂锅，加水煎煮后去渣取汁即成。

【功效】镇惊安神。

【适应证】记忆力减退，失眠多梦，心悸怔忡，睡卧不宁，头昏目眩等。

【按语】煅龙齿，镇惊安神、除烦热，治惊痫癫狂、烦热不安、失眠多梦。《神农本草经》谓其："主小儿大人惊痫，癫疾狂走，心下结气，不能喘息，诸痉。"石菖蒲，开窍豁痰、理气活血、散风去湿，治癫痫、痰厥、热病神昏、健忘、气闭耳聋、心胸烦闷、胃痛、腹痛、风寒湿痹、痈疽肿毒、跌打损伤。《神农本草经》谓其："主风寒湿痹，咳逆上气，开心孔，补五脏，通九窍，明耳目，出音声。"本方代茶温饮，不拘时常服，冲饮至味淡。注意：阴虚阳亢、烦躁汗多、咳嗽、吐血、精滑者慎服。

【忧郁症】

红茶合欢皮汤

【方源】经验方。

【组成】红茶0.5～1 g，合欢皮9～15 g，红糖25 g，甘草3 g，芡实25 g。

【制作】将合欢皮、甘草、芡实洗净，放入砂锅，加水1 000 ml，煮沸10分钟后去渣取汁，加入红茶，煎煮至药汁剩一半，加入红糖即成。

【功效】 兴奋解郁，活血利尿。

【适应证】 忧郁症，用于情绪低落、思虑迟钝、精神衰颓者。

【按语】 合欢皮味甘性平，入心、肝二经，能解郁、活血、宁心。《神农本草经》谓其："主安五脏，和心志，令人欢乐无忧。"《日华子本草》记载其："煎膏，消痈肿并续筋骨。"芡实，固肾涩精、补脾止泄，治遗精、淋浊、带下、小便不禁、大便泄泻。《神农本草经》谓其："主湿痹腰脊膝痛，补中除暴疾，益精气，强志，令耳目聪明。"本方代茶温服，日服1剂。注意：外感未愈者不宜饮用。

茉莉花木香茶

【方源】 经验方。

【组成】 茉莉花3 g，木香2 g，花茶3 g。

【制作】 用开水冲泡后饮用。

【功效】 理气开郁，和中辟秽。

【适应证】 肝气郁滞诸病证。

【按语】 茉莉花味辛、甘，性平，能清热解毒、利湿、理气和中、开郁辟秽，主治下痢腹痛、目赤肿痛、疮疡肿毒等病证。茉莉花还可提取茉莉花油，油中主要成分为苯甲醇及其酯类、茉莉花素、芳樟醇等，具有行气止痛、解郁散结的作用，可缓解胸腹胀痛、下痢里急后重等症状，为止痛之食疗佳品；对多种细菌有抑制作用，内服外用，可治疗目赤、疮疡、皮肤溃烂等炎性疾患。茉莉花多用于泡茶，在中国的花茶里，有"可闻春天的气味"之美誉，是春季茶饮之上品。常饮茉莉花，有清肝明目、生津止渴、祛痰治痢、通便利水、祛风解表、疗瘘、坚齿、益气力、降血压、强心、防龋、防辐射损伤、抗癌、抗衰老之功效，使人延年益寿、身心健康。木香味辛、苦，性温，行气止痛、理气疏肝、健脾消滞。两者合用能理气开郁、和中辟秽。此茶阴虚津液不足、火热内盛、燥结便秘者慎食。

郁细姜茶

【方源】 经验方。

【组成】 郁金5 g，细辛0.5 g，干姜3 g，红茶3 g。

【制作】 郁金多于冬季或早春挖取块根，洗净后煮熟晒干。细辛9月中旬挖出全部根系，去泥土阴干备用。干姜秋季或初冬采挖。该茶用250 ml开水冲泡后饮用，冲饮至味淡。

【功效】 温阳解郁。

【适应证】 厥逆不振，肢冷，胁肋苦闷。

【按语】 郁金活血止痛、行气解郁、凉血清心。细辛能解表散寒、祛风止痛、温肺化饮、通窍。干姜具有温中回阳、温肺化饮的作用。姜有生姜与干姜的区别：生姜性温，以温胃为主，有止呕良效，人称“呕家圣药”，兼具温肺之功。生姜虽温但不燥，不会引起咽喉疼痛，安全性相当高。而干姜则味辛，性热，归脾、胃、肾、心、肺经，其热气能行五脏，不可多用、滥用。该茶孕妇慎用。

郁皂茶

【方源】 经验方。

【组成】 郁金5 g，猪牙皂角1 g，防风3 g，川芎3 g，蜈蚣1条，花茶3 g。

【制作】 蜈蚣，捕捉晒干备用。用郁金、猪牙皂角、防风、川芎、蜈蚣的煎煮液350 ml，冲泡花茶饮用。

【功效】 疏肝解郁，祛风开窍。

【适应证】 癫痫。

【按语】 郁金具活血止痛、行气解郁、凉血清心之功。《神农本草经》记载：猪牙皂“主风痹死肌，邪气，风头泪出，利九窍。通窍，涤痰，搜风，杀虫”。可治中风口噤、头风、风痫、喉痹、痰喘、痞满积滞、关格不通、痈肿、疥癞、癣疾、头疮等。防风，祛风解表、胜湿止痛、止痉定搐。川芎能活血祛瘀、行气开郁、祛风止痛。蜈蚣具息风止痉、解毒散结、通络止痛之功。蜈蚣有毒，用量不可过大。孕妇忌服。

【失眠】

枸杞龙眼茶

【方源】 《摄生秘剖》。

【组成】 枸杞 5 g,龙眼肉 3 g,绿茶 3 g,冰糖 10 g。

【制作】 将前两味洗净,放入砂锅,加水煎汤,之后滤过取汁,冲泡绿茶,再加入适量冰糖即成。

【功能】 滋肾补心,安神。

【用途】 阴血不足所致心悸、失眠、多梦等。

【按语】 枸杞味甘,性平,能滋补肝肾、益精明目。龙眼肉性温,味甘,具有抑菌作用、抗衰老作用,以及提高耐缺氧时间和耐高温、耐低温能力的药理作用。能补益心脾、养血安神,用于气血不足,心悸怔忡,健忘失眠,血虚萎黄。早在汉朝时期,龙眼就已作为药用。李时珍说"龙眼大补","食品以荔枝为贵,而资益则龙眼为良"。龙眼肉所含糖分很高,且为易消化吸收的单糖,可以被人体直接吸收,故体弱贫血、年老体衰、久病体虚者经常吃些龙眼肉很有补益作用;妇女产后,龙眼肉也是重要的调补食品。两药合用,能滋肾补心,安神。本方代茶温饮,每日 1～2 剂。注意:方中龙眼肉,脾胃有痰火及湿滞停饮、消化不良、恶心呕吐者忌服。孕妇,尤其妊娠早期不宜服,以免胎动及早产等。此外,因龙眼肉葡萄糖含量较高,故糖尿病患者不宜多服。

竹叶宁心茶

【方源】《圣济总录》。

【组成】 鲜竹叶 60 g。

【制作】 将鲜竹叶洗净,放入锅内,加适量水浓煎,取汁即成。

【功效】 清热除烦,止渴宁心。

【适应证】 热病后心烦口渴,睡卧不宁等。

【按语】 本茶在《圣济总录》中为治疗霍乱而设,但是在民间盛行作为夏季清凉饮料,清热解暑之用。竹叶性寒,味甘、淡,《神农本草经》记载:"竹叶清香透心,微苦,凉气热气俱清……主治暑热消渴。"《本草纲目》云其:"去烦热,利小便,清心。"可见竹叶以清热除烦、止渴宁心为长。本方代茶温饮,每日 1 剂,分上、下午 2 次饮服。既可疗疾,亦是夏季清热解暑之良品。

安睡茶

【方源】《集简方》。

【组成】 灯心草10～20 g。

【制作】 将灯心草洗净，放入锅内，加适量水浓煎，取汁即成。

【功效】 宁心安神，清心除烦。

【适应证】 失眠，心烦或夜不合眼，小儿心烦夜啼等。

【按语】 灯心草性寒，凭借清心降火之功，使心火不亢，神志安宁，因而它适用于水亏火旺的失眠及小儿夜啼。《药品化义》谓灯心草治“淋闭水肿、小便不利、暑热便浊、小儿夜啼，皆清热之功也。世疑清淡之物，以为力薄而忽略之，不知轻可去实……”《本草纲目》称其：“降心火，止血，通气，散肿，止渴。”本品无任何异味，可日常代茶温饮，不拘时常服。服用本茶具有一定安眠作用。但需注意，下焦虚寒小便不禁者慎用。

菖蒲茶

【方源】 经验方。

【组成】 九节菖蒲(石菖蒲)1.5 g，杨梅(去核)2枚，大枣(去核)2枚，红糖适量。

【制作】 将九节菖蒲撕成丝后，加杨梅(去核)2枚，大枣(去核)2枚，放入砂锅中，加水煎汤，之后滤过取汁，再加入适量红糖。

【功效】 芳香开窍，宁心安神。

【适应证】 失眠多梦，心悸不宁。

【按语】 该方是历来用于治疗心气不足所致的失眠多梦、心悸不宁等的茶方。菖蒲为天南星科植物石菖蒲的根茎。所谓九节，系描述其根茎之环节紧密，如《本草别录》云：“一寸九节者良，与本品显著不同。”菖蒲性温，味辛、苦，具有开窍、化痰、健胃的功能。其能引药入心，对心经痰阻经脉、神志欠清者有效。《重庆堂随笔》载：“石菖蒲，舒心气，畅心神，怡心情，益心志，妙药也。”《本经逢原》又云：“菖蒲，心气不足者宜之。”杨梅能和中消食、生津止渴。《本草纲目》谓其：“止渴，和五脏，能涤胃肠，除烦溃恶气。”现代研究证明，杨梅含有多种有机酸，维生素C的含量也十分丰富，鲜果味酸，食之可增加胃中酸度，消化食物，促进食欲。大枣味甘性温，归脾、胃经，有补中益气、养血安神、缓和药性的功能。现代药理研究发现，大枣能使血中含氧量增加，滋养全身细胞，是一种药效缓和的强壮剂。且含有多种氨基酸、胡萝卜素、维生素、铁、钙、磷等物质，不仅能促进女性雌激素等的分泌，加强胸部发育，还有补益脾胃、调和药性、养血宁神的功效。本方代茶温饮，不拘时常服，冲饮至味淡。

豆麦茶

【方源】 经验方。

【组成】 黑豆、浮小麦各 30 g，莲子、黑枣各 7 个，冰糖少许。

【制作】 将上四味同煮汁，滤渣，调入冰糖少许令溶即得。代茶饮用。

【功效】 交通心肾。

【适应证】 心肾不交引起的虚烦不眠、夜寐盗汗、神疲乏力、记忆力减退、健忘等。

【按语】 黑豆通常称黑大豆，主入肾经，滋补肾阴，是其专长。浮小麦入心经，功在清心。《现代实用中药》谓其有“补心，止烦除热，敛汗，利小便”的功效，临床常用以止自汗盗汗。莲子补中养神、益气清心。《太平惠民和剂局方》用清心莲子饮治心火上炎、肾阴不足所致的口舌干燥，遗精淋浊等。本方用莲子治失眠，也是取其清心之效。如心火过亢，则莲子宜带莲子心用，以加强清心之功。关于黑枣，《药性》说：“今人于温脾健胃，则用大枣；滋阴养胃，则用黑枣。黑枣黏性多而温性少。”豆麦茶内用黑枣，实具有滋肾阴、补脾胃的双重意义。四味药同煮，加少许冰糖，可交通心肾。注意：脾虚腹胀便泻者慎用。

酸枣仁茶

【方源】 经验方。

【组成】 酸枣仁 9 g，白砂糖适量。

【制作】 将酸枣仁拍碎，开水冲沏，加糖调味。代茶饮用。

【功效】 养心安神。

【适应证】 虚烦失眠，心悸怔忡等。

【按语】 本方根据《金匮要略》中酸枣仁汤改变而来。方中酸枣仁，味酸性平，有养肝、宁心、安神、敛汗的功效，可治虚烦不眠、惊悸怔忡、烦渴、虚汗等,为主药。汉代张仲景在《金匮要略》中已用酸枣仁治“虚烦不得眠”。临床以酸枣仁广泛用于失眠,其功效有三:宁心安神;补肝,使能藏血以养心;补脾。如朱震亨所云:“血不归脾而睡卧不宁者,宜用此大补心脾,则血归脾而五脏安和,睡卧自宁。”归脾汤中用酸枣仁治心脾两伤疾患,亦不外乎宁心补脾之意。动物实验证明,酸枣仁煎剂给大白鼠口服或腹腔注射,均表现镇静及嗜睡。

合欢花茶

【方源】 经验方。

【组成】 合欢花 6 g,白糖适量。

【制作】 将合欢花洗净后用沸水冲泡,加入白糖即可饮用。

【功效】 养心健脾,解郁理气。

【适应证】 神经衰弱,胸闷不舒,眼疾等。

【按语】 合欢花,味甘、苦,性平,无毒,归心、脾经,有宁神作用,可治郁结胸闷、失眠健忘、神经衰弱等。《神农本草经》言其“安五脏,和心志,令人欢乐无忧,明目”。《本草纲目》言其“安五脏,和心志,令人欢乐无忧。久服,轻身明目”。本方代茶饮用,药性平和,常饮可使身心愉快、头脑清晰,健忘失眠皆可应用。故嵇康《养生论》中曰:“合欢蠲忿,萱草忘忧。”

脑清茶

【方源】 《山东中医杂志》。

【组成】 炒决明子 250 g,甘菊、夏枯草、橘饼、首乌、五味子各 30 g,麦冬、枸杞、桂圆肉各 60 g,桑椹(黑者)120 g。

【制作】 上药共为粗末,开水冲泡。

【功效】 平肝益肾,养血安神。

【适应证】 神经衰弱及高血压、动脉硬化、冠心病的辅助治疗。

【按语】 本方中决明子为主药,其味甘而性凉,具有清肝、明目、利水、通便等功能,用于目赤涩痛,畏光多泪,头痛眩晕,目暗不明,大便秘结等。《药性论》谓其:“利五脏,除肝家热。味苦、辛,性微寒。”甘菊、夏枯草清热明目。橘饼理气宽中。五味子酸以收涩,补肾宁心。桂圆肉补益心脾、养血安神。麦冬、桑椹、枸杞滋阴润燥、补益肝肾。上十味合用,共奏平肝益肾、养血安神之效。本方代茶温饮,每次 15 g,每日 2 次。不拘时常服,冲饮至味淡。

【腰痛】

杜仲芎茶

【方源】《太平圣惠方》。

【组成】 杜仲 5 g,川芎 3 g,丹参 2 g,桂心 2 g,细辛 0.5 g,花茶 3 g。

【制作】 杜仲夏秋季采收。用前五味药的煎煮液 350 ml 泡茶饮用,冲饮至味淡。

【功效】 强肾活血止痛。

【适应证】 突发腰痛不可忍。

【按语】 杜仲能补益肝肾、强筋骨,为治肝肾不足,腰膝酸痛或痿软无力之病证的要药。《中国药典》(2010 年版一部)记载其:"补肝肾,强筋骨,安胎。用于肝肾不足,腰膝酸痛,筋骨无力,头晕目眩,妊娠漏血,胎动不安。"川芎辛温香燥,走而不守,为血中之气药,具辛散、解郁、通达、止痛等功能。既能行散,上行可达巅顶,又入血分,下行可达血海。活血祛瘀作用广泛,适宜瘀血阻滞各种病证;祛风止痛,效用甚佳,可治头风头痛、风湿痹痛等。丹参活血化瘀、凉血消痈、养血安神。桂心是肉桂中的一种。苦入心,辛走血,能引血化汗化脓,内托痈疽痘疮。细辛芳香气浓,性善走窜,有较好的祛风、散寒、止痛的作用。本茶阴虚阳亢及肝阳上亢者不宜应用,月经过多者、孕妇忌用。

杜仲五味茶

【方源】《箧中方》。

【组成】 杜仲 5 g,五味子 3 g,花茶 3 g。

【制作】 五味子秋季采收。用 250 ml 开水泡茶饮用,冲饮至味淡。

【功效】 补肝益肾。

【适应证】 腰痛。

【按语】 杜仲用于肝肾不足,腰膝酸痛或痿软无力之病证。杜仲是名贵滋补药材,其有效成分中除了含有大量已知活性的药用成分外,还含有多种营养物质,这些营养物质是杜仲保健作用的重要物质基础。五味子味酸性温,具有补肾涩精、收敛之效。阴虚火旺者慎服此茶。

菟丝杜仲茶

【方源】 《百一选方》。

【组成】 菟丝子 5 g,杜仲 3 g,红茶 3 g。

【制作】 用前两味药的煎煮液 300 ml 泡茶饮用,冲饮至味淡。

【功效】 补肾强筋。

【适应证】 肾虚腰痛。

【按语】 菟丝子味辛、甘,性平,补阳益阴、固精缩尿、明目止泻,常用于治疗腰膝酸痛。杜仲味甘,性温,具有补肝肾、强筋骨、安胎的作用,为治腰痛要药。两药合用,补肝肾、强筋骨,用于治疗肾虚所致腰痛,效果甚好。

独风茶

【方源】 《症因脉治》。

【组成】 独活 5 g,防风 3 g,苍术 3 g,细辛 0.5 g,川芎 2 g,花茶 5 g。

【制作】 独活春初或秋末采挖。苍术秋季采挖。用前五味药的煎煮液 350 ml 泡花茶后饮用,冲饮至味淡。

【功效】 祛寒胜湿,强筋止痛。

【适应证】 寒湿阻滞腰痛。

【按语】 独活,味辛、苦,性温,能祛风湿、止痛、解表。用于风寒湿痹,腰膝疼痛,少阴伏风头痛,齿痛。该品辛散苦燥,气香温通,为治风湿痹痛主药,凡风寒湿邪所致之痹病,无论新久,均可应用;因其主入肾经,性善下行,尤以腰膝、腿足关节疼痛属下部寒湿者为宜。防风具祛风解表、胜湿止痛及解痉作用。苍术辛散温燥,能祛风湿,治痹病以寒湿偏胜者为宜。因其兼能发汗,故亦适用于外感表证,风寒湿邪偏盛，肢体酸痛较甚者。细辛芳香气浓，性善走窜，有较好的祛风、散寒、止痛作用。川芎辛香行散，温痛血脉，既能活血祛瘀以调经，又能行气开郁而止痛，为血中之气药，具通达气血的功效。本茶阴虚火旺、舌红少苔者不宜应用，妇女月经过多及出血性疾病患者亦不宜应用。

杜仲香茶

【方源】《活人心统》。

【组成】杜仲 5 g，木香 2 g，茴香 1 g、花茶 3 g。

【制作】杜仲夏秋采收。用 250 ml 开水冲泡后饮用，冲饮至味淡。

【功效】补肾强筋，理气止痛。

【适应证】腰痛。

【按语】杜仲能补益肝肾、强筋骨，为治肝肾不足，腰膝酸痛或痿软无力之要药。木香气芳香而辛散温通，长于调中宣滞、行气止痛。茴香疏肝理气、温肾祛寒，而能止痛。阴虚火旺者慎服此茶。

肉桂杜仲茶

【方源】《会约医镜》。

【组成】肉桂 3 g，杜仲 2 g，花茶 3 g。

【制作】肉桂立秋后刮皮备用。用 250 ml 开水冲泡后饮用，冲饮至味淡。

【功效】温肝肾，祛寒止痛。

【适应证】真寒腰痛，阴囊缩，身战栗。

【按语】肉桂味辛、甘，性热，归肾、脾、心、肝经。具有补火助阳、散寒止痛、温通经脉之功，用于肾阳不足、命门火衰，见畏寒肢冷、腰膝软弱、阳痿、尿频，及脾肾阳衰，见脘腹冷痛、食少便溏。肉桂辛热纯阳，能温补命门之火，益阳消阴，为治下元虚冷之要药。杜仲味甘，性温，归肝、肾经，具补肝肾、强筋骨、安胎之功。阴虚火旺者慎用此茶。

五加皮茶

【方源】经验方。

【组成】 五加皮 10 g,花茶 3 g。

【制作】 五加皮夏秋两季采收。用 300 ml 开水冲泡后饮用,冲饮至味淡。

【功效】 祛风湿,壮筋骨,活血祛瘀,抗炎,镇痛,解热。

【适应证】 风湿痹痛,筋骨挛急,腰痛,阳痿,水肿,脚气,跌打损伤。

【按语】 五加皮祛风湿、强筋骨,常用于风湿痹痛、四肢拘挛、腰膝软弱、小儿行迟等病证。《本草纲目》中记载其:“治风湿痿痹、壮筋骨。”现代研究,本品还具有抗肿瘤、抗疲劳、降低全血黏度、防止动脉粥样硬化形成等作用。阴虚火旺者慎用。

茴香茶

【方源】 经验方。

【组成】 茴香 5 g,红茶 3 g,糖 10 g。

【制作】 夏末秋初采收。用 200 ml 开水泡饮,冲饮至味淡。

【功效】 温肾散寒,和胃理气。

【适应证】 少腹冷痛,寒疝,肾虚腰痛,胃痛,干湿脚气。

【按语】 茴香,即小茴香,味辛性温。具有开胃进食、理气散寒的作用,主要用于中焦有寒,食欲减退,恶心呕吐,腹部冷痛,疝气疼痛,脾胃气滞,脘腹胀满作痛等。小茴香的主要成分是蛋白质、脂肪、膳食纤维、茴香脑、小茴香酮、茴香醛等。其香气主要来自茴香脑、茴香醛等香味物质。它是集医药、调味、食用、化妆功用于一身的多用植物。现代药理研究证明小茴香还有抗溃疡、镇痛、性激素样作用等,茴香油有不同程度的抗菌作用。能刺激胃肠神经血管,促进唾液和胃液分泌,起到增进食欲、帮助消化的作用。本茶适合脾胃虚寒者饮用。有实热、虚火者不宜服。

鸡血藤茶

【方源】 经验方。

【组成】 鸡血藤 10 g,花茶 3 g。

【制作】 上两味用 300 ml 开水泡饮,冲饮至味淡。

【功效】 舒筋,活血,镇静。

【适应证】 腰膝酸痛，麻木瘫痪，月经不调。

【按语】 鸡血藤具行血补血、舒筋活络功效，用于月经不调、经行不畅、痛经、血虚经闭，以及关节酸痛、手足麻木、肢体瘫痪、风湿痹痛等。本品味苦甘性温，既能活血，又能补血，且有舒筋活络之功。对上述病证，无论血瘀、血虚或血虚而兼有瘀滞之证者，皆可适用。《本草纲目拾遗》谓其："壮筋骨，已酸痛，和酒服……治老人气血虚弱、手足麻木、瘫痪等证；男子虚损，不能生育及遗精白浊；男子胃寒痛；妇人月经不调，赤白带下，妇女干血劳及子宫虚冷不受胎。"阴虚火旺者慎用。

桑寄生茶

【方源】 经验方。

【组成】 桑寄生 10 g，花茶 3 g。

【制作】 桑寄生冬季至次春采割。两者用 300 ml 开水冲泡后饮用，冲饮至味淡。

【功效】 补肝肾，强筋骨，祛风湿，通经络，活血，安胎；镇静，降血压。

【适应证】 腰膝酸痛，筋骨瘦弱，风寒湿痹，胎漏，血崩，产后乳汁不下，高血压。

【按语】 桑寄生能补肝肾、强筋骨、祛风湿、安胎元，用于风湿痹痛，腰膝酸软，筋骨无力，崩漏经多，妊娠漏血，胎动不安，高血压。《本草求真》："桑寄生，号为补肾补血要剂。缘肾主骨，发主血，苦入肾，肾得补则筋骨有力，不致痿痹而酸痛矣。甘补血，血得补则发受其灌荫，而不枯脱落矣。故凡内而腰痛、筋骨笃疾、胎堕，外而金疮、肌肤风湿，何一不借此以为主治乎。"桑寄生对风湿痹痛，肝肾不足，腰膝酸痛最为适宜，常与独活、牛膝等配伍应用。对老人体虚、妇女经多带下而肝肾不足，见腰膝疼痛、筋骨无力者，亦每与杜仲、续断等配伍应用。用于肝肾虚亏、冲任不固所致胎漏下血、胎动不安，常与续断、菟丝子、阿胶等配伍。此外，该品又有降压作用，近年来临床上常用于高血压。

牛泽茶

【方源】 经验方。

【组成】 牛膝 5 g，泽兰 3 g，花茶 3 g。

【制作】 牛膝冬季挖根，泽兰夏季采割。用 250 ml 开水冲泡后饮用，冲饮至味淡。

【功效】 化瘀通痹，利水消肿。

【适应证】 瘀血阻滞腰膝痛，慢性前列腺炎，输卵管积水，闭经，痛经。

【按语】 牛膝活血祛瘀、补肝肾、强筋骨、利尿通淋、引血下行。主治腰膝酸痛、下肢痿软、血滞经闭、痛经、产后血瘀腹痛、癥瘕、胞衣不下、热淋、血淋、跌打损伤、痈肿恶疮、咽喉肿痛等病证。泽兰活血祛瘀、行水消肿，用于血滞经闭、经行腹痛、月经不调、腹中包块、产后瘀滞腹痛等病证。泽兰辛散温通，不寒不燥，性较温和，行而不峻，能疏肝气而通经脉，具有祛瘀散结而不伤正气的特点，故为治疗血脉瘀滞，经行不利的常用之品。孕妇及月经过多者忌用此茶。

绿茶核桃汤

【方源】 经验方。

【组成】 绿茶 0.5～1 g，核桃仁粉 5～15 g，白糖 25 g。

【制作】 先将核桃仁用食油炸酥研成粉末，然后和茶、白糖一起用开水冲服。

【功效】 补肾强腰，敛肺止喘。

【适应证】 肾虚所致喘嗽、腰痛等。

【按语】《本草纲目》记述，核桃仁有“补气养血，润燥化痰，益命门，利三焦，温肺润肠，治虚寒喘咳，腰脚重疼，心腹疝痛，血痢肠风”等功效。核桃能补肾纳气平喘。日服 1 剂。注意：发热咳嗽、大便溏薄者慎用。

巴戟杜仲茶

【方源】 经验方。

【组成】 巴戟 5 g，杜仲 3 g，羌活 3 g，红茶 3 g。

【制作】 用 300 ml 开水冲泡后饮用，冲饮至味淡。

【功效】 补肝肾，强筋骨，祛风湿。

【适应证】 风冷腰胯疼痛，行步不得。

【按语】 巴戟天味辛、甘，性微温，有补肾阳、强筋骨、祛风湿的作用。杜仲具有补肝肾、强筋骨、安胎的作用，用于肾虚腰痛、筋骨无力、妊娠漏血、胎动不安、高血压等。古人云："腰膝止痛非杜仲不除！"故为治腰痛要药。该茶巴戟天、杜仲温肾壮阳强筋骨为主，加羌活祛风胜湿，对于肝肾虚有风湿腰痛者有良效。但要注意，阴虚火旺者慎用。

续断茶

【方源】 经验方。

【组成】 续断 5 g，红茶 3 g。

【制作】 用 200 ml 开水冲泡后饮用，冲饮至味淡。

【功效】 补肝肾，续筋骨，调血脉。

【适应证】 肾虚腰背酸痛、足膝无力、遗精，跌打损伤，风湿痹痛。

【按语】 续断味苦、甘、辛，性微温，具有补肝肾、续筋骨、活血、安胎之作用。若治疗崩漏下血，宜炒用。治腰痛脚弱、遗精，与杜仲、牛膝同用；治崩漏经多，配伍黄芪、熟地黄、赤石脂；治胎漏下血、胎动欲堕、习惯性流产，与桑寄生、菟丝子、阿胶同用。本品能行血脉、续筋骨，而有消肿、止痛、生肌等作用，故为外科、伤科所常用。以本品配伍骨碎补、自然铜、土鳖虫、血竭等，可治跌打损伤、骨折、金疮等。

菟丝五味茶

【方源】 经验方。

【组成】 菟丝子 5 g，五味子 3 g，红茶 3 g。

【制作】 用前两味药的煎煮液 300 ml 泡茶饮用，冲饮至味淡。

【功效】 滋肝补肾。

【适应证】 肝肾不足所致腰膝酸痛、头晕眼花、遗精、遗尿、失眠健忘。

【按语】 菟丝子味辛、甘，性平，补阳益阴、固精缩尿、明目止泻，常用于治疗腰膝酸痛、阳痿、滑精、小便频数等。五味子味酸、甘，性温，能增强中枢神经系统的兴奋与抑制过程，并使之趋于平衡，故能提高工作效能、减轻疲劳,能调节心血管系统而改善血液循环。对呼吸有兴奋作用,又能调节胃液分泌、促进胆汁分泌,以及兴奋子宫、降低血压,并对肝细胞有一定保护作用。收敛固涩、益气生津、补肾宁心,用于久咳虚喘、梦遗滑精、遗尿尿频、久泻不止、内热消渴、心悸失眠。醋炙五味子能增强酸涩收敛作用,酒炙五味子长于补肾固精。凡表邪未解,内有实热,咳嗽初起,麻疹初发均不宜用。两药合用,滋肝补肾。

枸杞生地茶

【方源】 经验方。

【组成】 枸杞 5 g,生地 3 g,绿茶 3 g,冰糖 10 g。

【制作】 用 250 ml 开水冲泡后饮用,冲饮至味淡。

【功效】 滋肝补肾,养阴清热。

【适应证】 肝肾阴虚或体内津液不足所致腰酸痛、口渴烦热、盗汗、潮热。

【按语】 枸杞能滋补肝肾、益精明目。生地,味甘、苦,性寒,清热凉血止血、养阴生津止渴。两药合用,滋肝补肾、养阴清热。注意:外邪实热、脾虚湿滞、腹满便溏者不宜用。

【糖尿病】

芪麦茶

【方源】《千金方》。

【组成】 黄芪 5 g,麦门冬 3 g,生地 3 g,茯神 3 g,瓜蒌3 g,绿茶 5 g。

【制作】 黄芪春秋两季采挖,麦门冬夏季采挖。用前五味药的煎煮液 400 ml 泡茶饮用,冲饮至味淡。

【功效】 益气生津止渴。

【适应证】 消渴,症见饮多、尿多。

【按语】 黄芪补气升阳、益卫固表。麦门冬润肺养阴、益胃生津、清心除烦。生地清热凉血、养阴生津。用于热病伤阴,舌红口干,或口渴多饮，消渴证烦渴多饮等。茯神功效同茯苓，能利水渗湿、健脾及安神，但更偏于安神。栝蒌即瓜蒌，清肺化痰、利气宽胸、润肠通便。注意：瓜蒌反乌头；黄芪补气升阳，易于助火，又能止汗，故凡表实邪盛、气滞湿阻、食积内停、阴虚阳亢、痈疽初起或溃后热毒尚盛等病证，均不宜用此茶。

消渴茶

【方源】《外台秘要》。

【组成】 玉竹、麦门冬各 15 g，黄芪、通草各 100 g，茯苓、干姜、葛根、桑白皮各 50 g，牛蒡根 150 g，干地黄、枸杞根、银花藤、薏苡仁各 30 g，菝葜 24 g。

【制作】 共制粗末，拌入白楮皮白皮根切碎后煎的浓汁中，做成茶块，每块 12 g，焙干备用，每日 1～2 块，加少许食盐，沸水冲泡代茶频饮。

【功效】 清热保津，益气养阴。

【适应证】 消渴病多饮、多食、多尿、形体消瘦，伴面色晄白、短气乏力、头晕耳鸣、腰膝酸软等。

【按语】《外台秘要》记载该方“治消中消渴尤验”。玉竹、麦门冬、葛根、干地黄、枸杞根具有滋养胃、肺、肾、肝之阴液亏虚之效，通草、薏苡仁、桑白皮具有利尿祛湿的作用，黄芪具益气之功。全方共奏清热保津、益气养阴的功效。注意：阴寒内盛者不宜服用此方。

养胃茶

【方源】《本草纲目》。

【组成】 北沙参、麦冬、生地各 15 g，玉竹 5 g。

【制作】 共制粗末，加适量冰糖，煎水代茶饮。

【功效】 益胃生津。

【适应证】 上消及热病伤阴烦渴等。

【按语】 沙参、麦冬、生地、玉竹均有养阴生津的作用，主要用于胃阴不足所致的口干、烦渴等。李时珍对生地黄的评价是：“百日面如桃花，三年轻身不老。”《神农本草经》记载麦冬可主治：“结气，伤中伤饱，胃络脉绝，羸瘦短气。”现代研究麦冬能减轻心肌缺血、缺氧性损害，改善心脏血流动力学效应。现代研究北沙参含生物碱、挥发油等，具有降低体温、镇痛、强心等作用。玉竹具有促进实验动物抗体生成，提高巨噬细胞的吞噬百分数和吞噬指数，促进干扰素合成，抑制结核分枝杆菌生长，降血糖，降血脂，缓解动脉粥样斑块形成，使外周血管和冠状动脉扩张，延长耐缺氧时间，强心，抗氧化，抗衰老等作用。还有类似肾上腺皮质激素样作用。凡脾胃虚寒泄泻、胃有痰饮湿浊及暴感风寒咳嗽者均忌服此茶。

田螺茶

【方源】 经验方。

【组成】 田螺。

【制作】 煮汤代茶饮。

【功效】 清热解毒。

【适应证】 消渴。

【按语】 田螺常做羹汤食用，有清热解毒的作用。此方是我国传统的茶方。《本草别录》载，田螺汁“主耳热赤痛，止渴”。《本草拾遗》亦言，“生浸取汁饮之，止消渴”。脾胃虚寒者忌用此茶。

花粉茶

【方源】 经验方。

【组成】 天花粉 125 g。

【制作】 将天花粉加工制成粗末，每日取 15～20 g，用沸水冲泡，加盖闷几分钟即成。

【功效】 清热，生津，止渴，补虚安神。

【适应证】 主治消渴，身热，烦满，大热。

【按语】 天花粉由栝楼的根制成，生津、止渴、降火、润燥、排脓、消肿，治热病口渴、消渴、黄疸、肺燥咯血、痈肿、痔瘘。《神农本草经》言其“主治消渴、身热。烦满、大热，补虚安神，镇疮伤”。《本草汇言》则视其为“治渴之要药”。每日代茶频饮，久服效果明显。脾胃虚寒、大便滑泄者忌服。

宜兴薄玉茶

【方源】 经验方。

【组成】 薄茶、玉米须。

【制作】 用玉米须熬煮出的汁液,加入薄茶中混合制成。

【功效】 生津止渴,去脂减肥。

【适应证】 糖尿病。

【按语】 薄玉茶主产于江苏,是选用30年以上的老茶树叶加入少量中药材加工制成,是专供糖尿病患者的保健饮品。30年以上的老茶树叶又称为“薄茶”。薄玉茶的咖啡因含量少,不会引起失眠。治糖尿病时用1.5 g薄玉茶加40 ml沸水,每日饮用3次,患者口渴症状减轻,夜间排尿次数减少,尿糖含量减少或者消失。薄玉茶治疗轻、中度糖尿病的效果很好。茶中的多酚类、酯类能促进胰岛素的合成。茶中的多糖类物质有去除血液中过多糖分的作用。日本伊藤园株式会社从茶中提取出一种水溶性多糖化合物,对100名糖尿病患者进行临床试验,连续服用6周后,患者的临床表现都有显著改善。茶中的水杨酸甲酯对减轻糖尿病很有疗效,茶中的维生素C对改善糖尿病微血管脆弱有利,茶中的氨基酸等能促进胰液分泌,有助于降低血糖。表证自汗、气虚咳喘、脾虚水肿者不宜用此茶,高血压、动脉硬化、心功能不全者应慎用。

蚕茧茶

【方源】 经验方。

【组成】 蚕茧50 g。

【制作】 将蚕茧剪开,去蛾蛹,煎水代茶饮。

【功效】 凉血,止渴。

【适应证】 糖尿病口渴多饮,尿频量多,尿糖检验结果持续不降。

【按语】 《本草纲目》记载蚕茧:“煮汁饮,止消渴,反胃。”古方甚称之。朱丹溪言蚕茧能泻膀胱中相火,引清气上朝于口,故能止渴也。本品含有多种氨基酸。对本品过敏者不能服用。

绿茶番茄汤

【方源】 经验方。

【组成】 绿茶5 g,番茄50～150 g。

【制作】 先将番茄用开水烫净后捣烂，加绿茶用开水泡饮。

【功效】 生津止渴，健胃消食。

【适应证】 口渴，食欲不振等。

【按语】 鲜番茄所含的番茄素有抑制细菌的作用；所含的苹果酸、柠檬酸等有机酸和糖类，有助消化、调整胃肠功能的作用。番茄含有丰富的营养，又有多种功用，被称为神奇的菜中之果。番茄中含有果酸，能降低胆固醇的含量，对高脂血症很有益处。此茶日服 1 剂。注意：急性肠炎、细菌性痢疾及溃疡活动期患者不宜食用。

皋芦叶茶

【方源】 经验方。

【组成】 皋芦叶每日 1 把。

【制作】 洗净切碎，煎水代茶饮。

【功效】 清热养阴。

【适应证】 消渴，头痛，烦热。

【按语】 据《本草纲目拾遗》载，皋芦叶能“止渴明目，除烦，不睡，消痰”。皋芦叶出南海诸山，叶似茗而大。南人取之当茗，极重之。《广州记》曰：新平县出皋芦。皋芦，茗之别名也。叶大而涩。又《南越志》曰：龙川县出皋芦。叶似茗，味苦涩，土人为饮。南海谓之过罗，或曰物罗，皆夷语也。《海药本草》云：谨按《广州记》云，出新平县。状若茶树，阔大，无毒。主烦渴热闷，下痰，通小肠淋，止头痛。彼人用代茶，故人重之如蜀地茶也。

菝葜叶茶

【方源】 经验方。

【组成】 菝葜叶 30 g。

【制作】 洗净切细，煎水代茶饮。

【功效】 祛风胜湿。

【适应证】 糖尿病。

【按语】 菝葜叶，味甘，性温，无毒。《日华子本草》：“治风肿，止痛。扑损、恶疮，以盐涂敷。”《本草图经》：“酿酒，治风毒，脚弱，痹满上气。”现代临床主要用于糖尿病患者的辅助治疗。本茶不宜用于虚证患者。

淮山药茶

【方源】 经验方。

【组成】 淮山药 30～50 g。

【制作】 煎水代茶饮。

【功效】 补脾胃,益肺肾。

【适应证】 糖尿病和老年多尿症。

【按语】 山药“主伤中补虚,除寒热邪气,补中益气力,长肌肉,久服耳目聪明”。许多古典医籍都对山药做了很高的评价。在民间,山药是人所共知的滋补佳品。现代科学分析,山药的最大特点是含有大量的黏蛋白。黏蛋白是一种多糖蛋白质的混合物,对人体具有特殊的保健作用,能防止脂肪沉积在心血管上,保持血管弹性,阻止动脉粥样硬化过早发生;可减少皮下脂肪堆积;能防止结缔组织的萎缩,预防类风湿关节炎、皮痹(硬皮病)等胶原病的发生。一般人群均可服用。

糯稻秆茶

【方源】 经验方。

【组成】 糯稻秆 10 g。

【制作】 切碎炒焦,布包后用沸水冲泡代茶饮。

【功效】 收敛止渴。

【适应证】 糖尿病及口渴。

【按语】 《滇南本草》:“宽中,下气,温中,止泻,消牛马肉积宿食,小儿乳食结滞,肚腹疼痛。稻草节,走周身经络,治痰火疼痛。”本茶有收敛止渴的功效。注意:阴邪内盛不宜服用。

生地二冬茶

【方源】 经验方。

【组成】 生地 5 g,麦冬 3 g,天冬 3 g,绿茶 3 g。

【制作】 用 250 ml 开水冲泡后饮用,冲饮至味淡。

【功效】 清热生津。

【适应证】 热病后伤津所致口烦渴、汗出和消渴。

【按语】 生地具有清热凉血止血、养阴生津止渴作用。麦冬味甘、微苦,性微寒,具有强心、抗心绞痛与抗休克作用,能降血糖。此外,尚有增强免疫力、抗菌、镇咳、抗炎、抗肿瘤等药理作用。清养肺胃之阴多去心用,润阴清心多连心用。润肺养阴、益胃生津、清心除烦。用于肺阴不足、温燥伤肺所致干咳气逆、咽干鼻燥等,胃阴不足所致舌干口渴,温病邪热入营所致身热夜甚、烦躁不安,还可用于肠燥便秘。天冬,味甘、苦,性大寒,有升高外周白细胞,增强单核巨噬细胞系统吞噬功能与体液免疫,广谱抗菌,止血和抗白血病等作用。天冬酰胺有镇咳和祛痰的药理作用。清肺降火、养阴润燥。用于肺燥干咳、顿咳痰黏、咽干口渴、肠燥便秘。三药合用,清热生津作用甚好。但要注意,感冒风寒或有痰饮湿浊的咳嗽,以及脾胃虚寒、食少便溏者忌服。

天花粉茶

【方源】 经验方。

【组成】 天花粉 10 g,绿茶 3 g。

【制作】 用 300 ml 开水冲泡后饮用。可加冰糖。

【功效】 生津止渴,降火润燥,排脓消肿。

【适应证】 热病口渴,消渴,肺燥咯血,黄疸,痈疽肿毒。

【按语】 天花粉为葫芦科植物栝楼的根,味甘、微苦,性微寒,具有抗早孕、致流产、提高免疫,以及一定的抗病毒的药理作用。能清热生津、消肿排脓。用于热病烦渴、肺热燥咳、内热消渴、疮疡肿毒等。注意:天花粉反乌头,亦不可用于孕妇。

玄参茶

【方源】 经验方。

【组成】 玄参 10 g,绿茶 3 g。

【制作】 用 300 ml 开水冲泡后饮用。可加冰糖。

【功效】 滋阴降火,除烦,解毒。

【适应证】 热病烦渴、便秘,自汗盗汗,咽喉肿痛,痈肿,皮肤炎症。

【按语】 玄参,味苦、甘、咸,具有降血压、降血糖、抗真菌的药理作用。能凉血滋阴、泻火解毒。用于热病伤阴，舌绛烦渴，温毒发斑，津伤便秘，骨蒸劳咳，目赤，咽痛，瘰疬，白喉，痈肿疮毒。注意：本品性寒而滞，脾胃虚寒，胸闷少食者不宜用；反藜芦。

生地石膏茶

【方源】《千家妙方》。

【组成】 生地 30 g，打碎的石膏 60 g。

【制作】 取生石膏 60 g（打碎，布包），鲜生地 30 g，加清水适量煎取汁，代茶频饮。

【功效】 清热滋阴，解渴。

【适应证】 糖尿病所致口渴引饮、多食善饥等。

【按语】 生地入心、肝、肾经，乃滋阴益肾之品，内、外各科常用于肾阴不足、燥热偏胜之证。《圣济总录》用地黄治消渴。现代药理研究发现，地黄有明显的降血糖作用。石膏性寒，味辛、甘，具有清热泻火作用，善治气分实热、肺胃燥热之消渴，以及热病烦渴。根据近年来的古方实验报道，“人参白虎汤”对四氧嘧啶糖尿病小鼠有降血糖作用，其作用主要来自知母及人参，但仅以知母及人参合用，则出现相互拮抗，加入石膏则可协调二药而共同发挥良好的降血糖作用。可见石膏单味使用，其功用主要是清热除烦止渴，而配伍其他滋阴生津药，常可增强降血糖效果。中药方剂配伍之作用，还有待于进一步发掘。本方代茶饮，每日 1 剂。阳虚体质及脾胃有湿邪蕴滞，表现为纳少、舌苔白腻者忌服。

【风湿性关节炎】

五加杜仲茶

【方源】《卫生家宝方》。

【组成】 五加皮 5 g，杜仲 3 g，花茶 3 g。

【制作】 五加皮、杜仲夏秋两季采收。用 250 ml 开水冲泡后饮用，冲饮至味淡。

【功效】 补肝肾，祛风湿。

【适应证】 肝肾不足及风湿腰腿疼痛。

【按语】 五加皮味辛、苦，性温，祛风湿、强筋骨，用于风湿痹痛、四肢拘挛、腰膝软弱、小儿行迟等病证。《本草纲目》中记载其："治风湿痿痹、壮筋骨。"杜仲能补益肝肾、强筋骨，为治肝肾不足，腰膝酸痛或痿软无力之要药。《中国药典》(2010 年版一部)谓其："补肝肾，强筋骨，安胎。用于肝肾不足，腰膝酸痛，筋骨无力，头晕目眩，妊娠漏血，胎动不安。"本方阴虚火旺者、胃炎及胃溃疡者慎用。

牛柏茶

【方源】《医学正传》。

【组成】 牛膝 5 g，黄柏 2 g，苍术 2 g，花茶 3 g。

【制作】 牛膝冬季挖根，黄柏清明前后采收。用 300 ml 开水冲泡后饮用，冲饮至味淡。

【功效】 活血，清热，燥湿。

【适应证】 湿热下注，两脚麻木或热胀痛。

【按语】 牛膝，活血祛瘀、补肝肾、强筋骨、利尿通淋、引血下行。主治腰膝酸痛，下肢痿软，血滞经闭，痛经，产后血瘀腹痛，癥瘕，胞衣不下，热淋，血淋，跌打损伤，痈肿恶疮，咽喉肿痛等病证。黄柏清热燥湿、泻火解毒、退虚热。苍术芳香燥烈，有较强的燥湿健脾作用，辛散温燥，能祛风湿。本茶孕妇及月经过多者忌用。黄柏大苦大寒，易损胃气，脾胃虚寒者忌服。

五加远茶

【方源】《瑞竹堂经验方》。

【组成】 五加皮 5 g，远志 3 g，花茶 3 g。

【制作】 用 250 ml 开水泡饮，冲饮至味淡。

【功效】 祛风除湿。

【适应证】 脚气，骨节皮肤肿湿疼痛。

【按语】 五加皮归肝、肾经，具祛风湿、强筋骨作用。现代研究发现，它还具有抗肿瘤、抗疲劳、降低全血黏度、防止动脉粥样硬化形成等作用。远志味苦、辛，性温，性善宣泄通达，既能开心气而宁心安神，又能通肾气而强志不忘，为交通心肾之佳品。阴虚火旺者、胃炎及胃溃疡者慎用此茶。

续断杜仲茶

【方源】《扶寿精方》。

【组成】 续断5 g,杜仲3 g,牛膝3 g,木瓜3 g,花茶5 g。

【制作】 用前四味药的煎煮液350 ml泡茶饮用,冲饮至味淡。

【功效】 补肝肾,祛风湿。

【适应证】 腰痛,腿脚酸软,风寒湿痹痛。

【按语】 方中续断味辛,性微温,补肝肾、续筋骨、调血脉。杜仲补肝肾、强筋骨,为治腰痛要药。牛膝味苦、酸,性平,活血通经、消痈肿、补肝肾、强筋骨;木瓜味酸,性温,平肝舒筋活络、和胃化湿。诸药合用,性偏温,主入肝、肾经,功专补肝肾、强筋骨、舒筋活络、祛风湿,适用于偏于风寒湿的腰腿关节疼痛、酸软无力。但需注意,热痹者不宜饮用。

菟丝牛膝茶

【方源】《经验后方》。

【组成】 菟丝子5 g,牛膝3 g,红茶3 g。

【制作】 用前两味药的煎煮液300 ml泡茶饮用,冲饮至味淡。

【功效】 补肝肾,祛风湿,活血。

【适应证】 男子腰膝软痛、阳痿,四肢顽麻无力。

【按语】 菟丝子补阳益阴、固精缩尿、明目止泻,常用于治疗腰膝酸痛、阳痿、滑精、小便频数等。牛膝活血通经、消痈肿、补肝肾、强筋骨,常用于治疗腰膝酸痛、阳痿等。两药合用,补肝肾、强筋骨、祛风湿,用于治疗肾虚所致腰膝软痛、阳痿,或肝肾虚风寒湿所致四肢顽麻无力,效果甚好。

寄生风茶

【方源】《杨氏护命方》。

【组成】 桑寄生5 g,防风3 g,川芎3 g,甘草3 g,红茶3 g。

【制作】 用前三味药的煎煮液300 ml泡甘草、红茶饮用,冲饮至味淡。

【功效】 祛风除湿,活血止痛。

【适应证】 风湿腰腿痛，未见寒热。

【按语】 桑寄生味苦，性平，能补肝肾、强筋骨、祛风湿、安胎元；防风味辛、甘，性微温，能解表、祛风湿、解痉；川芎味辛，性温，行气开郁、祛风燥湿、活血止痛；甘草味甘，性平，补脾润肺、解毒、止痛、调和药性。诸药合用，祛风除湿、活血止痛效果好，用于风湿所致头身疼痛、关节不利，不拘时温服。

五加归膝茶

【方源】《外科大成》。

【组成】 五加皮 5 g，当归 3 g，牛膝 2 g，花茶 3 g。

【制作】 用 300 ml 开水冲泡，或用前三味药的煎煮液泡茶。冲饮至味淡。

【功效】 祛风除湿，活血祛瘀。

【适应证】 鹤膝风，风湿性关节炎，四肢痹痛。

【按语】 鹤膝风相当于西医的结核性关节炎。以膝关节肿大疼痛，而股胫的肌肉消瘦为特征，形如鹤膝，故名鹤膝风。该病由肾阴亏损，寒湿侵于下肢、流注关节所致。五加皮味辛、苦，性温，归肝、肾经，具祛风湿、强筋骨作用，用于风湿痹痛、四肢拘挛、腰膝软弱、小儿行迟等病证。现代研究，本品还具有抗肿瘤、抗疲劳、降低全血黏度、防止动脉粥样硬化形成等作用。当归味甘、辛，性温，补血活血，善止血虚血瘀之痛，且有散寒功效，用于虚寒腹痛、瘀血作痛、跌打损伤、痹痛麻木。牛膝既能补肝肾、强筋骨，又能通血脉而利关节，性善下走，治下半身腰膝关节酸痛，为其专长。本茶阴虚火旺者、胃炎及胃溃疡者慎用，孕妇及月经过多者忌用。

苍耳茶

【方源】《古今医统大全》。

【组成】 苍耳子、细茶。

【制作】 苍耳子适量，炒熟，碾成细末，每次取苍耳末 3 g，细茶 3 g，一起用水煎煮。

【功效】 祛风止痛，舒筋脉。

【适应证】 老人风痹，筋脉拘急。

【按语】 苍耳子为菊科植物苍耳带包的果实，性温味甘，有毒。入药有散风止痛、祛湿杀虫的功效，善治风寒头痛、鼻渊、风寒湿痹、四肢挛痛、疥痒等病证。以此药配以茶饮，每日1剂，对老人风痹、筋脉拘急有一定的辅助治疗作用。但因苍耳有毒，故用量不宜过大。

五加羌茶

【方源】 经验方。

【组成】 五加皮5 g，羌活3 g，花茶3 g。

【制作】 五加皮夏秋两季采收，羌活初春及秋季采收。用250 ml开水冲泡后饮用，冲饮至味淡。

【功效】 祛风湿，强筋骨。

【适应证】 风湿性关节炎，产后关节疼痛。

【按语】 五加皮祛风湿、强筋骨。羌活解表散寒、祛风胜湿、止痛。羌活祛风湿的作用甚为显著，为祛风胜湿常用之品。但一般认为本品宜用于风湿痹痛在身半以上者。阴虚火旺者慎用本茶。

威灵仙茶Ⅰ

【方源】 经验方。

【组成】 威灵仙5 g，花茶3 g。

【制作】 威灵仙秋季采挖。用200 ml开水冲泡后饮用，冲饮至味淡。

【功效】 祛风湿，消痰散积，降血糖。

【适应证】 痛风顽痹，腰膝冷痛，癥瘕积聚，脚气，关节炎，肝炎，扁桃体炎。

【按语】 威灵仙味辛、咸，性温。性善走，通经络、祛风湿、止痛作用较强。风湿痹痛，肢体麻木，筋脉拘挛，关节屈伸不利者，均可应用。《药品化义》："灵仙，性猛急，盖走而不守，宣通十二经络。主治风、湿、痰、壅滞经络中，致成痛风走注，骨节疼痛，或肿，或麻木。风胜者，患在上，湿胜者，患在下，二者郁遏之久，化为血热，血热为本，而痰则为标矣，以此疏通经络，则血滞痰阻，无不立豁。"现代医学研究表明威灵仙能治疗腮腺炎、急性黄疸型传染性肝炎、丝虫病、关节炎、睑腺炎、结膜炎、扁桃体炎及骨鲠等。本品性走窜，久服易伤正气，体弱者宜慎用。

威灵仙茶Ⅱ

【方源】 经验方。

【组成】 威灵仙 30 g。

【制作】 威灵仙，洗净水煎，取液保温，代茶频饮。

【功效】 消痰散结。

【适应证】 扁桃体炎。

【按语】 威灵仙，功能祛风湿、通经络、消痰涎、散癖积，治痛风、顽痹、腰膝冷痛、脚气、疟疾、百瘕积聚、破伤风、扁桃体炎、诸骨鲠咽。《开宝本草》："主诸风，宣通五藏，去腹内冷滞，心隔痰水久积，百瘕痃癖气块，膀胱宿脓恶水，腰膝冷疼及疗折伤。"气虚血弱，无风寒湿邪者忌服。

威灵骨茶

【方源】 经验方。

【组成】 威灵仙 5 g，骨碎补 3 g，花茶 3 g。

【制作】 威灵仙秋季采挖，骨碎补全年可采。用前两味药的煎煮液 300 ml 泡茶饮用，冲饮至味淡。

【功效】 补肾气，强筋骨，祛风湿。

【适应证】 风寒湿痹痛，关节炎，产后耻骨痹痛，肾虚风寒牙痛。

【按语】 威灵仙通经络、祛风湿、止痹痛。骨碎补补肾、活血、止血、续伤。治肾虚久泻及腰痛，风湿痹痛，齿痛，耳鸣，跌打闪挫，骨伤，阑尾炎，斑秃，鸡眼。现代医学研究表明，骨碎补多糖和骨碎补双氢黄酮苷具有降血脂和抗动脉硬化的作用。骨碎补能促进骨对钙的吸收，提高血钙和血磷水平，有利于骨折的愈合；改善软骨细胞，推迟骨细胞的退行性病变。此外，骨碎补双氢黄酮苷还有明显的镇静、镇痛作用。本茶阴虚及无瘀血者慎服。

独活茶

【方源】 经验方。

【组成】 独活 10 g，花茶 3 g。

【制作】 独活春初或秋末采挖。用 300 ml 开水冲泡后饮用，冲饮至味淡。

【功效】 祛风湿,散寒止痛,镇静,镇痛,抗炎,催眠。

【适应证】 风寒湿痹,腰膝酸痛,手足挛痛,头痛,牙痛,慢性支气管炎。

【按语】 独活辛散苦燥,气香温通,功善祛风湿、止痹痛、解表,为治风湿痹痛主药,凡风寒湿邪所致之痹病,无论新久,均可应用。因其主入肾经,性善下行,尤以腰膝、腿足关节疼痛属下部寒湿者为宜。《本草汇言》:“独活,善行血分,祛风行湿散寒之药也。凡病风之证,如头项不能俯仰,腰膝不能屈伸,或痹痛难行,麻木不用,皆风与寒之所致,暑与湿之所伤也;必用独活之苦辛而温,活动气血,祛散寒邪,故《本草》言能散脚气,化奔豚,疗疝瘕,消痈肿,治贼风百节攻痛,定少阴寒郁头疼,意在此矣。”现代研究,独活有抗炎、镇痛及镇静作用,对血小板聚集有抑制作用,并有降压作用,但不持久。所含香柑内酯、花椒毒素等有光敏及抗肿瘤作用。阴虚血燥者慎服本茶。

松节茶

【方源】 经验方。

【组成】 松节 5 g,花茶 3 g。

【制作】 四季采收松节。用松节的煎煮液 200 ml 泡茶饮用,冲饮至味淡。

【功效】 祛风燥湿,舒筋活络。

【适应证】 关节风痛,转筋挛痛,鹤膝风,脚气,跌损瘀血。

【按语】 松节味苦,性温,归肝经。功效为祛风燥湿、止痛。用于风寒湿痹,历节风痛,脚痹痿软,跌打伤痛。《本草汇言》:“松节,气温性燥,如足膝筋骨,有风有湿,作痛作酸,痿弱无力者,用此立痊。倘阴虚髓乏,血燥有火者,宜斟酌用之。”临床与不同药物配伍,能治百节风虚,脚痹疼痛,风湿性关节炎,大骨节病,跌打损伤,从高处坠损,恶血攻心,胸膈烦闷,反胃等。阴虚血燥者慎服本茶。

千年健茶

【方源】 经验方。

【组成】 千年健 10 g,花茶 3 g。

【制作】 夏秋两季采挖。用300 ml开水冲泡后饮用，冲饮至味淡。

【功效】 祛风除湿，壮骨止痛，消肿。

【适应证】 风湿痹痛，肢节酸痛，筋骨痿软，胃痛，痈疽疮肿，中风半身不遂。

【按语】 味辛、苦，性温，入肝、肾经。具有祛风湿、舒筋活络、强健筋骨、止痛、消肿等功效，主治风湿痹痛、肢节酸痛、筋骨痿软、跌打损伤、胃痛、痈疽疮肿等。《本草正义》："千年健，今恒用之于宣通经络，祛风逐痹，颇有应验。盖气味皆厚，亦辛温走窜之作用也。"阴虚内热者慎服。

络石藤茶

【方源】 经验方。

【组成】 络石藤10 g，花茶3 g。

【制作】 冬季或次春采割。用300 ml开水冲泡饮用，冲饮至味淡。

【功效】 祛风通络，止血消瘀，降血压。

【适应证】 风湿痹痛，筋脉拘挛，跌打损伤，风湿性关节炎。

【按语】 络石藤味苦，性微寒，具祛风通络、凉血消肿功效，用于风湿痹痛、筋脉拘挛。络石藤兼能清热，痹痛偏热性者较为适宜。《本草纲目》记载："络石，气味平和，其功主筋骨关节风热痈肿，变白耐老，即医家鲜知用者，岂以其近贱而忽之耶。服之当浸酒耳。"阳虚畏寒，大便溏泻者禁服。

络加茶

【方源】 经验方。

【组成】 络石藤5 g，五加皮3 g，花茶3 g。

【制作】 络石藤冬季或初春采割，五加皮夏秋两季采收。用250 ml开水冲泡后饮用，冲饮至味淡。

【功效】 祛风除湿，强筋骨。

【适应证】 风湿性关节炎。

【按语】 络石藤祛风通络、凉血消肿，兼能清热。五加皮祛风湿、强筋骨，用于风湿痹痛、四肢拘挛、腰膝软弱等。《本草纲目》中记载其："治风湿痿痹、壮筋骨。"五加皮使用方便，煎汤，入丸、散或浸酒均可。此茶阴虚火旺者慎用。

桑寄风茶

【方源】 经验方。

【组成】 桑寄生 5 g，防风 3 g，花茶 3 g。

【制作】 桑寄生冬季至次春采割，防风春秋季采挖。用 250 ml 开水冲泡后饮用，冲饮至味淡。

【功效】 祛风止痛。

【适应证】 风湿寒阻滞头痛肢疼。

【按语】 桑寄生能补肝肾、强筋骨、祛风湿、安胎元，用于风湿痹痛，腰膝酸软，筋骨无力，崩漏经多，妊娠漏血，胎动不安，高血压。《本草求真》："桑寄生，号为补肾补血要剂。缘肾主骨，发主血，苦入肾，肾得补则筋骨有力，不致痿痹而酸痛矣。甘补血，血得补则发受其灌荫，而不枯脱落矣。故凡内而腰痛、筋骨笃疾、胎堕，外而金疮、肌肤风湿，何一不借此以为主治乎。"防风发散风邪、祛风止痛、胜湿，性微温，甘缓不峻，用于风寒湿痹、关节疼痛、四肢挛急等。阴虚火旺者慎用此茶。

豨莶茶

【方源】 经验方。

【组成】 豨莶草 10 g，花茶 3 g。

【制作】 上两味用 300 ml 开水冲泡后饮用，冲饮至味淡。

【功效】 祛风湿，利筋骨；降血压，抗炎。

【适应证】 四肢麻痹，筋骨疼痛，腰膝无力，疔疮肿毒，急性肝炎，高血压。

【按语】 豨莶草味苦性寒，祛风湿、通经络、清热解毒。用于风湿痹痛，骨节疼痛，四肢麻木，脚弱无力及中风手足不遂等。豨莶草又称肥猪草，出自《唐本草》："豨莶，叶似酸浆而狭长，花黄白色，田野皆识之。""猪膏莓(即豨莶草)，叶似苍耳，茎固有毛，生下湿地，所在皆有。"此茶无风湿者慎服，阴血不足者忌服。

路路通茶

【方源】 经验方。

【组成】 路路通 5 g,花茶 3 g。

【制作】 冬季果实成熟后采收,用 200 ml 开水冲泡后饮用,冲饮至味淡。

【功效】 祛风通络,利水除湿。

【适应证】 肢体痹痛,手足拘挛,胃痛,水肿,痈疽,湿疹疮疡。

【按语】 路路通,祛风活络、利水通经。用于关节痹痛,麻木拘挛,水肿胀满,乳少经闭。《本草纲目拾遗》谓其:"舒经络拘挛,周身痹痛,手脚及腰痛。"本品为聚花果,由多数小蒴果集合而成,呈球形,直径 2~3 cm。基部有总果梗。表面灰棕色或棕褐色,有多数尖刺及喙状小钝刺,长 0.5~1 mm,常折断,小蒴果顶部开裂,呈蜂窝状小孔。体轻,质硬,不易破开。气微,味淡。本茶孕妇忌服。

芪术茶

【方源】 经验方。

【组成】 黄芪 5 g,白术 3 g,花茶 3 g。

【制作】 上三味用 250 ml 开水冲泡后饮用,冲饮至味淡。

【功效】 补气健脾利水。

【适应证】 气虚水湿停滞之关节痹痛、水肿、肝硬化腹水等。

【按语】 黄芪味甘性微温,归脾、肺经。能补气升阳、益卫固表、托毒生肌、利水退肿。用于治疗气虚乏力,中气下陷,久泻脱肛,便血崩漏,表虚自汗,痈疽难溃,久溃不敛,血虚萎黄,内热消渴,慢性肾炎,蛋白尿,糖尿病等。现代医学研究表明,黄芪含皂苷、蔗糖、多糖、多种氨基酸、叶酸及硒、锌、铜等多种微量元素,有增强机体免疫功能、保肝、利尿、抗衰老、抗应激、降压和较广泛的抗菌作用,能消除实验性肾炎蛋白尿,增强心肌收缩力,调节血糖含量。黄芪不仅能扩张冠状动脉,改善心肌供血,提高免疫功能,而且能够延缓细胞衰老的进程。白术归脾、胃经,能补气健脾、燥湿利水、止汗安胎。为治水湿停滞之要药,用于脾虚不能运化,水湿停留而为痰饮水肿等病证。本品补气升阳,易于助火,又能止汗,故凡表实邪盛、气滞湿阻、食积内停、阴虚阳亢、痈疽初起或溃后热毒尚盛等病证,均不宜用。

柳芽茶

【方源】 经验方。

【组成】 柳芽、绿茶。

【制作】 泡茶时,要选用刚萌出的嫩芽晒干,然后同茶叶一起用开水冲泡。

【功效】 清热通痹明目。

【适应证】 黄胖和筋骨疼痛的防治。

【按语】 柳属落叶乔木或灌木。柳条柔韧,种子具毛。叶形狭长,其芽似茶,《本草纲目》称,我国茶民多用此杂于茶中者。柳芽可以食用,可泡茶,也可治病,不过要在未开花絮之前采摘。迄今扬州长春岭寺内的僧人仍用柳叶和茶叶混合制成"消灾延寿茶"。用柳芽和茶叶泡成的茶,观之清香、饮之可口。古书上说它主治"风水黄症,湿痹挛急,膝痛"等。在扬州的广陵区一带还用柳芽拌在饭里或和面蒸卷食之,以清热明目。

细茶羌活汤

【方源】 经验方。

【组成】 细茶1～2 g,羌活3～5 g,炙甘草5～10 g。

【制作】 先将羌活用微火烘干研末,然后和其余两味一起用开水泡饮。

【功效】 祛风解表,祛湿止痛。

【适应证】 外感风寒,风湿痹痛。

【按语】 羌活,散表寒、祛风湿、利关节。治感冒风寒,头痛无汗,风寒湿痹,项强筋急,骨节酸疼,风水水肿,痈疽疮毒。《药性论》记载其:"治贼风、失音不语,多痒血癞,手足不遂,口面歪邪,遍身顽痹。"日服1剂,分3次在饭后饮服。血虚痹痛忌服。

少阴头痛者可加细辛3～5 g。为制羌活燥烈,可加用生地黄30 g。发热重者可加蒲公英30 g,板蓝根25 g同煎。类风湿关节炎患者可适当增加剂量为羌活15 g,炙甘草25 g,煎汤泡茶加红糖25 g饭后饮服。1个月为1疗程,每一疗程间停药10日,期间可服薏米粳米粥。

贫血者服此药时可辅以四物汤（当归 9 g，熟地黄 15 g，白芍 20 g，川芎 10 g，炙甘草 10 g 煎服），每隔 3 日服 1 剂。

绿茶丝瓜汤

【方源】 经验方。

【组成】 绿茶 5 g，丝瓜 50～150 g。

【制作】 鲜丝瓜去表层后切片煎汤，然后泡茶饮服；或用丝瓜络 10～20 g 煎汤后泡茶饮。

【功效】 清热解毒，凉血止血，祛痰止咳。

【适应证】 风湿关节疼痛，手足抽搐。

【按语】 丝瓜性寒滑。《本草求真》："丝瓜性属寒物、味甘体滑。凡人风痰湿热，蛊毒血积，留滞经络，发为痈疽疮疡，崩漏肠风，水肿等症者，服之有效，以其通经达络，无处不至。"但过服亦能滑肠作泄，故书有言，此属菜中不足，食之当视脏气以为可否也。

暑热、倦怠、口渴、尿赤者可加冬瓜皮 30 g，薏苡仁 20 g，红糖 25 g，同煎；水肿者可加灯心草 5 g，葱白 15 g 同煎；足背疼痛者可加枳壳 5 g，橘络 10 g，甘草 10 g 同煎；乳腺炎患者可加蒲公英 25 g 同煎；百日咳患者可加花生仁 50 g，冰糖 30 g 同煎；手足抽搐者可加铁脚架（光皮木瓜）15～30 g，红糖 25 g 同煎。

绿茶苡仁汤

【方源】 经验方。

【组成】 绿茶 1～3 g，苡仁（薏苡仁）25～50 g。

【制作】 先加水将苡仁煮熟，然后加绿茶再煮片刻，待温时分 3 次服。日服 1 剂。

【功效】 抗癌，解毒，排脓，健胃，除湿。

【适应证】 脾虚湿盛，关节炎等。

【按语】 《本草纲目》谓苡仁"健脾益胃，补肺清热、祛风胜湿，养颜、驻容、轻身延年"。《本草新编》："苡仁最善利水，不至损耗真阴之气，凡湿盛在下身者，最宜用之，视病之轻重，准用药之多寡，则阴阳不伤，而湿病易去。"因为薏苡仁会使身体冷虚，虚寒体质者不适宜长期服用，所以孕妇及正值经期的妇女应该避免食用。

生地英茶

【方源】 经验方。

【组成】 生地5 g,蒲公英3 g,绿茶3 g。

【制作】 用前两味药的煎煮液300 ml泡茶饮用,冲饮至味淡。

【功效】 凉血解毒,散结除痹。

【适应证】 风湿性关节炎,关节红肿热痛,痈疮肿毒。

【按语】 生地能清热凉血止血、养阴生津止渴。蒲公英味苦、甘,性寒,清热解毒、消痈散结之力较强,还可利尿通淋。两药合用,清热凉血解毒、消痈散结。注意:脾胃虚寒、食少便溏者忌服。

葡萄茯苓茶

【方源】 经验方。

【组成】 鲜葡萄30 g,茯苓3 g,羌活3 g,绿茶3 g。

【制作】 用葡萄、茯苓、羌活的煎煮液泡茶。

【功效】 祛风湿,运脾利水。

【适应证】 风寒湿关节疼痛。

【按语】 葡萄性平,味甘、酸,有补气血、益肝肾、生津液、强筋骨、止咳除烦、补益气血、通利小便的功效。茯苓利水渗湿、健脾补中、宁心安神。羌活味辛、苦,性温,能散表寒、祛风湿、利关节、止痛。各药合用后能除风湿、运脾利水。注意:糖尿病患者、便秘者、脾胃虚寒者少食。

杏花茶

【方源】 经验方。

【组成】 杏花1 g,杜仲3 g,花茶3 g。

【制作】 用开水泡饮。或用杜仲的煎煮液冲泡杏花、花茶饮用。

【功效】 祛风湿,强筋除痹。

【适应证】 风湿腰腿痛。

【按语】 杏花味苦,性温,无毒,含葡萄糖、果糖、蔗糖等。具有活血补虚、祛风通络的作用,可以营养肌肤,祛除面上的粉斑。《名医别录》言其“主补不足,女子伤中,寒热痹,厥逆”,主治不孕、肢体痹痛、手足逆冷。宋代的《太平圣惠方》中,有以杏花、桃花洗面治斑点的记载。将杏花熬粥服用，可以预防粉刺和黑斑。杜仲具有补肝肾、强筋骨、安胎的作用，为治腰痛要药。两药合用后能祛风湿，强筋除痹。

独芪茶

【方源】《延年方》。

【组成】独活 5 g，黄芪 3 g，花茶 3 g。

【制作】独活春初或秋末采挖，黄芪秋季采挖质量较好。用 250 ml开水冲泡后饮用，冲饮至味淡。

【功效】益气祛湿，消肿止痛。

【适应证】风湿内阻所致四肢关节不利、头面肿痛、尿少等。

【按语】独活祛风湿、止痛、解表。凡风寒湿邪痹着于肌肉关节，无问新久，均可应用。尤以下部之痹病为适宜。故腰腿疼痛，两足痿痹不能行走，属于寒湿所致者，本品为要药。《本草正》谓其："专理下焦风湿，两足痛痹，湿痒拘挛。"现代研究，独活有抗炎、镇痛及镇静作用；对血小板聚集有抑制作用；并有降压作用，但不持久；所含香柑内酯、花椒毒素等有光敏及抗肿瘤作用。黄芪补气升阳、益卫固表、利水退肿。黄芪能补脾肺之气，为补气要药。对于气虚失运、水湿停聚引起的肢体面目水肿、小便不利等，黄芪具有利尿退肿功效。本茶黄芪补气升阳，易于助火，凡表实邪盛、气滞湿阻、食积内停、阴虚阳亢、痈疽初起或溃后热毒尚盛等病证，均不宜用。

土牛膝茶

【方源】《中医良药良方》。

【组成】土牛膝 30 g，鸡血藤 30 g。

【制作】上药研粗末，置保温瓶中，用沸水适量冲泡，加盖闷 30 分钟后即可滤汁饮用。

【功效】清热祛湿，活血舒筋。

【适应证】风寒湿痹，肢体关节疼痛，痛处或固定不移，或游走不定；跌仆损伤后遗症引起的肢体关节疼痛。

【按语】土牛膝味苦、酸，性平，功能活血散瘀、祛湿利尿、清热解毒。《本草纲目拾遗》载牛膝"活血化瘀宽筋，理跌打损伤"。《上海常用中草药手册》:“通经利尿,清热解毒,活血止痛。治脚气肿胀,关节炎,风湿痛。”鸡血藤功能活血、舒筋,《现代实用中药》谓其“为强壮性之补血药,适用于贫血性之神经麻痹症,如肢体及腰膝酸痛,麻木不仁等”。据药理研究,丰城鸡血藤酊剂对大鼠甲醛性“关节炎”有显著疗效。两药合用,祛风湿、舒经络而除痹痛。代茶饮用,每日1剂。方中土牛膝性善下行能滑窍,故患有梦遗滑精及脾虚泄泻者应慎服,孕妇忌服。

土茯苓茶

【方源】《浙江民间常用草药》。

【组成】土茯苓、猪肉适量。

【制作】土茯苓(去皮)120～250 g,瘦猪肉(切细块)250 g,置瓦锅内,加水1 000 ml,文火煎煮60分钟左右(至肉稀烂为度)。

【功效】除湿通利止痛。

【适应证】风寒湿痹阻引起的关节骨痛,其痛或在一处,或在几处,如骨性关节炎、关节内骨折愈合后引起的疼痛等;梅毒性关节炎引起的关节疼痛。

【按语】土茯苓为百合科植物土茯苓的根茎,味甘、淡,性平,功能解毒、除湿、利关节。《本草纲目》说它能“健脾胃,强筋骨,去风湿,利关节,止泄泻,治拘挛骨痛”。《本草推陈》谓其能“治风湿痛、关节拘挛、筋骨痛等症”。《本草正义》认为它“能入络,搜剔湿热之蕴毒”,“故专治杨梅毒疮,深入百络,关节疼痛,甚至腐烂”。猪肉功能滋阴润燥,《本经逢源》说其“精者补肝益血”。两者配伍使用,治疗风痹关节骨痛有效。每日1剂,吃肉饮汤,分2～3次饮完。因为土茯苓忌铁器及茶叶,故煎药不可用铁锅,亦不可与茶叶同饮。肝肾阴虚者慎服。

【甲状腺肿】

海带茶

【方源】经验方。

【组成】 干海带500 g。

【制作】 浸泡24小时，切成细丝，入锅炒干，封存瓷器内备用，每次3 g，沸水冲泡，代茶饮。

【功效】 软坚化痰。

【适应证】 地方性甲状腺肿的预防。

【按语】 《本草纲目》谓其"治水病瘿病，功同海藻"。海带是一种营养价值很高的蔬菜，与菠菜、油菜相比，除维生素C外，其粗蛋白、糖、钙、铁的含量均高出几倍乃至几十倍。海带是一种含碘量很高的海藻，一般含碘3‰～5‰，多者可达7‰～10‰。从中提制可得碘和褐藻酸。多食海带能预防动脉硬化，降低胆固醇与脂肪的积聚。食海带过多会诱发碘甲状腺功能亢进症。碘剂虽能抑制甲状腺素的释放，但不能抑制甲状腺素的合成，故本茶不能用于甲亢患者。

海藻茶

【方源】 经验方。

【组成】 海藻60 g。

【制作】 海藻60 g，切碎，加适量冰糖，煎水代茶饮。

【功效】 清热消痰，软坚散结。

【适应证】 单纯性甲状腺肿大的预防和治疗。

【按语】 《神农本草经》记载海藻"主瘿瘤气，颈下核，破散结气"。《本草蒙筌》则谓其"消颈下瘿囊"。海藻味咸性寒，具有清热、软坚散结的功效。海藻也是印度尼西亚及其他东南亚国家的传统药材，用于退热、治咳，以及治疗气喘、痔疮、流鼻涕、肠胃不适及泌尿系统疾病等。日本人喜欢食用海藻，以加强身体抗癌、抗肿瘤的能力，且可有效改善糖尿病症状及纾解紧张压力。脾胃虚寒者忌食用。

【低热盗汗自汗】

麦冬地骨茶

【方源】 《圣济总录》。

【组成】 麦门冬5 g，地骨皮3 g，绿茶3 g。

【制作】 用 250 ml 开水冲泡后饮用。可加冰糖。

【功效】 养肺阴，清虚热。

【适应证】 肺阴虚之骨蒸肺痿，见四肢烦热、咽干鼻燥、干咳气逆、不能食、口干渴等。

【按语】 麦门冬，味甘、微苦，性微寒，润肺养阴、益胃生津、清心除烦。地骨皮，味甘、淡，性寒，能凉血除蒸、清肺降火，主治阴虚潮热，骨蒸盗汗，肺热咳嗽，咯血，衄血。此外，还可用于消渴尿多，还能泻肾经浮火而止虚火牙痛。两药合用，养肺阴、清虚热。注意：外感风寒发热及脾虚便溏者不宜用。

浮小麦茶

【方源】《卫生宝鉴》。

【组成】 浮小麦不拘量。

【制作】 将浮小麦用文武火炒黄为度，候冷，瓷罐封贮备用。

【功效】 调中去热，止虚汗。

【适应证】 盗汗，自汗等。

【按语】 浮小麦为禾本科植物小麦干瘪轻浮的颖果，夏至前后，成熟果实采收后，取瘪瘦轻浮与未脱净皮的麦粒，味甘、咸而性凉，归心经，有益气、除热和止汗的功效，主治凡由阳虚引起的自汗和由阴虚引起的盗汗。《本草纲目》说它能“益气除热。止自汗盗汗”。《本草汇言》：“卓登山云，浮小麦系小麦之皮，枯浮无肉，体轻性燥，善除一切风湿在脾胃中。如湿胜多汗，以一二合炒燥煎汤饮。倘属阴阳两虚，以致自汗盗汗，非其宜也。”每日 3 次，每次取浮小麦 7.5 g(10 g 也可)，水煎汤，代茶饮服。

艾神茶

【方源】《本草纲目》。

【组成】 艾叶 5 g，茯神 3 g，乌梅 2 枚，花茶 3 g。

【制作】 艾叶春夏采收。用前三味药的煎煮液 300 ml 泡茶饮用，冲饮至味淡。

【功效】 温经，养阴敛汗。

【适应证】 盗汗不止。

【按语】 艾叶，温经止血、散寒止痛。可用于下焦虚寒，腹中冷痛，月经不调，经行腹痛，以及带下等。生用能温痛经脉，逐寒湿而止冷痛。茯神可宁心安神。乌梅，味酸性平，具收敛作用，既能酸涩生津，又能敛汗。外有表邪或内有实热积滞者均不宜服本茶。

生地茶

【方源】 经验方。

【组成】 生地 10 g，绿茶 3 g。

【制作】 用生地的煎煮液 300 ml 泡茶饮用，冲饮至味淡。

【功效】 滋阴养血，降血糖，升血压，利尿，抗菌，保肝。

【适应证】 阴虚发热、盗汗、口烦渴，月经不调，胎动不安，阴枯便秘，风湿性关节炎，传染性肝炎，湿疹、荨麻疹、神经性皮炎等皮肤病。

【按语】 生地，味甘、苦，性寒，具有止血、降血糖、升血压、利尿和强心的药理作用，煎服或鲜品捣汁入药。能清热凉血止血、养阴生津止渴。注意：本品性寒而滞，脾虚湿滞，腹满便溏者不宜用。

五味沙斛茶

【方源】 经验方。

【组成】 五味子 5 g，沙参 3 g，石斛 3 g，绿茶 3 g，冰糖 10 g。

【制作】 用 300 ml 开水冲泡后饮用，冲饮至味淡。

【功效】 养胃益津。

【适应证】 肺热阴虚之久咳，久痢伤津或热病后伤津。

【按语】 五味子能收敛固涩、益气生津、补肾宁心。沙参性微寒，味甘、微苦，能清肺养阴、益胃生津。用于肺热阴虚引起的燥咳或劳嗽咯血，或热病伤津所致舌干口渴、食欲不振等。石斛，味甘，性微寒，具有解热镇痛、健胃的药理作用。入汤剂宜先煎。能益胃生津、养阴清热，用于热病伤津或胃阴不足、阴虚津亏，虚热不退。本品还有明目及强腰膝作用。三药合用，养胃益津。注意：表邪未尽或有痰饮湿浊，以及内有实热，咳嗽初起，温热病不宜早用；湿温尚未化燥者忌服。

黄芪茶

【方源】 经验方。

【组成】 黄芪 10 g，花茶 3 g。

【制作】 黄芪春秋两季采挖。用 300 ml 开水冲泡后饮用，冲饮至味淡。

【功效】 益气固表，利水消肿，托毒生肌；利尿，强壮，降血压。

【适应证】 气虚自汗盗汗，血痹，水肿，痈疽不溃或溃久不敛。

【按语】 黄芪，味甘性微温，归脾、肺经。能补气升阳、益卫固表、托毒生肌、利水退肿，用于治疗气虚乏力，中气下陷，久泻脱肛，便血崩漏，表虚自汗，痈疽难溃或久溃不敛，血虚萎黄，内热消渴，慢性肾炎，蛋白尿，糖尿病等。炙黄芪益气补中，生用固表托疮。现代医学研究表明，黄芪含皂苷、蔗糖、多糖、多种氨基酸、叶酸及硒、锌、铜等多种微量元素，有增强机体免疫功能、保肝、利尿、抗衰老、抗应激、降压和较广泛的抗菌作用，能消除实验性肾炎蛋白尿，增强心肌收缩力，调节血糖含量。黄芪不仅能扩张冠状动脉，改善心肌供血，提高免疫功能，而且能够延缓细胞衰老的进程。本品补气升阳，易于助火，又能止汗，故凡表实邪盛、气滞湿阻、食积内停、阴虚阳亢、痈疽初起或溃后热毒尚盛等，均不宜用。

毛桃干茶

【方源】 经验方。

【组成】 毛桃干 10 枚。

【制作】 毛桃干煎水代茶饮。

【功效】 收敛止汗。

【适应证】 盗汗。

【按语】 毛桃干，能健脾补肺、行气利湿、舒筋活络。用于脾虚水肿，食少无力，肺痨咳嗽，盗汗，带下，产后无乳，风湿痹痛，水肿，肝硬化腹水，肝炎，跌打损伤。

糯稻根茶

【方源】 经验方。

【组成】 糯稻根、大枣各 50 g。

【制作】 上两味煎水代茶饮，连服 4～5 日。

【功效】 敛阴止汗。

【适应证】 自汗，盗汗。

【按语】 糯稻根有一定的养胃阴、除虚热和止汗作用。用于阴虚发热，自汗盗汗，口渴咽干。对病后阴虚发热及肺痨蒸热盗汗者，尤为适宜。单用力薄，常随证配伍。如阴虚发热，口渴咽干者，配生地黄、麦冬、地骨皮之类以养阴清热；自汗盗汗者，配浮小麦、牡蛎之类以敛汗。实热所致发汗者不宜服用。

甘蔗叶茶

【方源】 经验方。

【组成】 甘蔗叶 100 g。

【制作】 将甘蔗叶洗净，切碎，放入砂锅中，加水煎沸 15 分钟。代茶饮用。

【功效】 清热养阴，生津敛汗。

【适应证】 小儿或成人盗汗。

【按语】 甘蔗叶，味甘，性寒。《本草纲目》谓其："甘涩，平，无毒。"《随息居饮食谱》曰："甘蔗，榨浆名为天生复脉汤。入肺、胃经。消热，生津，下气，润燥。治热病津伤，心烦口渴，反胃呕吐，肺燥咳嗽，大便燥结。并解酒毒。"

固表茶

【方源】 经验方。

【组成】 黄芪 12 g，防风 8 g，白术 6 g，乌梅 5 g。

【制作】 将上述四味药同放入保温杯中，用沸水闷泡 15 分钟即可；或将药放入砂锅中，加水煎煮饮用。

【功效】 益气固表，止汗，止渴。

【适应证】 表虚自汗，口渴等。

【按语】 本方由"玉屏风散"加乌梅变化而来。方中黄芪，性微温味甘，内可大补脾肺之气，外可固表止汗。《本草汇言》："黄芪，补肺健脾，卫实敛汗，驱风运毒之药也……"防风，古代名"屏风"，喻御风如屏障也，为"风药中之润剂"。《药类法象》谓其："治风通用。"本方中白术健脾益气，助黄芪健脾、固表、止汗；防风外散风邪，内升清阳，黄芪得防风，则固表而不留邪，防风得黄芪，则驱邪而不伤正；再加乌梅酸以收敛，固表止汗，生津止渴。四者合用，散而不越，补而不滞，散中寓补，补中兼疏，既可用于卫气不固之自汗，还可生津止渴。本茶对于体虚多汗，易感风邪，经常感冒而又口渴的人来说，是一种较好的保健饮料，可增强抗病能力，使身体日益强壮。

山茱萸茶

【方源】 经验方。

【组成】 山茱萸 5 g，花茶 3 g。

【制作】 用 200 ml 开水冲泡后饮用，冲饮至味淡。

【功效】 补肝肾，涩精气，固虚脱。

【适应证】 腰膝酸痛，眩晕，耳鸣，阳痿，遗精，遗尿。

【按语】 山茱萸，性微温，味酸、涩。本品有显著的利尿、降压、抗菌及升高白细胞的药理作用，所含没食子酸及其甲酯有抗氧化作用。水煎服，6～12 g。酒山茱萸可增强温补肝肾的作用，并能降低其酸性。能补肝肾、涩精、敛汗。用于头晕耳鸣、腰膝酸痛、遗精、阳痿、小便频数、月经过多、大汗虚脱、内热消渴等。注意：素有湿热而致小便淋涩者，不宜应用。

浮麦麻根茶

【方源】 经验方。

【组成】 浮小麦 30 g，麻黄根 6 g。

【制作】 共制粗末，煎水代茶饮。

【功效】 止汗，实表气，固虚。

【适应证】 自汗。

【按语】 该方一直是补虚养心、敛汗止汗、治疗盗汗的专用茶方。《本草蒙筌》称浮小麦可“敛虚汗”，《本草纲目》则言其可“益气除热，止自汗盗汗”。麻黄根可治疗盗汗、自汗。上述两药合用，可起到补虚、敛汗的功效。实热所致汗出不宜服用。

小麦山药茶

【方源】 经验方。

【组成】 浮小麦 30 g，山药 32 g。

【制作】 浮小麦用布袋包，同山药共煎成汤，去渣。代茶徐饮之。

【功效】 补虚敛汗。

【适应证】 自汗,盗汗,体瘦乏力,动则心慌、气短,夜寐不安,多梦。

【按语】 浮小麦味甘性凉,归心经,有除虚热、止汗的功效,主治阴虚发热、盗汗、自汗。《本经逢原》载曰:“浮麦,能敛盗汗,取其散皮腠之热也。”《本草纲目》谓其:“止自汗盗汗,骨蒸劳热,妇人劳热。”山药,味甘而性平,具有补脾养胃、补肺益肾的功效,《本草求真》言其:“本属食物,气虽温而却平,为补脾肺之阴。是以能润皮毛,长肌肉。”前者敛汗,后者补虚,有收有补。

五味枸杞茶

【方源】《中国益寿食谱》。

【组成】 五味子、枸杞子各 5 g。

【制作】 上两味沸水冲泡代茶饮。

【功效】 敛肺滋肾,收汗涩精。

【适应证】 自汗。

【按语】《本草通玄》称,五味子固精敛汗,枸杞滋养肝肾,是一种治本茶方。好的五味子是紫黑色,好的枸杞子是用手捏后可以马上散开。外有表邪、内有实热者不宜饮用本茶。

盗汗茶

【方源】《杭州市中医验方集锦》。

【组成】 稆豆衣、生黄芪、浮小麦各 9 g,大枣 7 枚。

【制作】 上药加水煎汤。

【功效】 益气敛汗,调和营卫。

【适应证】 盗汗。

【按语】 稆豆衣又名黑小豆,为豆科植物黑豆的黑色种皮,其味甘性平,归肝、肾经,有滋阴养血、平肝益肾之功,适用于肝血不足,血虚肝旺,或阴虚阳亢所致的头痛眩晕。《本草纲目》谓稆豆衣:“生用,疗痘疮目翳。嚼烂,傅小儿尿灰疮。”黄芪为补气要药,能补一身之气,兼有升阳、固表止汗等功。浮小麦有除虚热、止汗的功效。三者加大枣补气养血,调和药性。代茶饮用,每日 1 剂,分 2 次服用,可起到益气敛汗、调和营卫的作用。

黄芪红枣茶

【方源】《杭州市中医验方集锦》。

【组成】 黄芪皮 15 g，大枣 5 枚。

【制作】 上两味加水煎浓汤。

【功效】 健脾益气，调和营卫。

【适应证】 自汗。

【按语】 黄芪皮为中药黄芪之果皮，具有补气固表、利水退肿等功效。大枣，自古以来就被列为“五果”（桃、李、梅、杏、枣）之一，历史悠久。大枣最突出的特点是维生素含量高，有“天然维生素丸”的美誉。中药书籍《神农本草经》中也记载，大枣味甘性温，入脾、胃经，有补中益气、养血安神、缓和药性的功能。该茶重用黄芪皮，补肺气而固表，益中气而升阳，配伍大枣补气养血，补气而无气滞之弊，养血则血旺能生气，共奏健脾益气、调和营卫之功，对肺卫不固自汗效果尤佳。代茶饮用，每日 1～2 剂，不拘时。阴虚阳亢者、湿热重者不宜饮用，由感冒引起的多汗也不适用。

浮麦麻根茶

【方源】《常见病验方研究参考资料》。

【组成】 浮小麦 30 g，麻黄根 6 g。

【制作】 上两味共为粗末，水煎取汁。代茶饮用。

【功效】 补虚养心，敛汗止汗。

【适应证】 盗汗。

【按语】 浮小麦，归心经，有除虚热、止汗的功效，主治阴虚发热、盗汗、自汗。麻黄根敛汗固表，治阳虚自汗、阴虚盗汗。《本草纲目》云：“麻黄发汗之气，驶不能御，而根节止汗，效如影响。自汗有风湿、伤风、风温、气虚、血虚、脾虚、阴虚、胃热、痰饮、中暑、亡阳、柔痉诸症，皆可随证加而用之。”上两味药水煎调服，补虚养心、敛汗止汗。无汗而烦躁或虚脱汗出者忌用。

小麦稻根茶

【方源】《食物与治病》。

【组成】 浮小麦、糯稻米根各30 g,大枣10枚。

【制作】 上三味水煎数沸,去渣。不拘时,代茶频饮。

【功效】 补气固表。

【适应证】 气虚不固所致之自汗及形寒肢冷。

【按语】 糯稻米味甘、性温,入脾、胃、肺经。其含有蛋白质、脂肪、糖类、钙、磷、铁、维生素 B_1、维生素 B_2、烟酸等,营养丰富,为温补强壮食品,具有补中益气、健脾养胃、止虚汗之功效,对尿频、盗汗有较好的食疗效果。浮小麦即是小麦麸皮(小麦皮屑),味道类似于大麦茶,甘凉止渴,能消除体内虚热,养心益气,有收敛排汗功能。对于精神不振、频打呵欠,有改善的作用。此茶适用于体质容易盗汗和发热者,尤其是没有特别活动,手心也会流汗者。

山萸肉茶

【方源】 《偏方治大病》。

【组成】 山萸肉(山茱萸)20 g,地骨皮3 g,黄芪皮3 g。

【制作】 上三味共为粗末,置茶杯中用沸水冲泡闷15分钟,代茶饮用;也可水煎,代茶饮用。

【功效】 补虚收敛止汗,清热生津,止渴。

【适应证】 自汗,盗汗及消渴等。

【按语】 山萸肉以补肝肾、涩精气、固虚脱见长。《医学衷中参西录》称它"大能收敛元气,振作精神,固涩滑脱……治肝虚自汗,肝虚胁疼腰疼,肝虚内风萌动"。地骨皮性寒,味甘,可凉血除蒸、清肺降火,用于阴虚潮热、骨蒸盗汗。李杲认为:"治在表无定之风邪,传尸有汗之骨蒸。"此药茶中,山萸肉重用为主药。山萸肉得地骨皮之助,则滋补肝肾之功强,得黄芪之力,则大补脾肺之气而固卫表,三者合用相得益彰。每日1剂,连续饮服5日。脾胃虚寒者忌服。

【水肿】

白矾去蛊茶

【方源】 《济生方》。

【组成】 白矾、建茶各 30 g。

【制作】 上两味共为细末，备用。每次取上末 6 g，用新汲净水调下，或炖服之。

【功效】 消痰，燥湿，解毒杀虫。

【适应证】 血吸虫病之肝大脾大、腹水及黄疸，肝硬化腹水之膨胀。

【按语】 白矾味酸、涩，性寒，有毒。外用解毒杀虫、燥湿止痒，可用于湿疹；内服止血止泻、祛除风痰。《本草纲目》曰："矾石之用有四：吐利风热之痰涎，取其酸苦涌泄也；治诸血痛，脱肛，阴挺，疮疡，取其酸涩而收也；治痰饮，泄痢，崩、带，风眼，取其收而燥湿也；治喉痹痈疽，蛇虫伤螫，取其解毒也。"建茶因产于福建建溪流域而得名，源于汉代，兴于北宋，北宋周绛《补茶经》曰："下天之茶，建为最；建之北苑，又为最。"南宋大诗人陆游诗《建安雪》对此茶有"建溪官茶天下绝"之誉。因《济生方》为北宋严用和撰，故用建茶，现代用法一般茶叶皆可，用来改善白矾酸涩的口味，抑制其寒凉之性，调和其毒性。此茶每日 1～2 次，中病即止，不可久用。如此茶入口，其味甘甜，并不觉苦味者，此对症也。

茶树根茶

【方源】 《救生苦海》。

【组成】 茶树根 30 g。

【制作】 茶树根，制成粗末，煎水代茶饮。

【功效】 强心利尿，活血调经，清热解毒。

【适应证】 心脏病，水肿。

【按语】 茶树根，味苦，性凉，归心、肾经，用于心脏病、水肿、肝炎、痛经、疮疡肿毒、口疮、汤火灼伤、带状疱疹、牛皮癣。《救生苦海》称："治口烂，茶树根煎汤代茶，不时饮。"煎汤，15～30 g，大量可用至 60 g。

万年青根茶

【方源】 经验方。

【组成】 万年青根 30 g，茶叶 6 g。

【制作】 上两味煎水代茶。

【功效】 强心利尿。

【适应证】 心源性水肿。

【按语】 万年青根，能强心利尿、清热解毒、止血，治心力衰竭、咽喉肿痛、白喉、水肿、臌胀、咯血、吐血、疔疮、丹毒、蛇咬、烫伤。王安卿《采药志》："治中满蛊胀，黄疸，心疼，哮喘咳嗽，跌打伤。"煎水代茶饮。因该品有小毒，饮用时应注意副作用，如恶心、呕吐等。

向日葵花茶Ⅰ

【方源】 经验方。

【组成】 向日葵花 30 g，麦秸 30 g。

【制作】 向日葵花，秋季采收。上两味制成粗末，沸水冲泡或煎水代茶饮。

【功效】 利尿降压。

【适应证】 肾炎水肿。

【按语】 向日葵花，菊科植物向日葵的花蕾。《民间常用草药汇编》记载其："祛风，明目。治头昏，面肿，又可催生。"麦秸，大麦成熟后枯黄的茎秆，消肿、利湿、理气。孕妇忌服。

向日葵花茶Ⅱ

【方源】 经验方。

【组成】 向日葵花 2 g，菊花 3 g，绿茶 3 g。

【制作】 用开水冲泡后饮用。可加糖。

【功效】 祛风明目。

【适应证】 风热目病。

【按语】 向日葵花又称春菊、马兰头花，味微甘，性平，含槲皮黄苷、三萜皂苷、向日葵皂苷 A、向日葵皂苷 B、向日葵皂苷 C 等成分，有扩张血管、降低血压、退热等作用，中医认为其能祛风平肝、明目利湿，主要用于头晕、耳鸣、小便淋漓，又可催生。煎汤，15～30 g。加入菊花，味辛、甘、苦，性微寒，散风清热、平肝明目。两药合用能祛风明目。注意：孕妇忌服。

鲤鱼茶

【方源】 经验方。

【组成】 鲤鱼1条，红茶20 g。

【制作】 上两味同煮汤，不加盐食用。

【功效】 利尿退腹水。

【适应证】 肝炎腹水。

【按语】 鲤鱼味甘，性平，具有滋补健胃、利水消肿、通乳、清热解毒作用，对各种水肿、腹胀、少尿、黄疸、乳汁不通皆有益。《本草纲目》曰："鲤，其功长于利小便，故能消肿胀、黄疸、脚气、喘嗽、湿热之病，煮食下水气，利小便。"方中红茶助鲤鱼利尿退腹水之效。鲤鱼忌与绿豆、芋头、牛羊油、猪肝、鸡肉、荆芥、甘草、南瓜、狗肉等同食，也忌与中药中的朱砂同服。

松萝黑鱼茶

【方源】 经验方。

【组成】 松萝茶9 g，好黑矾1.5 g，活黑鱼1尾(约350 g)，蒜瓣适量。

【制作】 将黑鱼去鳞，破肚去肠，加入黑矾、茶。男用蒜8瓣，女用蒜7瓣，共入鱼腹内，放锅中蒸熟。让患者吃鱼，能连茶、蒜吃更佳。

【功效】 益气健脾，利水消胀。

【适应证】 气臌，水臌。

【按语】 《中药大辞典》载曰："松萝茶产地徽州，功用：消积、滞油腻，消火，下气，降痰。"《本草纲目》谓黑矾："消积滞，燥脾湿，化痰涎，除胀满黄肿、疟利、风眼、口齿诸病。"黑鱼是乌鳢的俗称，黑鱼中含脂肪、18种氨基酸等，适于身体虚弱，低蛋白血症，脾胃气虚，营养不良，贫血者食用。黑鱼有祛风治疳、补脾益气、利水消肿之效。大蒜行气消积、杀虫解毒，还可作为调味品。四药合用可益气健脾、利水消胀。注意：黑矾有毒，用之小心。

五加芪茶

【方源】 经验方。

【组成】 五加皮 5 g，黄芪 3 g，花茶 3 g。

【制作】 将上三味药共同洗净切细，放入壶中，以沸水浸泡片刻即可。

【功效】 益气行水，祛湿强筋。

【适应证】 心源性水肿，肾性水肿，关节肿胀疼痛。

【按语】 黄芪的药用历史迄今已有 2 000 多年了，始见于汉墓马王堆出土的帛书《五十二病方》，《神农本草经》将其列为上品。明代《本草纲目》记载："耆，长也，黄芪色黄，为补者之长，故名……"《本草汇言》记载："黄芪，补肺健脾，卫实敛汗，驱风运毒之药也……"《本草逢原》记载："黄芪能补五脏诸虚，治脉弦自汗，泻阴火，去肺热，无汗则发，有汗则止。"黄芪补气利尿退肿，适用于气虚失运、水湿停聚引起的肢体面目水肿、小便不利等。黄芪能补脾肺之气，为补气要药，且有升举阳气的作用。五加皮味辛、苦，性温，归肝、肾经。能利水消肿，治水肿。本茶代茶频饮，不拘时温服，冲饮至味淡。注意：方中黄芪补气升阳，易于助火，又能止汗，故凡表实邪盛、气滞湿阻、食积内停、阴虚阳亢、痈疽初起或溃后热毒尚盛等，均不宜用。

李子茶

【方源】《饮茶的科学》。

【组成】 鲜李子 100～150 g，绿茶 2 g，蜂蜜 25 g。

【制作】 将鲜李子剖开后置锅内，加水 320 ml，煮沸 3 分钟，再加茶叶与蜂蜜，沸后起锅取汁即可。

【功效】 清热利湿，柔肝散结。

【适应证】 肝硬化，腹水等。

【按语】 方中李子性平，味甘、酸，入肝、肾经。可清肝涤热、生津、利水。主治消渴、腹水。《医林纂要》中提到李子"养肝，泻肝，破瘀"。蜂蜜补中、润燥、止痛、解毒。而绿茶不仅具有提神清心、清热解暑、消食化痰、去腻减肥、清心除烦、解毒醒酒、生津止渴、降火明目、止痢除湿等药理作用，并且对现代高血压等心血管疾病、高脂血症、癌症也有一定的药理功效。三者合用，可增强清热、利湿之效。

每日1剂，分早、中、晚3次服用。

白术枳实茶

【方源】《中医交流验方汇编》。

【组成】 白术15 g，枳实45 g。

【制作】 上两味加水煎汤，代茶饮用。

【功效】 行气消肿。

【适应证】 气臌水肿，较适宜肝硬化腹水、晚期血吸虫病臌胀等。

【按语】 李杲曰："枳实消胀，苦以泄之也；白术去湿，苦以燥之也。后张元素治痞用枳术丸，亦从此汤化出。此乃水饮所作，则用汤以荡涤之；彼属食积所伤，则用丸以消磨之。一汤一丸，各有深意，非漫无主张也。"可见枳实、白术是中医临床中常用的一个药对，其中枳实破气，白术味苦、甘，性温，归脾、胃经，可健脾益气、燥湿利水。二者配伍可行气利水。无论是单独应用还是与他药组方使用，均可行气消肿，多用于脾胃疾病，相当于现代医学的消化系统疾病。每日1剂，不拘时饮服。气虚者慎用。

枫杨茶

【方源】《中草药单验方选编》。

【组成】 枫杨树叶不拘量，可加绿茶适量。

【制作】 将鲜枫杨树叶洗净后，放入热水中捞几分钟，取出晒干，备用。每日取枫杨树叶1把(30～60 g)，沸水冲泡15分钟，不拘时代茶饮用。又法：取鲜枫杨树叶500 g，加水750 ml，煎沸10～15分钟，加入绿茶6 g，再沸1分钟，即止，取汁服用。每日3次，每次取100 ml，20～30日为1疗程。

【功效】 利湿消肿，杀虫解毒。

【适应证】 血吸虫病，肝脾大，腹水等。

【按语】 方中所用枫杨叶系枫杨，又称为"元宝树"的树叶，味苦，性温，有小毒，具有祛风止痛、杀虫止痒、解毒敛疮、利湿消肿之效。由于枫杨叶有小毒，故在食用时应清洗干净，并煮沸食用；若服用后出现恶心、呕吐、腹泻等不良反应，应及时到医院就诊。

【中暑】

清暑茶

【方源】《宣明论方》。

【组成】①六一散(中成药)10 g,薄荷 3 g。②青蒿、薄荷叶、荷叶、藿香各 300 g,甘草 90 g。③金银花、六一散、绿豆衣各 9 g,薄荷 6 g。

【制作】沸水冲泡代茶饮。

【功效】清凉解暑,预防中暑。

【适应证】中暑。

【按语】青蒿,《本草新编》言其能"清暑热"。藿香,《本草再新》谓其:"解表散邪,利湿除风,清热止渴。治呕吐霍乱,疟,痢,疮疥。梗:可治喉痹,化痰、止咳嗽。"薄荷叶、荷叶、金银花均有解暑的功效。六一散,又名益元散、天水散、太白散,有利尿解暑的功效。上述三方均可清凉解暑、预防中暑。无中暑热者慎用。

银花露茶Ⅰ

【方源】《本草纲目拾遗》。

【组成】金银花 500 g。

【制作】金银花 500 g,加水 1 000 ml,浸 2 小时后,置蒸馏锅内加水蒸馏,初次取蒸馏液 1 500 ml;再次蒸馏,取 800 ml,待过滤灭菌后,即可代茶饮用。

【功效】清热,消暑,解毒。

【适应证】痈肿疔疮,喉痹及多种感染性疾病。

【按语】《本草纲目拾遗》记载其能"开胃宽中,解毒消火,以之代茶,尤能散暑"。可防治暑疖。本方引自《本草纲目拾遗》,是我国传统的茶方。每次 50 ml,每日 2 次。注意:脾胃虚寒及气虚疮疡脓清者忌服。

银花露茶Ⅱ

【方源】《本草纲目拾遗》。

【组成】 金银花 500 g,青茶 20 g。

【制作】 将上药加水 2 000 ml,浸泡 2 小时。放入蒸馏锅,同时再加适量水进行蒸馏,收集初次蒸馏液 1 600 ml;再蒸馏 1 次,收集 800 ml,进行过滤分装,灭菌即得。

【功效】 清热,消暑,解毒。

【适应证】 暑疖的防治。

【按语】 "金银花"一名出自《本草纲目》。由于忍冬花初开为白色,后转为黄色,故而得名金银花。药材金银花为忍冬科忍冬属植物忍冬的干燥花蕾或带初开的花。金银花自古被誉为清热解毒的良药。其味甘性寒气芳香,甘寒清热而不伤胃,芳香透达又可祛邪,既能宣散风热,还善清解血毒,用于各种热性病,如身热、发疹、发斑、热毒疮痈、咽喉肿痛等,均效果显著。此茶能清热、消暑、解毒,尤其适合夏天饮用。每次饮此茶 50 ml,每日 2 次。脾胃虚寒及气虚疮疡脓清者忌服。

百解茶

【方源】 《生草药性备要》。

【组成】 百解 60 g。

【制作】 秋冬两季采挖,晒干,或切片晒干。百解制成粗末后,煎水代茶频饮。

【功效】 生津止渴。

【适应证】 中暑的防治。

【按语】 百解,岗梅根的别名,能清热、生津、活血、解毒。方出清代何谏的《生草药性备要》,称其味甘、苦,性凉。《岭南采药录》谓其:"清热毒。煎凉茶多用之。又治疥虫。"《陆川本草》谓其:"清凉解毒,生津止泻。治热病口燥渴,热泻,一般喉疾。"注意:脾胃虚寒者不宜饮用本茶。

柴蒿茶

【方源】 经验方。

【组成】 柴胡 5 g,青蒿 2 g,绿茶 3 g。

【制作】 柴胡春秋两季采挖,青蒿秋季花开割取地上部分,除老茎，阴干。该茶用200 ml开水泡饮，冲饮至味淡。

【功效】 和解芳化，解少阳热。

【适应证】 寒热往来，汗出不彻，疟疾，暑邪发热，阴虚发热，夜热早凉，骨蒸等。

【按语】 柴胡，归肝、胆二经，具疏肝解郁、退热之功效。青蒿，具清透虚热、凉血除蒸、截疟之效。另外青蒿含有挥发油、青蒿素等成分，有明显的降温解热作用，还能帮助排汗。所以夏日将青蒿水煎液作为清凉饮料，是防治中暑的良药。本茶脾胃虚寒者慎服。

地榆叶茶

【方源】 经验方。

【组成】 地榆叶10 g。

【制作】 地榆叶，制成粗末，沸水冲泡代茶饮。

【功效】 清热凉血。

【适应证】 暑热证的防治。

【按语】 地榆叶，味苦、酸、涩，性微寒，能凉血止血、解毒敛疮，用于便血、痔血、血痢、崩漏、水火烫伤、痈肿疮毒等。虚寒者忌服。

金花牡荆茶

【方源】 经验方。

【组成】 玉叶金花藤、牡荆叶、薄荷叶。

【制作】 玉叶金花藤、牡荆叶等分，薄荷叶适量，共制粗末，装纱布袋后，沸水冲泡代茶饮。

【功效】 祛风解表，清热解毒。

【适应证】 夏季感冒和中暑的防治。

【按语】 玉叶金花藤，为茜草科玉叶金花属植物，味甘、淡，性凉，有清热解暑、凉血解毒功能。牡荆叶，味辛、苦，性平，《福建中草药》载："预防中暑，牡荆叶六至九克，水煎代茶饮。"薄荷，清凉疏风解表。本方是预防中暑的良方。但需注意，孕妇慎用。

金鸡脚草茶

【方源】 经验方。

【组成】 金鸡脚草10 g。

【制作】 金鸡脚草，制成粗末，煎水代茶饮。

【功效】 行气化湿，清热解毒。

【适应证】 暑热证的防治。

【按语】 金鸡脚草，祛风清热、利湿解毒。用于小儿惊风、感冒咳嗽、小儿支气管肺炎、咽喉肿痛、扁桃体炎、中暑腹痛、痢疾、腹泻、泌尿系感染、筋骨疼痛，外用治痈疖、疔疮、毒蛇咬伤。《纲目拾遗》云："佩带之可辟疫气。由其效用得名。"

牛筋草茶

【方源】 经验方。

【组成】 牛筋草 60 g。

【制作】 八九月采收，洗净，晒干，切断。切碎后煎水代茶饮。

【功效】 清热解毒，利湿。

【适应证】 伤暑发热，小儿急惊风，黄疸，痢疾，淋病，小便不利；乙脑的防治。

【按语】 牛筋草，清热、利湿。《百草镜》："行血，长力。"《闽东本草》："治小儿急惊，石淋，腰部挫伤，肠风下血，反胃，喘咳。"少数人服药后有轻微短暂的腰痛、腹泻、头痛、恶心、呕吐等反应，但对于血液及肾脏未见不良影响。

水翁花茶

【方源】 经验方。

【组成】 水翁花 5～10 g。

【制作】 上药沸水冲泡后，代茶频饮。

【功效】 清暑解表。

【适应证】 夏天感暑食滞所致的发热、咽干、口渴脘胀或呕吐泄泻。

【按语】 水翁花，味苦、微甘，性凉，能祛风、解表、消食。《岭南采药录》："清热，散毒，消食化滞。"《广东中药》："治外感发热头痛，感冒恶寒发热。"体寒者不宜久服。

玉竹乌梅茶

【方源】 经验方。

【组成】 玉竹、北沙参、石斛、麦冬各9 g,大乌梅5枚。

【制作】 以上诸药共制粗末,加适量冰糖,煎水代茶饮。

【功效】 养阴润燥,生津止渴。

【适应证】 热病,伤阴,烦渴,夏季汗多口渴等。

【按语】《本草正义》载,玉竹,"今唯以治肺胃燥热、津液枯涸,口渴嗌干等症,而胃火炽盛,燥渴消谷,多食易饥者,尤为捷效"。配以养阴、益胃、生津的北沙参、石斛、麦冬,酸甘化阴、生津止渴的大乌梅,则其效更显。有实邪者忌服。

芝麻叶茶

【方源】 经验方。

【组成】 干芝麻叶15 g。

【制作】 采摘芝麻叶的最佳时节是在7月中旬。先把芝麻叶洗净后,用0.1%的小苏打和15%左右的食盐混合液泡3～5分钟进行护色。捞出来沥干水,再用开水烫3～4分钟,然后再捞出来用凉水冷却。沥干水后,再把芝麻叶摊在干燥通风的地方晾晒干,或者在烘房里用50～65 ℃的温度烘5小时左右就干了。制成粗末后沸水冲泡代茶饮。

【功效】 解暑止渴。

【适应证】 中暑,疟疾,头昏,身热,大汗,胸闷,呕恶等。

【按语】 芝麻叶性平,味苦,具有滋养肝肾、润燥滑肠功能。芝麻叶内富含血液营养成分,其含铁量比我们熟知的菠菜还要高2倍。它还含有维生素E,对改善血液循环、促进新陈代谢有很好的效果。

西洋参茶

【方源】 经验方。

【组成】 西洋参1～2 g。

【制作】 选取生长3～6年的根,于秋季采挖,除去分枝、须尾,晒干。喷水湿润,撞去外皮,再用硫黄熏之,晒干后,其色白起粉者,称为"粉光西洋参"。挖起后即连皮晒干或烘干者,为"原皮西洋参"。切薄片泡开水代茶饮。

【功效】 益气生津，润肺清热。

【适应证】 暑热烦渴。

【按语】 西洋参，益肺阴、清虚火、生津止渴，治肺虚久嗽、失血、咽干口渴、虚热烦倦。《本草从新》谓其："补肺降火，生津液，除烦倦。虚而有火者相宜。"《药性考》谓其："补阴退热。姜制益气，扶正气。"中阳衰微，胃有寒湿者忌服。

竹叶茶

【方源】 经验方。

【组成】 青竹叶 50～100 g。

【制作】 随时采鲜者入药，煎水代茶饮。

【功效】 清热利尿，清凉解暑，除烦。

【适应证】 暑热。

【按语】 本茶是流行于民间的夏季清凉饮料。竹叶，清热除烦、生津利尿。治热病烦渴，小儿惊痫，咳逆吐衄，面赤，小便短赤，口糜舌疮。《药品化义》记载："竹叶清香透心，微苦凉热，气味俱备，主治暑热消暑。"《本草正》谓其："退虚热烦躁不眠，止烦渴，生津液，利小水，解喉痹，并小儿风热惊痫。"煎水代茶饮。气虚者及孕妇不宜服用。

积雪草茶

【方源】 经验方。

【组成】 积雪草 30 g。

【制作】 制成粗末后煎水代茶饮。

【功效】 清暑解毒，利湿消肿，益脑提神。

【适应证】 中暑的防治。

【按语】 积雪草在印度、中国和印度尼西亚作为草药使用已有数千年历史。其治愈伤口、益脑提神和治疗皮肤病证如麻风和牛皮癣的能力是其在这些国家得到广泛应用的重要原因。积雪草还因传说中的一位中国古代草药医生因服用这种草药而存活了超过 200 年而被称为"生命的奇迹之药"。积雪草是原产于印度、日本、中国、印度尼西亚、南非、斯里兰卡和南太平洋地区的多年生植物。该植物无臭无味，多生长于水边。其具有小的扇形绿叶和白色或微粉紫红色花朵，结小颗椭圆果实。积雪草的茎叶均可入药。

积雪草味苦、辛，性寒，《闽东本草》云其能“治暑热痧气，腹痛腹胀”。《广东中药》称其能“清暑热、去湿热”。积雪草有清暑解毒祛暑的功效，对于夏季防治中暑有很好的疗效，是南方较为流行的一种药茶方。本茶方冬季不宜服用。

绿茶甜瓜汤

【方源】 经验方。

【组成】 绿茶 1 g，甜瓜 250 g，冰糖 25 g。

【制作】 先将甜瓜去蒂切片，与冰糖一起加水煎汤泡茶饮。

【功效】 润肺祛痰。

【适应证】 中暑，口渴，小便不利等。

【按语】 多食甜瓜，有利于人体心脏和肝脏以及胃肠道的活动，促进内分泌和造血功能。中医学确认甜瓜具有“消暑热，解烦渴，利小便”的显著功效。《本草纲目》：“甜瓜，多食未有不下痢者，为其消损阳气故也。”本茶日服 1 剂。出血及体虚者，脾胃虚寒、腹胀便溏者忌食。

葵花茶

【方源】 经验方。

【组成】 向日葵花瓣 10 g。

【制作】 沸水冲泡代茶饮。

【功效】 清暑截疟。

【适应证】 中暑，疟疾。

【按语】 《民间常用草药汇编》：“祛风，明目。治头昏，面肿，又可催生。”本品有清暑截疟的功效，对于夏季中暑，头昏沉，疟疾寒热等有效。孕妇忌服。

糖盐茶

【方源】 经验方。

【组成】 白糖、食盐适量。

【制作】 开水冲泡后代茶饮。

【功效】 清热补虚。

【适应证】 防暑。

【按语】 糖盐茶是我国民间通用的防暑饮料。糖盐茶能补充大量出汗后身体所需要的钠等元素，迅速恢复体力，减轻疲劳感。有防暑、防脱水的疗效，对于腹泻、中暑所致的大量体液丢失有很好的补充体液作用。糖尿病患者慎用。

绿茶绿豆汤

【方源】 经验方。

【组成】 绿豆粉 50 g，甘草 15 g，绿茶 2～3 g。

【制作】 绿豆粉 50 g，甘草 15 g 煎汤后泡绿茶，温服。

【功效】 清热解毒。

【适应证】 暑热烦渴，中毒。

【按语】 《本草纲目》记载绿豆："厚肠胃。作枕，明目，治头风头痛。除吐逆。治痘毒，利肿胀。"绿豆含有丰富营养元素，有增进食欲、降血脂、降低胆固醇、抗过敏、解毒、保护肝脏的作用。绿豆味甘，性凉，入心、胃经，具有清热解毒、消暑除烦、止渴健胃、利水消肿之功效。主治暑热烦渴、湿热泄泻、水肿腹胀、疮疡肿毒、丹毒疖肿、痄腮、痘疹以及金石砒霜草木中毒。日服 1 剂。注意：素体虚寒者不宜多食或久食，脾胃虚寒泄泻者慎食。

野秫根茶

【方源】 经验方。

【组成】 秫根(野高粱根)100 g。

【制作】 洗切后煎水代茶饮。

【功效】 清热解暑，生津止渴，除烦。

【适应证】 中暑的防治。

【按语】 《贵州草药》谓其："清热利湿，消肿止痛。安神定志。"本品是流行于江苏北部民间的夏季防暑解暑的常用饮方。

银菊茶

【方源】 经验方。

【组成】 金银花、菊花。

【制作】 沸水冲泡后代茶饮。

【功效】 清热解毒，明目降压。

【适应证】 暑热，心烦，口渴等的防治。

【按语】 《本草通玄》："金银花，主胀满下痢，消痈散毒，补虚疗风，世人但知其消毒之功，昧其胀利风虚之用，余子诸症中用之，屡屡见效。"菊花则可降肝火、清肝明目，肝火过旺可代茶频饮。金银花、菊花各3 g，沸水冲泡后代茶饮，有清热解毒，明目降压的功效。金银花、菊花各20～30 g，头晕明显者可加桑叶15 g，动脉硬化、血脂高者可加山楂10～20 g，有清热、平肝、降压的功效。脾胃虚寒及气虚疮疡脓清者忌服。

清暑明目茶

【方源】 经验方。

【组成】 白菊花、决明子、槐花各10 g。

【制作】 煎水待凉后代茶饮。

【功效】 消暑清热，明目提神。

【适应证】 暑天头昏目眩，高血压等。

【按语】 决明子，《神农本草经》记载："决明子性甘苦微寒，归肝、胆、肾三经，具有清肝明目、润肠通便、降脂瘦身的功能。"可用于头痛眩晕，目赤昏花，大便秘结等，近年来临床上又用于高血压的治疗。在临床上，采用决明子进行失眠治疗，对于轻度或重度失眠均可取得较为理想的疗效。白菊花、槐花清肝平肝。三药配伍，可起到消暑清热、明目提神的功效。决明子药性寒凉，有泄泻和降血压的作用，不适合脾胃虚寒、脾虚泄泻及低血压等病证患者服用。

绿茶莲花汤

【方源】 经验方。

【组成】 绿茶2～3 g，莲花15～25 g，甘草5 g。

【制作】 将含苞待放的莲花花蕾和甘草一起加水煎汤后泡茶饮。

【功效】 凉血止血，生津润燥。

【适应证】 暑热烦渴。

【按语】 莲花，《本草纲目》中记载："医家取为服食，百病可却。"

莲花有凉血止血、生津润燥的功效。咽干、口燥者可加蜂蜜；咽喉肿痛者可加金银花 25 g，或加荆芥 15 g；咯血者可加生莲藕（莲藕节）100 g，丝瓜络 25 g；腹泻者可加薏苡仁 50 g；外伤致内出血者可加干莲房 50 g。一般人群均可服用。日服 1 剂。

绿茶苹果皮汤

【方源】 经验方。

【组成】 绿茶 1 g，苹果皮 50 g，蜂蜜 25 g。

【制作】 将苹果皮熬汤后泡茶加蜂蜜温服。

【功效】 健脾补气，生津止渴。

【适应证】 口干、口渴等。

【按语】 苹果皮中含有丰富的抗氧化成分及生物活性物质，吃苹果皮对健康有益。苹果皮中含有酚类物质、黄酮类物质以及二十八烷醇等，这些生物活性物质可以抑制引起血压升高的血管紧张素转化酶，有助于预防慢性疾病，如冠心病等心血管疾病，降低其发病率。苹果皮的摄入可以降低肺癌的发病率，国外研究表明，苹果皮较果肉具有更强的抗氧化性，苹果皮的抗氧化作用较其他水果蔬菜都高，普通大小苹果的果皮抗氧化能力相当于 800 mg 维生素 C 的抗氧化能力。日服 1 剂。一般人群均可服用。

蔗菊茶

【方源】 经验方。

【组成】 甘蔗 500 g，菊花 50 g。

【制作】 甘蔗 500 g，切片后加菊花 50 g，煎水代茶饮。

【功效】 清热，生津止渴。

【适应证】 暑热病证的防治及伤阴口渴。

【按语】 甘蔗性质较温和，有滋补作用，味甘而性凉，有清热之效，能解肺热和肠胃热。菊花是我国常用中药，具有疏风、清热、明目、解毒之功效。现代药理研究表明，菊花具有治疗冠心病、降低血压、预防高脂血症、抗菌、抗病毒、抗炎、抗衰老等多种药理活性。主要治疗头痛、眩晕、目赤、心胸烦热、疔疮、肿毒等。两药配伍有清热、生津止渴的功效。脾胃虚寒者慎服。

藿香夏枯草茶

【方源】 经验方。

【组成】 藿香、夏枯草各 10 g。

【制作】 制成粗末,沸水冲泡代茶饮。

【功效】 清热解暑化湿。

【适应证】 暑热病证的防治。

【按语】 《本草正义》:"藿香,清分微温,善理中州湿浊痰涎,为醒脾快胃,振动消阳妙品。"《本草纲目》:"夏枯草治目疼,用砂糖水浸一夜用,取其能解内热,缓肝火也。楼全善云,夏枯草治目珠疼至夜则甚者,神效,或用苦寒药点之反甚者,亦神效。"上两药合用可起到清热解暑化湿的功效。本茶不宜用于阴虚内热患者。

防暑茶

【方源】 经验方。

【组成】 茶叶 6 g,藿香、佩兰各 9 g。

【制作】 藿香、佩兰洗净,与茶叶一起放入杯中,开水冲沏。代茶饮用。

【功效】 清热解暑。

【适应证】 轻度中暑。

【按语】 此方中藿香祛暑解表、化湿和胃,用于夏令感冒。《本草述》中记载藿香"散寒湿、暑湿、郁热、湿热",治外感寒湿,内伤饮食,或饮食伤冷湿滞,山风瘴气,不服水土,寒热作疟等。佩兰解暑化湿、辟秽和中。《现代实用中药》中记载佩兰"为芳香性健胃、发汗、利尿药",可用于风寒头痛,鼻塞,神经性头痛,传染性热病,腹痛,腰肾痛,结石等。将上药和茶叶用开水冲服,三者合用共奏清热解暑之效。胃气虚弱者禁用。

荷叶凉茶

【方源】 经验方。

【组成】 荷叶 1 张,滑石、白术各 10 g,藿香、甘草各 7 g,白糖适量。

【制作】 荷叶洗净,切碎,与上述其他原料一起加水煮沸即可。

代茶饮用。

【功效】 清热祛湿。

【适应证】 体弱,中暑。

【按语】 荷叶为睡莲科植物莲的叶除去梗、蒂后剩下的部分,为清暑利湿、生发脾胃清阳之品。《本草逢源》谓:“入脾胃药但用其蒂,取其味厚胜于他处也。”荷蒂来源于荷叶,可见莲的作用以荷叶最强。现代研究证实荷叶含有莲碱、原荷叶碱等多种生物碱及维生素C、多糖。滑石在《本草衍义补遗》中记载:“燥湿,分水道,实大肠,化食毒,行积滞,逐凝血,解燥渴,补脾胃,降心火之要药。”藿香、白术祛湿和中。甘草调和诸药。上药水煮,可作为夏季饮料饮用,治暑热证身热、口渴、心烦,亦可作为小儿夏季热的辅助治疗。

酸梅茶

【方源】 经验方。

【组成】 酸梅20个,冰糖适量。

【制作】 上两味用沸水冲泡。放凉饮用。

【功效】 生津止渴。

【适应证】 夏季暑热烦渴等。

【按语】 本品单选的酸梅含有丰富的有机酸和无机盐,富含多种维生素尤其是维生素B_2,其钙含量与铁含量都比香蕉多了好几倍,是不可多得的健康食品。酸梅含有特别多的枸橼酸,能驱除使血管老化的有害物质。《神农本草经》亦有记载:“梅性味甘平,可入肝、脾、肺、大肠,有收敛生津作用。”冰糖性凉味甘,养阴生津、润肺止咳。中医学有句名言:“酸甘化阴,辛甘化阳。”故酸性的酸梅和甘甜的冰糖两者配伍,能化生津液。此方为夏季解渴之良品,已成为城乡群众习用的夏季清凉饮料。

翠衣凉茶

【方源】 经验方。

【组成】 鲜西瓜皮9 g,炒栀子3.6 g,赤芍6 g,黄连1 g,甘草1 g,白糖10 g。

【制作】 先将西瓜皮切丁,与其他药物一起放入铝锅,加水1碗半，文火煮20分钟，滤渣取汁，放入白糖，搅匀。

【功效】 清暑利水。

【适应证】 中暑发热，烦闷口渴，小便黄少等。

【按语】 本方中西瓜皮味甘，性凉，具有清热、解渴、利尿作用。主暑热烦渴，小便短少。《本经逢原》言其“能解太阳、阳明中渴（即中暑）及热病大渴”，故有“天生白虎汤”之称。炒栀子有泻火除烦、清热利湿、凉血解毒之效，《神农本草经》曰：“味苦，寒。主治五内邪气，胃中热气，面赤酒皻鼻，白癞，赤癞，疮疡。”赤芍能清热凉血、散瘀止痛。黄连清热燥湿、泻火解毒，其所含的小檗碱有很好的解热消炎的作用。配伍甘草矫正黄连之味苦，并调和诸药，以防苦寒收降太过。上五味煮好，加适量冰糖，养阴生津、清暑利水，实为清暑利水之良方。凉饮，每日1次。脾胃虚寒者禁用。

四叶茶

【方源】 经验方。

【组成】 鲜荷叶、佩兰叶各30 g，淡竹叶、青蒿叶各25 g。

【制作】 将鲜荷叶洗净，与佩兰叶、淡竹叶同放入砂锅中，加水适量，煎沸5分钟，去渣取汁先饮，青蒿鲜者水渍绞汁后服。

【功效】 清热祛暑，除烦利尿。

【适应证】 防暑，治暑热烦渴，小便不利及暑热外感等。

【按语】 荷叶味苦、涩，性平，无毒，含有莲碱、荷叶碱、原荷叶碱、莲苷、酒石酸、柠檬酸、苹果酸、葡萄糖酸、草酸、琥珀酸等。能清热解暑、升发清阳、凉血止血。佩兰叶清暑、辟秽、化湿、调经，可治感受暑湿，寒热头痛，湿邪内蕴。青蒿叶能清热、解暑、除蒸，治温病、暑热等。《本草经疏》中提及：“产后血虚，内寒作泻，及饮食停滞泄泻者，勿用。凡产后脾胃薄弱，忌与当归、地黄同用。”淡竹叶有清热除烦、利尿的作用。此四味共用可清热解暑，用于热病烦渴，小便赤涩淋痛，口舌生疮等。夏季备置一些四叶茶，当气候炎热，身体燥热不适时饮用，有益于除烦止渴。每日1剂，分2～3次服。

竹甘清心茶

【方源】 经验方。

【组成】 淡竹叶15 g,甘草10 g,薄荷3 g,白糖适量。

【制作】 将淡竹叶、甘草同放入砂锅中,加水800 ml,煎煮10分钟后,加入薄荷,煮沸片刻,过滤取汁,待凉后加入白糖饮用。

【功效】 清心除烦,清暑祛湿。

【适应证】 夏感暑热,口渴心烦,小便黄赤等。

【按语】 淡竹叶性寒,味甘、淡。《药品化义》曰:"竹叶清香透心,微苦凉热,气味俱清,经曰,治温以清,专清心气……是以清气分之热,非竹叶不能。"至于临床应用,《本草正》记述较为具体:"退虚热烦躁不眠,止烦渴,生津液,利小水,解喉痹,并小儿风热惊痫。"故淡竹叶是方中主药,功在清暑热、解烦渴、利小便。薄荷味辛,性凉,能疏散风热、清利头目、利咽喉、理气。《本草纲目》曰:"薄荷,辛能发散,凉能清利,专于消风散热。故头痛,头风,眼目、咽喉、口齿诸病,小儿惊热,及瘰疬、疮疥为要药。"方中甘草既调和竹叶、薄荷寒凉之性,又助其清热解暑之效。本茶是夏日常用的清暑凉茶之一。每日1剂代茶饮。脾胃虚寒者慎用。

枇杷竹叶消暑茶

【方源】 经验方。

【组成】 鲜枇杷叶、竹叶各30 g,白糖适量,食盐少许。

【制作】 将鲜枇杷叶刷去茸毛,与鲜竹叶一同洗净,撕成小块,加水800 ml,煎沸10分钟,去渣,趁热加入白糖、食盐,搅拌均匀。晾凉后代茶饮。

【功效】 清热和胃,生津止渴。

【适应证】 暑热烦渴,小便短赤等。

【按语】 枇杷不仅是一种美味的水果,营养价值丰富,而且它的叶子也是一味良好的中药。《本草纲目》载:"枇杷叶,治肺胃之病,大都取其下气之功耳。气下则火降痰顺,而逆者不逆,呕者不呕,渴者不渴,咳者不咳矣。"枇杷叶味苦,性微寒,归肺、胃经。其叶含挥发油,主要成分为橙花叔醇、金合欢醇,属止咳平喘类药物,具有清肺止咳、降逆止呕的功效。方中竹叶有清暑热、解烦渴、利小便之功效。此方可作为清热消暑茶喝,于夏伏季节饮用效果更佳。胃寒呕吐及风寒咳嗽者忌服。

大青银花茶

【方源】 经验方。

【组成】 大青叶鲜者30～60 g(干品20 g),金银花15～30 g,茶叶5 g。

【制作】 上三味加水煎汤,或以沸水冲泡20分钟即可。

【功效】 清热解毒,祛暑。

【适应证】 流行性乙型脑炎,中暑高热的防治。

【按语】 金银花又名鸳鸯花,味甘,性寒,归肺、心、胃经,有清热解毒、凉散风热功效,用于风热感冒、温病发热等。《本草正》载:“金银花,善于化毒,故治痈疽、肿毒、疮癣、杨梅、风湿诸毒,诚为要药。”广州部队《常用中草药手册》载:“清热解毒。治外感发热咳嗽,肠炎,菌痢,麻疹,腮腺炎,败血症,疮疖肿毒,阑尾炎,外伤感染,小儿痱毒。制成凉茶,可预防中暑、感冒及肠道传染病。”《本草别录》认为大青叶“味苦,大寒,无毒”,有清热解毒、凉血止血之功效。大青叶近年来在临床上广泛应用,除解诸毒外,还可用于痰热郁肺、咯痰黄稠;尤常用于流行性乙型脑炎的防治,效果显著。上两味加茶叶煎汤,可清热解毒,祛暑,适用于中暑,对乙型脑炎的预防和治疗屡显奇效。每日1剂,不拘时饮服。脾胃虚寒及气虚疮疡脓清者忌服。

荷叶竹叶茶

【方源】 经验方。

【组成】 鲜荷叶1张,鲜竹叶2片,绿茶3 g。

【制作】 将荷叶、鲜竹叶切成细丝,与绿茶一同放入茶壶。以沸水冲泡,盖严浸泡约10分钟,频频饮用。

【功效】 清热祛暑。

【适应证】 伤暑,即先兆中暑和轻症中暑。

【按语】 竹叶入心、肺、胆、胃、小肠经,具有清热除烦、生津利尿的功效。《重庆堂随笔》记载竹叶:“内息肝胆之风,外清温暑之热。”张元素认为竹叶:“凉心经,益元气,除热,缓脾。”现代研究证实,其煎剂对金黄色葡萄球菌、铜绿假单胞菌有抑制作用。荷叶归心、肝、脾经，清香升散，具有消暑利湿、健脾升阳、散瘀止血的功效。绿茶止渴生津、清热消暑。此三味合用，清热解暑之效增强，适用于中暑的预防和轻症中暑的治疗。脾胃虚寒及便溏者禁用，孕妇忌用；此外《本草纲目》认为荷叶“畏桐油、茯苓、白银”，故一般不与之同用。

薄荷香茶

【方源】 经验方。

【组成】 薄荷、香薷、淡竹叶各 3 g，车前草 5 g。

【制作】 将香薷、淡竹叶、车前草洗净，放入砂锅中，加水 1 500 ml，煎沸 5 分钟，然后放入洗净的薄荷，再煎煮 5 分钟即得。

【功效】 消暑清热。

【适应证】 防暑，暑热胸闷烦渴，小便短赤等。

【按语】 《本草纲目》载曰：“薄荷，辛能发散，凉能清利，专于消风散热。故头痛，头风，眼目、咽喉、口齿诸病，小儿惊热，及瘰疬、疮疥为要药。”薄荷归肺、肝经，主宣散风热、清头目、透疹。淡竹叶清暑热、解烦渴。香薷辛温发散，兼能利湿，为夏季解表之要药，有“夏月麻黄”之称。车前草味甘性寒，利水通淋、渗湿止泻，和香薷相辅使暑湿从下道排出。四药合用，从而达到消暑清热之效。此茶是一种较理想的夏季防暑保健茶。每日 1 剂，代茶饮用。阴虚血燥、肝阳偏亢、表虚汗多者忌服。

荷叶荷梗茶

【方源】 经验方。

【组成】 荷叶 10 g，荷梗 15 g。

【制作】 将荷叶、荷梗洗净、撕碎，用沸水冲泡即可。

【功效】 消暑宽胸，通气舒筋，生津止渴。

【适应证】 防暑，因湿热所致的烦渴、胸膈胀闷等。

【按语】 荷叶味苦、涩，性平，主清热解暑、升发清阳、凉血止血。《本草纲目》载其：“生发元气，裨助脾胃，涩精浊，散瘀血，消水肿、痈肿，发痘疮。治吐血、咯血、衄血、下血、溺血、血淋、崩中、产后恶血、损伤败血。”荷梗味微苦，性平，入肝、脾、胃经，清暑、宽中理气，用于中暑头昏，胸闷，气滞。《本草再新》曰其：“通气消暑，泻火清心。”荷叶、荷梗同源同功，皆可消暑，合而为药，解暑效用更强。每日1剂，代茶饮用。荷叶升散消耗，体质虚者禁之，凡上焦邪盛，治宜清降者，切不可用；忌与桐油、茯苓、白银同服。

豆粉茶

【方源】《集验良方》。

【组成】绿豆粉30 g(炒)，细茶6 g。

【制作】先将细茶煎泡，待凉后取茶水1碗，以之调和绿豆粉。

【功效】凉血止血。

【适应证】夏季炎热或血热鼻衄。

【按语】绿豆性凉，有清热凉血的作用。中医认为鼻衄多因血分有热所致，故取绿豆配以细茶，清凉止血，解暑爽口。

西瓜荷斛茶

【方源】经验方。

【组成】鲜西瓜肉100 g，荷叶3 g，石斛3 g，绿茶3 g，冰糖15 g。

【制作】用水煎煮西瓜肉、荷叶、石斛至水沸后，泡茶饮用。

【功效】清热解暑，除烦止渴，利水通便。

【适应证】暑天炎热，热病伤津。

【按语】西瓜堪称"瓜中之王"，味甘多汁，清爽解渴，是盛夏佳果。西瓜不含脂肪和胆固醇，但含有大量葡萄糖、苹果酸、果糖、蛋白质、番茄素及丰富的维生素C等，是一种富有营养、纯净、安全的食品。西瓜性寒，味甘，具有清热解暑、生津止渴、利尿除烦的功效。西瓜生食能解渴生津，解暑热烦躁，有"天生白虎汤"之称。主治胸膈气壅，满闷不舒，小便不利，口鼻生疮，暑热，中暑等，还可解酒毒。

荷叶清香升散，具有良好的降血脂、降胆固醇和减肥的作用，其食疗范围很广，经常饮用可降血压、降血脂、减肥，防治冠心病、胆囊炎、胆石症、脂肪肝、肥胖等。中医认为荷叶具有消暑利湿、健脾升阳、散瘀止血的功效。

石斛味甘，性微寒，益胃生津、养阴清热。

三者合用，清热解暑、除烦止渴、利水通便。注意：素体脾胃虚寒、便溏腹泻者，胃酸过多、消化性溃疡者不宜服用。

柠檬茶

【方源】 经验方。

【组成】 鲜柠檬(去皮)半个,绿茶 3 g,冰糖 20 g。

【制作】 用柠檬的煎煮液泡茶饮用。

【功效】 生津止渴,祛暑。

【适应证】 支气管炎,百日咳,中暑烦渴,食欲不振,妊娠呕恶等。

【按语】 柠檬味酸、甘,性平,是世界上最有药用价值的水果之一。它富含维生素 C、糖类、钙、磷、铁、维生素 B_1、维生素 B_2、烟酸、奎宁酸、柠檬酸,且高钾低钠,对人体十分有益。能辅助治疗维生素 C 缺乏病,杀菌,促进胃中蛋白分解酶的分泌,增加胃肠蠕动,抑制钙盐结晶,从而阻止肾结石形成,还具有防治心血管疾病、止血、预防感冒、刺激造血和抗癌、防治皮肤色素沉着、美容等作用。功能化痰止咳、生津健脾。主治支气管炎、百日咳、中暑烦渴、食欲不振和妊娠妇女胃气不和、纳减、嗳气等。但要注意,柠檬含柠檬酸较多,胃溃疡、胃酸分泌过多者,龋齿患者和糖尿病患者慎食。

鲜椰茶

【方源】 经验方。

【组成】 鲜椰汁 250 ml,绿茶 3 g。

【制作】 将椰汁煮沸后泡茶饮用。

【功效】 益气生津,清热,养颜。

【适应证】 暑热伤津口渴及津液亏虚证。

【按语】 椰子味甘、性平,是热带地区之宝,脂肪和蛋白质含量特别丰富,还有果糖、葡萄糖、蔗糖、脂肪、维生素 B_1、维生素 E、维生素 C、钾、钙、镁等多种营养物质。椰肉具有补虚强壮、益气祛风、消疳杀虫的功效,久食能令人面部润泽,益人气力及使人耐受饥饿,可治小儿绦虫病、姜片虫病。椰汁具有滋补、清暑解渴的功效,主治暑热伤津、津液不足之口渴。注意:脾胃虚寒、体内湿盛的人宜少食。

鲜椰枸杞茶

【方源】 经验方。

【组成】 鲜椰汁 300 ml,枸杞 5 g,绿茶 3 g。

【制作】 将椰汁煮沸后,泡枸杞、绿茶饮用。

【功效】 清热止渴,滋肾养肝,美容益智。

【适应证】 暑热伤津口渴及肝肾阴亏证。

【按语】 椰汁具有滋补、清暑解渴的功效。枸杞味甘,性平,能滋补肝肾、益精明目。合用则能清热止渴、滋肾养肝、美容益智。注意:脾胃虚寒、体内湿盛的人宜少食。

鲜椰菊花茶

【方源】 经验方。

【组成】 鲜椰汁 300 ml,菊花 3 g,绿茶 3 g。

【制作】 将椰汁煮沸后,泡菊花、绿茶饮用。

【功效】 清热明目,生津止渴,美颜润肤。

【适应证】 暑热伤津口渴及两目干涩。

【按语】 椰汁具有滋补、清暑解渴的功效,主治暑热伤津、津液不足之口渴。菊花味辛、甘、苦,性微寒,散风清热、平肝明目。合用能清热明目、生津止渴、美颜润肤。注意:脾胃虚寒、体内湿盛的人宜少食。

苦瓜茶Ⅰ

【方源】 经验方。

【组成】 鲜苦瓜。

【制作】 鲜苦瓜截断去瓤,纳入茶叶后封合,挂通风处阴干。洗净外部后切碎,混匀后,每次取 10 g,用沸水冲泡代茶频饮。

【功效】 清暑涤热,明目解毒。

【适应证】 预防中暑,治疗中暑发热,腮腺炎邪毒炽盛、壮热口渴、两腮肿痛剧烈及睾丸坠痛。

【按语】 民间谚语:“人讲苦瓜苦,我说苦瓜甜,甘苦任君择,不苦哪有甜。”苦瓜,清暑涤热、明目解毒。现代药理研究,苦瓜有降低血糖和抗癌等多种功效。临床用于治疗热病烦渴引饮,中暑,痢疾,赤眼疼痛,痈肿丹毒,恶疮。《本草纲目》谓其气味苦寒,无毒,能“除邪热、解劳乏,清心明目”。《滇南本草》谓其“治丹火毒气,疗恶疮结毒,或遍身已成芝麻疔疮疼难忍。泻六经实火,清暑,益气,止渴"。注意:脾胃虚寒者忌服。

苦瓜茶Ⅱ

【方源】《中国药膳学》。

【组成】苦瓜、茶叶适量。

【制作】鲜苦瓜截断去瓤,纳入茶叶接合,悬挂通风处阴干。将外部洗净切碎,混匀。

【功效】清暑清热,明目解毒。

【适应证】风热赤眼,中暑下痢。

【按语】苦瓜,可清暑涤热、明目解毒。《泉州本茶》称其:"主治烦渴引饮,风热赤眼。"每次取制好的苦瓜与茶的混合物 10 g 放入保温杯中,沸水冲泡,代茶频饮。茶叶配合苦瓜做药茶,长期饮用能提高人体免疫力,对糖尿病、高脂血症有显著效果,还可预防高血压及胆石症、肾结石。苦瓜茶,入口先微苦而后微甘,风味独特,经常饮用不仅可以补充多种维生素、无机盐,而且可以防治痢疾、解中暑发热、抗肿瘤、防治糖尿病。

苦刺花茶

【方源】经验方。

【组成】苦刺花 5 g。

【制作】苦刺花,制成粗末,沸水冲泡代茶饮。

【功效】清凉解暑。

【适应证】夏季暑热病证的防治。

【按语】苦刺花不仅是一道难得的山珍,也是一味纯天然的药物。在干燥的初春,把它煲成凉茶,有着极好的清热消炎的作用。也可以把干花做成药枕,有着良好的降火、降血压功效。

药王茶

【方源】经验方。

【组成】药王茶叶 12 g。

【制作】代茶泡饮。

【功效】清暑热,益脑清心。

【适应证】 暑天心悸、头昏等。

【按语】 本品为蔷薇科植物金腊梅(或称"华西银腊梅")的叶,味甘性平,《中国沙漠地区药用植物》载其"清暑热,益脑清心"。华西银腊梅现为太白山特色中草药之一,并在当地作为名贵保健茶饮。相传被后世誉为药王的唐代著名医学家孙思邈在太白山隐居时,常采摘一种被称为茶婆子的叶片泡茶喝,也介绍给山民与草医饮用,后世就称其为药王茶。

沙母二草茶

【方源】 经验方。

【组成】 海金沙藤、火炭母草、地胆草、甘草各 20 g。

【制作】 以上诸药制成粗末,混合后煎水代茶饮。

【功效】 清热解毒,清凉解暑。

【适应证】 暑热证。

【按语】 海金沙藤,味甘、淡、苦,性凉,清热止痢、排石通淋。火炭母草,功能清热利湿、凉血解毒、平肝明目、活血舒筋,用于痢疾,泄泻,咽喉肿痛,白喉,肺热咳嗽,百日咳,肝炎,带下,癌肿,中耳炎等病证。《本草图经》载其"去皮肤风热,流注,骨节痈肿疼痛"。地胆草,泻肝胆实火、除下焦湿热。治肝经热盛,乙型脑炎,头痛,目赤,咽痛,黄疸,热痢,痈肿疮疡,阴囊肿痛,阴部湿痒。脾胃虚弱泄泻及无湿热实火者忌服。

八百岁菊爽茶

【方源】 经验方。

【组成】 菊花 3 g,枸杞 3 g,银耳 2 g,藏青果 3 枚,山楂 2 g,冰糖 12 g。

【制作】 用开水冲泡 10 分钟后饮用,冰冻后风味更佳。

【功效】 养阴润肺,清凉解渴。

【适应证】 夏季口渴。

【按语】 菊花味辛、甘、苦,性微寒,散风清热、平肝明目。枸杞味甘,性平,能滋补肝肾、益精明目。银耳性平无毒,既是名贵的营养滋补佳品,又是扶正强壮的补药,历代皇家贵族都将银耳看作是"延年益寿之品”“长生不老良药”。其既有补脾开胃的功效,又有益气清肠的作用,还可以滋阴润肺。另外,银耳还能增强人体免疫力,以及增强肿瘤患者对放疗、化疗的耐受力。藏青果味酸、苦、涩,性微寒,能清热生津、利咽解毒,用于慢性咽喉炎,声音嘶哑,咽喉干燥等。山楂味酸、甘,性微温,能开胃消食、化滞消积、活血散瘀、化痰行气,用于肉食积滞、癥瘕积聚、腹胀痞满、瘀阻腹痛、痰饮、泄泻、肠风下血等。五药合用,散风清热、益精明目、滋阴润肺、清热生津,用于夏季解渴,作用甚好。注意:外感热病、目痛咽痛者不宜用。

三鲜茶

【方源】《常见病验方研究参考资料》。

【组成】鲜藿香、鲜佩兰各 30 g,鲜薄荷 60 g。

【制作】上药切碎,稍煎煮或沸水冲泡代茶饮。

【功效】消暑清热,芳香化浊,和胃解表。

【适应证】夏季感冒,中暑,头痛鼻塞,胃呆纳减,泛恶泄泻。

【按语】方中三味药皆为鲜品,依中医传统用药习惯,这三味中药在夏季也常用鲜品代干品,其药效更显著。鲜藿香、鲜佩兰可清暑化湿、和胃解表,为夏季常用的解表清暑要药,再配伍薄荷,可加强本药茶发散祛邪、清热祛风的功能。

苏藿薄荷茶

【方源】《中草药制剂选编》。

【组成】紫苏叶、薄荷、佩兰叶、藿香各 1 000 g。

【制作】紫苏叶、薄荷、佩兰叶、藿香,研碎过筛(60 目筛)后拌入溶有适量糖精淀粉的糊状物中,模压成块状,晒干或烘干后备用,每块净重 10 g。

【功效】发散风寒,祛暑化湿。

【适应证】暑天外感寒邪,内伤湿浊,头痛,恶寒,身重困倦,不思饮食;暑季胃肠炎,恶心呕吐,大便泄泻,全身恶寒,关节酸楚。

【按语】暑天炎热,人们贪凉易外感寒邪;又因暑必夹湿,暑湿伤中易致吐泻。本方即针对这两个方面选药组合而成。方中紫苏叶味辛性温,功擅发表散寒、解毒、和气宽中。《本草正义》说:“紫苏,芳香气烈。外开皮毛，泄肺气而通腠理；上则通鼻塞，清头目，为风寒外感灵药；中则开胸膈，醒脾胃，宣化痰饮，解郁结而利气滞。”它含有紫苏醛、左旋柠檬烯等，有解热、抗菌作用。薄荷叶辛凉疏表清热，辅助紫苏叶发散解表。佩兰清暑、辟秽、化湿。《中药志》说它能“发表祛湿，和中化浊。治伤暑头痛，无汗发热，胸闷腹满，口中甜腻，口臭”。藿香味辛性微温，《本草述》说它“散寒湿、暑湿、郁热、湿热。治外感寒邪，内伤饮食，或饮食伤冷湿滞”。《药品化义》说：“藿香，其气芳香，善行胃气，治呕吐霍乱，以此快气，除秽恶痞闷。且香能和合五脏，若脾胃不和，用之助胃而进饮食，有理脾开胃之功。”四药和合，是治疗夏季感冒、胃肠炎的良方。沸水冲泡代茶饮，每日饮用2～3次，每次1～2块，沸水冲泡代茶饮。暑天感冒高热或伤暑痢下脓血者不宜饮用。

祛暑清心茶

【方源】《卫生科普》。

【组成】鲜竹叶心、麦冬心、莲心、鲜佩兰各6 g。

【制作】上药共入锅加水煎汤，取汁。凉饮代茶。

【功效】清热祛暑，清心除烦。

【适应证】预防和治疗暑热所致的胸闷汗多、心烦口干、疲倦纳差等。

【按语】鲜竹叶心味甘、苦，性凉，清心利尿，可引火(热)下行随小便而出。麦冬心养阴清热，可治热病伤津、心烦口渴。莲心性寒，味苦，有清热、固精、安神、强心、止血、涩精之效。佩兰即兰草，屈原《离骚》中“纫秋兰以为佩”写的就是佩兰，其性平，味辛，为治疗脾瘅的要药。本品不仅气味芳香能醒脾化湿，促进脾胃的消化功能，而且还有芳香解暑之效，用作夏季解暑之用。上述四味药，水煎代茶饮，可清热祛暑，治暑热诸症。脾胃虚寒者禁用。

绿豆酸梅茶

【方源】《患者保健食谱》。

【组成】绿豆100 g，酸梅50 g，白糖适量。

【制作】上药前两味共煎，取汁，加入白糖令溶，待凉。代茶频饮。

【功效】 清热解暑。

【适应证】 暑热，烦躁，燥热等。

【按语】 绿豆有清热解暑的功效。《本草求真》指出："绿豆味甘性寒，据书备极称善，有言能厚肠胃、润皮肤、和五脏及资脾胃，按此虽用参、芪、归、术，不是过也。"《本草经疏》云："绿豆，甘寒能除热下气解毒。"酸梅性温，味极酸，含有柠檬酸、琥珀酸、苹果酸，有抗菌、抗过敏、生津止渴、解暑热的作用。此茶可清热解暑，是夏季的常用饮料。脾胃虚寒者不宜多服。

乌梅清暑茶

【方源】《百病饮食自疗》。

【组成】 乌梅 15 g，石斛 10 g，莲心 6 g，竹叶卷心 30 根，西瓜翠衣 30 g，冰糖适量。

【制作】 将石斛入砂锅先煎，后下诸药共煎取汁，去渣，调入冰糖令溶化即可。代茶频频饮之。

【功效】 清热祛暑，生津止渴。

【适应证】 心热烦躁，消渴欲饮不已，舌红绛，苔黄燥等。

【按语】 此方中乌梅生津止渴。《随息居饮食谱》中指出："梅，生时宜蘸盐食，温胆生津。"西瓜翠衣又名西瓜皮，性寒味甘，功同西瓜而力逊，长于清热解暑、除烦止渴、利小便。《本经逢原》言其"能解太阳、阳明中渴（即中暑）及热病大渴，故有天生白虎汤之称"，又能"引心包之热，从小肠、膀胱下泄"。竹叶卷心与莲心相须为伍，清心利尿。石斛含石斛碱等生物碱和黏液质、淀粉等，有一定解热镇痛作用。此方既能解气分暑热，生津止渴，又能清心利水道，引热下行，为清泻暑热、生津止渴之佳品。脾胃虚寒者慎用。

三叶青蒿茶

【方源】《河南省秘验单方集锦》。

【组成】 青竹叶 1 把，鲜藿香叶 30 g，茶叶 10 g，青蒿 15 g。

【制作】 先将竹叶、藿香两味加水煎汤，取汁冲泡茶叶即成。待冷先服，代茶饮用。青蒿鲜者水渍绞汁后服。

【功效】 清热解暑。

【适应证】 中暑所致高热、汗出、口渴、烦闷、恶心、呕吐等。

【按语】 青蒿味苦、辛,性寒,归肝、胆经,具有清热解暑、除蒸、截疟之功,用于暑邪发热、骨蒸劳热、疟疾寒热等。藿香芳香化浊、发表解暑。竹叶性寒,味甘、淡,清暑热、解烦渴。此茶每日1剂。《本草经疏》记载:"产后血虚,内寒作泻,及饮食停滞泄泻者,勿用。凡产后血虚、脾胃薄弱者勿用。忌与当归、地黄同用。"

二、外　　科

【疔疮痈疖疹癣】

何风茶

【方源】《外科精要》。

【组成】何首乌 5 g，防风 3 g，薄荷 3 g，绿茶 3 g。

【制作】用前两味药的煎煮液 300 ml 泡薄荷、绿茶饮用，冲饮至味淡。

【功效】补血，祛风，除湿，解毒。

【适应证】遍身疮肿痒痛。

【按语】何首乌味苦、甘、涩，性微温，能补肝肾、益精血、解毒润肠。防风味辛、甘，性微温，祛风解表、祛风湿、解痉。主治外感风寒之头身痛、风寒湿痹之肢节疼痛、风毒内陷之破伤风。薄荷味辛，性凉，归肝、肺经。能疏散风热、清利头目、利咽透疹、疏肝解郁，多用于外感风热及温病初起有表热证者，风热上攻头目之头痛，麻疹初起，疹出不透及风疹瘙痒等。三药合用，能补血，祛风，除湿，解毒。用于精血亏虚之外感头痛、身痛、遍身痒痛。注意：大便溏泄及痰湿盛者不宜服，肺虚咳嗽、阴虚发热均不宜用。薄荷挥发性强，故不宜久煎。

荷叶茶调散

【方源】《本草纲目》。

【组成】干荷叶、茶叶适量。

【制作】焙干研细末，与浓茶叶调糊。

【功效】清热解毒，杀菌敛疮。

【适应证】阴疮。

【按语】荷叶味苦、涩，性平，有清暑利湿、止血的作用。患者将调好的糊均匀地涂于患处即可。

苦参茶

【方源】《本草纲目》。

【组成】 苦参、腊茶、蛤粉、密陀僧、猪脂各等分。

【制作】 前四味研末和匀,调猪脂液成糊状。

【功效】 杀虫敛疮。

【适应证】 阴疽。

【按语】 苦参味苦,性寒,有清热燥湿、祛风杀虫的功效,主治疥癣、麻风、皮肤瘙痒、湿毒疮疡等。现代药理研究发现苦参具有美容护肤、抗菌作用和抗炎作用。腊茶,茶的一种。腊,取早春之义。以其汁泛乳色,与溶蜡相似,故也称蜡茶。蛤粉是一种比较厚的蛤蚌壳研成的粉,具有解毒之功效。密陀僧味咸、辛,性平,有毒,有消肿杀虫、收敛防腐、坠痰镇惊的作用,主治肿毒、溃疡、湿疹、创伤等。药理研究发现,密陀僧对多种细菌有抑制作用。阴疽患者将调好的药糊涂敷患处即可。

癣疮薇茶散

【方源】《家用良方》。

【组成】 白薇 9 g,白芷 6 g,花椒 6 g,细茶叶 6 g,大黄 15 g,明矾 15 g,寒水石 6 g,蛇床子 6 g,雄黄 3 g,百部 6 g,樟脑 3 g。

【制作】 上药共研为末,用茶汁和匀捣糊状。

【功效】 杀虫解毒。

【适应证】 癣疮等。

【按语】 白薇味苦、咸,性寒,无毒,有清热凉血、解毒疗疮的作用。白芷味辛,性温,具有祛风除湿、消肿排脓的功效。现代药理研究表明白芷有美容功效和抗炎作用。花椒味辛,性温,有除湿止痛、杀虫解毒、止痒解腥的功效,现代研究发现花椒还有很好的抑菌作用。大黄有凉血解毒的功效,能治疗痈肿疔疮。明矾性寒味酸、涩,具有较强的收敛作用,中医认为明矾具有解毒杀虫、燥湿止痒、止血止泻、清热消痰的功效。现代研究表明,明矾还有抗菌作用。雄黄、百部、蛇床子、樟脑皆具有很好的杀虫杀菌解毒的功效。患者将调好的药糊均匀涂于患处即可。

芪牡茶

【方源】 经验方。

【组成】 黄芪 5 g,牡蛎 3 g,五味子 3 g,茯苓 3 g,人参 2 g,绿茶 5 g。

【制作】 黄芪春秋两季采挖,牡蛎冬春采集。用前五味药的煎煮液 400 ml 泡茶饮用,冲饮至味淡。

【功效】 益气敛疮,生肌。

【适应证】 痈疽脓泄后,久不能收口。

【按语】 黄芪益卫固表、托毒生肌,可治痈疽难溃,久溃不敛。牡蛎具软坚散结、收敛固涩之功。五味子归肺、肾、心经,能敛肺滋肾、生津敛汗、涩精止泻、宁心安神。人参大补元气,益脾气。本茶中有人参,实证、热证而正气不虚者忌服。另外,人参反藜芦,畏五灵脂,恶皂荚。

当归芷茶

【方源】 经验方。

【组成】 当归 5 g,白芷 3 g,绿茶 3 g。

【制作】 用前两味药的煎煮液 300 ml 泡茶饮用,冲饮至味淡。

【功效】 活血养血,化湿解毒。

【适应证】 气血虚寒之感冒头痛、鼻塞、痛经、带下溃疡、疮疡肿毒、癌肿。

【按语】 当归味甘、辛,性温,补血活血、调经止痛、润肠通便。白芷味辛,性温,散风除湿、通窍止痛、消肿排脓。主治感冒头痛,眉棱骨痛,鼻塞,牙痛,白带,疮疡肿痛。两药合用,活血养血、散风除湿。注意:阴虚血热者忌服。

蛇蜕茶油方

【方源】 经验方。

【组成】 蛇蜕 9 g,百草霜 3 g,茶油适量。

【制作】 共研细末,入茶油和匀。

【功效】 敛营止血,清热消瘀。

【适应证】 痈疽脓水不干。

【按语】 蛇蜕味咸、甘，性平，有祛风解毒的功效，可治疗疔肿、皮肤瘙痒等。现代药理研究发现其具有抗炎作用，对血管通透性亢进有抑制作用，可有效减少脓水。百草霜，《本草纲目》称其为“灶突墨”“灶额墨”，为灶额及烟炉中墨烟也。其质轻细，故谓之霜。此药味辛，性温，无毒，有止血、消积的功用。如有痈疽脓水不干者，将此方药涂于患处即可。

清暑解毒茶

【方源】 经验方。

【组成】 银花、连翘、鲜荷叶、鲜竹叶各 10 g。

【制作】 煎水或开水冲泡，待凉后代茶饮。

【功效】 祛暑解毒。

【适应证】 痱子及疔疮疖肿的预防和治疗。

【按语】 连翘有抗炎、抗菌、抗病毒、解热、镇痛、强心、利尿、抑制磷酸二酯酶、降血压、抑制弹性蛋白酶活力、抗内毒素等作用，清热解毒、消肿散结。用于痈疽，瘰疬，乳痈，丹毒，风热感冒，温病初起，温热入营，高热烦渴，神昏发斑，热淋尿闭。银花也有清热解毒作用。荷叶、竹叶均有清热利尿的功效。上四药合用，有祛暑解毒的功效。脾胃虚弱，气虚发热，痈疽已溃、脓稀色淡者忌服。

绿茶七星鱼汤

【方源】 经验方。

【组成】 绿茶 1～2 g，七星鱼 250～500 g(用鲤鱼亦可)，生姜 10 g，大枣 25 g。

【制作】 先将生姜、大枣加水煮沸。然后加入杀好的鱼再煮沸，泡茶温服。服时为调味，可加盐和花生油少许。

【功效】 健脾补气，活血消肿。

【适应证】 伤口不愈合等。

【按语】 七星鱼有“鱼中珍品”之称。其营养丰富、肉质细嫩、味道鲜美。它是高蛋白质、低脂肪的美味食品，能养血滋阴、益气强身、补心通脉、去热补精。并有促进伤口愈合等作用，清热解毒、拔毒生肌。每隔 3 日服 1 剂。水肿、尿少而黄者可加白茅根 50 g，冬瓜皮

100 g。

柿子茶油

【方源】 经验方。

【组成】 柿子1个,茶油少许。

【制作】 柿子切碎,晒干,研末,入茶油调匀。

【功效】 消肿止痛。

【适应证】 疮疖肿痛。

【按语】 柿子性寒,味甘、涩,有清热止血的功效。《本草纲目》中记载“柿乃脾、肺、血分之果也。其味甘而气平,性涩而能收,故有健脾涩肠,治嗽止血之功”。使用时将调好的茶油涂于患处即可。

空心茶油

【方源】 经验方。

【组成】 空心茶、茶油各适量。

【制作】 空心茶取叶,切碎,置新瓦上烧焦,研末,入茶油搅至油膏状,收贮。

【功效】 清热解毒。

【适应证】 疮疖等病。

【按语】 空心茶是茶叶的一种,有清热解毒的功效。患者只需将制好的油膏涂于患处即可,每日2～3次。

藤黄茶

【方源】 经验方。

【组成】 红茶10 g,藤黄30 g。

【制作】 用红茶煎汁磨藤黄。

【功效】 消肿解毒。

【适应证】 丹毒。

【按语】 红茶性凉,味苦、甘,有清热解毒的功效。现代药理研究发现红茶中的多酚类化合物具有消炎的效果,再经由实验发现,儿茶素类能与单细胞的细菌结合,使蛋白质凝固沉淀,借此抑制和消灭病原菌。藤黄味酸、涩,有消肿、化毒、止血、杀虫功效。主治痈疽肿毒,顽癣恶疮,损伤出血,牙疳龋齿,汤火伤。现代药理研究发现藤黄具有很好的抗菌作用，能治疗一切痈肿。患有丹毒或其他痈疽肿毒者，将此茶涂于患处即可。

柴郁茶

【方源】 经验方。

【组成】 柴胡 5 g，郁金 3 g，香附 3 g，白芍 3 g，橘叶 2 g，绿茶 5 g。

【制作】 柴胡，春秋两季采挖。郁金，冬季或早春挖取块根，洗净煮熟晒干。香附，春夏秋三季均可采，火燎去须根，晒干备用。白芍，夏秋两季采挖。用水 350 ml 煎煮柴胡、郁金、香附、白芍、橘叶至水沸后，冲泡绿茶饮用。

【功效】 疏肝解郁，养血活血，散结消痈。

【适应证】 肝气郁滞不舒，胁肋胀满，妇女乳房胀痛，乳房肿块，乳汁不畅。

【按语】 柴胡具和解退热、疏肝解郁、升举阳气之功。郁金味辛、苦，性凉，芳香透达，可升可降，行气化瘀、清心解郁、利胆退黄。香附理气解郁、调经止痛。可用于肝郁气滞，胸、胁、脘腹胀痛，消化不良，月经不调，乳房胀痛等。白芍养血柔肝、缓中止痛、敛阴收汗。气血虚而无瘀滞及阴虚失血者禁服，孕妇慎服。

丹芷茶

【方源】 经验方。

【组成】 丹参 5 g，白芍 3 g，白芷 3 g，花茶 3 g。

【制作】 丹参秋季采挖，白芍、白芷夏秋季采挖。用前三味药的煎煮液 350 ml 泡茶饮用，冲饮至味淡。

【功效】 活血消肿止痛。

【适应证】 妇女乳房肿痛。

【按语】 丹参活血祛瘀、凉血消痈、养血安神，用于月经不调、血滞经闭、产后瘀滞腹痛、心腹疼痛等。因其偏寒凉，故对血热瘀滞者较为相宜。白芍养血敛阴，常用于妇科疾病。白芷有消肿排脓、止痛之功，为外科常用之品。本茶中丹参、白芍反藜芦。孕妇慎用本茶。

米酒茶

【方源】 经验方。

【组成】 茶末、米酒适量。

【制作】 共入锅内熬成膏。

【功效】 清热解毒。

【适应证】 乳痈。

【按语】 米酒性温，具有行气养血、滋阴补肾的功效。米酒中含有多种维生素、葡萄糖、氨基酸等营养成分，饮后能开胃提神。与茶末合用能清热解毒。治疗乳痈，将此药敷患处，每日换药2次。对乙醇过敏者忌用此方。

水牛蹄茶油糊

【方源】 经验方。

【组成】 水牛蹄、茶油适量。

【制作】 水牛蹄烧存性，研细末，与茶油调糊状。

【功效】 清热祛风，润燥止痒。

【适应证】 神经性皮炎。

【按语】 水牛蹄味甘，性凉，有清热祛风的功效。神经性皮炎主要以内因为主，由于心绪烦扰，七情内伤，内生心火而致，治疗可用谷维素。初起皮疹较红，瘙痒较剧，属于血热风燥。病久，皮损肥厚，文理粗重，呈苔藓化者，属于血虚风燥。因此神经性皮炎患者应用此药对症治疗，效果良好。将调好的药糊均匀涂敷患处即可。

芦甘蒜韭茶

【方源】 经验方。

【组成】 芦荟、甘草、大蒜、韭菜、茶叶、醋适量。

【制作】 将芦荟、甘草调醋，将大蒜、韭菜共同捣烂。

【功效】 祛风杀虫，润燥活血。

【适应证】 神经性皮炎。

【按语】 芦荟味苦，性寒，有杀虫的功效，主治疥癣。现代药理研究发现，芦荟外用有消炎抗菌、增强皮肤弹性、保护皮肤黏膜、润泽皮肤等作用。科学研究证实，芦荟中含有聚糖的水合产物葡萄糖、甘糖露、少量的糖醛酸和钙等成分，还有少量水合蛋白酶、生物激素、蛋白质、维生素、无机盐及其他人体所需的微量元素。芦荟对美容效果极佳。大蒜味辛、甘，性温，有解毒杀虫的功效，现代药理研究表明，其具有强力的杀菌作用，能治疗多种皮肤病。韭菜性温，味辛，有活血的作用，且对多种细菌有抑制作用。此方外用治疗神经性皮炎有很好效果。先用泡过的茶捣烂敷患处，用小刀削角质层，再用芦荟、甘草调醋搽，用大蒜、韭菜捣烂敷患处。

三末茶

【方源】 经验方。

【组成】 细茶末 6 g，乳香和象牙末各 3 g，水银和木香各 1.5 g，麝香少许，鸡蛋 1 枚，黄蜡、羊油适量。

【制作】 前六味共为细末，和后三味调匀，涂于患处。

【功效】 祛风除湿，活血行气。

【适应证】 牛皮癣。

【按语】 乳香是一种含挥发油的胶质树脂，从东非或阿拉伯出产的乳香属的树木取得，在古代因在祭祀中用作香料及熏烟而名贵，目前仍是一种重要的香树脂。乳香味辛、苦，性温，有调气活血、定痛、追毒的功效。象牙末，味甘，性寒，有拔毒生肌的作用。水银有杀虫、攻毒的功用，主治疥瘰、梅毒等；《本草拾遗》记载，水银有利水道、去热毒的作用。木香味辛、苦，性温，是很好的行气药，现代研究发现其有很好的抗菌作用。麝香为雄麝的肚脐和生殖器之间的腺囊的分泌物，干燥后呈颗粒状或块状，有特殊的香气，有苦味，可以制成香料，也可以入药；是中枢神经兴奋剂，外用能镇痛、消肿；简称“麝”，其味辛，性温，有活血的功效。此方有很好的祛风除湿，活血行气的作用。将调匀的药均匀涂于患处即可。

抗敏茶

【方源】 经验方。

【组成】 乌梅、防风、柴胡各 9 g，五味子 6 g，生甘草 10 g。

【制作】 上五味药煎汤代茶。

【功效】 清热祛湿，散风止痒。

【适应证】 因风热蕴结、脾湿风毒引起的风湿疙瘩，周身刺痒，怕冷发热，骨节酸痛等，以及荨麻疹等过敏性皮肤病。

【按语】 乌梅味酸，性平，有清热的功效，现代研究发现其还具有抗病原微生物的作用。防风味辛、甘，性微温，有祛风解表、胜湿止痛的功用，主治风疹瘙痒。李时珍谓："防者御也，其功效疗风最要，故名。"现代研究发现防风有很好的抗炎、抗病原微生物作用。柴胡味苦，性微寒，有清热的功用。现代药理研究表明，柴胡还具有解热、抗炎的作用。此方有很好的清热祛湿、散风止痒的功效，对因风热蕴结引起的皮肤病疗效很好。此茶每日 1 剂，分 2 次服。需注意，肝阳上亢、肝风内动、阴虚火旺及气机上逆者忌用或慎用，血虚痉急或头痛不因风邪者忌服。

姜醋饮茶

【方源】 经验方。

【组成】 生姜 50 g，红糖 100 g，醋 100 g。

【制作】 姜切细与醋、糖水煎，去渣。

【功效】 健脾胃，脱敏。

【适应证】 食物过敏引起的荨麻疹。

【按语】 生姜味辛，性微温，有温中止呕、解鱼蟹毒功效。可治疗食物过敏引起的过敏反应，如荨麻疹。红糖甘甜、温润、无毒，有和中助脾、解毒的功效。此茶每次 1 小杯，代茶饮，每日 3 次饮服。糖尿病患者忌服。

竹叶茶油

【方源】 经验方。

【组成】 竹叶、茶油各适量。

【制作】 竹叶烧灰调茶油。

【功效】 清热消炎。

【适应证】 带状疱疹。

【按语】 竹叶味甘、淡，性寒，有清热解毒的功用。现代研究发现其有消炎、抗菌、抗炎的作用。患者将调好的茶油涂于患处即可。

绿茶苦参汤

【方源】 经验方。

【组成】 绿茶 25 g,苦参 150 g,明矾 10 g。

【制作】 上三味煎汤浸洗患处,再热再洗。

【功效】 清热燥湿。

【适应证】 湿疹,疮疖,阴部瘙痒,痱子等。

【按语】 《本草纲目》:“苦参之苦寒,能补肾,盖取其苦燥湿,寒除热也。热生风,湿生虫,故又能治风杀虫。”明矾有燥湿的功效。风寒内郁所致的斑疹不宜外洗。

绿茶明矾汤

【方源】 经验方。

【组成】 明矾 50 g,黄柏 30 g,绿茶 25 g。

【制作】 明矾研末,与黄柏、绿茶共煎汤,洗患处。

【功效】 燥湿止痒,止血止泻,清热消痰。

【适应证】 皮炎,湿疹,皮肤癌等。

【按语】 《本草纲目》:“矾石之用有四:吐利风热之痰涎,取其酸苦涌泄也;治诸血痛、脱肛、阴挺、疮疡,取其酸涩而收也;治痰饮、泄痢、崩、带、风眼,取其收而燥湿也;治喉痹痈疽,蛇虫伤螫,取其解毒也。”黄柏能清下焦湿热。上两种药物煎汤外洗患处。药物性皮炎患者可加荆芥、薄荷各 50 g;痱子患者可加黄芩 50 g,薄荷 100 g;耳部湿疹患者可加冰片;皮肤癌患者则加乌梅 100 g。风寒所致斑疹者不宜外洗。

密陀僧粉茶油

【方源】 经验方。

【组成】 密佗僧粉末、醋、茶油适量。

【制作】 密佗僧研为细末,加醋、茶油调匀。

【功效】 消肿散瘀,杀虫解毒。

【适应证】 顽固性皮肤瘙痒。

【按语】 密陀僧有消肿杀虫、收敛防腐、坠痰镇惊的作用,主治肿毒、溃疡、湿疹、创伤等。药理研究发现,密陀僧对多种细菌有抑制作用。醋味酸、苦，性温，有散瘀、止血、解毒、杀虫的功效。使用时只需将调好的密陀僧粉涂于患处即可。

生黄茶油

【方源】 经验方。

【组成】 花生壳灰、硫黄、冰片各适量，茶油少许，茶叶 10 g。

【制作】 将茶叶煎成浓汁，再将花生壳灰、硫黄、冰片碾碎，入茶油成糊状。

【功效】 消炎，杀菌。

【适应证】 头癣。

【按语】 花生壳灰有很好的止血、抗菌、消炎的作用。硫黄味酸，性温，有毒，外用止痒杀虫疗疮。冰片味辛、苦，性凉，有散郁火、消肿止痛的功效。《医林纂要》："冰片主散郁火，能透骨热，治惊痫、痰迷、喉痹，舌胀、牙痛、耳聋、鼻息、目赤浮翳、痘毒内陷、杀虫、痔疮、催生，性走而不守，亦能生肌止痛。然散而易竭，是终归阴寒也。"现代药理研究发现，冰片有很好的抗菌、抗炎作用。使用此茶先用浓茶汁洗净患处，再将调好的药糊均匀涂于患处，每日 2～3 次。

木枫茶油

【方源】 经验方。

【组成】 木鳖子、大枫子（大风子）各 30 g，五倍子 15 g，枯矾 5 g，茶油少许。

【制作】 前三味共入锅，置茶油中煎焦，去药渣，加入枯矾，和匀。

【功效】 消炎杀菌，消肿祛毒。

【适应证】 各种体癣、头癣，经久不愈的顽癣。

【按语】 木鳖子味苦微甘，性温，有毒，具有消肿散结、祛毒的功效，主治疮疡肿毒、乳痈、瘰疬、痔漏、干癣、秃疮。大枫子味辛，性热，有毒，有祛风燥湿、攻毒杀虫的作用，主治麻风、疥癣、杨梅疮等。五倍子味酸、涩，性寒，有止血解毒的功效，能治疗各种出血，痈肿疮疖。现代研究发现五倍子还有很好的抗菌作用，对多种细菌有抑制作用，因此对痈疮的治疗有很好的效果。枯矾味酸、涩，性寒，有毒，有燥湿、止血、解毒的功效,可治疗疮痔疥癣。上药合用能很好地治疗各种顽癣。使用此药,先将患处洗净,再将药汁均匀涂于患处,每日1～2次。

花椒韭菜茶

【方源】 经验方。

【组成】 干花椒15 g,鲜韭菜50 g,茶油适量。

【制作】 共捣烂,入茶油调匀。

【功效】 活血除湿,杀虫解毒,消毒杀菌。

【适应证】 疥疮。

【按语】 花椒味辛,性温,有除湿止痛、杀虫解毒、止痒解腥的功效,现代研究发现花椒还有很好的抑菌作用。韭菜性温,味辛,有活血的作用,且对多种细菌有抑制作用。此方外用治疗疥疮等皮肤病有很好效果。使用时将调好的茶油搽患处即可,每日1次,2～3次即愈。

五倍子冰片茶

【方源】 经验方。

【组成】 绿茶、五倍子各等量,冰片少许。

【制作】 上药共研末。

【功效】 消肿止痛,止血解毒。

【适应证】 黄水疮。

【按语】 五倍子有止血解毒的功效,能治疗各种出血,痈肿疮疖。现代研究发现五倍子还有很好的抗菌作用,对多种细菌有抑制作用,因此对痈疮有很好的疗效。冰片味辛、苦,性凉,有散郁火、消肿止痛的功效。现代药理研究发现,冰片有很好的抗菌、抗炎作用。使用时,先洗净疮面,再将研好的细末敷于患处,每日1次。

大蓟胡桃枝茶

【方源】《新疆中草药单方验方选编》。

【组成】 鲜大蓟、鲜胡桃枝各50～100 g,冰糖适量。

【制作】 将上两味加水同煎,取汁入冰糖令溶。代茶频饮。

【功效】 祛瘀消肿。

【适应证】 瘰疬。

【按语】 长期以来是民间治瘰疬的茶方。《滇南本草》云，大蓟能“散瘰疬结核，治疮痈久不收口”。《中药大辞典》称，胡桃枝“主治瘰疬”。两药合用，治疗瘰疬。脾胃虚寒而无瘀滞者忌服。

乌硫茶

【方源】《保和堂秘方》。

【组成】 硫黄 1 g，烂茶叶 15 g，乌梅 3 个。

【制作】 将乌梅烧灰，与烂茶叶共为碎末。

【功效】 消肿去毒。

【适应证】 诸毒疮久治不愈。

【按语】 硫黄性温，味酸，有解毒杀虫、燥湿止痒的功效，主治湿疹、皮肤瘙痒等。现代药理研究发现硫黄与皮肤接触，在体温下可生成硫化氢，有杀灭疥虫的作用；并可能由某种微生物或上皮细胞的作用，而氧化成五硫酸，具有杀细菌和杀真菌的作用。此外，硫化物尚有溶解角质及脱毛作用，可用于皮肤病的治疗。乌梅味酸，性平，炒炭后有收涩止血的功效。绿茶又有清热解毒的作用。三药合用能消肿去毒。患毒疮久治不愈者，先用硫黄撒敷疮口，再将乌梅烧灰与烂茶叶共为碎末，贴敷疮口，即愈。

【肛肠疾病】

桂萸茶

【方源】《姚僧坦集验方》。

【组成】 肉桂 3 g，吴茱萸 2 g，生姜 3 g，花茶 3 g。

【制作】 肉桂立秋后刮皮阴干备用，吴茱萸秋季采挖。用前三味药的煎煮液 300 ml 泡茶饮用，冲饮至味淡。

【功效】 温经散寒。

【适应证】 寒疝腹冷，来往冲心腹痛。

【按语】 肉桂具有补火助阳、散寒止痛、温通经脉之功，为治下元虚冷之要药。用于肾阳不足、命门火衰，见畏寒肢冷、腰膝软弱、阳痿、尿频；及脾肾阳衰，见脘腹冷痛、食少便溏。吴茱萸散寒止痛、降逆止呕、助阳止泻，可治厥阴头痛、寒疝腹痛、寒湿脚气、脘腹胀痛等。生姜能温胃和中、降逆止呕。吴茱萸可温肝而治肝寒犯胃之呕苦，生姜能温中而治胃寒上逆之呕水。三药相配合，奏温经散寒之效。阴虚内热及热盛之证忌用。

槐叶茶

【方源】《食医心镜》。

【组成】 嫩槐叶 15 g，糖适量。

【制作】 嫩槐叶蒸熟晒干，每日 15 g，加适量糖，沸水冲泡代茶频饮。

【功效】 清凉止血。

【适应证】 惊痫，壮热，肠风，溲血，痔疮，疥癣，湿疹，疔肿等。

【按语】 本方引自《食医心镜》，该书谓其有清凉止血的功效。《本草纲目》载其："炒香频嚼，治失音及喉痹。又疗吐血，衄，崩中漏下。"

乌升茶

【方源】《孙天仁集效方》。

【组成】 乌药 3 g，升麻 2 g，花茶 2 g。

【制作】 乌药全年可采挖。升麻夏秋两季采挖。用 200 ml 开水泡饮，冲饮至味淡。

【功效】 温经升阳。

【适应证】 小肠疝气，睾丸坠痛。

【按语】 乌药辛开温散，善于疏通气机，能顺气畅中、散寒止痛。升麻具有升阳举陷的作用，《本草汇言》记载："内伤元气，脾胃衰败，下陷至阴之分；或醉饱房劳，有损阳气，致陷至阴之中；或久病泻痢，阳气下陷，后重窘迫；或久病崩中，阴络受伤，淋沥不止；或胎妇转胞下坠，小水不通；或男子湿热下注，腰膝沉重；或疮毒内陷，紫黑胀痛；或大肠气虚，或肛坠不收，升麻悉能疗之。此升解之药，故风可散，寒可驱，热可清，疮疹可解，下陷可举，内伏可托，诸毒可拔。又诸药不能上升者，唯升麻可升之。"阴虚阳浮，喘满气逆及麻疹已透者禁服。

木香吴萸茶

【方源】《医方简义》。

【组成】木香 5 g,吴茱萸 3 g,小茴香 2 g,川楝子 2 g,花茶 3 g。

【制作】木香秋季采挖。小茴香于夏末秋初果实成熟时割取全株,晒干后打下果实,备用。用前四味药的煎煮液 350 ml 泡茶饮用,冲饮至味淡。

【功效】温经理气,散寒消疝。

【适应证】寒疝,偏坠小肠疝痛,小腹冷痛。

【按语】木香具有行气、调中、止痛之功。吴茱萸味辛、苦,性热,有小毒。归肝、脾、胃、肾经,能散寒止痛、降逆止呕、助阳止泻。可用于脘腹胀痛,经行腹痛,寒疝腹痛等。小茴香能祛寒止痛,理气和胃。多用于寒疝疼痛,睾丸偏坠等。川楝子疏肝行气止痛,也可用于脘腹胀痛及疝痛。《本草纲目》记载其:"治诸疝、虫、痔。"脾胃虚寒者禁服。

青皮茴香茶

【方源】《方脉正宗》。

【组成】青皮 5 g,小茴香 2 g,当归 2 g,川芎 2 g,胡芦巴 2 g,花茶 3 g。

【制作】青皮 5—6 月间采集,洗净阴干。小茴香夏末收集。用 300 ml 开水冲泡后饮用,冲饮至味淡。

【功效】活血理气,散寒止痛。

【适应证】疝气,小腹疼痛。

【按语】青皮具有疏肝破气、散结消滞的作用。用于肝气郁滞所致的胁肋胀痛、乳房胀痛及疝气疼痛等。小茴香,疏肝理气、温肾祛寒,且能止痛。当归补血活血,善止血虚血瘀之痛,且有散寒功效。川芎活血行气、祛风止痛。其辛香行散,温通血脉,既能活血祛瘀以调经,又能行气开郁而止痛,前人称为血中之气药,实具通达气血的功效。与当归相伍,可增强活血散瘀、行气止痛之功。常用于血瘀气滞之证。胡芦巴温肾助阳、散寒止痛。凡阴虚火旺、舌红口干者不宜应用本茶；妇女月经过多及出血性疾病患者，也不宜应用。

茴楝茶

【方源】《医方集解》。

【组成】茴香 5 g，川楝子 2 g，木香 2 g，吴茱萸 1 g，花茶 3 g。

【制作】茴香夏末初秋采收，川楝子冬季采收。用前几味药的煎煮液 300 ml 泡茶饮用，冲饮至味淡。

【功效】温经散寒，理气消疝。

【适应证】寒疝疼痛。

【按语】茴香味辛性温，能入肾与膀胱经，暖丹田而祛冷气。川楝子味苦性寒，能入肝舒筋，使无挛急之苦，又能导小肠膀胱之热从小便下行，为治疝之主药。木香，升降诸气、通调三焦，疏肝而和脾。吴茱萸入肝肾气分，燥湿而除寒。上述诸药能宣通其气，则寒去而湿除。有实热、虚火者不宜饮用。

绿茶木槿花汤

【方源】经验方。

【组成】绿茶 1 g，木槿花 5 g(或用茉莉花代，亦可)。

【制作】将干花和茶放在一起，用水煎服。

【功效】清热除湿，凉血止血。

【适应证】痔疮出血，尿血等。

【按语】木槿花，《本草汇言》谓其："能除诸热，滑利能导积滞，善治赤白积痢，干涩不通，下坠欲解而不解，捣汁和生白酒温饮。清热凉血，解毒消肿。"对湿热内陷血分而出现大便带血、尿血等有效。日服 1 剂。不宜用于气虚血证。

槐角茶

【方源】经验方。

【组成】槐角，适量红糖。

【制作】槐角，掰成小段，加入适量红糖拌匀，置于铁锅内加入细砂炒黄至酥脆，去砂后，用干毛巾擦碾成粗末，每次 4～6 g，沸水冲泡，代茶频饮。

【功效】清热泻火，凉血止血。

【适应证】 痔疮出血。

【按语】《本草图经》云，槐角苦寒，“主五内邪气热……五痔”。此方长期以来是民间治疗痔疮出血的茶方。槐角归肝、大肠经，有清热泻火、凉血止血功能。用于肠热便血，痔肿出血，肝热头痛，眩晕目赤。本方孕妇忌服。

乌药茶

【方源】 经验方。

【组成】 乌药 5 g，红茶 3 g。

【制作】 乌药全年均可采挖。用 200 ml 开水泡茶饮用，冲饮至味淡。

【功效】 散寒止痛，理气开郁。

【适应证】 寒疝，宿食不消，反胃吐食，脚气，小便频数。

【按语】 乌药味辛，性温，归肺、脾、肾、膀胱经，善于疏通气机，能行气止痛、温肾散寒。可用于寒郁气滞所致的胁痛、脘腹胀、寒疝腹痛及痛经等。同时还可用于肾阳不足、膀胱虚寒引起的小便频数及遗尿等。《本草拾遗》：“主中恶心腹痛，宿食不消，天行疫瘴，膀胱肾间冷气攻冲背膂，妇人血气，小儿腹中诸虫。”气虚及内热证患者禁服，孕妇及体虚者慎服。

青果石榴茶

【方源】 经验方。

【组成】 青果(橄榄)、石榴皮各 10～15 g。

【制作】 将石榴皮、青果洗净，分别撕碎、切片，同放杯中以沸水冲泡 10 分钟，即可。

【功效】 清热涩肠。

【适应证】 小儿疝气。

【按语】 青果，清热、利咽、生津、解毒，用于咽喉肿痛、咳嗽、烦渴、鱼蟹中毒。石榴皮，涩肠、止血、驱虫，治久泻、久痢、便血、脱肛、滑精、崩漏、带下、虫积腹痛、疥癣。《药性论》谓其：“治筋骨风，腰脚不遂，步行挛急疼痛。主涩肠，止赤白下痢。取汁止目泪下，治漏精。”两药合用，清热涩肠。代茶饮。

小茴香茶

【方源】 经验方。

【组成】 小茴香 9～15 g。

【制作】 小茴香包纱布后，用沸水冲泡代茶饮。

【功效】 温肾散寒，行气止痛。

【适应证】 嵌顿疝。

【按语】 明代李时珍即用以治疗小肠疝气。《开宝本草》则称该方“主膀胱、肾间冷气及调中止痛”。小茴香，散寒止痛、理气和胃，用于寒疝腹痛、睾丸偏坠、痛经、少腹冷痛、脘腹胀痛、食少吐泻。

荔橄茶

【方源】 经验方。

【组成】 荔枝核 10 g，橄榄核（即青果核）10 g。

【制作】 将荔枝核、橄榄核共打碎，沸水冲泡代茶饮。

【功效】 理气，散结，止痛。

【适应证】 寒疝等。

【按语】 《全国中草药汇编》载，荔枝核“主治疝气痛，鞘膜积液，睾丸肿痛，胃痛，痛经”。橄榄核，消诸鱼骨鲠，有温散寒疝之气的功能，治胃痛、疝气、肠风下血。

丹槟茶

【方源】 经验方。

【组成】 丹参 5 g，槟榔 2 g，青皮 2 g，花茶 3 g。

【制作】 丹参秋季采挖。用前三味药的煎煮液 350 ml 泡茶饮用，冲饮至味淡。

【功效】 理气活血通经。

【适应证】 男女阴部疼痛或肿胀。

【按语】 丹参活血祛瘀、凉血消痈、养血安神，用于月经不调、血滞经闭、产后瘀滞腹痛、心腹疼痛等。丹参能通行血脉，功善活血祛瘀，善调妇女经脉不利。槟榔辛散苦泄，行气消积以导滞、利水。青皮疏肝破气、散结消滞，用于肝气郁滞所致的胁肋胀痛、乳房胀痛及寒疝疼痛等。青皮辛散温通，苦泄下行，其治与陈皮不同。陈皮性较温和，偏入脾肺气分；青皮则能疏肝胆，破气滞，性较峻烈，故可治男女阴部疼痛或肿胀。本茶中丹参反藜芦。另外，孕妇慎用，气虚下陷及脾虚便溏者忌服。

三、妇　　科

【月经病】

延归茶

【方源】《济生方》。

【组成】 延胡索 5 g，当归 3 g，花茶 3 g。

【制作】 延胡索立夏后采挖，当归秋末采挖。用 250 ml 开水冲泡 5～10 分钟后饮用，冲饮至味淡。

【功效】 理气活血止痛。

【适应证】 妇女血气相搏，腹中刺痛、痛引心端、经事不调，甚则腹部疼痛。

【按语】 延胡索秉辛散温通之性，既能活血，又能行气，具有良好的止痛功效。故广泛应用于身体各部位的多种疼痛证候，可用于气血凝滞所致的心腹及肢体疼痛等。当归，性温，味甘、辛，归肝、心、脾经，补血活血、调经止痛、润肠通便。可治血虚萎黄，眩晕心悸，月经不调，闭经痛经，崩漏或产后出血过多，恶露不下，虚寒腹痛等，为妇科调经要药。李时珍《本草纲目》中说："当归调血，为女人要药，有思夫之意，故有当归之名。"近年研究表明，当归的水溶液抑制酪氨酸酶活性的功能很强，因而能抑制黑色素的形成，对治疗黄褐斑、雀斑等色素性皮肤病收效良好，具有抗衰老和美容作用。慢性腹泻，大便溏薄者忌食。

桃归茶

【方源】《杨氏家藏方》。

【组成】 桃仁 5 g，当归 3 g，红花 3 g，牛膝 3 g，花茶 3 g。

【制作】 桃仁 7—9 月摘收。红花夏季开花，花色由黄转为鲜红时采摘。用前四味药的煎煮液 350 ml 泡茶饮用，冲饮至味淡。

【功效】 活血养血，祛瘀。

【适应证】 妇女血闭不通，月经不调，经少，有瘀块，手足心烦热，产后恶露不尽。

【按语】 桃仁活血祛瘀、润肠通便、止咳平喘，用于闭经、痛经、癥瘕痞块、跌仆损伤、肠燥便秘。对瘀血阻滞之病证，常与红花同用。红花入心、肝血分，秉辛散温通之性，能活血祛瘀、通经。用于痛经、血滞经闭、产后瘀阻腹痛、跌打损伤瘀痛、关节疼痛等。当归补血活血、止痛润肠。当归为良好的补血药，适用于血虚引起的各种证候。牛膝活血祛瘀、补肝肾、强筋骨、利尿通淋、引血下行。能治血滞经闭、痛经、产后血瘀腹痛、癥瘕、胞衣不下等病证。孕妇及月经过多者忌用。

蒲灵茶

【方源】《太平惠民和剂局方》。

【组成】 蒲黄 5 g，五灵脂 3 g，花茶 3 g。

【制作】 蒲黄 5—6 月采收。五灵脂掏取。蒲黄、五灵脂布包。用这两味药的煎煮液 300 ml 泡茶饮用，冲饮至味淡。

【功效】 活血行瘀，散结止痛。

【适应证】 月经不调，痛经，产后恶露不尽，心绞痛，胃痛。

【按语】 蒲黄，止血、化瘀、通淋。用于吐血、衄血、咯血、崩漏、外伤出血、闭经、痛经、脘腹刺痛、跌打肿痛、血淋涩痛、阴下湿痒。蒲黄长于涩敛，止血作用较佳，对各种出血病证均可应用。《本草纲目》谓其："凉血活血，止心腹诸痛。生则能行，熟则能止。"五灵脂苦泄温通，入肝经血分，功能活血散瘀止痛，是一味治疗血滞诸痛的要药。用于瘀血阻滞所致的痛经、闭经、产后瘀阻腹痛，以及胸痛、脘腹疼痛等。孕妇慎服。

巴萸茶

【方源】《太平惠民和剂局方》。

【组成】 巴戟(巴戟天)5 g，吴茱萸 3 g，肉桂 2 g，红茶 3 g。

【制作】 用 300 ml 开水泡饮。或用前三味药的煎煮液泡茶饮用。

【功效】 温肾暖宫。

【适应证】 妇女子宫久冷，月经不调，量时多时少，赤白带下。

【按语】 巴戟天味辛、甘，性微温。具有温肾助阳、强筋骨、逐寒湿的药理作用，主要用于阳痿遗精、宫冷不孕、月经不调、少腹冷痛、风湿痹病、筋骨痿软等。吴茱萸，味辛、苦，性热，温中、散寒、止呕、止痛、理气、燥湿、助阳、止泻。肉桂补火助阳、温暖脾胃。三药合用，其性较热，温肾暖宫作用甚好。但本茶易耗气动火，阴虚火旺或有湿热者均不宜服，且不宜多用、久服。

香附茶Ⅰ

【方源】 经验方。

【组成】 香附 5 g，花茶 3 g。

【制作】 上两味洗净，共置一壶中，用沸水 250 ml 冲泡 5 分钟即成。

【功效】 理气解郁，止痛调经；镇痛，抗菌。

【适应证】 肝胃不和所致胁肋胀痛、痰饮痞满，月经不调，痛经。

【按语】 香附具有理气解郁、调经止痛之功。可用于肝郁气滞，胸、胁、脘腹胀痛，消化不良，月经不调，闭经痛经，乳房胀痛等。《本草纲目》记载："香附之气平而不寒，香而能窜，其味多辛能散，微苦能降，微甘能和。"其香附条所治之病证就有 40 多种，书中的配伍有 13 种之多，称香附为"气痛之总司，女科之主帅也"。本方日常代茶频服，冲饮至味淡。气虚无滞者慎服，阴虚、血热者禁服。

香附茶Ⅱ

【方源】 经验方。

【组成】 生香附子、炒香附子各 6 g，适量红糖。

【制作】 将生香附子、炒香附子碾成碎粒，加适量红糖，煎水代茶饮。

【功效】 行气活血，调经。

【适应证】 气滞或气虚血滞之经闭。

【按语】 香附，理气解郁、止痛调经。《本草纲目》称，香附有"止心腹、肢体、头、目、齿、耳诸痛"之功，如加川芎，则疗效更佳。

香附芎茶

【方源】 经验方。

【组成】 香附5 g,川芎3 g,花茶3 g。

【制作】 上三味洗净,共置壶中,用沸水300 ml冲泡5分钟即成。

【功效】 疏肝活血。

【适应证】 肝郁气滞血瘀所致胁肋胀痛刺痛、痛经、闭经、经期头痛,关节痹痛,腰痛。

【按语】 香附具有理气解郁、调经止痛之功。川芎辛香行散,温通血脉,既能活血祛瘀以调经,又能行气开郁而止痛,前人称为血中之气药,实具通达气血的功效。作用广泛,适用于各种瘀血阻滞之病证,尤为妇科调经要药。近年来临床常用该品治疗心绞痛等。本方日常代茶频服,冲饮至味淡。阴虚火旺、上盛下虚及气弱之人忌服。

赤芍香附茶

【方源】《太平圣惠方》。

【组成】 赤芍5 g,香附3 g,花茶3 g。

【制作】 赤芍秋季采挖。香附9—10月间采收。用250 ml开水冲泡后饮用,冲饮至味淡。

【功效】 行血理气。

【适应证】 气血不和所致血崩不止、赤白带下。

【按语】 赤芍具行瘀、止痛、凉血、消肿的功能。主治瘀滞经闭、疝瘕积聚、腹痛、胁痛、衄血、血痢、肠风下血、目赤、痈肿、跌仆损伤。香附疏肝理气、调经止痛,用于月经不调、痛经及乳房胀痛等。香附为妇科常用之品,尤适用于肝气郁结的病证。香附味辛能散,微苦能降,微甘能和,性平而不寒不热,具有行气止痛之功,故可用于气血不和的崩漏及带下等。本茶中赤芍反藜芦,另外虚寒性的闭经忌用。

艾胶茶

【方源】《养生必用方》。

【组成】 艾叶5 g,阿胶3 g,干姜3 g,花茶3 g。

【制作】 艾叶春夏采收,干姜冬季采收。用前三味药的煎煮液

300 ml 泡茶饮用，冲饮至味淡。

【功效】 养血散寒。

【适应证】 妇女崩中，连日不止。

【按语】 艾叶温经止血、散寒止痛。主要用于虚寒性的出血病证，对妇女崩漏下血尤为适宜。同时还可用于下焦虚寒，腹中冷痛，月经不调，经行腹痛，以及带下等。生用能温通经脉，逐寒湿而止冷痛。阿胶，味甘性平，可补血止血、滋阴润肺。适于血虚诸证，同时能止血。与艾叶相配，能养血健脾止血，治妇女血虚火旺，血崩不止。干姜味辛，性热，具温中、回阳、温肺化饮之功。可用于脾胃寒证，见脘腹冷痛、呕吐泄泻等。无论是外寒内侵之实证，还是阳气不足之虚证均适用。阿胶性质黏腻，有碍消化，脾胃虚弱，不思饮食或纳食不消，以及呕吐泄泻者均忌服。

白糖茶

【方源】《本草纲目》。

【组成】 绿茶 25 g，白糖 100 g。

【制作】 沸水 900 ml 冲泡，露 1 夜，次日饮用。

【功效】 理气调经。

【适应证】 月经骤停，伴有腰痛、腹胀等。

【按语】 白糖味甘，性平，能润肺生津、补中缓急。用于肺燥咳嗽，津液不足，口干渴，脾虚腹痛，或饮酒过度，胃气不和。糖尿病患者不宜饮服此茶。

艾术茶

【方源】《本草汇言》。

【组成】 艾叶 5 g，苍术 3 g，白术 3 g，归身 3 g，砂仁 3 g，花茶 5 g。

【制作】 艾叶春夏采收，苍术秋季采收，用前五味药的煎煮液 350 ml 泡茶饮用。

【功效】 温经除湿止带。

【适应证】 妇女白带淋漓。

【按语】 艾叶温经止血、散寒止痛。主要用于虚寒性的出血病证，对妇女崩漏下血尤为适宜。白术补气健脾、燥湿利水。当归既能补血活血，又善止痛，故为妇科要药。补血用归身。几味药共用，重在健脾燥湿、温经止带。湿盛中满、大便泄泻者忌服。

丹益茶

【方源】 经验方。

【组成】 丹参 5 g，益母草 2 g，香附 2 g，花茶 3 g。

【制作】 丹参秋季采挖。益母草 5—6 月间采收。上三味药同花茶用 300 ml 开水冲泡后饮用，冲饮至味淡。

【功效】 活血调经。

【适应证】 经血涩少，产后瘀血腹痛，闭经腹痛，经血有暗红血块。

【按语】 丹参活血祛瘀、凉血消痈、养血安神。用于月经不调、血滞经闭、产后瘀滞腹痛、心腹疼痛等。因丹参性偏寒凉，故对血热瘀滞者较为相宜。益母草用于妇女血脉阻滞之月经不调、经行不畅、小腹胀痛、闭经，产后瘀阻腹痛、恶露不尽。益母草辛开苦泄，能活血祛瘀以通经，为妇科经产要药。香附味辛能散，微苦能降，微甘能和，性平而不寒不热，善于疏肝解郁，调理气机，具有行气止痛之功。同时香附更为妇科常用之品。本茶中丹参反藜芦。孕妇慎用。

益母草茶

【方源】 经验方。

【组成】 益母草 10 g，花茶 3 g。

【制作】 益母草 5—6 月间采收。用 300 ml 开水冲泡后饮用，冲饮至味淡。

【功效】 活血祛瘀，调经消水。

【适应证】 月经不调，崩中漏下，产后血晕，瘀血腹痛，尿血泻血，疮疡痈肿，急性肾炎。

【按语】 益母草能活血、祛瘀、调经、消水。治疗妇女月经不调，胎漏难产，胞衣不下，产后血晕，瘀血腹痛，崩中漏下，尿血，泻血，痈肿疮疡，为妇科经产要药。同时具利尿消肿之功，可用于小便不利，水肿。益母草含有多种微量元素，其中硒具有增强免疫细胞活力、减缓动脉粥样硬化发生以及提高机体防御疾病功能的作用,锰能抗氧化、防衰老、抗疲劳及抑制癌细胞的增生。所以,益母草还能益颜美容、抗衰防老。

益母延胡索茶

【方源】 经验方。

【组成】 益母草 5 g,延胡索 2 g,花茶 3 g。

【制作】 益母草 5—6 月间采收。延胡索立夏后采挖。用250 ml 开水冲泡后饮用,冲饮至味淡。

【功效】 活血理气止痛。

【适应证】 月经不调,痛经。

【按语】 益母草能活血、祛瘀、调经、消水。延胡索秉辛散温通之性,既能活血,又能行气,具有良好的止痛功效,故广泛应用于身体各部位的多种疼痛证候。《本草纲目》记载其:“治胃脘当心痛,不可忍,以及腹痛垂危之证。”

益母归茶

【方源】 经验方。

【组成】 益母草 5 g,当归 3 g,花茶 3 g。

【制作】 益母草 5—6 月间采收。当归秋末采挖。用前两味药的煎煮液 300 ml 泡茶饮用,冲饮至味淡。

【功效】 养血调经,助妇女分娩后子宫之整复。

【适应证】 月经不调,产后恶露不下等。

【按语】 益母草活血祛瘀、调经消水,为妇科经产要药。当归为良好的补血药,适用于血虚引起的各种证候。当归不仅能补血活血,善止血虚血瘀之痛,为妇科调经要药,用于月经不调、闭经、痛经等,且有散寒功效,可用于虚寒腹痛等。本茶湿盛中满、大便泄泻者忌服。

益母花茶

【方源】 经验方。

【组成】 益母草 5 g,红花 28 g,川芎 2 g,当归 2 g,花茶 5 g。

【制作】 益母草 5—6 月间采收。用上药的煎煮液 350 ml 泡茶饮用,冲饮至味淡。

【功效】 活血调经止痛。

【适应证】 痛经,月经不调。

【按语】 益母草活血祛瘀、调经止痛。红花入心、肝血分,秉辛散温通之性,能活血祛瘀、通调经脉,用于痛经、血滞经闭等。川芎辛香行散、温通血脉,既能活血祛瘀以调经,又能行气开郁而止痛,前人称为血中之气药,用于月经不调、痛经、闭经等病证。当归既能补血活血,又善止痛,为妇科调经要药。本茶川芎辛温升散,凡阴虚火旺、舌红口干者不宜应用。

益母芪茶

【方源】 经验方。

【组成】 益母草 5 g,黄芪 5 g,当归 3 g,香附 3 g,花茶 5 g。

【制作】 益母草 5—6 月间采收。用上药的煎煮液 350 ml 泡茶饮用,冲饮至味淡。

【功效】 益气养血,通经。

【适应证】 闭经,月经不调。

【按语】 益母草是治疗妇女月经不调的要药。黄芪补气升阳、益卫固表。当归既能补血活血,又善止痛,为妇科调经要药。香附味辛能散,微苦能降,微甘能和,性平而不寒不热,善于疏肝解郁、调理气机,具有行气止痛之功,为妇科常用之品,尤适用于肝气郁结而致月经不调等。

月季花茶Ⅰ

【方源】 经验方。

【组成】 半开放的月季花及花蕾 15～20 g。

【制作】 夏秋季采取半开放的花朵,以紫红色气味清香半开放的花蕾为佳。沸水冲泡,代茶饮。

【功效】 活血调经。

【适应证】 月经不调,经来腹痛,跌打损伤疼痛等。

【按语】 月季花,活血调经、消肿解毒。治月经不调,经来腹痛,跌打损伤,血瘀肿痛,痈疽肿毒。《分类草药性》:"止血。治红崩、白带。”《现代实用中药》：“活血调经。治月经困难，月经期拘挛性腹痛。外用捣敷肿毒，能消肿止痛。”开水冲泡代茶饮，日服1次，连服数日。血热、血虚者勿用。

月季花茶Ⅱ

【方源】 经验方。

【组成】 绿茶3 g，月季花6 g，红糖30 g。

【制作】 加水300 ml，煮沸5分钟。

【功效】 和血调经。

【适应证】 血瘀痛经。

【按语】 月季花又叫月月红、月月花。它不仅是花期绵长、芬芳色艳的观赏花卉，而且是一味妇科良药。中医认为，月季味甘、性温，入肝经，有活血调经、消肿解毒之功效。由于月季花的祛瘀、行气、止痛作用明显，故常被用于治疗月经不调、痛经等病证。红糖甘甜、温润、无毒，有补血、破瘀的作用。此茶对血瘀痛经有很好疗效，每日1剂，分3次饭后温服。糖尿病患者忌服。

红茶月季花汤

【方源】 经验方。

【组成】 红茶5 g，月季花3～5 g，红糖25 g。

【制作】 夏秋季采收半开放的月季花花朵，晾干，或用微火烘干。混合后用水煎沸5分钟即成。

【功效】 活血调经，消肿止痛。

【适应证】 痛经，月经不调，经期食欲不振，血瘀肿痛。

【按语】 月季花，活血调经、消肿解毒。《本草纲目》谓其：“活血消肿，敷毒。”每日1剂，分3次饭后服。最好月经前5日起服至月经来潮。连服3～4个月。

月季白芍茶

【方源】 经验方。

【组成】 月季花1 g，白芍3 g，绿茶3 g。

【制作】 用开水冲泡后饮用。

【功效】 活血调经，消肿解毒。

【适应证】 月经不调，痛经，及美容用。

【按语】 月季花祛瘀、行气、止痛作用明显，故常被用于治疗肝郁不舒、瘀血阻滞所致的月经不调、痛经等病证，是一味妇科良药。此外，女性常用月季花瓣泡水当茶饮，或加入其他健美茶中冲饮，还可活血美容，使人青春长驻。白芍味苦、酸，性微寒，养血敛阴、柔肝止痛、平抑肝阳。两药合用能活血调经，消肿解毒。注意，血热、气虚者不宜饮用。

松树皮茶

【方源】 经验方。

【组成】 油松树树皮 20～30 g。

【制作】 油松树树皮切碎，煎水代茶饮。

【功效】 祛风，胜湿，祛瘀，敛疮。

【适应证】 血瘀经闭。

【按语】 松树皮，祛风除湿、活血止血、敛疮生肌，主治风湿骨痛、跌打损伤、金刃伤、肠风下血、久痢、湿疹、烧烫伤、痈疽久不收口。《本草纲目》记载其："收敛，生肌。外用治烧烫伤，小儿湿疹。"广州部队《常用中草药手册》谓其："治风湿骨痛，跌打瘀痛。"

枣树皮茶

【方源】 经验方。

【组成】 枣树皮 20 g。

【制作】 全年皆可收采，春季最佳，用月牙形镰刀从枣树主干上将老皮刮下，晒干。切碎，煎水代茶饮。

【功效】 温中养血。

【适应证】 闭经。

【按语】 枣树皮，性温，无毒，收敛止泻、祛痰镇咳、消炎止血。治痢疾、肠炎、慢性气管炎、目昏不明、烧伤烫伤、外伤出血。代茶饮，连饮 3～5 个月。

莲蓬茶

【方源】 经验方。

【组成】 莲蓬壳 30 g。

【制作】 置锅内，覆一口径稍小的小锅，上贴一白纸，两锅间用黄泥封严，煅至白纸呈焦黄色时停火取出，待凉后制成粗末，包以纱布，加适量红糖，沸水冲泡代茶饮。

【功效】 消瘀止血。

【适应证】 血崩，月经过多等。

【按语】 《本草纲目》载："莲房，消瘀散血，与荷叶同功。"蓬壳能消瘀、止血、去湿，治血崩、月经过多、胎漏下血、瘀血腹痛、产后胎衣不下、血痢、血淋、痔疮脱肛、皮肤湿疮。体内没有瘀血者不宜服用本茶。

绿茶红花汤

【方源】 经验方。

【组成】 绿茶1～1.5 g，红花1 g，紫砂糖25 g。

【制作】 先将红花喷上醋后用文火炒干，然后加茶、糖浸泡饮服。

【功效】 清热活血，消炎止痛。

【适应证】 痛经，闭经等。

【按语】 红花，《本草纲目》记载其："活血，润燥，止痛，散肿，通经。"红花味辛、性温，归心、肝经，气香行散，入血分，具有活血通经、祛瘀止痛的功效。主治痛经、闭经、产后血晕、瘀滞腹痛、胸痹心痛、血积、跌打瘀肿、关节疼痛、中风瘫痪、斑疹紫暗。日服1剂。孕妇和腹泻者忌服，无瘀者则慎用。

绿茶郁金汤

【方源】 经验方。

【组成】 绿茶1～2 g，醋制郁金粉5～10 g，炙甘草5 g，蜂蜜25 g。

【制作】 用水煎服。

【功效】 抗癌，行气解郁，凉血祛痰。

【适应证】 闭经，痛经，胸腹胀痛等。

【按语】 《本草经疏》："郁金本入血分之气药，其治已上诸血证者，正谓血之上行，皆属于内热火炎，此药能降气，气降即是火降，而其性又入血分，故能降下火气，则血不妄行。”日服 1 剂。无气郁者慎用。

绿茶益母草汤

【方源】 经验方。

【组成】 绿茶 1～2 g，益母草 150～200 g，红糖 25 g，甘草 3 g。

【制作】 加在一起用水煎服。

【功效】 活血利水，祛瘀调经。

【适应证】 月经后期。

【按语】《本草新编》：益母草，味辛、甘，气微温，无毒。胎前、产后，皆可用之。本品能活血利水，有行血中之水的作用。日服 1 剂。孕妇禁用。

黑木耳红枣茶

【方源】 经验方。

【组成】 黑木耳 30 g，大枣 20 枚，茶叶 10 g。

【制作】 上药煎汤。

【功效】 补中益气，养血调经。

【适应证】 月经过多。

【按语】 木耳味甘、性平，具有益气、润肺、补脑、轻身、凉血、止血、涩肠、活血、强志、养容等功效。主治气虚或血热所致腹泻、崩漏、尿血、齿龈疼痛、脱肛、便血等。小小一颗大枣，功效很强。中医的方子里，常常见到它的踪影，因为大枣有缓和药性的功能。中药书籍《神农本草经》中记载，大枣味甘性温，入脾胃经，有补中益气、养血安神、缓和药性的功能。现代药理研究发现，大枣能使血中含氧量增加、滋养全身细胞，是一种药效缓和的强壮剂。大枣尤其对女性有很大好处，能补血调经、活血止痛、润肠通便。饮服此方每日 1 次，连服 7 日。糖尿病患者最好少饮此茶。

芝麻盐茶

【方源】 经验方。

【组成】 芝麻 2 g，盐 1 g，粗茶叶 3 g。

【制作】 煎好茶，加芝麻与盐。

【适应证】 月经不调，痛经。

【按语】 红茶能健胃、清热、生津、延缓衰老。当归，补血和血、调经止痛、润燥滑肠，治月经不调、经闭腹痛、百瘕结聚、崩漏、血虚头痛、眩晕、痿痹、肠燥便难、赤痢后重、痈疽疮疡、跌仆损伤。《神农本草经》谓其："主咳逆上气，温疟寒热洗洗在皮肤中，妇人漏下，绝子，诸恶疮疡金疮，煮饮之。"代茶饮，日服1剂。湿阻中满及大便溏泄者慎服。

孕妇胎动不安者可加红糖煎服。血栓闭塞性脉管炎，神经、关节或肌肉疼痛者则可改配方为：绿茶1～2 g，生当归5～15 g，甘草5～15 g。肝炎患者可加蜂蜜25 g，甘草5 g煎服。轻度水肿患者可加生甘蔗切片500 g，鲜车前草30 g煮服。虚劳伴心腹绞痛者则可改配方为：白芍15 g，生当归10 g，红茶5 g。

归芪枣茶

【方源】 经验方。

【组成】 当归5 g，黄芪5 g，大枣3枚，花茶3 g。

【制作】 用上药的煎煮液350 ml泡茶饮用，冲饮至味淡。

【功效】 养血补气。

【适应证】 气血虚弱所致神倦、疲乏、咽干，月经不调，经量少，产后气血亏损，病久不愈气血枯竭，免疫功能低下，再生障碍性贫血，气虚低热。

【按语】 当归补血活血、调经止痛、润肠通便。黄芪味甘，性微温，能补脾肺之气，为补气要药，且有升举阳气的作用，有补气利尿退肿功效。大枣味甘，性微温，能补脾和胃、益气生津、调营卫、解药毒，用于胃虚食少，脾弱便溏，气血津液不足，营卫不和，心悸怔忡，妇人脏躁。三药合用，养血补气。注意：阴虚火旺、湿盛中满及腹泻者忌用。

当归芍茶

【方源】 经验方。

【组成】 当归5 g，白芍3 g，花茶3 g。

【制作】 用前两味药的煎煮液300 ml泡茶饮用，冲饮至味淡。

【功效】 养血平肝。

【适应证】 肝硬化血虚有瘀者,痛经,湿热瘀阻之痢疾。

【按语】 当归补血活血、调经止痛、润肠通便。白芍味苦、酸,性微寒,有解痉镇痛、镇静、抗菌(包括抗真菌)的药理作用。此外,实验还初步证实,白芍能抑制胃液分泌,预防大鼠应激性溃疡的发生。白芍还有止汗、利尿等作用。煎服,5～10 g;大剂量 15～30 g。本品能养血调经,常用于月经不调、经行腹痛、崩漏等妇科疾病及自汗、盗汗;能养血柔肝、缓急止痛,用于肝气不和的胁肋脘腹疼痛,或四肢拘挛作痛;能平抑肝阳,用于肝阳上亢的头痛、眩晕等。两药合用,养血平肝。注意:阳衰虚寒、湿盛中满及腹泻者忌用,白芍反藜芦。

白芍茶

【方源】 经验方。

【组成】 白芍 10 g,绿茶 3 g。

【制作】 用 300 ml 开水冲泡后饮用,冲饮至味淡。

【功效】 养血柔肝,缓中止痛,敛阴收汗;抗菌。

【适应证】 胸胁疼痛,阴虚发热,月经不调,泻痢腹痛,崩漏。

【按语】 白芍能养血调经、养血柔肝、缓急止痛、平抑肝阳。与绿茶合用,养血柔肝,用于血虚有瘀者之月经不调、痛经、胁肋脘腹疼痛等。注意:阳衰虚寒、湿盛中满及腹泻者忌用,白芍反藜芦。

芍姜茶

【方源】 经验方。

【组成】 白芍 5 g,干姜 3 g,红茶 3 g。

【制作】 用前两味药的煎煮液 300 ml 泡茶饮用,冲饮至味淡。

【功效】 温经止痛。

【适应证】 痛经,寒性胃腹疼痛。

【按语】 白芍能养血调经、养血柔肝、平抑肝阳,常用于月经不调、经行腹痛、崩漏等妇科疾病及肝气不和的胁肋脘腹疼痛。干姜味辛,性热,能温中逐寒、回阳通脉、温肺化饮,主治心腹冷痛、吐泻、肢冷脉微等。两药合用,温经止痛作用甚好,用于血虚寒凝之痛经、胃痛等。注意:阴虚内热、血热妄行者忌用。

水仙白芍茶

【方源】 经验方。

【组成】 水仙花 0.5 g，白芍 3 g，绿茶 3 g。

【制作】 用前两味药的水煎液泡茶饮用。

【功效】 祛风除热，活血调经。

【适应证】 肝郁胁胀，月经不调。

【按语】 水仙花味苦、辛，性寒，有小毒，清热解毒、散结消肿，用于腮腺炎、痈疖疔毒初起红肿热痛。常用量 1～2 g。白芍味苦、酸，性微寒，养血敛阴、柔肝止痛、平抑肝阳。两药合用能活血调经，消肿解毒，祛风除热。注意：水仙的花、枝、叶都有微毒，所以要严格控制用量，不宜长期服用。

玉兰花茶

【方源】 经验方。

【组成】 玉兰花 1 g，延胡索 2 g，绿茶 3 g。

【制作】 用延胡索的煎煮液泡玉兰花、绿茶饮用。

【功效】 活血调经，止痛。

【适应证】 血瘀痛经，月经不调。

【按语】 玉兰花含有丰富的维生素、氨基酸和多种微量元素，功能祛风散寒、通气理肺。延胡索味辛、苦，性温，活血散瘀、行气止痛，主治心腹腰膝诸痛，月经不调，癥瘕，崩中，产后血晕、恶露不尽，跌打损伤等。两药合用能活血调经止痛。注意：月经先期及一切血热为患应禁用，孕妇忌服。

牡丹花茶

【方源】 经验方。

【组成】 牡丹花 2 g，益母草 2 g，红茶 3 g。

【制作】 用开水冲泡后饮用。

【功效】 调经活血。

【适应证】 血瘀证，月经不调等。

【按语】 牡丹花别称木芍药、洛阳花、富贵花等，牡丹花瓣营养价值高，含有丰富的蛋白质，脂肪，糖类，钙、磷、铁等无机盐及维生素

A、B族维生素、维生素C、维生素E。特别是所含的多种游离氨基酸，易为人体所吸收。多用于面部黄褐斑，及延缓皮肤衰老。常饮可使人气血充沛，面色红润，精神饱满。牡丹，雍容华贵，国色天香，被誉为“花中之王”。历史上有不少诗人为它赋诗赞美。如有唐诗赞它：“佳名唤作百花王。”又宋代周敦颐《爱莲说》中写有：“牡丹，花之富贵者也。”益母草性微寒，味苦、辛，可去瘀生新、活血调经、利尿消肿，是妇科病之要药。两者合用则能调经活血。

小蓟锅巴茶

【方源】 经验方。

【组成】 小蓟炭30 g，糯米锅巴50 g。

【制作】 小蓟炭、糯米锅巴，煎水代茶饮。

【功效】 止血，抗菌。

【适应证】 功能性子宫出血。

【按语】 小蓟炭，味甘、苦，性凉，归心、肝经，有凉血止血、祛瘀消肿之功。《本草求原》言其“专以退热去烦，使火清而血归经”。糯米锅巴，《纲目拾遗》谓其：“味苦甘，性平。”“补气，运脾。”两味均炒焦而增强涩血止血之效，共奏健脾止血、凉血止血之功。每日1剂。

四炭止漏茶

【方源】 经验方。

【组成】 乌梅炭、棕榈炭、地榆炭各500 g，干姜炭750 g。

【制作】 先将前三味共研粗粉过60目筛；再将干姜炭加水煎沸后30分钟，过滤，再加水煎至沸后20分钟过滤，药渣压榨取汁，与两次滤汁合并，浓缩成1∶1药液，加适量黏合剂，拌和药粉，压成块状，晒干或烘干。每块9 g，相当于生药14 g，约可制160块。代茶饮。

【功效】 凉血，止血，温中下气。

【适应证】 月经过多，崩漏等。

【按语】 方中四味药物皆为烧炭后药物，烧炭存性，能治疗血证。乌梅炭、棕榈炭、地榆炭，收敛止血。干姜炭，温中止血。本茶开水冲泡2～3次，每次1块，每日2次，代茶饮。非血证患者不宜饮用。

刺玫根茶

【方源】 经验方。

【组成】 刺玫根 30 g。

【制作】 将刺玫根切碎,煎水代茶饮。

【功效】 清热化瘀,凉血止血。

【适应证】 功能性子宫出血。

【按语】 刺玫根为蔷薇科植物山刺玫的干燥根,也称野玫瑰根。有止血及广谱抗菌作用,对痢疾杆菌、葡萄球菌、铜绿假单胞菌、真菌感染等均有拮抗作用,是一种天然的抗菌剂。用于治疗功能性子宫出血、肠炎、细菌性痢疾和肾炎等。

细茶鸡冠花汤

【方源】 经验方。

【组成】 细茶 5 g,鸡冠花 5～10 g,白糖 25 g。

【制作】 将带有部分果实的鸡冠花摘下晒干,放入细茶,加水煎汤泡茶,加糖饮服。

【功效】 凉血止血。

【适应证】 治妇科疾病,如崩漏、带下等。

【按语】 鸡冠花,凉血、止血,治痔漏下血,赤白下痢,吐血,咯血,血淋,妇女崩中、赤白带下。《滇南本草》谓其:“止肠风下血,妇人崩中带下,赤痢。”本茶日服 1 剂。患痔、瘘者可加大剂量为鸡冠花 50 g,细茶 15 g,凤尾草 50 g,煎汤,每晚睡前洗患处;外阴瘙痒者,可去白糖,加蛇床子、黄柏各 25 g 煎汤外洗或坐浴。

绿茶蒲黄汤

【方源】 经验方。

【组成】 绿茶 1～1.5 g,蒲黄 5～10 g,蜂蜜 25 g。

【制作】 共煎汤加蜂蜜温服。

【功效】 凉血止血,活血祛瘀。

【适应证】 尿血,月经过多等。

【按语】 蒲黄,《药性论》:“通经脉,止女子崩中不佳,主痢血,止尿血,利水道。”蒲黄能活血祛瘀,常用于血瘀经痛,产后恶露不下、血瘀腹痛。现代临床报道用于冠心病有效,对合并高脂血症者也有一定降脂作用。单味蒲黄对降低冠心病患者胆固醇和血小板黏附率有较好的作用。对功能性子宫出血、血尿、便血及咯血、鼻衄,有减少出血的作用。日服1剂。孕妇慎用。

马兰茶

【方源】《常见病验方研究参考资料》。

【组成】马兰根20 g,大枣10 g。

【制作】马兰根洗净后切碎,大枣去核剪成碎块,加水适量,煎成药茶。

【功效】清热利湿,凉血解毒。

【适应证】赤白带下日久不已,腰酸乏力。

【按语】马兰为菊科植物,又名紫菊。以其多生于路边、山坡上,故民间叫"田边菊"或"路边菊"。清明前后,人们采摘其嫩头,作为菜肴,其味清香微苦。干品作为药用,功能凉血解毒、清热利湿。民间单方常用以止血、治痢。据《中药大辞典》中的临床报道,它还有祛痰、平喘、消炎作用。其浓煎液可治疗慢性支气管炎,极少患者服后有轻度上消化道反应。本方应用治赤白带下,系根据《本草逢源》马兰能"治妇人淋浊痔漏"之说。配以大枣,除甘缓和胃、消除不良反应外,尚有健脾和营、增强体质之功能。李时珍说:"马兰辛平,能入阳明血分,治血与泽兰同功,故亦为治妇科的要药。大枣益气健脾,与之配伍,其效更显。"不拘时温饮,每日1剂。脾胃虚弱、食少畏寒或大便长期溏薄者慎用。

鸡冠花茶

【方源】经验方。

【组成】鸡冠花30 g。

【制作】鸡冠花30 g,切碎,煎水代茶饮。

【功效】清热利湿,收敛止带;对阴道滴虫亦有杀灭作用。

【适应证】赤白带下,阴道毛滴虫病等。

【按语】鸡冠花茶性凉,味甘、涩。收涩止血、止带止痢,用于吐血、崩漏、便血、痔血、赤白带下、久痢不止。《本草纲目》称其可"治痔漏下血，赤白下痢，崩中，赤白带下，分赤白用”。

扁豆山药茶

【方源】 经验方。

【组成】 白扁豆 20 g，山药 20 g。

【制作】 白扁豆炒黄后捣碎，山药切成片，两味煎水后加适量白糖，代茶频饮。

【功效】 健脾燥湿。

【适应证】 脾虚带下。

【按语】 白扁豆气清香而不串，性温和而色微黄，与脾性最合。白扁豆的营养成分相当丰富，包括蛋白质、脂肪、糖类、钙、磷、铁及膳食纤维、胡萝卜素、维生素 B_1、维生素 B_2、维生素 C 和氰苷、酪氨酸酶等，扁豆衣中的 B 族维生素含量特别丰富。此外，还含有磷脂、蔗糖、葡萄糖。另外白扁豆中还含有血凝素，可增加脱氧核糖核酸和核糖核酸的合成，抑制免疫反应和白细胞与淋巴细胞的移动，故有显著的消退肿瘤的作用。肿瘤患者宜常吃白扁豆，有一定的辅助食疗功效。山药原名薯蓣，补而不滞，不热不燥，能补脾气而益胃阴、补肺益肾。《本草求真》谓其：“本属食物，气虽温而却平，为补脾肺之阴。是以能润皮毛，长肌肉，味甘兼咸，又能益肾强阴。”一般人群均可服用。

柴玄茶

【方源】 经验方。

【组成】 柴胡 5 g，玄胡 3 g，花茶 3 g。

【制作】 柴胡春秋两季采挖，玄胡立夏后采挖。用 250 ml 开水冲泡后饮用，冲饮至味淡。

【功效】 疏肝理气，活血止痛。

【适应证】 气滞血瘀胁肋胀痛，子宫内膜异位症，盆腔炎，输卵管阻塞。

【按语】 柴胡归肝、胆二经，味苦、辛，性微寒，具和解退热、疏肝解郁、升举阳气之功。玄胡具辛散温通之性，既能活血，又能行气，具有良好的止痛功效，故广泛应用于身体各部位的多种疼痛证候。常用于气血凝滞所致的心腹及肢体疼痛等。《本草纲目》记载其:“活血利气,止痛,通小便。”《本草品汇精要》明确提出:“妊娠不可服。”气虚患者及孕妇忌服本茶。

艾蒲茶

【方源】 经验方。

【组成】 艾叶 5 g,蒲黄 3 g,蒲公英 3 g,花茶 3 g。

【制作】 艾叶春夏采收,蒲公英夏秋采挖。用 300 ml 开水泡饮,冲饮至味淡。

【功效】 散寒,清经,止血。

【适应证】 功能性子宫出血,产后出血。

【按语】 艾叶温经止血、散寒止痛。主要用于虚寒性的出血病证,对妇女崩漏下血尤为适宜。同时可用于下焦虚寒,腹中冷痛,月经不调,经行腹痛,以及带下等。蒲黄味甘性平,可收涩止血、行血祛瘀。长于涩敛,止血作用较佳,对各种出血病证均可应用。蒲公英清热解毒、利湿。此茶蒲黄需布包。另外,生蒲黄有收缩子宫作用,故孕妇忌服,但可用于产后子宫收缩不良的出血。

绿茶玫瑰花汤

【方源】 经验方。

【组成】 绿茶 1 g,玫瑰花(或益母草花)5 g,蜂蜜 25 g。

【制作】 先将玫瑰花与绿茶一起煎汤,加蜂蜜饮。

【功效】 理气解郁,和血散瘀。

【适应证】 更年期综合征。

【按语】 《本草正义》:“玫瑰花,香气最浓,清而不浊,和而不猛,柔肝醒胃,流气活血,宣通窒滞而绝无辛温刚燥之弊,断推气分药之中、最有捷效而最为驯良者,芳香诸品,殆无其匹。”本品有很好的理气解郁、和血散瘀的功效。对妇女气滞血瘀所致的经断前后诸证有较好的疗效。日服 1 剂,分 3 次饭后服。孕妇不宜服。

红糖姜枣茶

【方源】 《食物与治病》。

【组成】 红糖、大枣各 60 g,生姜 20 g。

【制作】 上三味加水适量，煎汤代茶饮。

【功效】 温脾祛寒，补血调经。

【适应证】 虚寒性闭经；产后受寒，突然恶露不行，小腹冷痛；少女痛经。

【按语】 姜枣茶是民间温胃祛寒的良方。本方在姜枣茶基础上加重红糖用量，取其和血行瘀之功。《本草求真》说：“砂糖本于甘蔗所成，经火煅炼，性转为温，色变为赤，与蔗又似有别，故能行血化瘀，是以产妇血晕，多用此与酒冲服，取其得以入血消瘀也。”本方三味相配，血寒能去，血虚可补，冲任得到温养之味相助，二脉血气旺盛则经水自然畅通。每日 1 剂。服用时，连用至经行为度。但本方过于甘甜，有腻膈壅气之弊，糖尿病患者不宜使用；痰湿过多或阴虚火旺者不能多服。

卷柏茶

【方源】《中医学》。

【组成】 卷柏 15 g。

【制作】 卷柏 15 g，制成粗末，沸水冲泡，代茶一次饮用。

【功效】 活血止血。

【适应证】 崩漏。

【按语】 卷柏，活血止血，民间又称长生不死草、万年松。味辛，性平，归肝经。生用活血，可治经闭、癥瘕、跌打损伤；炙用（炒炭）味辛，性温，善于止血，用于肺、胃、肛肠、子宫等多种出血。因其有破血作用，不论生、炙，孕妇均不宜服。药理研究表明，其叶含芹菜素、穗花杉双黄酮、扁柏双黄酮等成分。其煎剂对金黄色葡萄球菌有抑制作用。代茶频饮。孕妇忌饮。

【胎孕病】

干夏茶

【方源】《金匮要略》。

【组成】 干姜 5 g，半夏 3 g，人参 2 g，红茶 3 g。

【制作】 干姜冬季采挖，半夏7—9月间采收。用300 ml开水冲泡后饮用，冲饮至味淡。

【功效】 温经止呕。

【适应证】 妊娠呕吐不止。

【按语】 干姜具温中回阳、温肺化饮之功，能祛脾胃寒邪、助脾胃阳气，凡脾胃寒证，无论是外寒内侵之实证，还是阳气不足之虚证均适用。半夏善燥湿降逆止呕，又性温兼散寒。人参大补元气，适合一切气血津液不足之证。方中人参反藜芦、畏五灵脂、恶皂荚，应忌同用。

寄生艾茶

【方源】《太平圣惠方》。

【组成】 桑寄生5 g，艾叶3 g，阿胶3 g，红茶3 g，红糖10 g。

【制作】 用前三味药的煎煮液300 ml烊化阿胶，泡茶、糖饮用，冲饮至味淡。

【功效】 补肾，温经，和血。

【适应证】 妊娠胎动不安，心腹刺痛。

【按语】 桑寄生味苦，性平，能补肝肾、强筋骨、祛风湿、安胎元。艾叶味辛、苦，性温，能散寒止痛、温经止血，用于少腹冷痛、经寒不调、宫冷不孕、吐血、衄血、崩漏经多、妊娠下血等。阿胶味甘，性平，为补血要药、止血要药、补血滋阴妇科良药。三药合用，补肾，温经，和血止血，用于肝肾虚所致胎动不安、先兆流产或心腹冷痛效好。

寄生胶艾茶

【方源】《太平圣惠方》。

【组成】 桑寄生5 g，阿胶3 g，艾叶3 g，花茶3 g。

【制作】 桑寄生冬季至次春采割。艾叶春夏花未开时采摘。用上药的煎煮液300 ml泡茶饮用，冲饮至味淡。

【功效】 补肾养血安胎。

【适应证】 妊娠胎动不安，心腹疼痛。

【按语】 桑寄生能补肝肾、强筋骨、祛风湿、安胎元。用于风湿痹痛，腰膝酸软，筋骨无力，崩漏经多，妊娠漏血，胎动不安，高血压。

阿胶滋阴养血、补肺润燥、止血安胎。艾叶能温通经脉、逐寒湿而止冷痛，用于下焦虚寒，腹中冷痛，月经不调，妊娠腹痛等，是一种妇科良药。阴虚血热者慎用本茶。

参地茶

【方源】《太平惠民和剂局方》。

【组成】人参 3 g，生地 3 g，干姜 2 g，花茶 3 g。

【制作】人参秋季茎叶将枯萎时采挖。生地春秋两季采挖。干姜冬季采挖。用前三味药的煎煮液 350 ml 泡茶饮用，冲饮至味淡。

【功效】益气养阴，清热，和中。

【适应证】妊娠吐酸清水，腹痛不能饮食。

【按语】人参大补元气、补脾益肺。脾胃为后天之本，生化之源，脾气不足，生化无力。人参益脾气，适用于脾气不足之证。生地甘寒质润，既善凉血泻热，又善养阴生津。凡血分有热及诸脏津伤阴不足者，均为常用之品。干姜温中回阳、温肺化饮，用于脾胃寒证，脘腹冷痛、呕吐等。无论是外寒内侵之实证，还是阳气不足之虚证均适用。与人参同用，补脾益气。本茶中含人参，凡实证、热证而正气不虚者忌服；反藜芦，畏五灵脂，恶皂荚。生地性寒而滞，脾虚湿滞，腹满便溏者不宜用。

苏叶生姜茶

【方源】《本草纲目》。

【组成】紫苏叶 4.5 g，生姜汁适量。

【制作】将上药放入茶杯，冲入开水，加盖闷泡 15 分钟，代茶饮用。

【功效】理气和胃，安胎。

【适应证】妊娠恶阻较轻者。

【按语】《本草纲目》称其有“下气，除寒中”之功。紫苏叶，发表、散寒、理气、和营。治感冒风寒，恶寒发热，咳嗽，气喘，胸腹胀满，胎动不安，并能解鱼蟹毒。孟诜谓其：“除寒热，治冷气。”每日 1 剂，可频频冲泡。连用 3～7 日痊愈。阴虚火旺，胃弱欲呕者慎用。

续断寄生茶

【方源】《医学衷中参西录》。

【组成】 续断 5 g，桑寄生 3 g，菟丝子 3 g，阿胶 3 g，红茶 3 g。

【制作】 用前四味药的煎煮液 350 ml 泡茶饮用，冲饮至味淡。

【功效】 固肾养血安胎。

【适应证】 滑胎。

【按语】 菟丝子味辛、甘，性平，具有补肾益精、明目、止泻、固胎的药理作用。煎服，10～15 g，用于治疗腰膝酸痛，阳痿，滑精，小便频数，白带过多，肝肾不足，目暗不明，脾虚便溏或泄泻，肝肾不足之胎漏下血、胎动欲堕。常配杜仲、续断、桑寄生、阿胶、枸杞子、覆盆子、五味子等药。注意，阴虚火旺，便结溲赤者忌用。

阿胶能通过增加血液的红细胞数和血红蛋白量补血；通过改善钙平衡，使血清钙略增而止血；还有一定的升压和预防进行性肌营养障碍的作用。本品为补血之要药，用于治疗血虚眩晕、心悸等；本品为止血要药，用于吐血、衄血、便血、崩漏；本品补血滋阴，用于阴虚心烦、失眠等；还可用于虚劳喘咳或阴虚燥咳。但本品黏腻有碍消化，脾胃虚弱、呕吐泄泻、胃肠积滞者不宜用。续断味辛，性微温，补肝肾、续筋骨、调血脉。桑寄生补肝肾、强筋骨，为安胎良药。诸药合用，固肾养血而安胎，用于治疗或预防肝肾不足之习惯性流产、先兆流产均有较好效果。

糯米黄芪茶

【方源】《太平圣惠方》。

【组成】 糯米 30 g，黄芪 15 g，川芎 5 g，茶 2 g。

【制作】 上三味加水 1 000 ml，煎至 500 ml，去渣即成。

【功效】 调气血，安胎。

【适应证】 胎动不安。

【按语】 糯米味甘，性温，具有补中益气、健脾养胃、止虚汗之功效。黄芪味甘，性微温，有益气固表、敛汗固脱、托疮生肌、利水消肿之功效，用于治疗气虚乏力、中气下陷、表实邪盛、气滞湿阻、食积停滞。川芎味辛，性温，能活血行气、祛风止痛。上药合用有很好的调气血，安胎的作用。痈疽初起或溃后热毒尚盛等实证患者，以及阴虚阳亢者，均须禁服。

妊娠水肿茶

【方源】 经验方。

【组成】 红茶 10 g，红糖 15 g。

【制作】 沸水冲泡。

【功效】 开郁利气，消胀止水。

【适应证】 妊娠水肿。

【按语】 红茶的鼻祖在中国，世界上最早的红茶由中国福建武夷山茶区的茶农创制，名为“正山小种”。它属于全发酵茶类，是以茶树的芽叶为原料，经过萎凋、揉捻(切)、发酵、干燥等典型工艺过程精制而成。因其干茶色泽和冲泡的茶汤以红色为主调，故名红茶。红茶种类较多，产地较广，祁门红茶闻名天下，工夫红茶和小种红茶处处留香，此外，从中国引种而发展起来的印度、斯里兰卡的红茶也很有名。现代药理研究发现，红茶中的咖啡因有利尿之功效，能改善身体水肿的情况。红糖甘甜、温润、无毒，有和中助脾、解毒的功效。与红茶相配伍，有很好的开郁利气、消胀止水的功效。此茶早晚各饮 1 次，7～20 日为 1 疗程。糖尿病患者忌服。

芎艾茶

【方源】 经验方。

【组成】 川芎 5 g，艾叶 2 g，当归 2 g，白芍 2 g，阿胶 2 g，花茶 2 g。

【制作】 川芎 5 月下旬采挖。艾叶春夏采收。白芍夏秋两季采挖。用前五味药的煎煮液 400 ml 泡花茶饮用，冲饮至味淡。

【功效】 温经活血。

【适应证】 妊娠腹痛(胞阻)，寒凝血瘀腹痛胸疼。

【按语】 川芎辛温香燥，走而不守，既能行散，上行可达巅顶，又入血分，下行可达血海。活血祛瘀作用广泛，适宜瘀血阻滞各种病证。前人称川芎为血中之气药，具辛散、解郁、通达、止痛等功能。艾叶能温经止血，主要用于虚寒性的出血病证，对妇女下血尤为适合。

当归既能补血活血，又善止痛，故为妇科要药。白芍养血调经、柔肝止痛，用于妇科月经不调、经行腹痛、崩漏、自汗、盗汗。阿胶味甘性平，补血止血，适用于血虚诸证及妇科出血病证。本茶中白芍反藜芦。阿胶性质黏腻，有碍消化，如脾胃虚弱，不思饮食或纳食不消，以及呕吐泄泻者忌服。

参夏茶

【方源】 经验方。

【组成】 人参 3 g，半夏 3 g，花茶 3 g。

【制作】 人参秋季茎叶将枯萎时采挖。半夏夏秋采挖。用 200 ml 开水泡茶饮用，冲饮至味淡。

【功效】 补脾开胃，益气止呕。

【适应证】 妊娠恶阻、呕恶、尿毒症等病所致顽固性呕吐。

【按语】 人参能大补元气、益脾气，适用于脾气不足之证，被人们称为“百草之王”，是闻名遐迩的“东北三宝”（人参、貂皮、鹿茸）之一，是驰名中外、老幼皆知的名贵药材。半夏既燥湿以化痰，又能降逆以和胃止呕，用于胃气上逆，恶心呕吐。本茶含人参，实证、热证而正气不虚者忌服。人参反藜芦，畏五灵脂，恶皂荚，不宜同用。半夏性温燥，阴亏燥咳、血证、痰热等证，忌用或慎用。

玉米衣茶

【方源】 经验方。

【组成】 玉米衣 1 只。

【制作】 玉米衣，切碎，煎水代茶频饮。

【功效】 清热利尿，固胎。

【适应证】 习惯性流产。

【按语】 玉米衣，能清热利尿、固摄安胎。怀孕开始时即饮用，将至流产月份（上次流产时期）加倍用量，直饮至临产为止。

红茶大枣汤

【方源】 经验方。

【组成】 红茶 0.5～1.5 g，制大枣 25～30 g，生姜 10 g。

【制作】 取大枣（鲜品）300 g，加清水适量（如过面水），煮熟后，捞起晾干,后焙至枣皮皱或蒸熟(约蒸30分钟)焙干备用。将生姜300 g洗净、切片,炒干后,加入蜂蜜适量,拌炒成黄色,不沾手为度,冷却备用。按配方剂量加开水200～300 ml,先煮大枣、生姜,煮沸5分钟,再投入红茶即可。装碗即成。

【功效】 健脾补血,和胃,助消化。

【适应证】 食欲不振,妊娠恶阻。

【按语】 红茶,能养胃护胃、生津清热,还具有抗氧化、延缓衰老、抗癌等功效。大枣有健脾养胃、防止落发之功能,还有保肝护肝、抗过敏、治低血压、抗癌的作用。俗语说:"五谷加大枣,胜过灵芝草。"生姜味辛性温,有散寒发汗、化痰止咳、和胃、止呕等多种功效。三者合用,能健胃补血。煎汤饮用,日服1剂。儿童酌减,有内热者忌食。

红茶橘皮汤

【方源】 经验方。

【组成】 红茶0.5～1 g,橘皮15～25 g,红糖25 g。

【制作】 10月以后采摘成熟果实,剥取果皮,阴干或晒干。先将橘皮加水煮汤,然后泡茶加糖温服。

【功效】 健胃消食,燥湿除痰,止呕。

【适应证】 妊娠气郁,情绪不佳而造成的腹痛。

【按语】 橘皮,理气调中、燥湿化痰。治胸腹胀满、不思饮食、呕吐哕逆、咳嗽痰多,亦解鱼蟹毒。《神农本草经》:"主胸中瘕热、逆气,利水谷,久服去臭,下气。"《药性论》:"治胸膈间气,开胃,主气痢,消痰涎,治上气咳嗽。"代茶饮,日服1剂。气虚及阴虚燥咳患者不宜,吐血患者慎服。

苎麻根茶

【方源】 经验方。

【组成】 苎麻根20 g。

【制作】 苎麻根20 g,制成粗末,煎水代茶饮。

【功效】 止血,安胎,利尿。

【适应证】 胎动不安,血淋。

【按语】 苎麻根,性寒,味甘,能清热利尿、安胎止血、解毒,可用于感冒发热、麻疹高热、尿路感染、肾炎水肿、孕妇腹痛、胎动不安、先兆流产、跌打损伤、骨折、疮疡肿痛、出血性疾病。无实热者慎服。

南瓜蒂茶

【方源】 经验方。

【组成】 南瓜蒂 3 枚。

【制作】 南瓜蒂切片，煎水代茶饮。

【功效】 养血，安胎。

【适应证】 滑胎。

【按语】 怀孕半个月即开始饮用，每月 1 次，连服 5 个月。南瓜蒂有安胎之功，《本草纲目拾遗》："凡瓜熟皆蒂落，唯南瓜蒂坚牢不可脱，昔人曾用以保胎药中，大妙。""南瓜色黄味甘，中央脾土之精，能生肝气，益肝血，故保有效。"

苏婆陈皮茶

【方源】 经验方。

【组成】 苏梗 6 g，陈皮 3 g，生姜 2 片，红茶 1 g。

【制作】 将前三味剪碎，与红茶共以沸水闷泡 10 分钟，或加水煎 10 分钟即可。

【功效】 理气和胃，降逆安胎。

【适应证】 妊娠恶阻，恶心呕吐，头晕厌食或食入即吐等。

【按语】 苏梗味辛性温，善于行气和中，可用于治疗脾胃气滞，胸闷呕吐。本品为行气宽中、行气止呕良药，兼有理气安胎之功。陈皮性温，味辛、苦，能理气健脾、调中、燥湿化痰，主治脾胃气滞之脘腹胀满或疼痛、消化不良。现代药理研究发现陈皮含有挥发油、橙皮苷、B 族维生素、维生素 C 等成分，它所含的挥发油对胃肠道有温和刺激作用，可促进消化液的分泌，排除肠管内积气，增加食欲。此方能增强孕妇食欲，且能有效止呕。有妊娠反应的孕妇应每日 1 剂，可冲泡 2～3 次，代茶，不拘时温服。气虚体燥、阴虚燥咳、吐血及内有实热者慎服。

止呕茶

【方源】 经验方。

【组成】 干绿茶适量。

【制作】 发病前干嚼即可。

【功效】 降逆止呕。

【适应证】 妊娠早期恶心呕吐。

【按语】 干嚼绿茶能有效减轻早期妊娠反应。《随息居饮食谱》载其“清心神,凉肝胆,涤热,肃肺胃”。

建兰茶

【方源】 《中国益寿食谱》。

【组成】 建兰叶3~4片。

【制作】 将建兰叶切碎,沸水冲泡,代茶饮。

【功效】 清热,利湿,理气。

【适应证】 妊娠恶阻呕吐轻症。

【按语】 建兰叶,能清热、凉血、理气、利湿。治咳嗽、肺痈、吐血、咯血、白浊、白带、疮毒、疔肿。《本草正义》云其能“快脾醒胃”。《四川中药志》谓其“能除风邪,理气,治白浊、白带及妇女干病”。

【产后病】

蜡茶末

【方源】 《郭稽妇人方》。

【组成】 蜡茶末适量。

【制作】 调蜡茶末,丸百丸。

【功效】 润肠通便。

【适应证】 产后便秘。

【按语】 蜡茶,绿茶的一种,唐宋时福建所产名茶。宋代程大昌《演繁露续集》:“建茶名蜡茶,为其乳泛汤面,与熔蜡相似。”此茶有润肠通便的作用,可治疗产后便秘。

芎香茶

【方源】 《卫生家宝方》。

【组成】 川芎5 g,木香2 g,桂心2 g,当归2 g,桃仁2 g,花茶

5 g。

【制作】 川芎5月下旬采挖。当归秋末采挖。木香9—10月采挖。桃仁7—9月间采摘。用前五味药的煎煮液350 ml泡茶饮用，冲饮至味淡。

【功效】 温经活血止痛。

【适应证】 产后心腹痛。

【按语】 川芎辛温香燥，走而不守，既行能散，适宜瘀血阻滞各种病证。木香气芳香而辛散温通，长于调中宣滞、行气止痛。对脘腹气滞胀痛之证，为常用之品。桂心既能散沉寒，又能通血脉，无论寒凝气滞或寒凝血瘀所致的痛证均可应用。当归归肝、心、脾和大肠经，补血活血、调经止痛、润肠通便。桃仁活血化瘀，其祛瘀之力较强，对瘀血阻滞之妇科疾病适用，用于痛经、血滞经闭、产后瘀阻腹痛等。

郁金归茶

【方源】 《袖珍方》。

【组成】 郁金5 g，当归3 g，红茶3 g。

【制作】 郁金，冬季或早春挖取块根，洗净后煮熟晒干。当归，秋末采挖。用250 ml开水冲泡后饮用，冲饮至味淡。

【功效】 养血疏肝。

【适应证】 妇女产后血气上冲心痛，心悸，乏力，面无血色。

【按语】 郁金具活血止痛、行气解郁、凉血清心之功。当归，性温，味甘、辛，归肝、心、脾经，能补血活血、调经止痛、润肠通便。可治血虚萎黄，眩晕心悸，月经不调，闭经痛经，崩漏或产后出血过多、恶露不下，虚寒腹痛等。李时珍《本草纲目》言："当归调血，为女人要药，有思夫之意，故有当归之名。"近年来，医学家对中国唐代孙思邈所著的《千金翼方》中抗老消斑、美容健肤的"妇人面药"研究表明，当归的水溶液抑制酪氨酸酶活性的功能很强，因而能抑制黑色素的形成，具有抗衰老和美容作用，对治疗黄褐斑、雀斑等色素性皮肤病收效良好，有助于使人青春常驻。本茶慢性腹泻，大便溏薄者忌食。

白术叶茶

【方源】 《本草纲目》。

【组成】 白术叶，干品 3～5 g，或鲜品 20～30 g。

【制作】 将白术叶置保温杯中，用沸水适量泡闷 10 分钟后，代茶频饮。

【功效】 益气固表。

【适应证】 产前、产后感冒风邪，头痛鼻塞或头昏目晕。

【按语】 白术的苗叶，《中药大辞典》及药农均名为“术苗”，民间常用于止汗和利小便。在《千金方》中用白术末饮服，治自汗不止，可见白术及其苗叶止汗功效是确切的。风热感冒或素有阴虚血热者忌用。

山楂止痛茶

【方源】 《本草纲目》。

【组成】 绿茶 2 g，山楂片 25 g。

【制作】 上两味，加水 400 ml，煮沸 5 分钟即可。

【功效】 活血止痛。

【适应证】 产后腹痛。

【按语】 山楂味酸、甘，性微温，能开胃消食、化滞消积、活血散瘀、化痰行气，用于肉食滞积、癥瘕积聚、腹胀痞满、瘀阻腹痛、痰饮、泄泻、肠风下血等。《本草经疏》有记载，“山楂，《神农本草经》云味酸气冷，然观其能消食积，行瘀血，则气非冷矣。有积滞则成下痢，产后恶露不尽，蓄于太阴部分则为儿枕痛。山楂能入脾胃消积滞，散宿血，故治水痢及产妇腹中块痛也。大抵其功长于化饮食、健脾胃、行结气、消瘀血，故小儿产妇宜多食之”。产妇饮此茶每日 1 剂。孕妇禁食，因其易促进宫缩，诱发流产。

芝麻催乳茶

【方源】 《本草纲目》。

【组成】 绿茶 1 g，芝麻 5 g，红糖 25 g。

【制作】 将 5 g 芝麻炒熟研末，与红糖、绿茶一并以沸水冲泡，代茶频服。

【功效】 生津通乳。

【适应证】 妇女乳少。

【按语】 芝麻味甘，性平，能补肝肾、益精血、润肠燥。适宜妇女产后乳汁缺乏者食用。芝麻含有大量的脂肪和蛋白质，还有膳食纤维、维生素 B_1、维生素 B_2、烟酸、维生素 E、卵磷脂、钙、铁、镁等营养成分，有利于产妇分泌乳汁。本茶慢性肠炎、便溏腹泻患者忌食。

乌归茶

【方源】《本草切要》。

【组成】 乌药 3 g，当归 2 g，香附 2 g，川芎 2 g，花茶 3 g。

【制作】 乌药全年可采挖。香附秋季采收。川芎 5 月采挖。用 300 ml 开水冲泡后饮用，冲饮至味淡。

【功效】 散寒理气，和血。

【适应证】 产后血气不和腹胀痛。

【按语】 乌药味辛，性温，归肺、脾、肾、膀胱经。善于疏通气机，能行气止痛、温肾散寒，用于寒郁气滞所致的胁痛、脘腹胀、寒疝腹痛及痛经等。当归既能补血活血又善止痛，为妇科要药。香附味辛能散，微苦能降，微甘能和，性平而不寒不热，善于疏肝解郁、调理气机，具有行气止痛之功，为妇科常用之品。川芎辛香行散，温通血脉，既能活血祛瘀以调经，又能行气开郁而止痛，为血中之气药，实具通达气血之功效。与当归配伍，可增强活血散瘀、行气止痛之功，常用于血瘀气滞之证。本茶阴虚火旺、舌红口干者不宜应用。

芎归茶

【方源】《奇方类编》。

【组成】 川芎 5 g，当归 2 g，荆芥 2 g，花茶 2 g。

【制作】 川芎 5 月下旬采挖。当归秋末采挖。荆芥秋冬采挖。用上药的煎煮液 350 ml 泡茶饮用，冲饮至味淡。

【功效】 活血养血。

【适应证】 产后血晕。

【按语】 川芎辛温香燥，走而不守，既能行散，上行可达巅顶，又入血分，下行可达血海。活血祛瘀作用广泛，适宜瘀血阻滞各种病证。前人称“川芎为血中之气药”，具辛散、解郁、通达、止痛等功能。当归归肝、心、脾和大肠经，有补血活血、调经止痛、润肠通便之功。

正如清代《本草经百种录》所说："当归为血家必用之药……实为养血之要品。"现代研究表明当归含有挥发油、有机酸、氨基酸、维生素、微量元素等多种物质，能显著促进机体造血功能，增加红细胞、白细胞和血红蛋白含量；抑制血小板凝聚，抗血栓，调节血脂；抗心肌缺血、心律失常，扩张血管，降低血压；调节子宫平滑肌。还能增强免疫、抗炎、保肝、抗辐射、抗氧化和清除自由基等。荆芥祛风解表而性平和。湿盛中满、大便泄泻者忌服。

川芎头痛茶

【方源】《集简方》。

【组成】川芎不拘量，腊茶 5 g。

【制作】将川芎研末备用。

【功效】补气益血，活血止痛。

【适应证】产后头痛，气虚头痛等。

【按语】川芎味辛，性温，有活血行气、祛风止痛的功效，可用于头风头痛、癥瘕腹痛、胸胁刺痛、跌仆肿痛、风湿痹痛等。对产后头痛的疗效甚好。产后头痛的女性，每日 2～3 次，每次取川芎末 6 g，川腊茶煎汤，取汁候温送服。阴虚火旺、上盛下虚及气弱之人忌服。

牛膝茶

【方源】经验方。

【组成】牛膝 5 g，花茶 3 g。

【制作】牛膝冬季挖根。用 200 ml 开水冲泡后饮用，冲饮至味淡。

【功效】活血祛瘀，消痈散肿，止痛。

【适应证】瘀血腹痛，产后瘀阻腹痛，跌打损伤，尿血，淋证，闭经。

【按语】牛膝活血祛瘀、补肝肾、强筋骨、利尿通淋、引血下行。主治腰膝酸痛，下肢痿软，血滞经闭，痛经，产后血瘀腹痛、癥瘕、胞衣不下，热淋，血淋，跌打损伤，痈肿恶疮，咽喉肿痛等病证。《本草经疏》记载："牛膝，走而能补，性善下行，故入肝肾。主寒湿痿痹，四肢拘挛，膝痛不可屈伸者，肝脾肾虚，则寒湿之邪客之而成痹，及病四肢拘挛，膝痛不可屈伸。此药性走而下行，其能逐寒湿而除痹也必矣。盖补肝则筋舒，下行则理膝，行血则痛止。逐血气，犹云能通气滞血凝也。”孕妇及月经过多者忌用。

参风茶

【方源】 经验方。

【组成】 人参 3 g，防风 3 g，花茶 3 g。

【制作】 人参秋季茎叶将枯萎时采挖。防风春秋采挖。用 200 ml开水冲泡后饮用，冲饮至味淡。

【功效】 益气升阳。

【适应证】 产后感受风邪，周身疼痛；慢性腹泻。

【按语】 人参能大补元气、益脾气，适用于脾气不足之证，是驰名中外、老幼皆知的名贵药材。防风祛风解表、胜湿止痛，用于外感风寒所致的头痛、身痛、恶寒等。防风微温，甘缓不峻。本茶含人参，实证、热证而正气不虚者忌服。人参反藜芦，畏五灵脂，恶皂荚，不宜同用。防风阴虚火旺者慎用。

赤豆茶

【方源】 经验方。

【组成】 赤豆 50～100 g，适量红糖。

【制作】 赤豆煮汤，加适量红糖，代茶饮。

【功效】 和血，利尿，解毒。

【适应证】 产后恶露不清。

【按语】 赤豆，可用于痈肿脓血、下腹胀满、小便不利、水肿脚气、烦热、干渴、酒病、痢疾、黄疸、肠痔下血、乳汁不通；外敷治热毒痈肿、血肿、扭伤。赤豆又名饭赤豆，以粒紧，色紫、赤者为佳，煮汁食之通利力强，消肿通乳作用甚效。但久食则令人黑瘦结燥。中药另有一种红黑豆，系广东产的相思子，有小毒，特点是半粒红半粒黑，请注意鉴别，切勿误用。本茶阴虚而无湿热者及小便清长者忌食。

灶心土茶

【方源】 经验方。

【组成】 灶心土 100 g。

【制作】 煎水，澄清后取其清液，加适量红糖，代茶饮。

【功效】 温中止呕。

【适应证】 妊娠恶阻，腹痛腹泻，崩漏，带下等。

【按语】 灶心土，又名伏龙肝，温中燥湿、止呕止血。治呕吐反胃，腹痛泄泻，吐血，衄血，便血，尿血，妇女妊娠恶阻、崩漏带下，痈肿溃疡。《本草蒙筌》言其“能辟除时疫、安胎”。李时珍谓其能利“妊娠安胎”。阴虚失血及热证呕吐反胃忌服。

牛蒡叶茶

【方源】 经验方。

【组成】 牛蒡叶 10 g。

【制作】 上药水煎数沸，去渣，取汁。

【功效】 疏散风热，清热解毒。

【适应证】 急性乳腺炎未化脓者。

【按语】 牛蒡叶，味甘性微寒，能清热解毒，用于痈肿疮疡或乳痈初起。制成粗末，可沸水冲泡代茶饮。此方与牛蒡子茶同有清泄之功。

葱涎纳茶丸

【方源】 经验方。

【组成】 葱、纳茶适量。

【制作】 用葱涎调纳茶末制成丸药。

【功效】 润肠通便。

【适应证】 治妇女产后便秘。

【按语】 葱涎味辛，性温，能散瘀、解毒。与绿茶合用，能润肠通便。

鸡蛋蜂蜜茶

【方源】 经验方。

【组成】 绿茶 1 g，鸡蛋 2 个，蜂蜜 25 g。

【制作】 加水 300 ml 煮沸后，加入绿茶、鸡蛋、蜂蜜，烧至蛋熟。

【功效】 益气养血。

【适应证】 产后调养。

【按语】 鸡蛋味甘，性平，归脾、胃经，可补肺养血、滋阴润燥，用于气血不足、热病烦渴、胎动不安等，是扶助正气的常用食品。鸡蛋的蛋白质，含人体必需的8种氨基酸；其脂肪中含多量磷脂酰胆碱（卵磷脂）、三酰甘油、胆固醇等；无机盐有铁、磷、钙等；还含有维生素A、维生素 B_2、维生素 B_6、维生素D、维生素E和烟酸等。有较高的营养价值，对产妇有很好的调补作用。蜂蜜也有很好的营养作用，其味甘，性平，能补中缓急。此方尤其适合产妇食用。每天早餐后服1次，45日为1疗程。高热患者、肾功能不全者忌服。

野菊花茶

【方源】 经验方。

【组成】 野菊花15 g。

【制作】 沸水冲泡，代茶频饮。

【功效】 清热解毒，消肿。

【适应证】 乳痈初起红肿较显者。

【按语】 野菊花，《本草汇言》载其"破血疏肝，解疔散毒。主妇人腹内宿血，解天行火毒丹疔。洗疮疥，又能去风杀虫"。本品有排脓解毒、消肿止痛的功效。阴寒内盛者不宜服用。

南瓜须茶

【方源】《江西中医药》。

【组成】 南瓜须1把。

【制作】 将南瓜须切碎，沸水冲泡，加少许食盐后，代茶频饮。

【功效】 清热消肿。

【适应证】 乳头缩入疼痛。

【按语】 南瓜须，为葫芦科植物南瓜的卷须。味微苦，性平，入肝经。本茶方为民间治妇人乳缩（即乳头缩入体内），剧烈疼痛的有效经验方。

菊花根茶

【方源】《中国茶酒辞典》。

【组成】 白菊花根3枚。

【制作】 洗净切碎，沸水冲泡，代茶频饮。

【功效】 利水，化瘀，解毒。

【适应证】 产后气血亏虚，感受湿热毒热所致的小腹疼痛。

【按语】 此方为经验方。白菊花根，《本草正》载其“善利水，捣汁和酒服之，大治癃闭”。《纲目拾遗》载其“治疔肿，喉疔，喉癣”。其引湿热毒邪从小便出，因此适宜治疗湿热毒热所致的小腹疼痛等。

黄瓜花茶

【方源】《常见病验方研究参考资料》。

【组成】 黄瓜花 10 g。

【制作】 黄瓜花阴干，沸水冲泡，代茶频饮。

【功效】 清热，养血，平肝。

【适应证】 产后血亏液损、筋脉失养造成的手指拘急抽搐。

【按语】 黄瓜花性寒，有较好的清热、养血、平肝的功效。对产后血亏液损、筋脉失养造成的手指拘急抽搐，有较好的缓解作用。临床上常配伍当归、白芍、熟地黄、川芎等药物同用。一般人群均可服用。

酥油茶

【方源】《川翰方大全》。

【组成】 酥油（系从鲜乳提炼而成）150 g，砖茶、精盐适量，牛奶1杯。

【制作】 先用酥油 100 g，精盐 5 g，与牛奶一起倒入干净的茶桶内。再倒入 1～2 kg 熬好的茶水；然后用洁净的细木棍上下抽打 5 分钟；再放入 50 g 酥油，再抽打 2 分钟；打好后，倒入茶壶内加热 1 分钟左右（不可煮沸，沸则茶油分离，不好喝）即可。

【功效】 滋阴补气，健脾提神。

【适应证】 气阴两虚的虚劳，病后、产后及各种虚弱之人。

【按语】 酥油味甘，微寒，能补五脏、益气血。主治肺痿咳喘，可止吐血、止消渴、缩小便及泽肌肤。砖茶又称蒸压茶（俗称边销茶），顾名思义，就是外形像砖一样的茶叶，它也是紧压茶中比较有代表性的一种，以茶叶、茶茎，有时还配以茶末压制成的块状茶。此茶可不拘时服，能增强体质，增进食欲，加快康复。冠心病、高血压、糖尿病、动脉硬化患者忌食，孕妇和肥胖者尽量少食或不食。

四、儿　　科

【夏季热百日咳】

桑蜜茶

【方源】《本草纲目》。

【组成】 桑叶若干，生蜜若干。

【制作】 逐片敷上生蜜，将线系叶蒂，阴干，细切，煎汁代茶饮。

【功效】 清解肺热。

【适应证】 小儿夏季热，口渴较甚。

【按语】 桑叶，味甘、苦，性寒，可疏散风热、清肺润燥。其用一般以经霜为好，称“霜桑叶”或“冬桑叶”。《本草图经》谓其：“煎以代茶饮，令人聪明。”蜂蜜，味甘，生用性凉，可补中、润燥。《本草纲目》载其：“生则性凉，故能清热。”《本草经疏》谓其：“生者性寒滑，能作泄。”二药性凉清热，故可以用于夏季热伤津液口渴等。

大蒜冰糖茶

【方源】 经验方。

【组成】 大蒜头 2 只，适量冰糖。

【制作】 将大蒜头捣烂，加适量冰糖，沸水冲泡后滤液代茶频饮。

【功效】 健胃，润肺，解毒。

【适应证】 百日咳。

【按语】 大蒜头，能行滞气、暖脾胃、消癥积、解毒、杀虫。治饮食积滞，脘腹冷痛，水肿胀满，泄泻，痢疾，疟疾，百日咳，痈疽肿毒，白秃疮，蛇虫咬伤。《本草拾遗》谓其：“去水恶瘴气，除风湿，破冷气，烂痃癖，伏邪恶；宣通温补，无以加之；疗疮癣。”实验研究表明，大蒜对金黄色葡萄球菌、痢疾杆菌、结核分枝杆菌、大肠杆菌，均有杀灭作用。大蒜性温，阴虚火旺及慢性胃炎、消化性溃疡患者慎食。

车前根茶

【方源】 经验方。

【组成】 鲜车前根 50 g，适量冰糖。

【制作】 鲜车前根切碎，加适量冰糖，煎水或沸水冲泡代茶饮。

【功效】 清热润肺，祛痰明目。

【适应证】 百日咳。

【按语】 《科学的民间药草》载，车前根能“镇咳祛痰”。《本草再新》言，冰糖“止咳嗽、化痰涎”。凡内伤劳倦、阳气下陷、肾虚精滑及内无湿热者，慎服。

四味茶

【方源】 经验方。

【组成】 藿香、佩兰叶、鲜竹叶各 10 g，薏苡仁 10 g。

【制作】 将薏苡仁捣碎，其余药物切碎，煎汤取汁，代茶频饮。

【功效】 芳香化浊，祛暑利湿。

【适应证】 小儿夏季热，见发热口渴、少汗多尿、心烦纳少、舌红苔白腻等属暑热夹湿表现者。

【按语】 宜作为小儿夏季饮料。小儿稚阴稚阳，元气不足，不胜暑热而易患夏季热一病。暑易夹湿，暑邪又易内犯心神，故既会有发热、口渴、尿频、心烦等暑热证候，又会兼少汗或汗闭、脘痞纳少、舌红苔白腻，甚则大便溏薄之湿邪阻遏症状。本方鲜竹叶即淡竹的叶，味甘淡而性寒，有良好的清暑热而除心烦的功效，又兼利湿。藿香、佩兰辛而芳香，均为化湿和中解暑之要药，对外感暑湿，身热少汗，脘痞胸闷，苔白腻者常两者同用。薏苡仁甘淡微寒，利湿健脾，是一味清补利湿之品，药性平和，对小儿之暑湿证尤宜。诸药共煎水代茶饮，每日 1 剂。本方化湿利湿为主，故暑热偏盛而气阴耗伤者，非本方所宜，夏季热属气阴两伤者忌用。

三叶茶

【方源】 《中医儿科学》。

【组成】 鲜荷叶、丝瓜叶、苦瓜叶各等分。

【制作】 将鲜荷叶、丝瓜叶、苦瓜叶切碎，煎水代茶饮。

【功效】 清热解暑。

【适应证】 夏季长期发热不退，口渴多饮，多尿等。

【按语】 丝瓜叶味甘性平，有清热解毒、利湿化痰的功效。如丝瓜叶捣烂外敷可治疮疖、痄腮等。苦瓜，又名凉瓜、癞瓜，系葫芦科苦瓜属植物，味甘苦性寒，其叶清热解毒，民间还常用其茎、叶捣烂外敷，治火烫伤、湿疹、毒虫咬伤、皮炎、热痱等。荷叶味苦性平，有解暑清热、开胃进食、散瘀止血的功效。三味同用，意在清暑解毒，可作为治疗小儿夏季热的清凉饮料。代茶频频饮服，每日 1 剂。脾肾虚寒者忌用。

【麻疹水痘】

丝瓜茶

【方源】《滇南本草》。

【组成】 鲜丝瓜 100 g，适量白糖。

【制作】 鲜丝瓜，加适量白糖，煎水代茶饮。

【功效】 清热，凉血，解毒。

【适应证】 麻疹的预防。

【按语】 丝瓜，清热化痰、凉血解毒。治热病身热烦渴，痰喘咳嗽，肠风痔漏，崩中，血淋，疔疮，乳汁不通，痈肿。《本草纲目》谓其“煮食除热利肠。老者烧存性服，去风化痰，凉血解毒，杀虫，通经络，行血脉，下乳汁；治大小便下血，痔漏崩中，黄积，疝痛卵肿，血气作痛，痈疽疮肿，齿匿，痘疹胎毒”。如用经霜丝瓜洗净切片煎水代茶饮，可治急、慢性咽喉炎，喉痛声哑等。《滇南本草》记载其“不宜多食，损命门相火，令人倒阳不举”。《本经逢原》：“丝瓜嫩者寒滑，多食泻人。”故脾肾阳虚者不宜多服。

赤柽柳茶

【方源】《本草汇言》。

【组成】 赤柽柳 45 g。

【制作】 赤柽柳切碎晒干，煎水代茶饮。

【功效】 发表解毒，透疹。

【适应证】 麻疹隐约不透。

【按语】 赤柽柳，疏风、解表、透疹、解毒。用于风热感冒，麻疹初起，疹出不透，风湿痹痛，皮肤瘙痒等。《本草纲目》："消痞，解酒毒，利小便。"《东医宝鉴》："主疥癣及一切恶疮。"《本草汇言》载："柽柳，凉血分，发痧疹，解痧毒之药也，古云痧疹，即今之瘄疹也，宜苦凉轻散之剂，则出而解。此药轻清升散，开发瘄毒，如瘄毒内闭不出，或出之甚多，难于解退，或解退后热发不止，或喘嗽不消，肌肉羸瘦，致成瘄疳，瘄劳者多有之，以此煎汤代茶，日饮，瘄疹诸疾，渐自消减矣。"《本草备要》亦云："治痧疹不出。"麻疹已透及体虚汗多者忌服。

车杏枇杷茶

【方源】 经验方。

【组成】 车前子 10 g，杏仁 3 g，枇杷叶 6 g。

【制作】 共制粗末，煎水代茶饮。

【功效】 清热宣肺，止咳。

【适应证】 麻疹，咳嗽。

【按语】 车前子，能利尿通淋、渗湿止泻、清肝明目、清肺化痰。杏仁，祛痰止咳、平喘、润肠。枇杷叶，清肺和胃、降气化痰。《神农本草经》："杏仁，主咳逆上气雷鸣，喉痹，下气，产乳金疮，寒心奔豚。"《食疗本草》："枇杷叶，煮汁饮，主渴疾，治肺气热嗽及肺风疮，胸、面上疮。"胃寒呕吐者不宜饮用此茶。

麦冬梅枝茶

【方源】 经验方。

【组成】 麦冬、梅枝各 10 g。

【制作】 麦冬、梅枝煎水代茶饮。

【功效】 清热解毒。

【适应证】 麻疹的预防。

【按语】 麦冬，味甘，性微寒，养阴生津、润肺清心。用于肺燥干咳，虚劳咳嗽，津伤口渴，心烦失眠，内热消渴，肠燥便秘，白喉。梅枝，性平，味酸、微苦，其功能理气。二味合用，酸甘化阴，理气解郁清热。脾胃虚寒泄泻、胃有痰饮湿浊者不宜饮服本茶。

茅根荠菜茶

【方源】 经验方。

【组成】 白茅根、荠菜各 50～100 g。

【制作】 上两味煎水代茶饮。

【功效】 清凉透疹。

【适应证】 麻疹出不齐。

【按语】 白茅根，凉血、止血、清热、利尿，治热病烦渴、吐血、衄血、肺热喘急、胃热哕逆、淋病、小便不利、水肿、黄疸。《本经逢原》谓其："治胃反上气，五淋疼热及痘疮干紫不起。"荠菜，和脾、利水、止血、明目，治痢疾、水肿、淋病、乳糜尿、吐血、便血、血崩、月经过多、目赤疼痛。《陆川本草》谓其："消肿解毒，治疮疖，赤眼。"二药合用，清凉透疹。代茶饮，每日 1 剂。

甜菜茶

【方源】 经验方。

【组成】 甜菜叶 100 g。

【制作】 洗净后煎水代茶频饮。

【功效】 祛风，清火解毒。

【适应证】 麻疹的预防。

【按语】 甜菜叶具有清热除火，祛脂降压，解毒，止血凉血，提高免疫力，疗头痛、头晕，明目等作用。本方为流行于民间的预防麻疹的便方。

芦菊茶

【方源】 经验方。

【组成】 芦根 60 g，野菊花 10 g。

【制作】 芦根切碎，加入野菊花，煎水代茶饮。

【功效】 清热解毒，利水渗湿。

【适应证】 水痘的防治。

【按语】 芦根味甘性寒，《医林纂要》称其"渗湿行水"。《天宝本草》谓其:“清心益肾,去目雾,头晕,耳鸣,疮毒,夜梦颠倒,遗精。”野菊花味苦性寒,功专疏风清热、消肿解毒,治风热感冒、肺炎、白喉、胃肠炎、高血压、疔、痈、口疮、丹毒、湿疹、天疱疮。《本草汇言》:“破血疏肝,解疔散毒。主妇人腹内宿血,解天行火毒丹疔。洗疮疥,又能去风杀虫。”脾胃虚寒者忌服。

胡萝卜芫荽茶

【方源】 经验方。

【组成】 胡萝卜 100 g,芫荽 60 g。

【制作】 将胡萝卜、芫荽切碎,煎水代茶频饮。

【功效】 清热透疹。

【适应证】 水痘初起邪毒欲透不出。

【按语】 胡萝卜,能健脾化滞,治消化不良、久痢、咳嗽。《岭南采药录》载,胡萝卜味甘性平,“凡出麻痘,始终以此煎水饮,能清热解毒,鲜用及晒干用均可”。芫荽味辛性温,能发表透疹、健胃。用于麻疹初期不易透发,食滞胃痛,痞闭。《本草纲目》记载芫荽,“故痘疮出不爽快者,能发之”。煎水代茶频饮。

青果芦根茶

【方源】 经验方。

【组成】 青果 30 g,芦根 60 g。

【制作】 将青果捣碎,芦根切碎,加适量水煎煮,去渣取汁。

【功效】 清热解毒,生津利咽。

【适应证】 水痘初起,症见发热、咽红疼痛等。

【按语】 青果,清热、利咽、生津、解毒,用于咽喉肿痛、咳嗽、烦渴、鱼蟹中毒。芦根,清热生津、除烦止呕,治热病烦渴、胃热呕吐、噎膈、反胃、肺痿、肺痈,并解河豚鱼毒。二药合用,能清热解毒,用于水痘等。煎水代茶饮。脾胃虚寒者忌服。

牛蒡芦根茶

【方源】《百病中医自我疗养丛书·麻疹》。

【组成】 炒牛蒡子 10 g,鲜芦根 30 g,樱桃核 10 g。

【制作】 共制粗末,煎水代茶饮。

【功效】 清热透疹，解毒利咽。

【适应证】 麻疹初起。

【按语】 牛蒡子味辛、苦，性凉。《本草纲目》载其“消斑疹毒”。《本草正义》说：“凡肺邪之宜于透达，而不宜于抑降者，如麻疹初起犹未发透，早投清降，则恒有遏抑气机，反致内陷之虞。唯牛蒡子则清泄之中，自能透发，且温热之病，大便自通，亦可少杀其势，故牛蒡最为麻疹之专药。”牛蒡子有疏散风热、宣肺透疹、消肿解毒功效。樱桃核亦能透疹、解毒，《江苏植物药志》载其能“治麻疹透发不快”。芦根清热生津。

生地青果茶

【方源】《百病中医自我疗养丛书·麻疹》。

【组成】 生地 30 g，青果 5 枚。

【制作】 生地切碎，青果打碎。煎水代茶饮。

【功效】 清凉解毒，养阴利咽。

【适应证】 麻疹伴咽喉肿痛。

【按语】 生地黄清热凉血、养阴生津，用于热病烦渴、发斑发疹、阴虚内热、吐血、衄血、糖尿病、传染性肝炎。青果，清热、利咽、生津、解毒，用于咽喉肿痛、咳嗽、烦渴、鱼蟹中毒。代茶饮。脾虚湿滞、腹满便溏者忌服。

连心茶

【方源】《百病中医自我疗养丛书·麻疹》。

【组成】 连翘 10 g，莲子心 2 g，麦冬 10 g。

【制作】 共制粗末，沸水冲泡，代茶频饮。

【功效】 清心除烦，养阴。

【适应证】 麻疹后心火炽盛，引起口疮等。

【按语】 连翘为清热解毒之要药，《药品化义》云其“同牛蒡子善疗疮疡，解痘毒尤不可缺”。莲子心，清心除烦之良药。两者配伍，实有清心除烦、养阴解毒之功。脾胃虚弱者忌服。

甘蔗茶

【方源】《上海常用中草药》。

【组成】 甘蔗 120 g。

【制作】 将甘蔗削去皮，切碎，煎水代茶饮。

【功效】 清热解毒，生津止渴。

【适应证】 麻疹出齐后，热盛津亏，久而不收。

【按语】 《本草纲目拾遗》载："黄海若云，凡痘疹不出，及闷痘不发，毒盛胀满者，宜青皮甘蔗榨汁与食，不时频进，则痘立起。"体质虚寒者不宜多饮此茶。

白菜绿豆茶

【方源】 《中药临床手册》。

【组成】 白菜根 60 g，绿豆 30 g。

【制作】 绿豆，立秋后种子成熟时采收，拔取全株，晒干，将种子打落，簸净杂质。白菜根，切段。众药水煎代茶饮。

【功效】 清凉解毒。

【适应证】 麻疹的预防。

【按语】 白菜根，清热利水、解表散寒、养胃止渴。绿豆，清热解毒、消暑、利水。《日华子本草》谓其："益气，除热毒风，厚肠胃；作枕明目，治头风头痛。"每日 1 剂，煎水代茶饮。阳虚体寒者不宜饮用。

贯众丝瓜络茶

【方源】 《实用中药学》。

【组成】 贯众 10 g，丝瓜络 15 g。

【制作】 上两味共制粗末，煎水代茶频饮。

【功效】 清热解毒，凉血。

【适应证】 麻疹的防治。

【按语】 贯众，味苦性凉，能清热解毒、凉血止血，治风热感冒、温热斑疹、吐血、衄血、肠风便血。丝瓜络，通经活络、清热化痰，治胸胁疼痛、腹痛、腰痛、睾丸肿痛、肺热痰咳、妇女经闭、乳汁不通、痈肿、痔漏。《本草再新》谓其："通经络，和血脉，化痰顺气。"

荸荠茅根茶

【方源】 《常用中草药》。

【组成】 荸荠、白茅根各 100 g。

【制作】 共切碎，煎水代茶饮。

【功效】 清热,凉血,解毒。

【适应证】 麻疹热毒较甚者。

【按语】 荸荠,《本草再新》:“清心降火,补肺凉肝,消食化痰,破积滞,利藏血。”用于温热病,热伤津液,烦热口渴或大便秘结;血热便血,痔疮或痢疾便血,妇女崩漏;阴虚肺燥,痰热咳嗽,或咽喉不利;痞块积聚或食积不消;目赤障翳。白茅根,《滇南本草》:“止吐血,衄血,治血淋,利小便,止妇人崩漏下血。”两药共有清热、凉血、解毒的功效。脾胃虚寒,小便多不渴者忌服。

柴芦茶

【方源】《常见病验方研究参考资料》。

【组成】 柴胡 6 g,芦根 15 g。

【制作】 上两味共制粗末,沸水冲泡,代茶频饮。

【功效】 清热,疏表。

【适应证】 麻疹的预防。

【按语】《本草备要》:“柴胡,外感生用,内伤升气酒炒用根,中行下降用梢,有汗咳者蜜水炒。”具有疏散退热、升阳疏肝的功效。主治感冒发热,寒热往来,疟疾,肝郁气滞,胸胁胀痛,脱肛,子宫脱垂,月经不调。肝阳上亢、肝风内动、阴虚火旺及气机上逆者忌用或慎用。

紫草根茶

【方源】《常见病验方研究参考资料》。

【组成】 紫草根 15 g,适量红糖。

【制作】 紫草根制成粗末,加适量红糖,沸水冲泡代茶频饮。

【功效】 润肠,解毒,凉血。

【适应证】 麻疹的预防,麻疹热毒所致便秘。

【按语】《本草纲目》载紫草“其功长于凉血活血”。近年经医疗实践证明,在麻疹防治上其效果明显。本品有凉血、活血、解毒透疹功效,用于血热毒盛,斑疹紫黑,麻疹不透,疮疡,湿疹,水火烫伤。胃肠虚弱、大便滑泄者慎服。

【流行性腮腺炎】

桑菊茶

【方源】 经验方。

【组成】 桑叶 1 000 g,黄菊花 500 g,枇杷叶 500 g。

【制作】 制成粗末,分装在纱布袋中,每袋 10～15 g。

【功效】 疏风,清热,解表。

【适应证】 腮腺炎的防治。

【按语】 桑叶,《本草撮要》说:“以之代茶,取经霜者,常服治盗汗,洗眼去风泪。”《本草图经》言其久服能“令人聪明”。我国古代又称菊花为“节花”和“女华”等。菊花不仅有观赏价值,而且药食兼优,有良好的保健功效。气味芳香,可消暑、生津、祛风、润喉、养目、解酒。枇杷叶,有清肺止咳、和胃降逆、止渴的功效。每次 1 袋,开水冲泡后代茶饮。

忍冬夏枯草茶

【方源】《药茶治百病》。

【组成】 忍冬藤、夏枯草各 30 g,蒲公英、玄参各 15 g。

【制作】 上药共制粗末,煎水代茶饮。

【功效】 清热解毒,利咽散结。

【适应证】 痄腮而见发热,耳垂下腮部漫肿疼痛,坚硬拒按,咀嚼困难,咽红肿痛等。

【按语】 此方四味药均有较强的清热解毒之功。其中忍冬藤是忍冬科半常绿缠绕灌木忍冬的茎叶,又名银花藤,性味功效与金银花相似,多用于热毒痈肿、风湿热痹。夏枯草味苦、辛而性寒,归肝、胆经,能清肝散结明目,是治疗肝火痰郁而导致的瘰疬、瘿瘤、乳痈、痰核等病的要药。蒲公英,味苦、甘,性寒,入肝、胃两经,为临床常用的清热解毒、散结消肿之品,尤善治乳痈,近代亦为治疗流行性腮腺炎的有效药物。玄参,味苦、甘而性寒,既能凉血解毒,又能滋阴利咽,是治疗热毒肿胀、咽喉肿痛的良药。本方除有清热解毒的功效外,散结消肿的作用突出，故用于痄腮，腮部肿胀坚硬、咽部肿痛明显者最为适宜。本方每日1剂，不拘次数，代茶饮服。脾胃虚弱者慎用。

【疳积虫病】

蔷薇根茶

【方源】《千金方》。

【组成】 蔷薇根30 g。

【制作】 蔷薇根，全年可采，挖取后，洗净晒干，制成粗末，煎水代茶频饮。

【功效】 清热利湿，活血解毒。

【适应证】 小儿疳虫，肚痛。

【按语】 蔷薇根，味苦涩而性凉，有清热利湿、祛风活血止痛之功。《名医别录》载其可"止泄痢腹痛，五脏客热"。《日华子本草》云其可治"小儿疳虫、肚痛"。注意：脾胃虚寒者不宜服用。

天竹叶茶

【方源】《本草纲目拾遗》。

【组成】 天竹叶3～6 g。

【制作】 上药煎水代茶饮。

【功效】 解热，利湿，强筋。

【适应证】 小儿疳积。

【按语】 天竹叶，又称南竹叶，正名南天竹叶，为小檗科植物南天竹的叶。味苦性寒，《中药大辞典》云其可"治小儿疳积"。其煎剂对金黄色葡萄球菌、福氏痢疾杆菌、伤寒杆菌、大肠杆菌均有抑制作用。南天竹，也是一种美丽的观赏植物，常被种植于庭院。

二根麦萝茶

【方源】 经验方。

【组成】 铁扫帚根、胡颓子根各500 g，麦芽、枯萝卜（结子后地下的老根萝卜）各10 g。

【制作】 铁扫帚根，夏秋挖根，洗净切碎，晒干。胡颓子根，9—

10 月采挖，晒干。前两味共用蜜炙。四味同煎，代茶频饮。

【功效】 清热，健脾，消胀。

【适应证】 小儿疳积。

【按语】 铁扫帚根，味甘、微苦，性平，清热利湿、消食除积。胡颓子根，味酸性平，祛风利湿、消积滞。《浙江民间草药》载其可“消食滞，化疳积”。麦芽，为大麦的成熟果实发芽干燥而得，性平味甘，行气消食、健脾开胃，其生用时偏于健脾以疗脾虚食少，炒用偏于消食以疗食积不消，焦用偏于消食化滞以疗食积腹胀。枯萝卜为莱菔老根，味甘、辛，性平，功擅消积。四味合用，共奏健脾消食化积之功。

驱钩虫茶

【方源】 经验方。

【组成】 马齿苋 2 000 g，食醋 1 000 ml。

【制作】 马齿苋研粉，过 60 目筛，加入食醋和适量黏合剂拌和，压制成茶块。每块 30 g。

【功效】 解毒，杀虫。

【适应证】 钩虫病。

【按语】 马齿苋，清热解毒、散血消肿，治热痢脓血、热淋、血淋、带下、痈肿恶疮、丹毒、瘰疬。用于湿热所致的腹泻、痢疾，常配黄连、木香。内服或捣汁外敷，治痈肿。亦用于便血、子宫出血，有止血作用。《开宝本草》载，马齿苋“主目盲白翳，利大小便，去寒热，杀诸虫……生捣绞汁服，当利下恶物，去白虫”。每日 1 块，临睡前沸水冲泡代茶饮。凡脾胃虚寒，肠滑作泄者勿用。

南瓜子茶

【方源】 经验方。

【组成】 南瓜子 60 g。

【制作】 南瓜子捣碎，煎水代茶饮。

【功效】 祛绦，杀蛔。

【适应证】 蛔虫病，绦虫病等。

【按语】 本茶为民间流行经验方，经实践证明对绦虫、蛔虫有明显的驱虫作用。实验和临床研究表明南瓜子还可防治日本血吸虫病。注意,《闽东本草》指出服药时宜“空腹服”。

椒梅茶

【方源】 经验方。

【组成】 花椒 50 g,捣碎加乌梅 10 枚。

【制作】 沸水冲泡代茶饮。

【功效】 温中,安蛔,止痛。

【适应证】 蛔虫腹痛,胆道蛔虫病等。

【按语】 《本草纲目》:“散寒除湿,解郁结,消宿食,通三焦,温脾胃,补右肾命门,杀蛔虫,止泄泻。乌梅丸中用蜀椒,亦此义也。许叔微云,大凡肾气上逆,须以川椒引之归经则安。”上两药配伍,可起到温中、安蛔、止痛的功效。大便干结者不宜服用。

榧子茶

【方源】 经验方。

【组成】 榧子 30 g。

【制作】 炒香的榧子,每日 30 g,沸水冲泡代茶饮。

【功效】 杀虫,消积,润燥。

【适应证】 钩虫病,蛲虫病等。

【按语】 《日用本草》称榧子能“杀腹间大小虫,小儿黄瘦,腹中有虫积者,食之即愈”。现代研究榧仁内含 4 种脂碱,对淋巴细胞白血病有明显的抑制作用,对治疗和预防淋巴肉瘤有益,还可用于治疗多种肠道寄生虫病,杀虫能力较强。本茶可连用 5～7 日。一般人群均可以食用,但腹泻、大便溏薄、咳嗽咽痛且痰黄者忌用。

白术甘草茶

【方源】 经验方。

【组成】 绿茶 3 g,白术 15 g,甘草 3 g。

【制作】 将白术、甘草加水 600 ml,煮沸 10 分钟,加入绿茶即可。

【功效】 益气健脾。

【适应证】 脾气虚弱,小儿流涎。

【按语】 小儿流涎多因脾气虚弱,水湿内停而为痰饮,痰湿壅盛因而出现流涎。白术味苦、甘，性温，既可补气健脾，又能燥湿利水，故用治流涎甚宜。配伍甘草是用以增强补中益气、祛痰湿的作用。白术还有抗溃疡、保肝、增强机体免疫力、增强造血功能、抗氧化、延缓衰老的作用。每次 1 剂，分 3 次温饮。阴虚燥渴、气滞胀闷者忌服。

小儿七星茶

【方源】《中国药典》。

【组成】钩藤、山楂、淡竹叶各 10 g，薏苡仁、麦芽各 15 g，蝉衣、甘草各 4 g。

【制作】共制粗末，煎水代茶频饮。

【功效】疏风清热，消食导滞，镇惊安神。

【适应证】小儿积滞化热，症见消化不良、不思饮食、烦躁易惊、夜寐不安、大便不畅、小便短赤。

【按语】方中山楂能消食健胃。薏苡仁，利尿化湿、健脾胃。淡竹叶，利小便。钩藤，平肝息风。蝉衣，又名蝉蜕，疏风透疹。诸药合用，共奏疏风清热、消食导滞之功。注意：过敏体质患儿不宜用本方。

【小儿夜啼】

苏连茶

【方源】《温热经纬》。

【组成】紫苏叶 3 g，黄连 1 g。

【制作】两药共置保暖杯中，适量沸水冲泡，闷 20 分钟左右。频频代茶，不拘次数，少量温服。

【功效】清热除烦，行气和胃。

【适应证】心经积热或宿食痰火，内扰心神而致的小儿夜啼。如白日如常，入夜则啼哭不安，见灯火则哭声更剧，纳减泛恶，舌红苔黄或苔黄腻，脉滑数等证候。

【按语】薛生白《湿热病篇》记载："湿热证，呕恶不止，昼夜不差，欲死者，肺胃不和，胃热移肺，肺不受邪也，宜用川连三四分、苏叶二三分，两味煎汤，呷下即止。”王氏灵活善用，称“川连不但治湿热，乃苦以降胃火之上冲，苏叶味甘辛而气芳香，通降顺气，独擅其专，然性温散，故虽与黄连并驾，尚减用分许而节制之，可谓方成知约矣……余用以治胎前恶阻甚妙”。此处变通用治小儿心神不安之夜啼。方中黄连苦寒，入心、肝经及手足阳明经，不仅清热燥湿、泻火解毒，又善清心、肝、胃之火。心经积热者，用黄连清心除烦，加紫苏叶通降上焦气机，火熄气顺，心神自安。胃有湿热者则胃失和降，“胃不和则卧不安”。黄连清热燥湿，苦降胃逆，加紫苏叶行气和胃，以畅中焦气滞，辛开苦降，胃气自和，则神明无所侵扰，而夜啼之症自除。煎水服用，每日 1 剂。凡阴虚烦热、脾虚泄泻者慎服。

五、五官科

【眼科疾病】

玉竹薄茶

【方源】《圣济总录》。

【组成】玉竹 5 g,薄荷 3 g,菊花 3 g,绿茶 3 g。

【制作】用开水冲泡后饮用。可加冰糖,饮至味淡。

【功效】养阴,疏表,明目。

【适应证】外感热病后目赤痛,视物昏花。

【按语】玉竹性微寒,味甘,养阴润燥、生津止渴。薄荷味辛,性凉,归肝、肺经,能疏散风热、清利头目、利咽透疹、疏肝解郁。菊花味辛、甘、苦,性微寒,能散风清热、平肝明目。主治风热感冒,头痛眩晕,目赤肿痛,眼目昏花等。三药合用,养阴,疏表,明目。注意:肝肾阴虚之目赤痛、视物昏花不可用。

黄芩茶

【方源】《医学启源》。

【组成】黄芩 15 g。

【制作】制成粗末,沸水冲泡代茶饮。

【功效】清热,泻火,明目。

【适应证】结膜炎。

【按语】黄芩擅清上焦肺热,对于火热上炎所致的结膜红肿有效。不宜用于肺经虚寒者。

石膏葱白茶

【方源】《宣明方论》。

【组成】石膏 60 g,川芎 60 g,炙甘草 15 g,葱白、茶叶适量。

【制作】上药共为粗末,置热水瓶中,用适量沸水冲泡,加盖闷

15分钟后，频频代茶饮服。

【功效】 清胃泻火，祛风止痛。

【适应证】 胃热风火而致的头风涕泪，疼痛不已，或两目红肿，焮痛，畏光，泪下。

【按语】 石膏，味甘、辛，性大寒，归肺、胃经。清热降火、除烦止渴，常用于治寒热头痛、阴寒腹痛、虫积内阻、二便不通、痢疾、痈肿。因其性大寒，故脾胃虚寒及血虚、阴虚发热者忌服。川芎，味苦，性温，归肝、胆及心包经，功能发表、通阳、解毒、活血行气、祛风止痛，擅治头痛、胸胁痛、经闭腹痛、风湿痛、跌打损伤。但本品辛温升散，凡阴虚阳亢及肝阳上亢者不宜应用，月经过多者、孕妇亦忌用。本药茶选自金元四大家之一刘完素的《宣明方论》，适用于因内有心肝胃火，外遭风热毒邪而致两目炎症引起的刺激性流泪，以茶之苦寒助石膏以清热，葱白之发散助川芎以散风，甘草和中防石膏大寒伤胃。本方寒热并用，辛甘相配，属清凉之剂，配伍精当，疗效亦佳。每日1剂。

菊花龙井茶

【方源】 《银海精微》。

【组成】 菊花10 g，龙井茶3 g。

【制作】 上两味用沸水冲泡10分钟即可。

【功效】 平肝明目。

【适应证】 肝火盛所引起的赤眼病，畏光怕光。

【按语】 龙井茶是中国著名绿茶，产于浙江杭州一带，已有1 200余年历史。龙井茶色泽翠绿，香气浓郁，甘醇爽口，形如雀舌，即有“色绿、香郁、味甘、形美”四绝的特点。功能生津止渴、提神益思、消食化腻、消炎解毒。现代药理研究发现其有抗氧化、抗突变、抗肿瘤、降低血液中胆固醇及低密度脂蛋白含量、抑制血压上升、抑制血小板凝集、抗菌、抗过敏的作用。龙井茶可增强菊花清肝明目之功，疗效可靠。每日1剂，不拘时饮服。

神清茶

【方源】 《银海精微》。

【组成】 茶叶适量。

【制作】 用沸水冲泡茶叶即可。

【功效】 清肝明目。

【适应证】 翳膜。

【按语】 翳膜,或称胬肉攀睛,多由心肺二经风热壅盛,或饮食无度而致脾胃积热上攻于目,或劳欲过度,耗心阴,夺肾精,水不制火而虚火上炎,从而使脉络瘀滞,血壅于目。茶叶有很好的清热解毒、清肝明目的作用。饭后饮用此茶能治疗翳膜。

芽茶饮

【方源】《沈氏尊生书》。

【组成】 芽茶、白芷、附子各 3 g,细辛、防风、羌活、荆芥、川芎各 1.5 g。

【制作】 上药加盐少许,以清水煎汁,代茶饮。

【功效】 除湿散寒止痛。

【适应证】 目中赤脉。

【按语】 芽茶,最嫩的茶叶。宋代熊蕃《宣和北苑贡茶录》:"凡茶芽数品,最上曰小芽,如雀舌、鹰爪,以其劲直纤锐,故号芽茶。"清代沉初《西清笔记・纪典故》:"内廷每岁例赏,三月芽茶,四月帽纬。"芽茶采于阴历三月,为春夏之交,故其所含木气最盛,推其疏散肝气之力甚强。细辛性温,味辛,功能祛风散寒、通窍止痛、温肺化饮。川芎味苦,性温,功能活血行气、祛风止痛。白芷味辛,性温,祛风湿、活血排脓、生肌止痛。防风味辛、甘,性微温,祛风解表、胜湿止痛、止痉定搐。羌活,味辛、苦,性温,散表寒、祛风湿、利关节、止痛。附子,味辛、甘,性大热,有毒,回阳救逆、补火助阳、散寒止痛。荆芥,味辛,性微温,解表散风、透疹、消疮、止血。众药合用,有较强祛风除湿、散寒止痛功效,对因感受风寒湿邪所致目中赤脉有很好疗效。但若实热之目赤肿痛而用此药茶,岂不犯虚虚实实之戒?慎用之。

连花茶

【方源】《家用良方》。

【组成】 黄连(酒炒)、天花粉、菊花、川芎、薄荷叶、连翘各 30 g,黄柏(酒炒)180 g,茶叶 360 g。

【制作】 上药共制粗末，和匀，用滤泡纸袋包装，每袋6 g。

【功效】 清热泻火，祛风明目。

【适应证】 两眼赤痛，紧涩畏光，赤脉贯睛，大便秘结等。

【按语】 黄连味苦，性寒，无毒，有清热燥湿、泻火解毒的功效，主治高热神昏，心火亢盛，心烦不寐，血热吐衄，目赤，牙痛，消渴，痈肿疔疮等。天花粉为葫芦科植物栝楼的根，其味甘、微苦，性微寒，有清热泻火、生津止渴的功效，对热病有很好疗效。川芎味辛，性温，有活血行气、祛风止痛的功效，可用于正头风头痛、癥瘕腹痛、胸胁刺痛、跌仆肿痛、风湿痹痛等。薄荷叶、连翘、黄柏有很好的清热泻火、清肝明目的功用。饮用此茶每日3次，每次取1袋，用沸水泡后闷10分钟。胃虚呕恶、脾虚泄泻、五更泄泻患者慎服。

枸杞茶Ⅰ

【方源】《调鼎集》。

【组成】 红枸杞、干面粉、茶叶、酥油(或香油)。

【制作】 将枸杞子适量与面粉加水拌和，擀成饼，晒干，再研成细末；取其末60 g，配茶叶50 g，酥油(或香油)150 g，少许盐，入锅炒熟，备用。

【功效】 清肝明目，滋肾润肺。

【适应证】 肝肾阴亏，目涩多泪，视力减退。

【按语】 枸杞既是一味名贵的滋补中药，又可作为果品供食，亦可入茶点，其作用为滋补肝肾、明目。本茶即以枸杞配茶叶、面粉、酥油，制成具有养生作用的甘咸适中的茶点。可用于常人服食，对肝肾阴亏，目涩多泪，视力减退者尤为适宜，久服可“坚筋耐老，除风，补益筋骨，能益人，去虚劳”。

枸杞茶Ⅱ

【方源】 经验方。

【组成】 枸杞子5～10 g，红茶5 g。

【制作】 先将枸杞子用盐炒热，然后去盐，用水煮沸，加红茶冲服。

【功效】 益肝明目，润肺补肾，养血。

【适应证】 视力减退,潮热盗汗,性欲早退。

【按语】 红茶含有抗氧化剂,可有效降血脂,有助于血管畅通,还有预防心肌梗死、抗癌防癌、抑菌抗病毒、养胃、养颜瘦身的功效。枸杞,滋肾、润肺、补肝、明目,治肝肾阴亏,腰膝酸软,头晕,目眩,目昏多泪,虚劳咳嗽,消渴,遗精。《药性论》谓其:“能补益精诸不足,易颜色变白,明目,安神。”代茶饮,日服1剂。但性欲亢进、感冒发热者忌服。干咳者去红茶,用绿茶,加麦冬5～10 g;肺心病、口干渴者可加北五味子0.5 g。

枸杞茶Ⅲ

【方源】 经验方。

【组成】 枸杞子20 g。

【制作】 枸杞子,沸水冲泡,代茶频饮。

【功效】 补益肝肾,明目。

【适应证】 视力减退,老年性目昏不明,夜盲等。

【按语】《本草汇言》认为枸杞能使“气可充,血可补,阳可生,阴可长,风湿可去,有十全之妙焉”。北宋的《太平圣惠方》中,载有服枸杞益寿延年,长生不老之说,是后世传说“神仙服枸杞法”故事的由来。《续神仙传》里记有这样一则故事:朱儒子登山采药,看见两只花狗相戏,便与他师傅一起追赶到一棵树下,花狗却不见了。朱儒子当即在树下挖掘,挖得一棵树根,“形如花犬,坚如石”。朱儒子“洗洁归食之”,顿时成了神仙飞天而去。枸杞不是所有的人都适合服用,正在感冒发热,身体有炎症、腹泻的患者,高血压患者最好别吃。

枸杞茶Ⅳ

【方源】 经验方。

【组成】 枸杞10 g,花茶3 g,冰糖10 g。

【制作】 用250 ml开水冲泡后饮用,冲饮至味淡。

【功效】 滋肾润肺,补肝明目。

【适应证】 肝肾阴亏所致腰膝酸软、头晕目眩、目昏多泪,虚劳咳嗽,消渴,遗精。

【按语】 枸杞味甘,性平,具有促进白细胞、红细胞的再生,增强单核巨噬细胞系统吞噬能力,并能增强细胞与体液免疫的作用。煎剂对造血功能有促进作用,水提取物有抗衰老、抗突变、抗肿瘤、保护肝脏及降低血糖等药理作用。能滋补肝肾、益精明目,用于肝肾阴虚所致头晕目眩、视力减退、腰膝酸软,遗精滑泻、消渴及阴虚劳嗽等。对肝肾不足所致头晕目眩、视物模糊、瞳孔散大等,常与菊花、熟地黄、山药配伍应用。注意:外邪实热,脾虚肠滑者不宜用。

枸杞芽茶

【方源】 经验方。

【组成】 枸杞芽。

【制作】 摘取初春枸杞长出的嫩芽,适量沸水冲饮。

【功效】 清火明目。

【适应证】 阴虚内热,咽干喉痛,肝火上扰,头晕目糊,低热等。

【按语】 枸杞为落叶小灌木,茎丛生,有短刺。叶卵状披针形,夏秋开淡紫色花,浆果卵圆形,红色。我国各地均有产。果实和根皮(地骨皮)均可入药。叶芽似茶。《本草纲目》称枸杞芽为天精草,味苦甘性凉,入心、肺、脾、肾四经。《生草药性备要》认为它"明目、益肾亏,安胎宽中,退热、治妇人崩漏下血"。和羊肉做羹,益人、甚除风、明目,若渴可煮做饮。

桑银茶

【方源】 经验方。

【组成】 经霜桑叶、银花、车前叶各 6 g。

【制作】 上药制成粗末,沸水冲泡代茶饮。

【功效】 清热,解毒,利尿。

【适应证】 急性结膜炎。

【按语】 桑叶、银花,疏散风热、解毒。车前叶,利尿通淋,对于风湿热所致眼结膜炎有很好的疗效。每日 1 剂。不宜用于风寒所致者。

望江南茶

【方源】 经验方。

【组成】 望江南(金角子)。

【制作】 10月左右采集成熟果实，炒焦研末，装瓶备用。每次3 g，加适量砂糖后，沸水冲泡代茶饮。

【功效】 清肝明目，健胃通便。

【适应证】 目赤肿痛，头晕头胀，胃痛便秘等。

【按语】 望江南味甘、苦，性平，有小毒。《全国中草药汇编》载其："种子，清肝明目，健胃润肠。"每日3～4次。阴虚者慎用。

绿茶甘菊汤

【方源】 经验方。

【组成】 绿茶0.5～1 g，甘菊花9～15 g，蜂蜜25 g。

【制作】 甘菊花煎汤后泡茶加蜂蜜。

【功效】 清肝明目，散热止咳，解毒。

【适应证】 高血压，眼病。

【按语】 甘菊，味甘、微苦，性微寒。《本草纲目》："甘菊，昔人谓其能除风热，益肝补阴，盖不知其尤多能益金、水二脏也，补水所以制火，益金所以平木，木平则风息，火降则热除，用治诸风头目，其旨深微。"《本草新编》载其："能除大热，止头痛晕眩，收眼泪翳膜，明目有神……唯目痛骤用之，成功甚速。"蜂蜜，味甘，性平，可补中润燥、止痛。《本草纲目拾遗》载其可治"目肤赤障"。诸味合用，可疏肝经风热，明目。

绿茶桑叶汤

【方源】 经验方。

【组成】 绿茶1 g，桑叶5～15 g，菊花15 g，甘草5 g。

【制作】 上药同煎服。

【功效】 清肝明目，清热解毒，祛痰镇咳。

【适应证】 视物不清，肺热咳嗽。

【按语】 《本草纲目》："桑叶乃手、足阳明之药，治劳热咳嗽，明目长发，止消渴。"桑叶有很好的润肺止咳的功效。菊花能清肝明目，对风热上扰所致的视物不清有效。两药共奏清肝明目、清热解毒、祛痰镇咳之功，对风热所致上焦诸症均可选用。日服1剂，分3次饭后服。风寒所致者不宜服用。

绿茶谷精草汤

【方源】 经验方。

【组成】 绿茶 1 g,谷精草 5～15 g,蜂蜜 25 g。

【制作】 前两味煎汤去渣,加蜂蜜 25 g 后饮服。

【功效】 疏散风热,明目退翳。

【适应证】 肝经风热,目赤肿痛,目生翳障,风热头痛,夜盲等。

【按语】 谷精草可疏散风热,明目退翳。配密蒙花,明目退翳;配防风,疏风明目止痒;配龙胆草,疏风泄热退翳;配石决明,清肝明目祛翳。日服 1 剂,分 3 次饭后服。血虚者禁用。

绿茶密蒙花汤

【方源】 经验方。

【组成】 绿茶 1.5 g,密蒙花 3～5 g,蜜糖 25 g。

【制作】 绿茶、密蒙花煎汤去渣,加蜜糖再煮沸后饮服。

【功效】 益肝明目,散风除热,消炎退翳。

【适应证】 目赤肿痛,多泪畏光等。

【按语】 密蒙花清热养肝、明目退翳,对目赤肿痛、多泪畏光及眼生翳膜等有效,常与菊花、石决明、木贼草等配合应用。日服 1 剂,分 3 次饭后服。消化不良者可改绿茶为红茶。目疾属阳虚内寒者慎服。

北五味子茶

【方源】 经验方。

【组成】 绿茶 1 g,北五味子 4 g,蜂蜜 25 g。

【制作】 先将 250 g 五味子用文火炒至微焦为度,备用,用时按前述剂量加开水 400～500 ml,并纳入蜂蜜、绿茶。

【功效】 养肝明目,益气生津。

【适应证】 肝虚目眩,视力减退。

【按语】 五味子,味甘、酸,性温,无毒,有收敛固涩、益气生津、补肾宁心之功,常用于治疗久咳虚喘、梦遗滑精、遗尿尿频、久泻不止、自汗、盗汗、津伤口渴、短气脉虚、内热消渴、心悸失眠。现代研究发现五味子具有明确的降低血清谷丙转氨酶的作用,亦广泛用于治疗各类肝病引起的转氨酶升高。《本草备要》有云：北产紫黑者良。入滋补药蜜浸蒸，入劳嗽药生用。本方以蜂蜜之甘润生津与绿茶之降脂明目助五味子之固涩精气，滋补中见清润，清补兼施，制方精当。每日 1 剂，分 3 次温饮。湿热证见大便黏腻不爽、舌苔黄厚、潮热心烦、头身困重者不宜饮用本茶。

枸杞白菊茶

【方源】 经验方。

【组成】 红茶 1 g，枸杞子 10 g，白菊花 10 g，食盐 10 g。

【制作】 先将盐炒热，后加入枸杞子炒至发胀即可筛去盐，取枸杞子备用。将枸杞子、白菊花、红茶用开水同泡，即可饮用。

【功效】 养肝明目，疏风清热。

【适应证】 视力衰退，目眩，夜盲。

【按语】 枸杞子，《本草纲目》中说它"久服坚筋骨，轻身不老，耐寒暑"，味甘，性平，归肝、肾、肺经。功能滋补肝肾、益精明目，可治虚劳精亏、腰膝酸痛、眩晕耳鸣、内热消渴、血虚萎黄、目昏不明。现代药理研究表明其可增强免疫功能，延缓衰老，抗肝损伤，降血糖。白菊，味甘、辛、苦，性微寒，归肝、肺经。功效为清热除烦、平肝明目。用于治疗风热感冒、头痛眩晕、目赤肿痛、眼目晕花，亦适用于失眠的辅助治疗。现代药理研究证实其对中枢神经有镇静作用，有解热作用，可增强毛细血管弹性，扩张冠状动脉，抑制细菌生长等。痰湿型、血瘀型高血压患者不宜用菊花。滥用菊花治疗高血压的现象较普遍，应对其不良反应引起重视。

红绿茶

【方源】 经验方。

【组成】 绿茶、红茶适量。

【制作】 将绿茶、红茶混合成浓茶，冷却备用。用时以冷却的混合好的浓茶涂洗眼睛，每日 5～6 次。

【功效】 清热解毒。

【适应证】 治结膜炎和因灰尘进入引起的眼部红肿。

【按语】 红茶、绿茶均有很好的抗菌消炎的功效，红茶中的多酚类化合物具有消炎的作用。实验发现,儿茶素类能与单细胞的细菌结合,使蛋白质凝固沉淀,借此抑制和消灭病原菌。所以细菌性痢疾及食物中毒患者喝红茶颇有益。民间也常用浓茶涂伤口、褥疮和外治足癣。对绿茶的抗菌研究显示,绿茶中的儿茶素对部分致病细菌有抑制效果,同时又不致伤害肠内有益菌的繁衍,因此绿茶具备调理肠胃的功能。

盐茶

【方源】 经验方。

【组成】 茶叶 5 g,盐 2 g。

【制作】 将食盐与茶叶用开水同泡,即可饮用。

【功效】 清热明目,化痰降水。

【适应证】 由火热之邪引起的咽痛、牙痛、目痛。

【按语】 食盐不仅是调味品,还有很好的药用价值。它性寒味咸,有清热解毒的功效。民间用食盐治病的方法很多,本药茶以茶叶之苦寒降火、清胃解毒,配伍食盐,适用于风火胃热导致的牙痛、咽痛、目痛等。

桑菊甘草茶

【方源】 经验方。

【组成】 绿茶 1 g,桑叶、菊花各 15 g,甘草 5 g。

【制作】 桑叶于初霜后采收,先除去杂质,然后晒干。

【功效】 疏散风热,平肝明目,清肺润燥。

【适应证】 青光眼,急性结膜炎,肺热燥咳。

【按语】 桑叶,农历节气霜降前后采摘,称霜桑叶,味甘、苦,性寒,无毒,入肝、肺经。桑叶治病入药始于东汉,《神农本草经》里列其为“中品”。菊花则以花朵完整不散瓣,色白(黄),香气浓郁,无杂质者为佳。菊花味甘微苦,性微寒,归肺、肝经,清香宣散,升中有降,具有疏散风热、清肝明目、清热解毒的功效。主治外感风热或风温初起,发热,头痛,眩晕,目赤肿痛,疔疮肿毒。桑菊配合最常见于方剂桑菊饮,有疏风清热、宣肺止咳之功。本药茶以桑叶、菊花为君,佐以绿茶、甘草,功专祛风明目,对青光眼和急性结膜炎有较好疗效,还可兼治肺热导致的燥咳。服用时将前药加水 350 ml 煮沸 5 分钟，分 3 次饭后服用，每日 1 剂。脾胃虚弱便溏者不宜饮用。

杞菊明目茶

【方源】 经验方。

【组成】 枸杞 15 g，菊花 8 g。

【制作】 上两味用开水冲泡 3 分钟，随意代茶频饮。

【功效】 滋补肝肾，益精明目，散风清热，平肝明目。

【适应证】 头昏眼花，迎风流泪，夜盲。

【按语】 “目疾”往往虚实夹杂，临床上单纯的实证目疾并不常见。随着工作、学习、生活中越来越多地用到有显示屏的设备，人们对眼睛的耗损较之过去大大增加，中医学根据天人合一思想，认为天之精气在于星月，人之精气在于两目，过度用眼，不止伤目更伤人之精气。《黄帝内经》有云：邪气盛则实，精气夺则虚。故当前的目疾，多为虚实夹杂证，甚至更多的就是虚证。对此，本药茶未选用苦寒清热类的方药，而是以菊花配伍枸杞。菊花味甘、苦，性微寒，清中带散，清热而不伤正气；枸杞滋补肝肾且益精，扶正补虚。药性平和，老少咸宜。

清肝明目茶

【方源】 经验方。

【组成】 决明子 25 g，茺蔚子 10 g。

【制作】 上两味用文火炒黄，压碎，放砂锅中加水煎煮取汁，代茶饮。

【功效】 清肝明目。

【适应证】 预防和治疗急性结膜炎。

【按语】 茺蔚子，味甘、微苦，性微寒，归心、肝二经。《神农本草经》：主明目，益精，除水气。功能活血调经、清肝明目。治月经不调、闭经、痛经、目赤肿痛、结膜炎、前房出血、头晕胀痛。配合清热明目、润肠通便之决明子，可预防和治疗急性结膜炎。每日 1 剂。需注意的是，人一次口服茺蔚子 30 g 以上，可于 4～6 小时后出现中毒反应，症状为全身无力，下肢不能活动，全身酸麻疼痛，重者汗多呈虚脱状态，故用量不宜过大，且瞳孔散大者慎用。

三子治眼茶

【方源】 经验方。

【组成】 枸杞子、地肤子、女贞子各 10 g。

【制作】 上三味加水煎煮，取汁代茶频饮。

【功效】 祛风明目。

【适应证】 迎风流泪。

【按语】 迎风流泪多由肝肾两虚，精血亏耗，招引外风所致，证候为迎风泪出汪汪，拭之即生，冬季泪多，夏季泪少，或四季不分常年泪下。本药茶中枸杞子滋补肝肾，女贞子滋补肝肾、明目乌发，重在治疗肝肾两虚；地肤子味甘、苦，性寒，归肾、膀胱经，重在祛风除湿、消疹止痒。“三子”合用，标本兼治。每日 2 次。

野苋菜茶

【方源】 经验方。

【组成】 野苋菜 20 g，芹菜 30 g，赤小豆 30 g。

【制作】 上三味加水煎煮，代茶频饮。

【功效】 清热明目。

【适应证】 溃疡性角膜炎。

【按语】 本药茶针对之溃疡性角膜炎属湿热上攻型，症见疼痛、畏光、流泪和眼睑痉挛、角膜浸润等。野苋菜味甘，性凉，归肺、肝二经，有解毒消肿、清肝明目、散风止痒、杀虫疗伤之功效。芹菜味甘、苦，性凉，归胃、肝经，擅平肝清热、祛风利湿。赤小豆味甘、酸，性平，归心、小肠经，功能利水除湿、消肿解毒。三者配合解毒利湿之功效显著。每日 2 次。唯脾胃虚寒泄泻及阳虚者不宜饮用。

槟榔降眼压茶

【方源】 经验方。

【组成】 槟榔 9～18 g。

【制作】 加水煎煮，取汁代茶饮。

【功效】 缩瞳，降眼压。

【适应证】 急、慢性青光眼。

【按语】 槟榔味苦、辛、涩，性温，无毒，归肺、肝二经。破积、下气、行水，治视物昏朦、虫积、食滞、脘腹胀痛。现代药理研究表明，槟榔确有缩瞳降眼压之功效，但是服药后有轻度泄泻，用量 30 g 以上会有腹痛、呕吐、恶心等副作用发生，用之宜慎。

黄花玉米叶茶

【方源】 经验方。

【组成】 黄花菜 30 g，玉米叶 30 g。

【制作】 上两味加水煎煮，取汁代茶频饮。

【功效】 平肝泄热。

【适应证】 视力减退。

【按语】 人们用来佐膳的黄花菜，学名为萱草。已栽种了 2 000 多年，是中国特有的土产。嵇康《养生论》云："萱草忘忧。"据《诗经》记载，古代有位妇人因丈夫远征，遂在家居北堂栽种萱草，借以解愁忘忧，从此世人称之为"忘忧草"。黄花菜忘忧之效乃因其养血平肝之功，对视力减退、神经衰弱、高血压、动脉硬化、慢性肾炎、水肿患者均有治疗作用。玉米叶，又名玉蜀黍叶，《本草纲目》记载：治淋沥沙石，痛不可忍，煎汤频饮。说明其作用为利尿通淋，未见平肝明目云云，盖玉米叶通力大，助黄花菜之疏肝泻热而见功。本茶每日 3 次。须注意的是，现代研究发现，鲜黄花菜中含有一种"秋水仙碱"的物质，它本身虽无毒，但经过肠胃道的吸收，在体内氧化为"二秋水仙碱"，则具有较大的毒性。在食用鲜黄花菜时，要经过水泡和充分加热，这样秋水仙碱就能被破坏掉，食用鲜黄花菜便安全了。

金银菊茶

【方源】 经验方。

【组成】 金银花 5 g，菊花 3 g，绿茶 3 g，白糖 10 g。

【制作】 用 200 ml 开水冲泡 5～10 分钟。

【功效】 清肝解毒。

【适应证】 慢性肝炎，眼部炎症。

【按语】 金银花的茎、叶和花都可入药，味甘性寒，清热解毒、凉散风热。现代通过药理研究发现其具有广泛的消炎杀菌作用。抗病原微生物，对多种致病菌如金黄色葡萄球菌、溶血性链球菌、大肠杆菌、痢疾杆菌、霍乱弧菌、伤寒杆菌、副伤寒杆菌等均有一定抑制作用；对肺炎球菌、脑膜炎双球菌、铜绿假单胞菌、结核分枝杆菌、志贺痢疾杆菌、变形链球菌等有抑制和杀灭作用，对流感病毒、孤儿病毒、疱疹病毒、钩端螺旋体均有抑制作用。抗炎解毒，对痈肿疔疮、肠痈肺痈有较强的散痈消肿、清热解毒、消炎作用。配合菊花清肝明目，绿茶清热解毒，对慢性肝炎及眼部炎症有很好的疗效。本茶冲泡后分二三次饮用。应当注意的是，脾胃虚寒及气虚疮疡脓清者忌服。

银耳冰糖茶

【方源】 经验方。

【组成】 银耳 30 g，清茶 6 g，冰糖 60 g。

【制作】 将上三味放入锅中加水煎汤。吃银耳喝汤。

【功效】 疏风清热。

【适应证】 初起目赤，痛痒交替，流泪作痛，怕热等。

【按语】 银耳，真菌类银耳科银耳属植物，又称白木耳、雪耳、银耳子等，有“菌中之冠”的美称。性平，味甘、淡，无毒，有清肺化痰、养阴生津、润肠止血之功。历代皇家贵族都将银耳看作是“延年益寿之品”“长生不老良药”。本药茶取其清润之性，配合清茶共奏清热解毒之功。每日 1 剂，连服数日。

盐菊茶

【方源】 经验方。

【组成】 茶、盐、菊花适量。

【制作】 将茶、菊花以沸水冲泡 5～10 分钟，再加少许盐，待凉后洗眼睛。

【功效】 明目去障。

【适应证】 眼睛充血。

【按语】 盐在生活中的用途不胜枚举，遇上刮风的天气，外出归来时，可用温水冲一杯淡盐水，以棉棒蘸取擦拭内外眼角，达到洗眼明目，去除污物的目的。沙眼和眼结膜炎患者，每天清晨用淡盐水洗眼，有明目和治疗作用。可见，盐消炎的功效早已应用于日常生活中。本药茶以菊花、茶、盐适量配合洗眼，平肝明目、清热解毒，眼部不适皆可使用。

蒙蒺决明茶

【方源】 经验方。

【组成】 密蒙花、羌活、白蒺藜、木贼草、石决明各 30 g，甘菊 90 g，茶叶适量。

【制法与服用】 上六味共研末和匀，每次取 6 g 泡茶送服。

【功效】 疏风明目。

【适应证】 两目昏暗、赤肿。

【按语】 密蒙花清热养肝、明目退翳；羌活祛风止痛；白蒺藜清热止痛；木贼草疏风热、退目翳；石决明平肝息风、潜阳、除热明目；甘菊即白菊，平肝明目、疏风散热；茶叶清热解毒、生津止渴。诸药相配，力专清肝明目、疏风散热，针对风热上攻之目赤肿痛，疗效满意。唯脾胃虚寒及寒性眼病忌用。

月季菊花茶

【方源】 经验方。

【组成】 月季花 1 g，菊花 3 g，绿茶 3 g，冰糖 10 g。

【制作】 用开水冲泡后饮用。

【功效】 清热明目。

【适应证】 肝郁化火，目赤肿痛。

【按语】 月季花味甘、性温，活血调经、消肿解毒，用于治疗肝郁不舒、瘀血阻滞所致的月经不调、痛经等病证，是一味妇科良药。菊花味辛、甘、苦，性微寒，散风清热、平肝明目。诸药合用能清热明目。注意，气虚者不宜饮用。

杞菊茶

【方源】《瀚海颐生十二茶》。

【组成】 枸杞子 12 g，菊花、霜桑叶各 6 g，谷精草 3 g。

【制作】 以上诸药共制粗末，煎水代茶饮。

【功效】 滋养肝肾，明目。

【适应证】 两目昏花而干涩，头晕耳鸣，视力减退及视神经萎缩属于肝肾阴亏者。

【按语】 枸杞子，滋肾润肺、补肝明目。治肝肾阴亏，腰膝酸软，头晕，目眩，目昏多泪，虚劳咳嗽，消渴，遗精。《药性论》："能补益精诸不足，易颜色，变白，明目，安神。"《食疗本草》："坚筋耐老，除风，补益筋骨，能益人，去虚劳。"桑叶，祛风清热、凉血明目。治风温发热，头痛，目赤，口渴，肺热咳嗽，风痹，隐疹，下肢象皮肿。《唐本草》记载桑叶"水煎取浓汁，除脚气、水肿，利大小肠"。谷精草，祛风散热、明目退翳。治目翳，雀盲，头痛，齿痛，喉痹，鼻衄。《开宝本草》记载谷精草"主疗喉痹，齿风痛，及诸疮疥"。四药合用，能滋养肝肾之阴，明目。外邪实热、脾虚有湿及泄泻者忌服。

羚羊菊花茶

【方源】《千家妙方》。

【组成】 羚羊角 3 g，白菊花 20 g，草决明 25 g，五味子 15 g。

【制作】 共制粗末，煎水代茶频饮。

【功效】 清热平肝明目。

【适应证】 肝胆风火所致单纯性青光眼、头痛、目痛等。

【按语】 羚羊角，味咸，性寒，可平肝息风、清肝明目。《本草纲目》载其"入厥阴肝经，肝开窍于目，其发病也，目暗障翳，而羚羊角能平之"。白菊花，味甘、苦，性微寒，长于平肝明目，一般以产于安徽亳县者品质最佳，称亳菊。草决明，即决明子，味甘、苦，性微寒，功能清肝明目、润肠通便。《神农本草经》载其"入肝、心经"。《日华子本草》谓其"明目，暖水脏，治风"。《中药大辞典》载："现代药理研究表明，其可提高眼病患者的视力，以及扩大视野。"诸药合用，可平肝息风、清热明目。但无肝经热邪者不宜服用。

蔓荆茶

【方源】《中医良药良方》。

【组成】 决明子 20 g，蔓荆子 10 g。

【制作】 沸水冲泡 10 分钟，取汁代茶频饮，反复多次，色淡为止。

【功效】 清热明目。

【适应证】 目赤肿痛,视力减退,头痛泪出。

【按语】 蔓荆子性平微寒,味苦、辛,入肝、胃经,具有散风清热、止头痛、明目的功能,常用于风热头痛、目赤肿痛及风湿痹痛、肢体挛急等。对肝火风阳上扰所致的眩晕、头痛、目赤,均有较好疗效。决明子清肝明目、润肠通便,配合服用对于风热之邪上犯导致的目赤肿痛效果明显。消化道溃疡者、经常失眠者不宜服用。

飞蚊症茶

【方源】《中医良药良方》。

【组成】 甘菊花 9 g,枸杞子 15 g,山茱萸 10 g,车前子 12 g。

【制作】 沸水闷泡 20 分钟。

【功效】 清肝明目。

【适应证】 肝火上攻所致的视物模糊;飞蚊症,如蛛网飘浮,蚊蝶飞舞。

【按语】 飞蚊症,《银海精微》称“蝇翅黑花”,又称“云雾移睛”,为水轮疾患之一,多属肝、胆、肾三经病变。肝肾精血不足,神水乏源;或失血过多,血虚生热;或悲忧郁怒,肝火上炎;或热病伤阴,真阴耗损;或血热妄行,瘀血内阻;或湿热蕴移,浊气上泛;或痰湿内困,清窍蒙闭等证,每易患之。山茱萸味酸涩,性微温,是补肾气、养肝阴之要药。枸杞子亦补肝肾,尤以养肝明目擅长。菊花、车前子均能清肝明目。诸药合用,有补肾养肝、清热明目之妙,适用于肝肾阴亏、虚火上炎而致的飞蚊症。代茶频饮,每日 1 剂。湿热上泛或痰湿内困者忌用。

决明蚕沙茶

【方源】《中医良药良方》。

【组成】 炒决明子 20 g,炒蚕沙 15 g。

【制作】 将两味置保温瓶中,冲入沸水适量,加盖闷 15～20 分钟后代茶频饮。

【功效】 清热,祛风,胜湿。

【适应证】 风湿或湿热内蕴,清阳被遏而致头重头昏,如裹如蒙者;睑眩赤烂(睑缘炎),症见眼睑边缘红赤溃烂,痒痛并作,可见睫毛脱落，甚至睑缘变形者。

【按语】 蚕沙治目疾，古代先贤多有论述。王士雄《霍乱论》蚕矢汤："治烂弦风眼，以真麻油浸蚕沙二三宿，涂患处。"《本草纲目》："治头风、风赤眼，其功亦在去风收湿也。"故蚕沙之祛风收湿配合决明子清热明目，对于风湿热上犯之目疾效果颇佳。注意，《本草经疏》记载：瘫缓筋骨不随，由于血虚不能荣养经络，而无风湿外邪侵犯者，不宜服，脾虚便泻者忌用。

【耳科疾病】

丹参京菖茶

【方源】 经验方。

【组成】 粉丹皮(牡丹皮)5 g，川芎 5 g，京菖(石菖蒲)3 g，茶叶 3 g。

【制作】 沸水冲泡代茶频饮。

【功效】 凉血活血，祛风益耳。

【适应证】 耳鸣耳聋。

【按语】 适用于卡他性、真菌性中耳炎。粉丹皮，能清热凉血、和血消瘀。治热入血分，发斑，惊痫，吐血，衄血，便血等。《本草纲目》："和血，生血，凉血。治血中伏火，除烦热。"《珍珠囊》："治肠胃积血、衄血、吐血，无汗骨蒸。"京菖，能开窍豁痰、理气活血、散风去湿。治癫痫、痰厥、热病神昏等病证。《神农本草经》："主风寒湿痹，咳逆上气，开心孔，补五脏，通九窍，明耳目，出音声。"血虚有寒，孕妇及月经过多者慎服。

参须京菖茶

【方源】 经验方。

【组成】 参须 3 g，京菖 3 g，茶叶 3 g。

【制作】 上三味沸水冲泡代茶饮。

【功效】 益气，聪耳。

【适应证】 体虚听力减弱，耳鸣等。

【按语】 人参须，益气、生津、止渴。石菖蒲，开窍豁痰、理气活血、散风去湿。可治健忘，气闭耳聋，心胸烦闷，胃痛，腹痛，风寒湿痹，痈疽肿毒，跌打损伤等。加入茶叶，三药合用，能益气聪耳，治疗耳鸣、耳聋。代茶饮，每日 1 剂，以味淡为度。阴虚阳亢、烦躁汗多、咳嗽、吐血、滑精者慎服。

槐菊茶

【方源】 经验方。

【组成】 槐花、菊花、绿茶各 3 g。

【制作】 沸水冲泡，代茶频饮。

【功效】 聪耳明目。

【适应证】 慢性中耳炎，听力减弱。

【按语】《本草求原》称，槐花是“凉血的要药”，与菊花、茶叶同饮，能聪耳明目。

菖芎茶

【方源】 经验方。

【组成】 茶叶、京菖蒲各 3 g，粉丹皮、川芎各 5 g。

【制作】 上药沸水冲泡即可。

【功效】 清热解毒，活血止痛。

【适应证】 中耳炎。

【按语】 菖蒲性温，味辛、苦，能辟秽开窍、宣气逐痰、解毒、杀虫，可治疗痈疽、疥癣。粉丹皮性寒，味苦、凉，能清热凉血、活血散瘀，对热病炎症有很好疗效。现代研究发现，粉丹皮有很好的抗炎、抗菌、抗凝作用。川芎味辛，性温，有活血行气、祛风止痛的功效。此方对治疗中耳炎的效果甚好。患者可随意饮用此茶。脾胃虚寒者不宜饮用。

耳炎蝉蜕茶

【方源】 经验方。

【组成】 青茶叶、细辛、荷叶各 25 g，蝉蜕 3 g，麝香 0.3 g，葱头适量。

【制作】 共研细末，用葱头捣泥，和匀，做小捻，绢裹。

【功效】 清热解毒，开窍通络。

【适应证】 中耳炎。

【按语】 细辛味辛，性温，具有祛风、散寒、行水、开窍的功效。现代药理研究发现细辛还有抗炎、抗菌、解热镇痛的作用。荷叶味苦、涩，性平，有清暑利湿、止血的作用。蝉蜕味甘，性寒，有很好的祛风除热的功效。麝香味辛，性温，有活血的功效，且开窍作用极强。此方能消炎抑菌、开窍通络，治疗中耳炎的效果很好。将绢裹好的药纳于耳内即可。

黄柏苍耳茶

【方源】 经验方。

【组成】 黄柏 9 g，苍耳子 10 g，绿茶 3 g。

【制作】 上三味共研粗末，沸水冲泡 10 分钟，或煎汤即可。

【功效】 清热化湿，排脓解毒，通耳窍。

【适应证】 中耳炎。

【按语】 黄柏，味苦，性寒，能清热燥湿、泻火解毒，可治疗疮疡肿毒。现代药理研究发现黄柏有抗菌、抗炎、抗溃疡的作用，能治疗化脓性中耳炎。苍耳子味辛、苦，性温，具有散风除湿、通窍止痛的功能。患者饮用此茶每日 1 剂，分 2 次饮服。脾胃虚寒，便溏者不宜饮服。

天麻耳鸣茶

【方源】 经验方。

【组成】 绿茶 1 g，天麻 3～5 g。

【制作】 将天麻切成薄片干燥储存，备用。服用时，每次取天麻片与茶叶收入杯中，用刚沸的开水冲泡大半杯，立即加盖，5 分钟后可热饮。头汁饮空，略留余汁，再泡再饮，直至冲淡，弃渣。

【功效】 平肝潜阳，祛风通络。

【适应证】 耳鸣眩晕。

【按语】 天麻味甘性平，能息风止痉、平肝潜阳、祛风通络，可用于头痛眩晕、肢体麻木等。患者见津液衰少、血虚、阴虚等证，均需慎用天麻。

参须茶

【方源】 经验方。

【组成】 茶叶 3 g,参须 3 g,京菖蒲 3 g。

【制作】 沸水冲泡。

【功效】 益气生津,辟秽开窍。

【适应证】 耳鸣。

【按语】 参须为五加科植物人参的细支根及须根,味甘、苦,性平,能益气、生津、止渴。菖蒲能辟秽开窍、宣气逐痰、解毒、杀虫,可治疗痈疽、疥癣。此方能治因痰湿引起的耳鸣。每日饮用 1 剂。

平肝清热茶

【方源】《慈禧光绪医方选议》。

【组成】 龙胆草、醋柴胡、川芎各 1.8 g,甘菊花 3 g,生地 3 g。

【制作】 将上药捣成粗末。水煎数沸,代茶徐徐饮之。

【功效】 清肝火,解郁。

【适应证】 中耳炎属肝胆热盛,耳窍不畅。

【按语】 肝主疏泄,其性升发,喜条达恶抑郁,而现代人肝火偏旺,经常导致急躁易怒、口苦口干、头晕耳鸣、失眠多梦、胁部疼痛等症状。这时候如果可以为自己泡杯"平肝清热茶",不但能够平肝火、清肝热,呵护和我们的健康关系最为密切的肝脏,还能让人的精气神都保持一个平衡的状态。龙胆草、醋柴胡,能疏肝气、泻肝火。诸药合用,能清肝胆之热。每日 1 剂,煎水代茶饮。体寒无肝火者不宜饮用。

【鼻科疾病】

白茅花茶

【方源】《日华子本草》。

【组成】 白茅花 10 g。

【制作】 4—5 月花盛开前采收。摘下带茎的花穗,晒干。煎水代茶饮。

【功效】 活血止血,消瘀止痛,止血疗伤。

【适应证】 鼻衄、尿血等出血病证。

【按语】 白茅花，治吐血、衄血、刀伤。《唐本草》对此早有记载，称其“主衄血、吐血，炎疮”。非出血病证不宜久服。

苍耳子茶Ⅰ

【方源】《医方集解》。

【组成】 苍耳子 2 g，辛夷、白芷各 6 g，薄荷叶 5 g，葱、茶叶 2 g。

【制作】 上药共研为末，以沸水冲泡 10 分钟后，不拘时频频温服。

【功效】 宣通鼻窍，祛风止痛。

【适应证】 外感风寒或风热，邪毒留滞于鼻窍而致的交替性鼻塞、鼻涕增多，或清稀或黄稠，言语带鼻音，可伴有寒热、头痛等。属中医“鼻窒”“鼻渊”，相当于现代医学之单纯性鼻炎、副鼻窦炎、过敏性鼻炎等病。

【按语】《医方集解》引陈无择方“苍耳散”（白芷 30 g，薄荷、辛夷各 15 g，苍耳子 8 g，为末。食前葱、茶汤调下 6 g）。苍耳子味辛、苦，性温，归肺经；辛夷味辛，性温，归肺、胃经；白芷味辛，性温，归肺、胃经。三味均有祛风散寒、宣通鼻窍之功，是治疗鼻窒、鼻渊的良药，临床上常三药配伍使用。《要药分剂》说苍耳子“治鼻渊、鼻瘜，断不可缺，能使清阳之气上行巅顶也”。《本草纲目》说“辛夷之辛温，走气而入肺……治头面目鼻之病”，疗“鼻渊、鼻鼽、鼻窒、鼻疮及痘后鼻疮”；说白芷“治鼻渊、齿痛、眉棱骨痛”。可见三味是治鼻病的要药。加葱白，“通阳气，发散风邪”（《用药心法》）。加薄荷，清头目、散风热。茶叶苦寒为佐使，既可上清头目，又可制约风药的过于温燥与升散，使全方升中有降。综观全方以发散风寒、宣通鼻窍为主，故鼻病属风寒外袭者最宜。如属风热、肺热，鼻流黄浊涕而味臭者，可加黄菊花、金银花、连翘、黄芩、生石膏等品，疗效亦佳。实验研究表明，苍耳子、辛夷、白芷，尤其茶叶，对鼻部炎症的致病菌有较强的抑制作用，并能促进炎症性渗出液的吸收。每日 1 剂，沸水冲泡代茶饮。本方之性偏温燥，且苍耳子有小毒，故血虚气弱者忌用，用时不宜过量。

苍耳子茶Ⅱ

【方源】《重订严氏济生方》。

【组成】 苍耳子12 g,辛夷15 g,香白芷30 g,薄荷叶1.5 g,茶叶2 g。

【制作】 上药共研末,晒干。

【功效】 祛风散寒,通窍。

【适应证】 鼻渊(鼻炎),鼻塞,流涕不止。

【按语】 辛夷能祛风、通窍,主治头痛、鼻渊、鼻塞不通、齿痛。现代药理研究发现其有抗病原微生物作用。苍耳子具有散风除湿、通窍止痛的功能,主治鼻渊头痛、风湿痹痛。白芷能祛风散寒、通窍止痛、消肿排脓、燥湿止带,有抗炎抗菌作用。薄荷味辛,性凉,归肺、肝经。具有疏风散热、清头目、利咽喉、透疹、解郁的功效,主治风热表证,头痛眩晕,目赤肿痛,咽痛声哑,鼻渊,牙痛,麻疹不透,隐疹瘙痒,肝郁胁痛脘胀,瘰疬结核。每次服药末6 g,加葱白,用清茶送下。此方阴虚火旺者忌服。

辛夷花茶

【方源】 经验方。

【组成】 辛夷花2 g,苏叶6 g。

【制作】 在春季采未开放的辛夷花蕾,将其晒至半干,堆起待内部发热后再晒全干。苏叶切碎,用白开水泡两药代茶饮。

【功效】 祛风散寒,通窍止痛。

【适应证】 恶寒发热,咳嗽,鼻塞不通。

【按语】 辛夷花味辛入肺,上通于鼻。《神农本草经》称其"主五脏身体寒热风,头脑痛、面鼾"。《日华子本草》则言其能治头痛、憎寒、瘙痒。本方是我国古代即已采用的茶方之一。代茶饮,每日1剂。辛夷花用量应严格掌握,不要过量。偶见出现头晕、心慌、胸闷、恶心、全身皮肤瘙痒等过敏反应。同时要注意辛夷花能兴奋子宫,孕妇忌用。

绿茶玉兰花汤

【方源】 经验方。

【组成】 绿茶0.5 g,玉兰花3~5 g,蜂蜜25 g。

【制作】 将初开未足的玉兰花和绿茶一起加水煎沸,加蜜后饮用。

【功效】 消炎祛痰。

【适应证】 急、慢性鼻窦炎，过敏性鼻炎等。

【按语】 玉兰花味辛，性温，具有祛风散寒通窍、宣肺通鼻的功效。可用于头痛，血瘀型痛经，鼻塞，急、慢性鼻窦炎，过敏性鼻炎等。现代药理学研究表明，玉兰花对常见皮肤真菌有抑制作用。每日分3次饭后服用。但如属风热所致者不宜用之。

辛夷茶

【方源】 经验方。

【组成】 辛夷22 g，苍耳子15 g，白芷10 g，甘草4 g，陈茶叶5 g。

【制作】 上药以水共煎，代茶饮用。

【功效】 祛风止疼。

【适应证】 鼻窦炎。

【按语】 辛夷能祛风、通窍。苍耳子具有散风除湿、通窍止痛的功能。白芷能祛风散寒、通窍止痛、消肿排脓、燥湿止带，有抗炎抗菌作用。甘草能调和诸药。此方能治疗因风邪引起的鼻窦炎。每日饮此茶1剂，分2次服。阴虚火旺者忌服。

茶花末

【方源】 经验方。

【组成】 茶花适量。

【制作】 焙干研末。

【功效】 止血

【适应证】 鼻流血不止。

【按语】 茶花，味辛、苦，性寒，有收敛止血、凉血之功，常用于各种出血病证。金元时期名医朱震亨记述其："吐血、衄血、肠风下血，并用红者为末，入童溺、姜汁及酒调服。"对于水火烫伤，也可用麻油调敷。茶花还是中国传统名花，世界名花之一，其植株形姿优美，叶浓绿而光泽，花形艳丽缤纷，常用于园艺观赏。

七味茶

【方源】 经验方。

【组成】 鲜鸭梨(去核)、柿饼(去蒂)各1个,鲜藕(去节)500 g,鲜荷叶(去蒂,干品亦可)1张,鲜白茅根30 g,大枣(去核)10枚,绿茶5 g。

【制作】 将上七味洗净,加水浸过药面,煎成浓汁即可。

【功效】 清热养阴,凉血止血。

【适应证】 鼻衄、咯血、胃溃疡呕血、便血、尿血等出血病证。

【按语】 鸭梨味甘微酸,性凉,有清热凉血的功效。柿饼是将柿子人工干燥成的饼状食品,又称干柿、柿干,可用作点心馅。鲜藕味甘涩,性寒,无毒,能润肺、涩肠、止血,可用于治疗吐血、咯血、血淋等。鲜荷叶味苦涩,性平,有清热解暑、升发清阳、凉血止血的功效,用于暑热烦渴、暑湿泄泻、脾虚泄泻、血热吐衄、便血崩漏等。白茅根《本草图经》有记载:"茅根,今处处有之。春生芽,布地如针,俗间谓之茅针,亦可啖,甚益小儿。夏生白花,茸茸然,至秋而枯,其根至洁白,亦甚甘美,六月采根用。"其味甘性寒,能凉血、止血、清热、利尿。治热病烦渴、吐血、衄血、肺热喘急、胃热哕逆、淋病、小便不利、水肿、黄疸。此方能治血热引起的各种出血。患者每日饮此茶1剂。脾胃虚寒、痰湿内盛者不宜食用。

白茅根茶

【方源】 《上海常用中药手册》。

【组成】 白茅根100 g。

【制作】 春秋采挖,除去地上部分及泥土,洗净、晒干后,揉去须根及膜质叶鞘。煎水代茶频饮。

【功效】 清热、凉血、止血、利尿、清凉透疹。

【适应证】 血热妄行所致的鼻衄、咯血、吐血、齿衄、尿血等,麻疹出不齐。

【按语】 白茅根,唐代《千金方》对它已有记载,《本草求原》对它的应用,更有了明确的记述,言其能"和上下之阳,清脾胃伏热,生肺津以凉血,为热血妄行上下诸血证之要药"。脾胃虚寒、腹泻便溏者忌食。

地骨皮茶

【方源】 《中医学》。

【组成】 地骨皮 20 g。

【制作】 地骨皮，春初或秋后采挖，洗净泥土，剥下根皮，晒干。制成粗末，沸水冲泡，代茶饮。

【功效】 清热凉血。

【适应证】 鼻衄，牙龈出血等。

【按语】 地骨皮，清热、凉血，治虚劳潮热盗汗、肺热咳喘、吐血、衄血、血淋、消渴、高血压、痈肿、恶疮。宋代《日华子诸家本草》中对此已有记载，言其“煎汤漱口，止齿血，治骨槽风”。《神农本草经》载其“主五内邪气，热中消渴，周痹”。《药性论》载其“细锉，面拌熟煮吞之，主治肾家风”。《本草别录》谓其“主风湿，下胸胁气，客热头痛，补内伤大劳嘘吸，坚筋，强阴，利大小肠，耐寒暑”。此方为我国传统的茶方。脾胃虚寒者忌服。

苍耳川芎茶

【方源】《药茶治百病》。

【组成】 苍耳子（去刺杵碎）60 g，川芎 100 g。

【制作】 苍耳子微炒至黄色，与川芎共研细末，用纱布袋分装，每包重 15～20 g。每用 1 包置保温瓶中，开水 300 ml 冲泡，加盖闷 20 分钟。

【功效】 活血，通窍，止痛。

【适应证】 头顶部昏痛，或痛在前额，伴鼻塞流涕，每因受凉诱发，辨证属风寒所致者。

【按语】 本方为治疗风寒头痛而设。方中苍耳子味甘性温，功能散风、止痛、祛湿、杀虫，且能通窍。《本草正义》说它“独能上达巅顶，疏通脑户之风寒，为头风病之要药”；《本草汇言》则认为它“甘能益血，温能通畅，故上中下一身风湿病不可缺也”。配伍川芎，则发散风寒、镇痛之力更强。代茶饮用。每日 1～2 包。据药理研究，苍耳子有毒，大量长期服用可引起中毒，故小儿及久病体弱者不宜饮用此茶。服用本方后，一旦出现恶心、呕吐、结膜充血、荨麻疹等中毒症状，应立即停服。阴虚火旺，口干舌红及体虚气弱面色无华者忌服。

【口齿科疾病】

骨萸茶

【方源】《本草汇言》。

【组成】 骨碎补 5 g，山茱萸 3 g，茯苓 3 g，熟地 3 g，丹皮 3 g，花茶 5 g。

【制作】 用上药的煎煮液 350 ml 泡茶饮用，冲饮至味淡。

【功效】 补肾益精。

【适应证】 肾虚耳聋耳鸣、牙齿松动疼痛。

【按语】 山茱萸性微温，味酸涩，有显著的利尿、降压、抗菌及升高白细胞作用，所含没食子酸及其甲酯有抗氧化作用。酒山茱萸可增强温补肝肾的作用，并能降低其酸性。能补肝肾、涩精、敛汗，用于头晕耳鸣、腰膝酸痛、遗精、阳痿、小便频数、月经过多、大汗虚脱、内热消渴等。注意，素有湿热而致小便淋涩者，不宜应用。熟地味甘，性微温，能养血滋阴、补精益髓，用于血虚萎黄、眩晕、心悸、失眠、月经不调、崩漏等。本品为滋阴主药，如以本品为主要成分之一的六味地黄丸，凡腰酸脚软、头晕眼花、耳鸣耳聋、须发早白等一切精血亏虚之证均可应用。注意：熟地性质黏腻，凡气滞多痰、脾虚腹胀、食少便溏者忌服。方中骨碎补味苦，补肾强骨、续伤止痛。茯苓味甘、淡，性平，利水渗湿、健脾补中、宁心安神。丹皮味苦、辛，性微寒，清热凉血、活血散瘀。本方为六味地黄丸去山药、泽泻，加骨碎补而成，具有补肾益精之功效。阳虚者则不太适合饮用。

脑麝香茶

【方源】《便民图纂》。

【组成】 片脑、麝香、茶叶各适量。

【制作】 麝香、片脑分别用薄纸包好，放进茶罐内，倒入茶叶，盖严茶罐备用。

【功效】 清心开窍，解毒降火。

【适应证】 心烦头晕，饮酒过多，或口舌生疮，牙龈肿痛等。

【按语】 片脑即龙脑，又名冰片，味辛性凉，气味芳香，渗透力强。麝香辛温芳香，气味雄烈，是开窍醒神的要药。本茶禀受两者芳香开窍之性，因此具有较好的清心开窍、解毒降火的作用。每次取茶叶 3 g，开水冲泡，可提神醒脑。

参柏茶

【方源】 经验方。

【组成】 党参 5 g，黄柏 3 g，绿茶 3 g。

【制作】 党参春秋两季采挖，黄柏清明前后收采。用 250 ml 开水冲泡后饮用，冲饮至味淡。

【功效】 益气，清热解毒。

【适应证】 口舌生疮。

【按语】 党参味甘性平，归脾、肺经。能补中益气、生津养血，用于中气不足。现代研究表明，党参含多种糖类、酚类、甾醇、挥发油、黄芩素葡萄糖苷、皂苷及微量生物碱，具有增强免疫力、扩张血管、降压、改善微循环、增强造血功能等作用。黄柏，大苦大寒，可清热燥湿解毒，但易损胃气，脾胃虚寒者忌用。

二骨茶

【方源】 经验方。

【组成】 骨碎补 5 g，补骨脂 3 g，花茶 3 g。

【制作】 用上药的煎煮液 300 ml 泡茶饮用，冲饮至味淡。

【功效】 补肾活血。

【适应证】 肾虚牙痛，慢性牙周炎，骨质增生。

【按语】 补骨脂，性温，味辛、苦，具有兴奋心脏、增强心脏排血功能、扩张冠状动脉的作用，对心肌氧消耗量无明显影响；有一定的抑制结核分枝杆菌作用，外用可促使皮肤色素新生。中医认为，本品能补肾壮阳、固精缩尿、温脾止泻。用于阳痿遗精、遗尿尿频、腰膝冷痛、肾虚作喘、五更泄泻，外用治白癜风、斑秃。阴虚火旺及大便秘结者忌服。骨碎补味苦，性温，补肾强骨、续伤止痛。两药合用，补肾强骨，用于慢性牙周炎、骨质增生等引起的慢性牙痛或腰腿酸痛。

红茶桂花汤

【方源】 经验方。

【组成】 干品桂花 2～5 g,红茶 1 g。

【制作】 9—10 月开花时采收桂花,阴干,拣去杂质,密闭贮藏,防止走失香气及受潮发霉。先将桂花加水煮沸后,再加入红茶。

【功效】 散瘀止痛,芳香辟秽,解毒抗癌。

【适应证】 牙痛,痢疾,咳嗽等。

【按语】 桂花,味辛性温,散寒、化痰、化瘀,治痰饮咳嗽、肠风血痢、疝瘕、牙痛、口臭。《本草汇言》谓其:“散冷气,消瘀血,止肠风血痢。凡患阴寒冷气,瘕疝奔豚,腹内一切冷病,蒸热布裹熨之。”代茶饮,日服 1 剂,少量多饮,徐徐含咽。

灶心土竹叶茶

【方源】 经验方。

【组成】 灶心土、竹叶。

【制作】 先将灶心土煎水,澄清后加竹叶煎,取汁代茶饮。

【功效】 温中燥湿,利下清上。

【适应证】 心脾阴液不足,虚火妄动,上炎口舌所致的口腔溃疡、口腔炎。

【按语】 灶心土,又名伏龙肝,《本草纲目》称其“能治诸疮”。竹叶则能清心利尿。阴虚失血及热证呕吐反胃忌服。

青刺尖茶

【方源】 经验方。

【组成】 青刺尖嫩尖 15 g。

【制作】 青刺尖嫩尖,沸水冲泡代茶饮。

【功效】 活血祛瘀,接骨消肿,平肝降火,凉血收敛。

【适应证】 牙痛,牙周炎。

【按语】 青刺尖具有清热解毒、消炎止痛、平肝降火、凉血收敛之功效,民间用于各种痔疮、便秘、肛周疾病、风火牙痛等。此外,若盛夏被蚊虫叮咬引起皮肤溃烂发炎,用青刺尖果、叶、根煮后清洗,有较好消炎作用。

绿茶白芷汤

【方源】 经验方。

【组成】 绿茶 1～2 g，白芷 3～5 g，甘草 10 g，蜂蜜 25 g。

【制作】 白芷、甘草煎汤后泡茶饮；或先将白芷炒黄研末，和绿茶一起冲泡后，加蜂蜜饮服。

【功效】 解表祛风，消炎镇痛，解毒。

【适应证】 牙痛。

【按语】 日服 1 剂，分 3 次饭后服。龋齿者宜去甘草，加细辛 5 g；以解毒为主者，白芷可加大剂量，改为白芷 15 g，甘草 10 g，再加适量的蜂蜜。该方亦可外洗患处。《本草纲目》记载："白芷，色白味辛，行手阳明；性温气厚，行足阳明；芳香上达，入手太阴肺经。如头、目、眉、齿诸病，三经之风热也；如漏、带、痈疽诸病，三经之湿热也；风热者辛以散之，湿热者温以除之。"阴虚血热者忌服。

绿茶辛夷汤

【方源】 经验方。

【组成】 蜂蜜 25 g，辛夷花 3～5 g，甘草、绿茶 0.5 g。

【制作】 先将蜂蜜 25 g 熬至红色，加碎辛夷花 3～5 g 炒至不粘手，然后以甘草煎汤泡绿茶 0.5 g，温服。

【功效】 通肺窍，清热解毒。

【适应证】 头痛，牙痛，鼻炎等。

【按语】 辛夷花，《本草纲目》："鼻渊、鼻鼽、鼻窒、鼻疮及痘后鼻疮，并用研末，入麝香少许，葱白蘸入数次。"头痛重者可加白芷 5 g，藁本 10 g；齿剧痛者，可加细辛 3～5 g；鼻炎、尿黄者可加木通 5～10 g。日服 1 剂。阴虚火旺者忌服。

绿茶细辛汤

【方源】 经验方。

【组成】 绿茶 0.5～2 g，细辛 3～5 g，炙甘草 10 g。

【制作】 细辛、炙甘草煎汤后泡茶饮。

【功效】 止痛，祛痰。

【适应证】 牙痛，口疮等。

【按语】《本草纲目》:“细辛,辛温能散,故诸风寒风湿头痛、痰饮、胸中滞气、惊痫者,宜用之。”口疮、喉痹、齿痛诸病用之者,取其能散浮热,亦火郁则发之之义也。辛能泄肺,故风寒咳嗽上气者宜用之。日服1剂,分3次饭后服。阴虚阳亢(如肺结核及咯血)者和孕妇忌服;胃火上炎牙痛者忌用细辛,但可含嗽。气虚多汗、血虚头痛、阴虚咳嗽等忌服。

桂花茶

【方源】 经验方。

【组成】 桂花8 g,茶叶10 g。

【制作】 沸水冲泡。

【功效】 消肿祛痛。

【适应证】 牙痛。

【按语】 桂花味辛,性温,能散寒破结、化痰止咳,可用于牙痛、咳喘痰多、经闭腹痛。桂花有很好的药用价值。古人说桂为百药之长,所以用桂花酿制的酒能达到“饮之寿千岁”的功效。红茶性温,有暖脾胃、助消化的功能,可以促进食欲。红糖具有益气养血、健脾暖胃、驱风散寒、活血化瘀之效,特别适于产妇、儿童及贫血者食用。因此,脾胃虚寒及脾胃功能较弱的人可以适当喝桂花茶温胃。牙痛患者常饮此茶能有效防止牙疼。

【咽喉科疾病】

喉症茶

【方源】《万氏家抄方》。

【组成】 细茶(清明前者佳)15 g,黄柏15 g,薄荷叶15 g。硼砂(煅)10 g。

【制作】 各研极细,取净末和匀,加冰片1 g。

【功效】 清热利咽。

【适应证】 喉肿、喉炎等各种喉病。

【按语】 黄柏味苦,性寒,能清热燥湿、泻火解毒,可治疗疮疡肿毒。现代药理研究发现黄柏有抗菌、抗炎、抗溃疡的作用。薄荷味辛,性凉,归肺、肝经。具有疏风散热、清头目、利咽喉、透疹、解郁的功效,主治风热表证,头痛眩晕,目赤肿痛,咽痛声哑,鼻渊,牙痛,麻疹不透,隐疹瘙痒,肝郁胁痛脘胀,瘰疬结核等。硼砂味甘、咸,性凉。外用清热解毒、消肿、防腐,可用于急性扁桃体炎,咽喉炎,咽喉肿痛,口舌生疮,口腔炎,齿龈炎,中耳炎,目赤肿痛。硼砂为五官科疾患的常用药,现代药理研究表明硼砂有抗菌抗炎作用。使用时将此药吹喉即可。

余甘子茶

【方源】 经验方。

【组成】 余甘子 10 g,绿茶 3 g,冰糖 12 g。

【制作】 用开水冲泡后饮用。

【功效】 化痰止咳,生津,解毒。

【适应证】 咽喉疼痛。

【按语】 余甘子别名油柑子、青果等,味甘、酸、涩,性凉,近年研究表明余甘子具有抗炎、抗氧化、抗衰老、保肝等作用。中医认为其能清热凉血、消食健胃、生津止咳,多用于血热血瘀、消化不良、腹胀、咳嗽、喉痛、口干等。余甘子为一种常用藏药,与诃子、毛诃子三者在藏药中常被称为“三大果”,使用频率很高。用量 3～9 g,多入丸散服。泡茶能化痰止咳,生津,解毒。注意:脾胃虚寒者慎用。

余甘子青果茶

【方源】 经验方。

【组成】 余甘子 10 g,藏青果 3 枚,冰糖 12 g。

【制作】 用开水冲泡后饮用。

【功效】 清热生津止渴。

【适应证】 急、慢性咽炎,扁桃体炎。

【按语】 余甘子能清热凉血、消食健胃、生津止咳。藏青果别名西青果,味酸苦涩,性微寒,清热、利咽、生津,多用于慢性咽炎、慢性喉炎、慢性扁桃体炎。两药合用能清热生津止渴。注意:脾胃虚寒者慎用。

爽咽茶

【方源】 经验方。

【组成】 余甘子 10 g，青果 3 枚，薄荷 3 g，冰糖 10 g。

【制作】 用开水冲泡后饮用。

【功效】 生津止渴，爽口利咽。

【适应证】 咽炎，扁桃体炎。

【按语】 本方即为上方（余甘子青果茶）加一味薄荷。薄荷辛凉，能疏散风热、清利头目、利咽透疹、疏肝解郁，用于风热感冒、头痛、咽喉肿痛、风疹、麻疹、肝郁气滞、目赤。与上方合用，能生津止渴，爽口利咽。注意：脾胃虚寒者慎用。

利咽玄参茶

【方源】 经验方。

【组成】 玄参 5 g，余甘子 5 g，麦冬 3 g，冰糖 10 g。

【制作】 用开水冲泡后饮用。

【功效】 清热生津，利咽。

【适应证】 咽喉疼痛。

【按语】 玄参味苦、甘、咸，能凉血滋阴、泻火解毒，用于热病伤阴、舌绛烦渴、温毒发斑、津伤便秘、骨蒸劳咳、目赤、咽痛、瘰疬、白喉，痈肿疮毒。余甘子清热凉血、消食健胃、生津止咳，多用于血热血瘀、消化不良、腹胀、咳嗽、喉痛、口干等。麦冬味甘、微苦，性微寒，能润肺养阴、益胃生津、清心除烦。几味合用能清热生津，利咽。注意：感冒风寒或有痰饮湿浊的咳嗽，以及脾胃虚寒泄泻者均忌服。

胖大海茶

【方源】 经验方。

【组成】 胖大海 2 枚，绿茶 3 g，冰糖 12 g。

【制作】 用开水冲泡后饮用。

【功效】 清热润肺，利咽，解毒。

【适应证】 咽炎，扁桃体炎。

【按语】 胖大海别名大海、大海子，味甘，性寒，有小毒。现代研究表明其有缓和的泻下作用、降压作用和一定的利尿、镇痛作用。

中医认为它能清肺化痰、利咽开音、润肠通便，可以用于风热犯肺所致的急性咽炎、扁桃体炎，肺热声哑，干咳无痰，咽喉干痛。还可用于热结便闭，头痛目赤。1～2枚，沸水泡服或煎服。注意：脾胃虚寒，风寒感冒引起的咳嗽、咽喉肿痛，及肺阴虚导致的咳嗽均不宜使用。

大海润喉茶

【方源】 经验方。

【组成】 胖大海2枚，银耳2 g，麦冬2 g，薄荷2 g，冰糖12 g。

【制作】 用开水冲泡后饮用。

【功效】 生津润肺，利咽。

【适应证】 急、慢性咽炎，声哑。

【按语】 胖大海，能清肺化痰、利咽开音、润肠通便。银耳性平，味甘、淡，有“菌中之冠”的美称，既是名贵的营养滋补佳品，又是扶正强壮的补药，具有润肺生津、滋阴养胃、益气安神、强心健脑等作用。麦冬味甘、微苦，性微寒，能润肺养阴、益胃生津、清心除烦。薄荷味辛，性凉，能疏散风热、清利头目、利咽透疹、疏肝解郁。诸药合用后生津润肺、利咽的功效甚好。但要注意，风寒感冒、脾胃虚寒泄泻者要慎用胖大海。

大海薄荷茶

【方源】 经验方。

【组成】 胖大海2枚，薄荷3 g，冰糖10 g。

【制作】 用开水冲泡后饮用。

【功效】 清利口咽。

【适应证】 咽喉疼痛。

【按语】 胖大海清肺化痰、利咽开音、润肠通便。薄荷能疏散风热、清利头目、利咽透疹、疏肝解郁，用于风热感冒、头痛、咽喉肿痛、风疹、麻疹、肝郁气滞、目赤。合用后清利口咽。但要注意，风寒感冒、脾胃虚寒泄泻者要慎用胖大海。

大海利咽茶

【方源】 经验方。

【组成】 胖大海2枚，玉竹3 g，冰糖10 g。

【制作】 用开水冲泡后饮用。

【功效】 清热生津，利咽喉。

【适应证】 声哑，咽干。

【按语】 胖大海可以用于风热犯肺所致的急性咽炎、扁桃体炎，肺热声哑，干咳无痰，咽喉干痛；还可用于热结便闭，头痛目赤。玉竹性微寒，味甘，养阴润燥、生津止渴，用于肺胃阴伤，燥热咳嗽，舌干口渴等。合用能清热生津，利咽喉。但要注意，风寒感冒、脾胃虚寒泄泻者要慎用胖大海。

大海沙参茶

【方源】 经验方。

【组成】 胖大海2枚，沙参2 g，玉竹2 g，石斛2 g，冰糖12 g。

【制作】 用开水冲泡后饮用。

【功效】 生津止渴，利咽。

【适应证】 咽喉干痛。

【按语】 胖大海味甘，性寒，能清肺化痰、利咽开音、润肠通便。沙参性微寒，味甘、微苦，清肺养阴、益胃生津，用于肺热阴虚引起的燥咳或劳嗽咯血，热病伤津，舌干口渴，食欲不振。玉竹养阴润燥、生津止渴。石斛味甘、微寒，益胃生津、养阴清热，用于热病伤津或胃阴不足，舌干口渴，及阴虚津亏，虚热不退。合用能生津止渴，利咽。注意：风寒感冒、脾胃虚寒泄泻者要慎用胖大海。

海甘爽茶

【方源】 经验方。

【组成】 余甘子10 g，胖大海2枚，冰糖10 g。

【制作】 用开水冲泡后饮用。

【功效】 利咽，润肺。

【适应证】 急性咽炎，扁桃体炎。

【按语】 余甘子味甘、酸、涩，性凉，能清热凉血、消食健胃、生津止咳，多用于血热血瘀、消化不良、腹胀、咳嗽、喉痛、口干等。胖大海清肺化痰、利咽开音、润肠通便。合用能利咽，润肺。注意：风寒感冒、脾胃虚寒泄泻者要慎用胖大海。

橄榄大海茶

【方源】 经验方。

【组成】 橄榄3枚,胖大海2枚,冰糖10 g。

【制作】 用开水冲泡后饮用。

【功效】 利咽,清肺。

【适应证】 急性咽炎。

【按语】 橄榄又名青果,味涩、酸、甘,性平,具有清热解毒、利咽化痰、生津止渴、开胃降气、除烦醒酒之功效,适用于治疗咽喉肿痛、咳嗽吐血、菌痢、癫痫、暑热烦渴、肠炎腹泻等病证。胖大海,味甘,性寒,可以用于风热犯肺所致的急性咽炎、扁桃体炎,肺热声哑,干咳无痰,咽喉干痛;还可用于热结便闭,头痛目赤。合用能利咽,清肺。注意:风寒感冒、脾胃虚寒泄泻者要慎用胖大海。

利口茶

【方源】 经验方。

【组成】 余甘子10 g,藏青果3枚,胖大海2枚,枸杞3 g,冰糖10 g。

【制作】 用开水冲泡后饮用。

【功效】 利咽爽口,清热生津。

【适应证】 急、慢性咽炎。

【按语】 余甘子能清热凉血、消食健胃、生津止咳。藏青果别名西青果,味酸苦涩,性微寒,清热、利咽、生津,多用于慢性咽炎、慢性喉炎、慢性扁桃体炎。胖大海能清肺化痰、利咽开音、润肠通便。枸杞味甘,性平,滋补肝肾、益精明目,用于肾虚腰膝酸软、神经衰弱、眩晕、耳鸣、视力减退、糖尿病等。合用后利咽爽口,清热生津作用甚好。但要注意,风寒感冒、脾胃虚寒泄泻者要慎用胖大海。

罗汉爽音茶

【方源】 经验方。

【组成】 罗汉果12 g,胖大海2枚,冰糖12 g。

【制作】 用开水冲泡后饮用。

【功效】 生津利咽。

【适应证】 急性咽炎、扁桃体炎。

【按语】 罗汉果性凉,味甘,有清肺利咽、化痰止咳、润肠通便的作用,主治痰火咳嗽、咽喉肿痛、伤暑口渴、肠燥便秘等。胖大海可以用于风热犯肺所致的急性咽炎、扁桃体炎,肺热声哑,干咳无痰,咽喉干痛;还可用于热结便闭,头痛目赤。合用能生津利咽。但要注意,风寒感冒、脾胃虚寒泄泻者要慎用胖大海。

罗汉利声茶

【方源】 经验方。

【组成】 罗汉果 10 g,余甘子 10 g,绿茶 2 g,冰糖 10 g。

【制作】 用开水冲泡后饮用。

【功效】 润肺止咳,生津止渴。

【适应证】 急性咽炎所致咽部肿痛、干涩。

【按语】 罗汉果有清肺利咽、化痰止咳、润肠通便的作用。余甘子味甘、酸、涩,性凉,多用于血热血瘀、消化不良、腹胀、咳嗽、喉痛、口干等。合用能润肺止咳,生津止渴。注意:脾胃虚寒泄泻者要慎用。

玉斛润咽茶

【方源】 经验方。

【组成】 余甘子 10 g,玉竹 5 g,石斛 5 g,麦冬 5 g,天花粉 5 g,冰糖 10 g。

【制作】 用开水冲泡后饮用。

【功效】 生津养阴,利咽。

【适应证】 咽干,咽痛,口渴。

【按语】 余甘子能清热凉血、消食健胃、生津止咳。玉竹性微寒,味甘,养阴润燥、生津止渴,用于肺胃阴伤,燥热咳嗽,舌干口渴等。石斛味甘,性微寒,益胃生津、养阴清热,用于热病伤津或胃阴不足,舌干口渴,及阴虚津亏,虚热不退。麦冬味甘、微苦,性微寒,能润肺养阴、益胃生津、清心除烦。天花粉味苦、微甘,性寒,清热生津、消肿排脓,用于热病烦渴、肺热燥咳、内热消渴、疮疡肿毒等。合用能生津养阴,利咽。注意:脾胃虚寒泄泻者要慎用。

观音爽茶

【方源】 经验方。

【组成】 罗汉果2 g,薄荷2 g,麦门冬2 g,枸杞2 g,冰糖适量。

【制作】 用开水冲泡后饮用。

【功效】 滋咽爽喉。

【适应证】 咽痛,咽干。

【按语】 罗汉果性凉,味甘,有清肺利咽、化痰止咳、润肠通便的作用。薄荷味辛,性凉,能疏散风热、清利头目、利咽透疹、疏肝解郁,用于风热感冒、头痛、咽喉肿痛、风疹、麻疹、肝郁气滞、目赤。麦冬能润肺养阴、益胃生津、清心除烦。枸杞味甘,性平,滋补肝肾、益精明目,用于肾虚腰膝酸软、神经衰弱、眩晕、耳鸣、视力减退、糖尿病等。合用能滋咽爽喉。注意:脾胃虚寒泄泻者要慎用。

千珍万爽茶

【方源】 经验方。

【组成】 余甘子5 g,胖大海2枚,罗汉果5 g,银耳2 g,薄荷5 g,冰糖20 g。

【制作】 用开水冲泡后饮用。

【功效】 利咽,爽口。

【适应证】 咽喉肿痛。

【按语】 余甘子清热凉血、消食健胃、生津止咳,多用于血热血瘀、消化不良、腹胀、咳嗽、喉痛、口干等。胖大海清肺化痰、利咽开音、润肠通便,可以用于急性咽炎、扁桃体炎之咽喉肿痛。罗汉果清肺利咽、化痰止咳、润肠通便,主治痰火咳嗽、咽喉肿痛、伤暑口渴、肠燥便秘等。银耳性平,味甘、淡,既是名贵的营养滋补佳品,又是扶正强壮的补药,具有润肺生津、滋阴养胃、益气安神、强心健脑等作用。薄荷能疏散风热、清利头目、利咽透疹、疏肝解郁。合用后能利咽,爽口,开心。但要注意,胖大海有一定毒性,不适合长期服用;另外风寒感冒、脾胃虚寒泄泻者也要慎用。

橘朴茶

【方源】 经验方。

【组成】 橘络、厚朴、红茶各3 g,党参6 g。

【制作】 共制粗末,沸水冲泡代茶频饮。

【功效】 疏肝理气,解郁化痰。

【适应证】 气滞痰湿型梅核气。

【按语】 橘络活络化痰,厚朴宽中行气,党参益气健脾绝生痰之源,三药配伍,有疏肝理气、解郁化痰的功效。本方化痰健脾,胃阴虚之人不宜服用。

绿萼梅茶

【方源】 经验方。

【组成】 绿萼梅5 g。

【制作】 加适量冰糖,沸水冲泡代茶饮。

【功效】 疏肝,和胃,化痰。

【适应证】 梅核气,肝胃气痛,郁闷不舒,食纳减少。

【按语】 《百草镜》称,绿萼梅能“开胃解郁”。解郁即疏肝之意,肝气条达,胃气和降,则郁积之气自平。其有疏肝、和胃、化痰的功效。对梅核气有良好效果,对肝胃气痛、郁闷不舒、食纳减少亦有效。一般人群均可服用。

厚朴花茶

【方源】 经验方。

【组成】 厚朴花10 g。

【制作】 厚朴花10 g,沸水冲泡代茶饮。

【功效】 理气化湿。

【适应证】 梅核气。

【按语】 厚朴,味辛性温,能理气、化湿,治胸膈胀闷。据《四川中药志》称,厚朴花能“宽胸理气,降逆理气”。阴虚液燥者忌用。

大海瓜子茶

【方源】 经验方。

【组成】 胖大海3枚,生冬瓜子10 g。

【制作】 煎水代茶频饮。

【功效】 清热,利咽。

【适应证】 急、慢性咽喉炎，声带及喉头水肿导致的声音嘶哑等。

【按语】 胖大海善于开宣肺气、通泄皮毛、开音治喑，可治干咳无痰、喉痛、音哑、骨蒸内热、吐衄下血、目赤、牙痛、痔疮瘘管。《本草纲目拾遗》谓其："治火闭痘，并治一切热症劳伤吐衄下血，消毒去暑，时行赤眼，风火牙疼，虫积下食，痔疮漏管，干咳无痰，骨蒸内热，三焦火症。"冬瓜子则有利水渗湿之功，能润肺、化痰、消痈、利水。治痰热咳嗽、肺痈、肠痈、淋证、水肿等。体寒者不宜久服。

木蝴蝶茶

【方源】 经验方。

【组成】 木蝴蝶 5～10 g，适量冰糖。

【制作】 秋冬季采收成熟果实，曝晒至果实开裂，取出种子，晒干。木蝴蝶剪碎，加适量冰糖，沸水冲泡代茶饮。

【功效】 利咽润肺，疏肝和胃，敛疮生肌。

【适应证】 咽痛喉痹，声音嘶哑，咳嗽，肝胃气痛，疮疡久溃不敛，浸淫疮。

【按语】《常用中草药手册》称木蝴蝶"清肺热，利咽喉。治急性支气管炎，咽喉肿痛，扁桃腺炎"。《云南通志》："焚为灰，可治心气痛。"《本草纲目拾遗》："治心气痛，肝气痛，下部湿热。又项秋子云，凡痈毒不收口，以此贴之。"木蝴蝶味苦性寒，脾胃虚寒者不宜。

牛蒡子茶

【方源】 经验方。

【组成】 牛蒡子 10 g。

【制作】 8—9 月果实成熟时，分批采集。晒干，打出果实，除去杂质，再晒至全干。生用或炒黄用。用时捣碎，沸水冲泡代茶饮。

【功效】 散风消肿。

【适应证】 外感风寒，寒轻热重，咽喉肿痛等。

【按语】 牛蒡子，疏散风热、宣肺透疹、消肿解毒。《本草纲目》载其"消斑疹毒"。《本草正义》则称牛蒡子能"清泄肺邪"。该品能滑肠，气虚便溏者忌用。

玄参青果茶

【方源】 经验方。

【组成】 玄参 10 g,青果 4 枚。

【制作】 玄参,立冬前后采挖,除去茎、叶、须根,刷净泥沙,曝晒5～6日,并经常翻动,每晚须加盖稻草防冻(受冻则空心)。晒至半干时,堆积2～3日,使内部变黑,再行日晒,并反复堆、晒,直至完全干燥。阴雨天可采取烘干法。青果,秋季果实成熟时采收,干燥。玄参切片,青果捣碎,煎水代茶频饮。

【功效】 滋阴,降火,利咽,生津。

【适应证】 急、慢性喉炎,咽炎,扁桃体炎。

【按语】 《品汇精要》称玄参可"清咽喉之肿,泻无根之火"。《本草纲目》则谓其可"滋阴降火,解斑毒,利咽喉,通小便血滞"。玄参,易反潮,应贮于通风干燥处,防止霉变和虫蛀。以玄参、青果煎汤饮用,能滋阴利咽。脾虚湿盛者不宜饮用。

西青果茶

【方源】 经验方。

【组成】 西青果 6 枚。

【制作】 9—10 月采收,经蒸煮后晒干。洗净捣碎,沸水冲泡,代茶频饮。

【功效】 清热,利咽,生津。

【适应证】 慢性咽炎,慢性喉炎,慢性扁桃体炎。

【按语】 西青果即藏青果,《中药大辞典》称其能"治虚症白喉、咽炎、扁桃腺炎"。《饮片新参》:"治阴虚白喉,杀虫生津。"《高原中草药治疗手册》:"清热生津,解毒涩肠。治肺炎,痢疾,阴虚白喉。解乌头毒。"虚寒者不宜久服。

百两金茶

【方源】 经验方。

【组成】 百两金根 10 g。

【制作】 百两金根全年可采,以秋冬季较好,采后洗净鲜用或晒干。制成粗末,每用 10 g,煎水或沸水冲泡代茶频饮。

【功效】 清热利咽，祛痰利湿，活血解毒。

【适应证】 咽喉肿痛，咳嗽咯痰不畅，湿热黄疸，小便淋痛，风湿痹痛，跌打损伤，疔疮，无名肿毒，毒蛇咬伤。

【按语】 百两金根，清热、祛痰、利湿。治咽喉肿痛，肺病咳嗽，咯痰不畅，湿热黄疸，肾炎水肿，痢疾，白浊，风湿骨痛，牙痛，睾丸肿痛。《本草图经》载，此方可“治壅热咽喉肿痛，含一寸许咽津”。《天宝本草》载，可“治咽喉红肿，火牙肿疼”。湿热中阻者慎用。

参叶青果茶

【方源】 经验方。

【组成】 人参叶 9 g，青果 30 g。

【制作】 上两味洗净后，沸水冲泡，代茶频饮。

【功效】 益气，养阴，利咽喉。

【适应证】 咽喉干燥、疼痛，有痰，声音嘶哑，声音无力。

【按语】 人参叶，《药性考》载其“清肺，生津止渴”。青果，清热、利咽、生津、解毒，用于咽喉肿痛、咳嗽、烦渴、鱼蟹中毒。

金锁茶

【方源】 经验方。

【组成】 开金锁、马兰根各 30 g。

【制作】 上两味制成粗末，煎水代茶频饮。

【功效】 清热解毒，凉血活血。

【适应证】 扁桃体肿痛发热。

【按语】 开金锁即金荞麦，有清热解毒、活血化瘀的功效。马兰根则有清热利湿、解毒凉血之功。

酸浆草茶

【方源】 经验方。

【组成】 酸浆草 6 g，适量冰糖。

【制作】 酸浆草全草制成粗末，每次用 6 g，加适量冰糖，沸水冲泡，代茶频饮。

【功效】 清热利湿，解毒消肿。

【适应证】 急性扁桃体炎，急、慢性咽喉炎。

【按语】 酸浆草又名灯笼草,《本草纲目拾遗》载:“灯笼草主治虽夥,唯咽喉是其专治,用之功最捷。”本方是我国长期来用以治疗急性扁桃体炎,急、慢性咽喉炎的茶方。溃疡病患者慎用,无湿热瘀滞者忌用。

橄榄茶

【方源】 经验方。

【组成】 橄榄5～6枚,适量冰糖。

【制作】 橄榄5～6枚,加适量冰糖,沸水冲泡,代茶频饮。

【功效】 清热解毒。

【适应证】 慢性喉炎。

【按语】 《滇南本草》载,橄榄,其味甘、涩、酸,可“治一切喉火上炎,大头瘟症”。《本草纲目》则言:“主治咽喉痛。咀嚼咽汁,能解一切鱼鳖毒。”本品有清热解毒的功效。阴寒内盛者慎用。

消炎茶

【方源】 经验方。

【组成】 蒲公英、银花各400 g,薄荷200 g,甘草100 g,胖大海50 g,淀粉30 g。

【制作】 先取薄荷、甘草、胖大海及蒲公英共200 g,银花200 g,制成细粉;再将剩下的蒲公英、银花用水煎滤液,浓缩至糖浆状,加入淀粉成糊状,然后再与上述细粉拌和制成块形,过20目筛后烘干。每次用10 g,沸水冲泡10分钟,代茶频饮。

【功效】 清热解毒,利咽消肿。

【适应证】 急、慢性咽炎,喉炎,扁桃体炎。

【按语】 据《本草纲目》记载,蒲公英性平味甘微苦,有清热解毒、消肿散结及催乳作用,对治疗乳腺炎十分有效。无论煎汁口服,还是捣泥外敷,皆有效验。此外,蒲公英还有利尿、缓泻、退黄疸、利胆等功效,被广泛应用于临床。银花具有清热解毒的功效,胖大海具有清热利咽的功效。全方共奏清热解毒、利咽消肿之效。

清咽四味茶

【方源】 经验方。

【组成】 石斛、玄参各 9 g，生甘草 3 g，银花 3 g。

【制作】 上药煎水代茶频饮。

【功效】 养阴，清热，利咽。

【适应证】 慢性咽炎，咽喉干燥。

【按语】 该茶是我国传统的治疗慢性咽炎，咽喉干燥的茶方。玄参，《本草纲目》谓其："滋阴降火，解斑毒，利咽喉，通小便血滞。"石斛有养阴的功效。银花具清热解毒作用。甘草利咽。此四味合用，共奏养阴、清热、利咽的功效。

绿茶白梨汤

【方源】 经验方。

【组成】 绿茶 5 g，白梨 200～300 g。

【制作】 将梨连皮切片，煎汤泡茶饮。

【功效】 清热生津，润肺祛痰。

【适应证】 咽干口燥。

【按语】 《本草经疏》："梨，能润肺消痰，降火除热，故苏恭主热嗽止渴，贴汤火伤；大明主贼风心烦，气喘热狂。"梨既是水果也是一种药物，有清热生津、润肺祛痰的作用，对咽干口燥者有较好的疗效，秋季较宜食用。日服 1～2 剂。脾虚寒泻或肺寒咳嗽者慎用。

绿茶罗汉果汤

【方源】 经验方。

【组成】 绿茶 0.5～1 g，罗汉果 15～25 g。

【制作】 将罗汉果煎汤泡茶饮服。

【功效】 润肺生津，止咳解渴。

【适应证】 肺火燥咳，咽痛失音，肠燥便秘等。

【按语】 罗汉果味甘，性凉，归肺、脾经，体轻润降，具有清肺利咽、化痰止咳、润肠通便功效，主治痰火咳嗽、咽喉肿痛、伤暑口渴、肠燥便秘。临床上多与桔梗、甘草同用治疗肺失宣降的咳嗽。本茶日服 1 剂。无肺热者慎用。

开音绿茶

【方源】 经验方。

【组成】 上等绿茶适量。

【制作】 沸水冲泡。

【功效】 清热利咽。

【适应证】 咽喉炎症。

【按语】 绿茶有很好的清热作用,对咽喉炎症有很好的疗效。

梅花青山茶

【方源】 经验方。

【组成】 梅花 1.5 g,青果 3 枚,山楂 3 g,绿茶 3 g,冰糖 10 g。

【制作】 用开水泡饮或用前几味药的水煎液泡茶。

【功效】 清热,生津,止渴,解郁,疏肝,止泻,解毒。

【适应证】 咽喉肿痛,腹胀痞满等。

【按语】 梅花含挥发油、苯甲醛、异丁香油酚、苯甲酸等,功能开胃散郁、生津化痰、活血解毒。梅花象征坚韧不拔、百折不挠、奋勇当先、自强不息的精神品质,上至显达,下至布衣,几千年来对梅花多所钟爱。颂梅的诗词不计其数,比如王安石的"墙角数枝梅,凌寒独自开。遥知不是雪,为有暗香来"便为大家所熟知。

青果性平,味甘、酸,能清热利咽、生津解毒。用于咽喉肿痛、咳嗽、烦渴、鱼蟹中毒等。山楂味酸、甘,性微温,能开胃消食、化滞消积、活血散瘀、化痰行气,用于肉食滞积、癥瘕积聚、腹胀痞满、瘀阻腹痛、痰饮、泄泻、肠风下血等。

诸药合用能清热,生津,止渴,解郁,疏肝,止泻,解毒。注意:阴虚有火者勿服。

二绿合欢茶

【方源】 民间茶疗方。

【组成】 绿萼梅、绿茶、合欢花各 3 g,枸杞子 5 g。

【制作】 合欢花,6 月花初开时采集,除去枝叶,晒干。上诸药沸水冲泡,代茶频饮。

【功效】 疏肝理气,养心安神。

【适应证】 肝气郁结型梅核气。

【按语】 合欢花,《本草便读》载:"能养血。"《分类草药性》:"能清心明目。"合欢花在我国是吉祥之花,人们认为"合欢蠲忿",自古以来就有在宅第园池旁栽种合欢树的习俗,寓意夫妻和睦,家人团结,对邻居心平气和,友好相处。清人李渔说:"萱草解忧,合欢蠲忿,皆益人情性之物,无地不宜种之……凡见此花者,无不解愠成欢,破涕为笑,是萱草可以不树,而合欢则不可不栽。"1 剂冲泡 1~2 次即可,应及时更换新茶。李颀有《题合欢》之诗:"开花复卷叶,艳眼又惊心。蝶绕西枝露,风披东干阴。黄衫漂细蕊,时拂女郎砧。"阴虚津伤者慎用。

清热代茶饮

【方源】 《慈禧光绪医方选议》。

【组成】 鲜青果 20 枚,鲜芦根 4 支。

【制作】 鲜青果去核,鲜芦根洗净,切碎,加水煎煮。

【功效】 清肺利咽,泻火化痰。

【适应证】 肺胃热盛,咽喉不适,咳嗽痰黄,口干咽燥等。

【按语】 《慈禧光绪医方选议》载:"鲜青果功能清肺利咽,去火化痰,用治肺胃热盛所致的咽喉肿痛、痰涎壅盛等症,西太后常用。芦根既能清肺热祛痰排脓,又能清胃热而生津止呕,二药合用,清解肺胃之热功专力大。"从方测证,其时慈禧太后可能患有咽喉不适、咳嗽痰黄、口干咽燥的病证,太医们不敢用苦药,而制此方,既能起到清热化痰的作用,又可达利咽生津之效。

玄麦桔甘茶

【方源】 《千家妙方》。

【组成】 玄参 15~30 g,麦冬 6~12 g,甘草 6~9 g,桔梗 6~12 g。

【制作】 将以上药物放入茶杯内,加开水适量浸泡 10 分钟左右,不拘时频饮。

【功效】 滋阴清热,解毒通便。

【适应证】 急、慢性咽炎,扁桃体炎。

【按语】 玄参,滋阴、降火、除烦、解毒。治热病伤阴,舌绛烦渴,发斑,骨蒸劳热,夜寐不宁,自汗盗汗,津伤便秘,吐血衄血,咽喉肿痛，痈肿，瘰疬，温毒发斑，目赤，白喉，疮毒。《神农本草经》谓其："主腹中寒热积聚，女子产乳余疾，补肾气，令人明目。"麦冬，养阴生津、润肺清心，用于肺燥干咳、虚劳咳嗽、津伤口渴、心烦失眠、内热消渴、肠燥便秘、咽白喉。桔梗开宣肺气、祛痰排脓，治外感咳嗽、咽喉肿痛、肺痈吐脓、胸满胁痛、痢疾腹痛。《药性论》谓其："治下痢，破血，去积气，消积聚，痰涎，主肺热气促嗽逆，除腹中冷痛，主中恶及小儿惊痫。"玄参、麦冬、桔梗、甘草，四药合用共奏滋阴清热解毒之功，煎水代茶频饮。脾胃有湿及脾虚便溏者忌服。

二花桔萸茶

【方源】《江西中医药》。

【组成】 月季花、玫瑰花、绿茶各 3 g，桔梗、山萸肉各 6 g。

【制作】 上药共制粗末，沸水冲泡，代茶频饮。月季花，夏秋采收半开放的花朵，晾干，或用微火烘干。玫瑰花，4—6 月间，当花蕾将开放时分批采摘，用文火迅速烘干。烘时将花摊放成薄层，花冠向下，使其最先干燥，然后翻转烘干其余部分。晒干者，颜色和香气均较差。

【功效】 疏肝活血，养阴利咽。

【适应证】 气郁血涩、咽喉郁阻型梅核气。

【按语】 月季花味甘性温，入肝经，功能活血调经、解毒消肿。玫瑰花味甘微苦，性温，归肝、脾、胃经，香气浓烈，既能活血调经，又擅长疏肝行气。两药相配，疏肝解郁、活血化瘀。桔梗辛苦入肺，能宣通肺气、消痰利咽，为疗咽喉疾患之要药。绿茶苦寒，降火化痰、清喉利咽。两药相配，辛开苦降，通降气机，散咽喉痰热之结。山茱萸味酸涩性微温，入肝、肾两经。滋肾养肝、收敛固涩，为补肝阴之要药。诸药相配，气血同治，升降并用，散中有收，攻补兼施，轻清灵活。孕妇慎用。

二绿女贞茶

【方源】《江西中医药》。

【组成】 女贞子 6 g，绿萼梅、绿茶、橘络各 3 g，

【制作】 女贞子捣碎，与绿萼梅、绿茶、橘络合用，沸水冲泡代茶

频饮。女贞子，冬季果实成熟时采摘，除去枝叶晒干，或将果实略熏后，晒干；或置热水中烫过后晒干。绿萼梅，1—2 月间采集含苞待放的花蕾，摊置席上，晒干。雨天可用炭火烘干。

【功效】 理气化痰，养阴清热。

【适应证】 气郁化热、痰热互结型的梅核气。

【按语】 绿萼梅味微酸而涩，性平气香，既能疏肝解郁，又能行气化痰，是治疗梅核气之良品。实验表明，它有调节神经、助胃消化之功。橘络味苦性平，亦能行气化痰，并有通络止痛作用。绿茶降火化痰、利咽润燥。三药同用，对于气郁化火、痰热壅结而致的梅核气，切合有效。郁火最易耗伤肝肾阴血，故加药性和平、甘凉清补之女贞子，滋癸水而涵乙木，郁火自灭矣。故《本草经疏》称其为“入肾除热补精之要品”。《本草再新》则言其为“养阴益肾，补气舒肝”之良药。因本方性偏寒凉，脾胃虚寒者慎用。

防疫清咽茶

【方源】《北京中医》。

【组成】 金银花 15 g，板蓝根 20 g，杭菊花 10 g，麦冬 10 g，桔梗 15 g，甘草 3 g，茶叶 6 g。

【制作】 金银花，5—6 月间，在晴天清晨露水刚干时摘取花蕾，摊席上晾晒或阴干，并注意翻动，否则容易变黑。忌在烈日下曝晒。宜保存于干燥通风处，防止生虫、变色。板蓝根，初冬采挖，除去茎叶，洗净晒干。上药（冰糖除外）共研粗末。每次取 25 g，置热水瓶中，沸水冲泡，加盖闷 10 余分钟，加适量冰糖溶解后，频频饮服。

【功效】 清热解毒，利咽消肿。

【适应证】 急、慢性咽喉炎而致的咽喉红肿疼痛、咳嗽痰多，或伴咽喉异物感，或声音嘶哑、喉间干涩等。

【按语】 金银花，清热、解毒，治温病发热、热毒血痢、痈疡、肿毒、瘰疬、痔漏。《滇南本草》谓其：“清热，解诸疮，痈疽发背，丹毒瘰疬。”板蓝根，《分类草药性》谓其：“解诸毒恶疮，散毒去火，捣汁或服或涂。”金银花、菊花、板蓝根、茶叶均有良好的泻火解毒、清利咽喉之功，是治疗咽喉红肿热痛的常用之品。桔梗配甘草，《金匮要略》名曰

"桔梗汤",是宣肺利咽、止咳祛痰之良方。急性咽喉炎,风热火毒或肺经痰热是其主要病因,火热易伤肺胃津液。慢性咽喉炎,肺阴不足、虚火上炎是主要证型。故方中配麦冬,甘寒养阴、生津润燥。至于冰糖,《中国医学大辞典》谓其味甘性平,与白砂糖同功,能"和中补脾,缓肝润肺,生津消痰,止咳"。代茶饮,每日3次。体虚而无实火热毒者忌服。

诃玉茶

【方源】《常见病验方研究参考资料》。

【组成】诃子、玉竹、桔梗各10 g,木蝴蝶6 g。

【制作】上药制成粗末,沸水冲泡,代茶频饮。

【功效】敛肺,利咽消肿。

【适应证】慢性喉炎,音哑而干燥等。

【按语】诃子,敛肺、涩肠、下气,治久咳失音、久泻、久痢、脱肛、便血、崩漏、带下、遗精、尿频。《药性论》载诃子"通利津液,主破胸脯结气,止水道,黑髭发"。玉竹,养阴、润燥、除烦、止渴,治热病阴伤、咳嗽烦渴、虚劳发热、消谷易饥、小便频数。《本草别录》载玉竹"主心腹结气虚热,湿毒腰痛,茎中寒,及目痛眦烂泪出"。木蝴蝶,润肺、舒肝、和胃、生肌,治咳嗽、喉痹、音哑、肝胃气痛、疮口不敛。《滇南本草》载木蝴蝶"定喘,消痰,破蛊积,除血蛊、气蛊之毒。又能补虚,宽中,进食"。《本草图经》载:诃子有敛肺的作用,玉竹养阴润燥,桔梗、木蝴蝶则利咽消肿。三药合用,共奏利咽消肿之功。胃有痰湿气滞者忌服。

胖大海茶

【方源】《中国药膳学》。

【组成】胖大海3枚。

【制作】沸水冲泡,代茶频饮。

【功效】清热润肺,利咽解毒,润肠通便。

【适应证】鼻衄,急慢性咽炎、喉炎、扁桃腺炎。

【按语】胖大海首载于《本草纲目拾遗》,俗称"大发",因其一得沸水,裂皮发胀,几乎充盈了整个杯子,故而得名。胖大海性寒味甘,有两大功能。一是清宣肺气，可以用于风热犯肺所致的急性咽炎、扁桃体炎，比如感冒时身体感到发热，嗓子疼，口干，同时伴有干咳；二是清肠通便，用于上火引起的便秘。急性扁桃体炎，用胖大海3～5枚，开水泡服；风热感冒引起的咽喉燥痛、干咳无痰、声音嘶哑，用胖大海5枚，泡茶饮服。本茶每日1～2次，连服1周。现代研究发现，胖大海能促进小肠蠕动，产生缓和的泻下作用，肠胃不好的人不要长期服用；该药还具有降压作用，因此，血压正常或者血压偏低的人长期服用的话，可能会有血压过低的危险。

六、肿　　瘤

【抗癌茶】

附子姜甘茶

【方源】《伤寒论》。

【组成】 制附子 1.5 g，干姜 3 g，甘草 3 g，红茶 3 g。

【制作】 附子夏秋间采收，经加工炮制后用。干姜冬季采挖。先将附子、干姜、甘草置于 250 ml 水中煎煮至水沸后 30 分钟，再泡茶饮用。冲饮至味淡。

【功效】 回阳救逆。

【适应证】 阳气虚衰所致四肢厥冷、畏寒倦卧、神疲欲寐、下利清谷、腹中冷痛，肺心病、肺炎、中毒性休克、脱水所致的虚脱、血压下降。

【按语】 附子回阳救逆、补火助阳、散寒止痛。干姜味辛性热，通心助阳、祛除里寒，与附子同用，能辅助附子以增强回阳救逆功效，并可减低附子的毒性。甘草缓和药性。附子有毒，反半夏、瓜蒌、贝母、白及、白蔹等。孕妇忌服本茶。

参侧茶

【方源】《中藏经》。

【组成】 人参 3 g，侧柏叶 3 g，花茶 3 g。

【制作】 人参秋季茎叶将枯萎时采挖。侧柏叶全年可采。用 200 ml 开水冲泡后饮用，冲饮至味淡。

【功效】 益气止血。

【适应证】 精神情志及酒色内伤，气血妄行所致吐血、下血、鼻衄。

【按语】 元气是人体最根本之气，人参能大补元气、补气固脱。

侧柏叶用于各种内外出血病证。其性凉味涩，既能凉血止血，又能收敛止血，主要用于血热妄行之证。《本草汇言》："侧柏叶，止流血，去风湿之药也。凡吐血、衄血、崩血、便血，血热流溢于经络者，捣汁服之立止；凡历节风痱周身走注，痛极不能转动者，煮汁饮之即定。"本茶中含人参，凡实证、热证而正气不虚忌服；人参反藜芦，畏五灵脂，恶皂荚。

人参枣茶

【方源】《十药神书》。

【组成】 人参 3 g，红枣 3 枚，红茶 3 g，糖 10 g。

【制作】 人参秋季茎叶将枯萎时采挖。大枣初秋采收。用人参、大枣的煎煮液 300 ml 泡红茶饮用，冲饮至味淡。

【功效】 补气生血。

【适应证】 失血病证。

【按语】 凡大失血、大吐泻及其他一切疾病因元气虚极均可出现体虚欲脱，脉微欲绝之证。人参能大补元气，具有挽救虚脱的功效。红枣即大枣，补中益气、养血安神。大枣起源于中国，在中国已有 4 000 多年的种植历史，自古以来就被列为"五果"（桃、李、梅、杏、枣）之一。大枣富含蛋白质、脂肪、糖类、胡萝卜素、B 族维生素、维生素 C、维生素 P 以及钙、磷、铁和环磷酸腺苷等营养成分。其中维生素 C 的含量在果品中名列前茅。大枣所含有的环磷酸腺苷，是人体细胞能量代谢的必需成分，能够增强肌力、消除疲劳、扩张血管、增加心肌收缩力、改善心肌营养，对防治心血管系统疾病有良好的作用，是脾胃虚弱、气血不足、倦怠无力、失眠多梦等病证患者良好的保健营养品。大枣对慢性肝炎、肝硬化、贫血、过敏性紫癜等病有较好疗效。大枣含有三萜类化合物及环磷酸腺苷，有较强的抗癌、抗过敏作用。糖是人体三大主要营养素之一，是人体热量的主要来源。本茶中含人参，凡实证、热证而正气不虚忌服；人参反藜芦，畏五灵脂，恶皂荚。另外大枣助湿生热，故湿盛脘腹胀满、食积、虫积、痰热咳嗽均忌用。

附子茶

【方源】《本草纲目》。

【组成】 制附子1.5 g，红茶3 g。

【制作】 夏秋间采收，经加工炮制用。先将附子置于200 ml水中煎煮至水沸后30分钟，再泡茶饮用。冲饮至味淡。

【功效】 回阳救逆，散寒除湿。

【适应证】 阴盛格阳、大汗亡阳所致吐利厥逆、心腹冷痛、脾泄冷痢、脚气水肿，阴毒寒疝，中寒中风，风湿麻痹，久漏冷疮，阳痿。

【按语】 附子回阳救逆、补火助阳、散寒止痛。用于阳气衰微欲脱，大汗肢冷，脉微，肾阳虚弱，阳痿尿频，宫寒不孕，脾肾阳虚，脘腹冷痛，便溏腹泻，阳虚水肿，小便不利，风寒湿痹，肢节冷痛。为回阳救逆第一品药。孕妇禁用，不宜与半夏、瓜蒌、天花粉、贝母、白蔹、白及同用。且需要根据个人的详细情况用药，用量适当。须知过犹不及，因附子含有毒性成分乌头碱，主要对心肌、迷走神经、神经末梢有兴奋麻痹作用，中毒症状如舌尖麻木、肢体麻木、蚁走感、头晕、视力模糊、恶心、呕吐等，甚至危及生命。

独参茶

【方源】《景岳全书》。

【组成】 人参10 g，花茶3 g。

【制作】 人参秋季茎叶将枯萎时采挖。用300 ml开水泡茶饮用，或用人参的煎煮液泡茶饮用。

【功效】 大补元气，固脱生津，安神益智。

【适应证】 劳损虚脱，大失血大吐泻之后体虚神衰，眩晕头痛，血汗暴脱，妇女崩漏，高血压，冠心病，心肌营养不良，糖尿病，阳痿。

【按语】 人参，大补元气、复脉固脱、补脾益肺、生津止渴、安神益智。可治疗劳伤虚损、食少、倦怠、反胃吐食、大便滑泄、虚咳喘促、自汗暴脱、惊悸、健忘、眩晕头痛、阳痿、尿频、消渴、妇女崩漏、小儿慢惊及久虚不复，一切气血津液不足之证。人参被人们称为“百草之王”，是闻名遐迩的“东北三宝”（人参、貂皮、鹿茸）之一。人参含多种皂苷和多糖类成分，人参的浸出液可被皮肤缓慢吸收，对皮肤没有任何的不良刺激，能扩张皮肤毛细血管，促进皮肤血液循环，增加皮肤营养，调节皮肤的水油平衡，防止皮肤脱水、硬化、起皱。长期坚持使用含人参的产品，能增强皮肤弹性，使细胞获得新生。同时人参所含活性物质还具有抑制黑色素的还原性能，能使皮肤洁白光滑。它的美容效用数不胜数，是护肤美容的极品。凡实证、热证而正气不虚忌服。人参反藜芦，畏五灵脂，恶皂荚。

干姜茶

【方源】《医学入门》。

【组成】 干姜 10 g，红茶 3 g。

【制作】 干姜，冬季采挖。用干姜的煎煮液 250 ml 泡茶饮用，冲饮至味淡。

【功效】 温中散寒，回阳通脉。

【适应证】 心腹冷痛，肢冷，吐泻，寒饮咳喘，风湿寒痹，阳虚所致吐血、衄血、下血。

【按语】 干姜具温中回阳、温肺化饮之功。能祛脾胃寒邪，助脾胃阳气，凡脾胃寒证，无论是外寒内侵之实证还是阳气不足之虚证均适用。现代药理研究证明，干姜提取物有明显镇痛作用，还能降压、抗炎、抗氧。另外，生姜性温，以温胃为主，有止呕良效，人称“呕家圣药”，兼具温肺之功。生姜虽温但不燥，不会引起喉咙疼，安全性相当高；而干姜则味辛，性热，归脾、胃、肾、心、肺经，其热气能行五脏，不可多用、滥用。阴虚内热、血热妄行者禁服本茶。

郁金木香茶

【方源】《女科方要》。

【组成】 郁金 5 g，木香 3 g，莪术 3 g，丹皮 3 g，花茶 3 g。

【制作】 郁金多于冬季或早春挖取块根，洗净后煮熟晒干。木香、莪术秋季采挖。

【功效】 理气解郁。

【适应证】 妇女情志所伤而致胁肋胀满、月经不调，肝癌，胃癌，食道癌。

【按语】 郁金具活血止痛、行气解郁、凉血清心之功。木香，味辛、苦，归脾、胃、肝、大肠经，芳香行散，可升可降，具有行气止痛、健脾消滞、理气疏肝等功效。莪术能破血祛瘀、行气止痛。丹皮，清热凉血、活血散瘀，对于热入血分，阴虚骨蒸，血滞经闭，痈肿疮毒等均有疗效。该茶用300 ml开水冲泡后饮用，冲饮至味淡。本茶辛温香散，能升能降，通理三焦之气，尤其善行胃肠之气而止痛，兼有健脾消食之功，凡脾胃大肠气滞所致诸证，本茶均为常用之品。气虚、阴虚者禁用。

参桂茶

【方源】 经验方。

【组成】 人参2 g，肉桂4 g，黄芪3 g，甘草3 g，花茶3 g。

【制作】 以上诸味用300 ml开水泡饮，冲饮至味淡。

【功效】 益气温中。

【适应证】 气血素亏，复因劳碌伤气，致腰膝酸沉、肢软气短。

【按语】 人参，大补元气。黄芪，味甘性温，升举阳气。肉桂，味甘辛，性温，温补助火。甘草，补中益气、调和诸药。诸药合用，共奏益气温阳之功。素体亏虚，神疲乏力，面色不荣，言语低微者，常饮服之可改善体质。

蒲黄茶

【方源】 经验方。

【组成】 蒲黄5 g，花茶3 g。

【制作】 蒲黄5—6月采收。用200 ml开水冲泡后饮用，冲饮至味淡。

【功效】 凉血止血，活血消瘀；降压，凝血。

【适应证】 瘀热阻滞的腹痛肿痛，闭经，痛经，疮疡肿毒，吐血，尿血，阴部湿痒。

【按语】 蒲黄止血、化瘀、通淋，用于吐血、衄血、咯血、崩漏、外伤出血、闭经、痛经、脘腹刺痛、跌打肿痛、血淋涩痛、阴下湿痒。蒲黄长于涩敛，止血作用较佳，对各种出血病证均可应用。《本草纲目》："凉血活血，止心腹诸痛。生则能行，熟则能止。"生蒲黄有收缩子宫作用，故孕妇忌服。另外，蒲黄为花粉，需用布包。

党参茶

【方源】 经验方。

【组成】 党参 10 g，花茶 3 g。

【制作】 春秋两季采挖。用 300 ml 开水冲泡后饮用，冲饮至味淡。

【功效】 补中益气，生津；升红细胞，升血糖，降血压。

【适应证】 气血两亏所致体倦无力、食少口渴等。

【按语】 党参味甘性平，归脾、肺经。能补中益气、生津养血，适用于中气不足所致的食少便溏、四肢倦怠等。对虚寒证最为适用，若属热证，则不宜单独应用。党参为中国常用的传统补益药，古代以山西上党地区出产的党参为上品。现代研究发现，党参含多种糖类、酚类、甾醇、挥发油、黄芩素葡萄糖苷、皂苷及微量生物碱，具有增强免疫力、扩张血管、降压、改善微循环、增强造血功能等作用。此外对化疗、放疗引起的白细胞下降有提升作用。党参反藜芦，不宜同用。

芪升茶

【方源】 经验方。

【组成】 黄芪 5 g，升麻 3 g，花茶 3 g。

【制作】 黄芪春秋两季采挖。用 250 ml 开水冲泡后饮用，冲饮至味淡。

【功效】 益气升阳，透邪解毒。

【适应证】 气虚炎症，口腔溃疡，低血压，免疫功能低下，白细胞下降。

【按语】 黄芪归脾、肺经，能补气升阳、益卫固表、托毒生肌、利水退肿。用于治疗气虚乏力，中气下陷，久泻脱肛，便血崩漏，表虚自汗，痈疽难溃，久溃不敛，血虚萎黄，内热消渴，慢性肾炎，蛋白尿，糖尿病等。炙黄芪益气补中，生用固表托疮。现代医学研究表明，黄芪含皂苷、蔗糖、多糖、多种氨基酸、叶酸及硒、锌、铜等多种微量元素，有增强机体免疫功能、保肝、利尿、抗衰老、抗应激、降压和较广泛的抗菌作用。能消除实验性肾炎蛋白尿，增强心肌收缩力，调节血糖含量。黄芪不仅能扩张冠状动脉，改善心肌供血，提高免疫功能，而且能够延缓细胞衰老的进程。升麻性能升散，发表透疹、清热解毒、升阳举陷。可用于热毒所致的多种病证，如牙龈肿痛、口舌生疮等。本品补气升阳，易于助火，又能止汗，故凡表实邪盛、气滞湿阻、食积内停、阴虚阳亢、痈疽初起或溃后热毒尚盛等证,均不宜用。

甘草茶

【方源】 经验方。

【组成】 甘草 5 g,绿茶 3 g。

【制作】 甘草春秋采挖。用 200 ml 开水冲泡后饮用,冲饮至味淡。

【功效】 和中缓急,润肺解毒;镇痛,镇咳,利尿。

【适应证】 脾胃气虚所致腹痛便溏、食少,劳倦发热,肺痿咳嗽,心悸,咽喉肿痛,消化性溃疡,药毒,食物中毒。

【按语】 甘草性平,味甘,归十二经。有解毒、祛痰、止痛、解痉及抗癌等药理作用,能补脾益气、清热解毒、祛痰止咳、缓急止痛、调和诸药。用于脾胃虚弱,倦怠乏力,心悸气短,咳嗽痰多,脘腹、四肢挛急疼痛,痈肿疮毒,缓解药物毒性、烈性。甘草生用主治咽喉肿痛、痈疽疮疡、胃肠道溃疡,以及解药毒、食物中毒等;蜜炙主治脾胃功能减退,大便溏薄,乏力发热以及咳嗽、心悸等。本品味甘,能助湿壅气,令人中满,故湿盛而胸腹胀满及呕吐者忌服;甘草反大戟、芫花、海藻,不宜同用。使用时应注意,久服较大剂量的甘草,易引起水肿。

玄参麦冬茶

【方源】 经验方。

【组成】 玄参、麦冬、山豆根、茅根各 15 g,生地、银花、黄芩、北沙参各 9 g,白毛藤、藕片、白花蛇舌草各 30 g。

【制作】 上药共研细末,加水煎取药液。

【功效】 养阴清热,抗癌。

【适应证】 癌症的辅助治疗。

【按语】 方中玄参、麦冬、生地、沙参等养阴清热,山豆根、白花蛇舌草等均有抗肿瘤功效,可作为治疗肿瘤的辅助药。山豆根,清热解毒、消肿利咽,用于火毒蕴结,咽喉肿痛,齿龈肿痛。白花蛇舌草,清热、利湿、解毒,治肺热喘咳、扁桃体炎、咽喉炎、阑尾炎、痢疾、尿路感染、黄疸、肝炎、盆腔炎、附件炎、痈肿疔疮、毒蛇咬伤、肿瘤,亦可用于消化道癌症。代茶频服,每日 1 剂。孕妇慎用。

羊泉葎草茶

【方源】 经验方。

【组成】 蜀羊泉 30 g,葎草 15 g。

【制作】 制成粗末,煎水代茶频饮。

【功效】 清热解毒。

【适应证】 淋巴结核和肿瘤的防治。

【按语】 《神农本草经》载,蜀羊泉“主头秃恶疮热气”,葎草则有清热、清瘀之功。《救荒本草》谓其“青杞”。《本草》中名“蜀羊泉”,今祥符县西田野中有之。苗高 70 cm 左右,叶似菊叶稍长,花开紫色。子类枸杞子,生青熟红。根如远志,无心有糁。采嫩叶炸熟,水浸去苦味,淘洗净,油盐调食。体虚无湿热者忌用。

绿茶升麻汤

【方源】 经验方。

【组成】 绿茶 5 g,升麻 5～15 g,炙甘草 10 g。

【制作】 先将切碎的升麻加入煮热的蜂蜜后进行焙炒,炒至蜂蜜为升麻所吸收并呈红色时为止,然后将冷却后的蜜升麻和甘草、绿茶一起,用水煎服。

【功效】 抗癌,清热解毒,抗过敏。

【适应证】 癌症,过敏体质。

【按语】 茶叶具有提神清心、清热解暑、消食化痰、去腻减肥、清心除烦、解毒醒酒、生津止渴、降火明目、止痢除湿等作用。升麻,味辛、微甘,性微寒,可发表透疹、清热解毒,用于热毒斑疹、牙龈浮烂恶臭、口舌生疮、咽喉肿痛、疮疡等。炙甘草,味甘性温,偏于补中益气、缓急止痛。诸药合用可疏解肌表风热,补益中气以提高抗病能力,对过敏体质、癌症患者体力低下能有良好改善。日服 1 剂。

绿茶大蒜汤

【方源】 经验方。

【组成】 绿茶 5 g,大蒜头 9～25 g,红糖 25 g。

【制作】 先将大蒜头剥皮捣泥,然后加茶和糖再捣,用开水冲饮温服。

【功效】 抗癌,抗菌消炎,清热解毒。

【适应证】 癌症。

【按语】 现代医学研究证实,大蒜集100多种药用和保健成分于一身,其中含硫挥发物43种,硫化亚磺酸(如大蒜素)酯类13种,氨基酸9种,肽类8种,苷类12种,酶类11种。蒜氨酸即使稀释10万倍仍能在瞬间杀死伤寒杆菌、痢疾杆菌、流感病毒等。蒜素与维生素B_1结合可产生蒜硫胺素,具有消除疲劳、增强体力的奇效。对精液的生成也有作用,可使精子数量大增。大蒜还能促进新陈代谢,降低胆固醇和甘油三酯(三酰甘油)的含量,并有降血压、降血糖的作用,故对高血压、高脂血症、动脉硬化、糖尿病等有一定疗效。大蒜外用可促进皮肤血液循环,去除皮肤的老化角质层,软化皮肤并增强其弹性,还可防日晒,防黑色素沉积,去色斑增白。近年来国内外研究证明,大蒜可阻断亚硝胺类致癌物在体内的合成。它所具有的100多种成分中,有几十种成分都有单独的抗癌作用。日服1剂。

绿茶甘草汤

【方源】 经验方。

【组成】 绿茶5 g,甘草5～10 g。

【制作】 甘草煮汤后冲茶饮。

【功效】 清热解毒。

【适应证】 防治癌症。

【按语】《本草汇言》:"甘草,和中益气,补虚解毒之药也。健脾胃,固中气之虚羸,协阴阳,和不调之营卫。故治劳损内伤,脾气虚弱,元阳不足,肺气衰虚,其甘温平补,效与参、芪并也。"甘草是中药中的一味调和药物,还具有清热解毒的作用。甘草长期服用可出现水肿,故水肿者不可长期服用。

【肺癌】

郁芩茶

【方源】《太平圣惠方》。

【组成】 郁金 5 g，黄芩 3 g，赤芍 3 g，枳壳 3 g，生地 3 g，花茶 3 g。

【制作】 郁金多于冬季或早春挖取块根，洗净后煮熟晒干。黄芩春秋两季采挖。用上药的煎煮液 400 ml 泡茶饮用。

【功效】 清热除湿，疏肝解郁，祛瘀。

【适应证】 湿热郁结胁痛，口苦，烦渴，小便赤灼疼痛，肺癌。

【按语】 郁金活血止痛、行气解郁、凉血清心。现代药理研究表明，黄芩具有抗病原体、抗炎、调节免疫功能、解热、镇静、保肝、利胆等功效。赤芍行瘀止痛、凉血消肿。枳壳行气宽中除胀。气血虚而无瘀滞及阴虚失血者禁服，孕妇慎服。

蒲黛茶

【方源】《简便单方》。

【组成】 蒲黄 5 g，青黛 3 g，花茶 3 g。

【制作】 蒲黄 5—6 月采收。用 250 ml 开水冲泡后饮用，冲饮至味淡。

【功效】 清经止血。

【适应证】 肺热衄血，吐血泻血，经量过多。

【按语】 蒲黄止血、化瘀、通淋，用于吐血、衄血、咯血、崩漏、外伤出血、闭经、痛经、脘腹刺痛、跌打肿痛、血淋湿痛、阴下湿痒。蒲黄长于涩敛，止血作用较佳，对各种出血病证均可应用。《本草纲目》："凉血活血，止心腹诸痛。生则能行，熟则能止。"青黛清热解毒、凉血散肿，可去肝、肺、胃诸经郁热。用于热毒发斑及血热妄行的吐血、咯血、衄血等。蒲黄、青黛布包。

郁桃茶

【方源】 经验方。

【组成】 郁金 5 g，桃仁 3 g，瓜蒌 3 g，花茶 3 g。

【制作】 郁金，冬季或早春挖取块根，洗净后煮熟晒干。桃仁，果实成熟后收集果核，除去果肉及核壳，取出种子，晒干。瓜蒌，秋末果实变为淡黄时采收，阴干。用上药的煎煮液 350 ml 泡茶饮用，冲饮至味淡。

【功效】 解郁通滞。

【适应证】 肠梗阻,便秘,肺癌。

【按语】 郁金具活血止痛、行气解郁、凉血清心之功。桃仁能活血祛瘀、润肠通便、止咳平喘,可治经闭、肠燥便秘等。瓜蒌,清热涤痰、宽胸散结、润燥滑肠。瓜蒌恶干姜,畏牛膝、干漆,反乌头。脾胃虚寒,食少便溏及寒痰、湿痰者慎服。

绿茶银花汤

【方源】 经验方。

【组成】 绿茶1～2 g,金银花10～25 g,甘草5 g。

【制作】 金银花和甘草煮汤后泡茶温服。

【功效】 抗癌,清热解毒。

【适应证】 癌症。

【按语】 金银花自古被誉为清热解毒的良药。其甘寒清热而不伤胃,芳香透达又可祛邪,善清解血毒,用于各种热性病证,如身热、发疹、发斑、热毒疮痈、咽喉肿痛等。《神农本草经》将金银花列为上品,并有"久服轻身"的明确记载;《名医别录》记述了金银花具有治疗"暑热身肿"之功效。日服1剂。注意,脾胃虚寒及气虚疮疡脓清者忌服。

绿茶天冬汤

【方源】 经验方。

【组成】 绿茶5 g,天冬10～15 g,甘草3 g。

【制作】 先用水煮沸天冬和甘草,然后加绿茶再煮沸,温饮。

【功效】 养阴清热,生津润肺,抗癌。

【适应证】 癌症。

【按语】 天冬有增加血细胞、增强网状内皮系统吞噬功能和延长抗体存在时间的作用。《名医别录》载其"去寒热,养肌肤,益气力"。《日华子本草》载其"镇心,润五脏,益皮肤,悦颜色"。能使肌肤艳丽,保持青春活力。日服1剂。注意,饮用本茶期间忌食鲤鱼,寒性病证及泄泻患者忌用本茶。

【食道癌】

二菱茶

【方源】 经验方。

【组成】 菱茎叶、菱角壳各30～60 g,薏苡仁30 g。

【制作】 煎水,代茶频饮。菱茎叶、菱角壳,秋末采集,晒干,生用,亦可用鲜品。薏苡仁,秋季果实成熟后,割取全株,晒干,打下果实,除去外壳及黄褐色外皮,去净杂质,收集种仁,晒干。

【功效】 健胃,止痢,抗癌。

【适应证】 胃溃疡、食道癌及胃癌的辅助治疗。

【按语】 菱角的故乡在中国,关于它的记载始见于汉末《名医别录》。宋代苏颂的《图经本草》赞誉菱角"食之尤美",并说"果中此物最治病"。《齐民要术》中说菱能"安神强志,除百病,益精气"。《食疗本草》说它"有消渴、醒酒、通乳、利尿之功效"。近代研究证实,菱角有抗癌强体的功效。《本草纲目》谓其:"嫩时剥食甘美,老则蒸煮食之,野人曝干,剁米为饭为粥,为糕为果,皆可渡荒歉。盖泽农有利之物也。"据《中药大辞典》归纳,菱肉可治"一切腰腿筋骨疼痛,周身四肢不仁,风湿入窍之症"和"醒脾、解酒、缓中";菱叶可以"擦小儿走马疳、小儿头疮和增加视力";菱壳治"泄泻、脱肛、痔疮、痈肿、黄水疮、天疱疮";菱茎治"胃溃疡"及"多发性疣赘";菱粉可"补脾胃、强脚膝,健力益气,行水,解毒"。这些虽然未用于中医方剂,但是多见于民间偏方、验方、秘方,有些是很有效的。脾胃虚弱者及孕妇忌用。

绿茶菱角汤

【方源】 经验方。

【组成】 绿茶0.5 g,菱角60 g,薏米30 g。

【制作】 先将菱角、薏米煎汤,然后泡茶饮服。

【功效】 抗癌,益气健脾。

【适应证】 食管癌,胃癌,子宫癌。

【按语】 菱角含有丰富的淀粉、蛋白质、葡萄糖、不饱和脂肪酸及维生素 B_1、维生素 B_2、维生素 C 等多种维生素，胡萝卜素及钙、磷、铁等微量元素。古人认为多吃菱角可以补五脏、除百病，且可轻身。所谓轻身，就是有减肥健美作用，因为菱角不含使人发胖的脂肪。《本草纲目》中说：菱角能补脾胃，强股膝，健力益气，菱粉粥有益胃肠，可解内热，老年人常食有益。据近代药理实验报道，菱角具有一定的抗癌作用。菱角进食过多易损伤脾胃，宜煮熟吃。本茶日服 1 剂，一般人群均可食用。

【胃癌】

四君子茶

【方源】 《太平惠民和剂局方》。

【组成】 人参 3 g，白术 3 g，茯苓 3 g，甘草 3 g，花茶 3 g。

【制作】 人参秋季茎叶将枯萎时采挖。白术农历十月采收。用前四味药的煎煮液 350 ml 泡茶饮用，冲饮至味淡。

【功效】 补脾益气。

【适应证】 脾胃气虚，症见面色㿠白、食少便溏、四肢无力、精神倦怠等。

【按语】 人参大补元气、补脾益肺、生津止渴，用于脾气不足。脾胃为后天之本、生化之源，脾气不足，生化无力，则可出现倦怠无力、食欲不振、上腹痞满、呕吐泄泻等。白术补气健脾、燥湿利水，用于脾气虚弱，运化失常所致的病证。白术为补气健脾的要药。茯苓能健脾，与白术、甘草同用，用于脾虚证。甘草补脾益气，与人参、白术、茯苓同用，补气健脾。本茶中含人参，凡实证、热证而正气不虚忌服。人参反藜芦，畏五灵脂，恶皂荚。

参甘茶

【方源】 经验方。

【组成】 人参 3 g，甘草 3 g，花茶 3 g。

【制作】 人参秋季茎叶将枯萎时采挖。甘草春秋采挖。用

200 ml 开水冲泡后饮用，冲泡至味淡。

【功效】 大补元气，生津。

【适应证】 脾胃气虚，精神欠佳，伤神耗气，暑热伤津耗气。

【按语】 人参大补元气、补脾益肺、生津止渴，用于脾气不足和气虚欲脱。人参能益气生津止渴，适用于热病气津两伤，身热而渴，汗多，脉大无力等。同时人参大补元气，凡失血、吐泻及一切疾病因元气虚脱出现体虚之证，人参均可挽救虚脱。甘草补脾益气、润肺止咳，用于脾胃虚弱，中气不足，气短乏力，食少便溏。与人参相伍，更能益气健脾。本茶含人参，实证、热证而正气不虚忌服。人参反藜芦，畏五灵脂，恶皂荚。甘草反大戟、芫花、海藻。久服较大剂量甘草，易引起水肿，使用时应注意。

黄芪山药茶

【方源】 经验方。

【组成】 黄芪 5 g，山药 5 g，花茶 3 g。

【制作】 黄芪春秋两季采挖。以上三味用 250 ml 开水冲泡后饮用，冲饮至味淡。

【功效】 补气益阴。

【适应证】 脾胃气弱诸症，糖尿病，慢性肠炎，慢性胃及十二指肠溃疡。

【按语】 黄芪味甘性微温，归脾、肺经，能补气升阳、益卫固表、托毒生肌、利水退肿。用于治疗气虚乏力，中气下陷，久泻脱肛，便血崩漏，表虚自汗，痈疽难溃，久溃不敛，血虚萎黄，内热消渴，慢性肾炎，蛋白尿，糖尿病等。炙黄芪益气补中，生用固表托疮。现代医学研究表明，黄芪含皂苷、蔗糖、多糖、多种氨基酸、叶酸及硒、锌、铜等多种微量元素，有增强机体免疫功能、保肝、利尿、抗衰老、抗应激、降压和较广泛的抗菌作用。能消除实验性肾炎蛋白尿，增强心肌收缩力，调节血糖含量。黄芪不仅能扩张冠状动脉，改善心肌供血，提高免疫功能，而且能够延缓细胞衰老的进程。山药益气养阴、补脾肺肾。既补脾气，又益脾阴，且兼涩性，能止泻，同时能补肾固涩。本茶补气升阳，易于助火，又能止汗，故凡表实邪盛、气滞湿阻、食积内停、阴虚阳亢、痈疽初起或溃后热毒尚盛等证，均不宜用。

红茶猕猴桃汤

【方源】 经验方。

【组成】 红茶1～3 g，猕猴桃50～100 g，大枣25 g。

【制作】 先将猕猴桃、大枣煎汤，然后加红茶再煮。

【功效】 健脾，抗癌。

【适应证】 最适用于胃癌及维生素C缺乏症。

【按语】 猕猴桃，调中理气、生津润燥、解热除烦。可生食，或去皮后和蜂蜜煎汤服。用于消化不良，食欲不振，呕吐，烧烫伤。可用本品绞汁，加生姜汁服。红茶猕猴桃汤，可温饮，日服1剂。猕猴桃的维生素C含量较高，不能和牛奶同时食用。由乙型肝炎演变为肝癌者可加鲜田基黄60 g；患喉癌，声嘶，口干者可加鲜草莓60 g，去红茶，改用绿茶2 g。早在公元前成书的《诗经》中就有了猕猴桃的记载。李时珍在《本草纲目》中描绘猕猴桃的形、色时说："其形如梨，其色如桃，而猕猴喜食，故有诸名。"唐慎微在《证类本草》上说它："味甘酸，生山谷，藤生着树，叶圆有毛，其果形似鸭鹅卵大，其皮褐色，经霜始甘美可食。"这种酸中泛甜，芳香怡人，营养丰富的果实，竟被埋没了几千年，人类真正了解和利用它也不过百余年的历史，长期以来一直是猴子的"仙果"美食。煎汤服用。猕猴桃性寒，脾胃虚弱者不宜久服。

绿茶白术汤

【方源】 经验方。

【组成】 用绿茶1～3 g，白术9～15 g，甘草3 g。

【制作】 白术、甘草煎汤后泡茶温服。

【功效】 抗癌，健脾燥湿。

【适应证】 癌症，脾虚食少，腹胀泄泻等。

【按语】 消化不良者可去绿茶改为红茶，生甘草改为炙甘草，另加生姜5 g；气虚自汗者可加黄芪15 g，浮小麦25 g；水肿者可加姜皮、茯苓皮各5～10 g。白术，《神农本草经》记载："气味甘温，无毒，治风寒湿痹、死肌、痉、疸，止汗、除热、消食。”阴虚燥渴、气滞胀闷者忌服。

绿茶茯苓汤

【方源】 经验方。

【组成】 绿茶1～2 g，茯苓5～10 g，蜂蜜25 g。

【制作】 先将茯苓研末后煎汤，边煮边搅，免其结底，待煮沸后，加入绿茶、蜂蜜泡饮。

【功效】 抗癌，健脾胃，利尿消肿。

【适应证】 癌症，脾胃虚弱所致的水肿等。

【按语】 古人称茯苓为“四时神药”，因为它功效非常广泛，不分四季，将它与各种药物配伍，不管寒、温、风、湿诸疾，都能发挥其独特功效。茯苓味甘、淡，性平，入药具有利水渗湿、益脾和胃、宁心安神之功用。现代医学研究证实茯苓能增强机体免疫功能，茯苓多糖有明显的抗肿瘤及保肝脏作用。本茶日服1剂。阴虚而无湿热、虚寒滑精、气虚下陷者慎服。

绿茶白花蛇舌草汤

【方源】 经验方。

【组成】 绿茶3 g，甘草10 g，白花蛇舌草100 g(或鲜品250 g)。

【制作】 先将甘草、白花蛇舌草用水浸透，然后用文火煎汤，冲茶饮服。

【功效】 抗癌，清热解毒。

【适应证】 癌症，咽喉肿痛，肠痈，疖肿疮疡，毒蛇咬伤等。

【按语】 白花蛇舌草为全草类药用植物，具有清热解毒、利尿消肿、活血止痛等功效，近年医学研究又证实其具有抗癌、清热解毒等功效。本茶不宜用于阳虚寒盛患者。

【膀胱癌】

绿茶猪苓汤

【方源】 经验方。

【组成】 绿茶 1～2 g，猪苓 10～25 g，甘草 5 g。

【制作】 先将猪苓捣碎，与甘草加水煮沸，再加绿茶冲泡饮服。

【功效】 抗癌，利尿消肿。

【适应证】 癌症，小便不利，水肿等。

【按语】 《本草求真》载："猪苓，凡四苓、五苓等方，并皆用此，性虽有类泽泻，同入膀胱肾经，解热除湿，行窍利水，然水消则脾必燥，水尽则气必走。"猪苓利水渗湿，治小便不利、水肿、泄泻、淋浊、带下。它不仅具有利尿和抗菌作用，经研究发现还有抗癌作用。日服 1 剂。不宜久服，久服必损肾气。

绿茶石韦汤

【方源】 经验方。

【组成】 用绿茶 1～3 g，石韦 5～15 g，冰糖 25 g。

【制作】 先用水将石韦煮沸，然后加绿茶和冰糖再煮沸，需温服。

【功效】 清热解毒，利湿通淋。

【适应证】 癌症，肾炎，泌尿系感染，水肿，慢性气管炎等。

【按语】 石韦，《本草纲目》载其"主崩漏，金疮，清肺气"，有镇咳、祛痰、平喘、利水通淋、清肺泄热的作用。阴虚及无湿热者忌服。

葵髓茶

【方源】 经验方。

【组成】 向日葵杆内髓芯 30 g。

【制作】 煎水代茶频饮。

【功效】 抗癌，利尿通淋。

【适应证】 癌症的辅助治疗。

【按语】 向日葵一身是药，其种子、花盘、茎叶、茎髓、根、花等均可入药。种子油可作为软膏的基础药，茎髓为利尿消炎剂，叶与花瓣可作为苦味健胃剂，果盘（花托）有降血压作用，茎髓可健脾利湿止带。向日葵茎内白髓适量，水煎服，可治疗白带清稀，腰膝酸软。向日葵茎髓 20 g，灯心草、竹叶、通草各 5 g，水煎服，可治疗淋证、前列腺炎，可辅助治癌症。无湿邪者不宜多用。

【乳腺癌】

红茶麦芽汤

【方源】 经验方。

【组成】 红茶 1 g，麦芽 25～30 g（或用谷芽）。

【制作】 先将麦芽煮沸，然后加红茶再煮，温服；或先将麦芽炒黄、研末，然后和红茶一起煮服。

【功效】 健胃消食，下气，回乳。

【适应证】 乳房胀滞。

【按语】 麦芽，消食、和中、下气。治食积不消，脘腹胀满，食欲不振，呕吐泄泻，乳胀不消。《日华子本草》载其“温中，下气，开胃，止霍乱，除烦，消痰，破百结，能催生落胎”。麦芽与红茶相配，能健胃、回乳。煎汤服用，日服 1 剂。哺乳期妇女不宜服用。

绿茶蒲公英汤

【方源】 经验方。

【组成】 绿茶 5 g，蒲公英 15～25 g，甘草 3 g，蜂蜜 15 g。

【制作】 先加水将蒲公英、甘草煮沸，然后去渣冲绿茶、蜂蜜温饮。

【功效】 清热解毒，消痈散结，抗癌。

【适应证】 癌症，胃炎，乳腺炎，乳痈。

【按语】 据《本草纲目》记载，蒲公英性平味甘微苦，有清热解毒、消肿散结及催乳作用，对治疗乳腺炎十分有效。无论煎汁口服，还是捣泥外敷，皆有效验。此外，蒲公英还有利尿、缓泻、退黄疸、利胆等功效，被广泛应用于临床。尿黄赤者可加白茅根 30 g，急性结膜炎者可加菊花 15 g，胃炎及消化性溃疡患者可加赤芍 15 g。本茶日服 1 剂。阳虚外寒、脾胃虚弱者忌用。

【白血病】

参升茶

【方源】 经验方。

【组成】 人参 3 g,升麻 3 g,黄芪 3 g,花茶 3 g。

【制作】 人参秋季茎叶将枯萎时采挖。用 250 ml 开水冲泡后饮用,或用上药的煎煮液泡茶饮用。

【功效】 补气升阳,托透邪毒。

【适应证】 白细胞减少,气虚低热所致顽固性口腔溃疡久不愈合,直肠癌,乙状结肠癌,低血压,眩晕,崩漏,尿毒症。

【按语】 人参大补元气、补脾益肺、生津止渴、安神增智,用于劳伤虚损、食少、倦怠、反胃吐食、大便滑泄、虚咳喘促、自汗暴脱、惊悸、健忘、眩晕头痛、阳痿、尿频、消渴、妇女崩漏、小儿慢惊及久虚不复,一切气血津液不足之病证。古代人参的雅称为黄精、地精、神草,是驰名中外、老幼皆知的名贵药材。黄芪补气升阳、益卫固表、托毒生肌、利水退肿。黄芪用于脾肺气虚或中气下陷之证。升麻,升阳举陷,用于中气虚弱或气虚下陷之证。脾为生化之源,肺主一身之气。白细胞减少,气虚低热所致顽固性口腔溃疡久不愈合,直肠癌,乙状结肠癌,低血压,眩晕,崩漏等均有气虚之证。本茶含人参,实证、热证而正气不虚忌服。人参反藜芦,畏五灵脂,恶皂荚。黄芪补气升阳,易于助火,又可止汗,故凡表实邪盛、气滞湿阻、食积内停、阴虚阳亢、痈疽初起或溃后热毒尚盛等证,均不宜用。

竹茅茶

【方源】 经验方。

【组成】 淡竹叶、白茅根各 10 g。

【制作】 淡竹叶,5—6 月未开花时采收,切除须根,晒干。白茅根,春秋采挖,除去地上部分及泥土,洗净、晒干后,揉去须根及膜质叶鞘。淡竹叶、白茅根各 10 g,制成粗末,一同放入保温杯中,沸水冲泡代茶饮,加盖闷 30 分钟。

【功效】 清热利尿，凉血止血。

【适应证】 白血病，尿血明显者。

【按语】 淡竹叶，清心火、除烦热、利小便。治热病口渴，心烦，小便赤涩，淋浊，口糜舌疮，牙龈肿痛。《本草纲目》谓其“去烦热，利小便，清心”。白茅根，凉血、止血、清热、利尿。治热病烦渴，吐血，衄血，肺热喘急，胃热哕逆，淋病，小便不利，水肿，黄疸。《神农本草经》谓其“主劳伤虚羸，补中益气，除瘀血、血闭寒热，利小便”。两药相配，对于白血病、尿血者有治疗作用。脾胃虚寒，溲多不渴者忌服。

绿茶赤芍汤

【方源】 经验方。

【组成】 绿茶1～2 g，赤芍9～15 g，甘草5 g。

【制作】 先将赤芍、甘草煎汤，然后泡茶温服。

【功效】 抗癌，凉血祛瘀，消肿止痛。

【适应证】 白血病，脾气虚，胃癌腹痛等。

【按语】 赤芍，《神农本草经》：“主邪气腹痛，除血痹，破坚积，寒热疝瘕，止痛，利小便，益气。”白血病、脾气虚者可加党参15 g，大枣25 g，黄芪15 g；胃癌腹痛者可加白芍15～25 g，香附25 g，甘草5 g改为10 g。本茶日服1剂。无瘀血患者慎服。

红茶花生衣汤

【方源】 经验方。

【组成】 红茶1～2 g，花生衣5～10 g，大枣25 g。

【制作】 先将剖开的大枣和花生衣一起加水煎汤，然后泡茶饮。

【功效】 收敛止血。

【适应证】 血证，如再生障碍性贫血和出血。

【按语】 花生衣，止血、散瘀、消肿。用于血友病，类血友病，原发性及继发性血小板减少性紫癜，肝病出血，术后出血，癌肿出血，胃、肠、肺、子宫等出血。代茶饮，日服1剂，1月为1疗程。

花生衣红枣茶

【方源】《实用食疗方精选》。

【组成】 花生米(连衣)60～90 g，大枣30～50 g。

【制作】 先将花生米在温水中浸泡半小时，取皮，晒干备用。大枣洗净后温水泡开去核，酌加清水煎煮半小时后拣去花生衣，加适量红糖，分次饮汁并吃枣。

【功效】 补血止血。

【适应证】 血小板减少性紫癜及各种出血后贫血，肿瘤患者经放疗、化疗后血小板及粒细胞减少。

【按语】 方中主药花生衣为落花生的红色种皮，是近代发现的止血新药。最初发现口服花生米能缓解血友病患者的出血症状，后来知道，不仅对 A 型患者(缺乏Ⅷ因子)有效，而且对 B 型患者(缺乏Ⅸ因子)更有效，对某些其他出血疾病患者亦有止血作用，但对严重出血，其效果不佳。研究认为，花生衣能对抗纤维蛋白的溶解，能促进骨髓制造血小板，并改善血小板质量，缩短出血时间，加强毛细血管的收缩功能，改善凝血因子的缺陷等。对血小板减少性紫癜、血友病、先天性遗传性毛细血管扩张出血等不但有止血作用，而且对原发病亦有一定的治疗作用。大枣能养血、补益脾胃，可增强机体对血液的生成和固摄能力。红糖为补中活血之品。方中三物同用，共收养血补虚、收敛止血之效。每日 1 剂，连服 10～15 日。凡有湿痰、积滞、齿病、虫病者，均不宜饮用此茶。

七、骨折外伤

烫伤茶

【方源】《四科简效方》。

【组成】泡过的茶叶。

【制作】将泡过的茶叶用坛盛正朝北地上，用砖盖好，愈陈愈好。

【功效】清热解毒，消肿止痛。

【适应证】外伤，烫伤。

【按语】此茶能清热解毒，消肿止痛。如有外伤、烫伤，不论已溃未溃，搽之即愈。

桃仁茶

【方源】经验方。

【组成】桃仁 5 g，花茶 3 g。

【制作】桃仁 7—9 月摘收。用桃仁的煎煮液 150 ml 泡茶饮用。

【功效】破血行瘀，润燥滑肠。

【适应证】瘀血肿痛，跌打损伤，风痹肿痛。

【按语】桃仁活血祛瘀、润肠通便、止咳平喘，用于闭经、痛经、癥瘕痞块、跌仆损伤、肠燥便秘。《本草经疏》："夫血者阴也，有形者也，周流夫一身者也，一有凝滞则为癥瘕，瘀血血闭，或妇人月水不通，或击扑损伤积血，及心下宿血坚痛，皆从足厥阴受病，以其为藏血之脏也。桃仁苦能泄滞，辛能散结，甘温通行而缓肝，故主如上诸证也。心下宿血去则气自下，咳逆自止。味苦而辛，故又能杀小虫也。桃仁性善破血，散而不收，泻而无补，过用之，及用之不得其当，能使血下不止，损伤真阴。"孕妇忌服。

乌威茶

【方源】经验方。

【组成】 乌药 3 g，威灵仙 1 g，花茶 3 g。

【制作】 乌药全年可采挖。威灵仙秋季采挖。用 200 ml 开水泡饮，冲饮至味淡。

【功效】 散寒通经，舒筋活络。

【适应证】 跌打损伤，背部伤尤宜。

【按语】 乌药味辛，性温，归肺、脾、肾、膀胱经。乌药辛开温散，善于疏通气机，能行气止痛、温肾散寒，用于寒郁气滞所致的胁痛、脘腹胀、寒疝腹痛及痛经等。威灵仙性善走，能通经络、祛风湿、消痰水，止痛作用强。本品辛散走窜，久服易伤正气，气血虚弱，无风寒湿邪者慎服。

三七茶

【方源】 经验方。

【组成】 三七 5 g，花茶 3 g。

【制作】 采收栽培 3 年以上的植株。8 月上旬立秋前后采挖的春三七，质较好。冬季 11 月采挖的为冬三七，质较差。用三七的煎煮液 250 ml 泡茶饮用，冲饮至味淡。

【功效】 散瘀止血，消肿定痛。

【适应证】 跌打损伤瘀血肿块，吐血，咳血，衄血，便血，崩漏，癥瘕，产后血晕、恶露不下，心绞痛，小肠炎症。

【按语】 三七化瘀止血、活血定痛，用于人体各种出血病证及跌打损伤、瘀滞肿痛。明代著名的药学家李时珍称其为“金不换”。三七是中药材中的一颗明珠，清代药学著作《本草纲目拾遗》中记载：“人参补气第一，三七补血第一，味同而功亦等，故称人参三七，为中药中之最珍贵者。”扬名中外的中成药“云南白药”和“片仔癀”，即以三七为主要原料制成。现代医学研究表明，三七能扩张血管，降低血压，改善微循环，增加血流量，预防和治疗心脑组织缺血、缺氧，促进蛋白质、核糖核酸（RNA）、脱氧核糖核酸（DNA）合成，强身健体；双向调节中枢神经，提高脑力，增强学习和记忆能力；增强机体免疫功能，抗肿瘤；保肝、抗炎；延缓衰老；双向调节血糖，降低血脂、胆固醇，抑制动脉硬化等。适宜于心脑血管疾病患者，高血压、高脂血症及贫血人群，各类血证患者，体质虚弱、免疫力低下人群，妇女经期前后，生活节奏快的白领人士，应酬多、经常饮酒的人士。但孕妇和儿童禁用本茶。

红花茶

【方源】 经验方。

【组成】 红花 3 g，花茶 3 g。

【制作】 红花夏季开花，花色由黄转为鲜红时采摘。用 150 ml 开水冲泡后饮用，冲饮至味淡。

【功效】 活血通经，祛瘀止痛；降血压。

【适应证】 瘀血作痛，跌打损伤皮下充血肿胀，产后恶露不尽，闭经，冠心病。

【按语】 红花入心、肝血分，秉辛散温通之性，能活血祛瘀、通调经脉。用于痛经、血滞经闭、产后瘀阻腹痛、跌打损伤瘀痛、关节疼痛等。现代医学研究表明，红花有轻度兴奋心脏、降低冠脉阻力、增加冠脉流量和心肌营养性血流量的作用，能延长血栓形成时间。广泛应用于临床各科多种瘀血阻滞为患或血行不畅之证。孕妇忌用。

月季红糖茶

【方源】 经验方。

【组成】 红茶 3 g，月季花 6 g，红糖 30 g。

【制作】 三味加水 300 ml，煮沸 5 分钟，晾温。

【功效】 消肿止痛。

【适应证】 跌打损伤，血瘀肿痛。

【按语】 红茶有清热解毒的功效，现代药理研究发现红茶中的多酚类化合物具有消炎的效果，再经由实验发现，儿茶素类能与单细胞的细菌结合，使细菌蛋白质凝固沉淀，借此抑制和消灭病原菌。所以细菌性痢疾及食物中毒患者喝红茶颇有益，民间也常用浓茶涂伤口、褥疮和外用治足癣。月季味甘、性温，入肝经，有活血调经、消肿解毒之功效。红糖甘甜，温润，无毒，有补血、破瘀的作用。此茶对于跌打外伤有很好疗效，每日 1 剂，分 3 次饭后温服。糖尿病患者忌服。

杜鹃花茶

【方源】 经验方。

【组成】 杜鹃花 2 g,白芷 3 g,绿茶 3 g。

【制作】 用开水冲泡后饮用。

【功效】 活血调经,祛风止痛。

【适应证】 跌打瘀肿,外伤出血,皮肤疥疮,肿毒等。

【按语】 杜鹃花又叫映山红,味苦、涩,性凉,功能祛瘀消肿、解毒、止血。主治跌打瘀肿、外伤出血、皮肤疥疮、肿毒。本品多外用,取新鲜根、叶适量,捣敷,或煎水外洗。内服要注意,黄色杜鹃的植株和花内均含有毒素,误食后会引起中毒;白色杜鹃的花中含有四环二萜类毒素,中毒后会引起呕吐、呼吸困难、四肢麻木等。

映山红素有"木本花卉之王"的美称,古今中外的文人墨客创作了许多赞诵映山红的诗文。如宋代杨万里的一首"何须名苑看春风,一路山花不负侬。日日锦江呈锦样,清溪倒照映山红。"颂扬了映山红质朴、顽强的生命力。

细茶叶

【方源】 经验方。

【组成】 细茶叶适量。

【制作】 沸水冲泡取汁。

【功效】 解毒,疗疮治瘘。

【适应证】 毛虫螫伤发作,坚硬如肉痘,蜂螫伤,蜈蚣咬伤。

【按语】 绿茶具有解毒、疗疮治瘘的功效。《本草纲目》记载绿茶治"痘疮作痒,房中宜烧茶烟恒熏之"。将所取的茶汁洗搽患处,每日数次,连续数日,以愈为度。

桃茎白茶

【方源】 经验方。

【组成】 桃茎白皮 30 g,茶叶适量。

【制作】 将桃茎白皮和茶叶用水煎。

【功效】 排毒消肿。

【适应证】 被狂犬咬伤初期,咬伤部位有隐痛感。

【按语】 桃茎白皮为蔷薇科植物桃或山桃去掉栓皮的树皮。其味苦，性平，无毒，有杀诸疮虫的作用。被狂犬咬伤初期者宜常饮此茶。

蛇咬伤茶

【方源】 经验方。

【组成】 东风菜根 300 g，浓茶汁 100 g。

【制作】 将东风菜根洗净，捣取原汁，冲入浓茶。

【功效】 清热解毒，疏风行气，活血止痛。

【适应证】 蛇咬伤应急辅助治疗。

【按语】 东风菜根味辛，性温，有疏风、行气、活血、止痛的功效。主治骨节疼痛，跌打损伤，且能治疗毒蛇咬伤。将冲好的浓茶服下，再将药渣敷伤口周围，每日 1 次。

伤浓茶剂

【方源】 经验方。

【组成】 茶叶适量。

【制作】 茶叶加水煮成浓汁，快速冷却。

【功效】 消肿止痛，防止感染。

【适应证】 外伤，肿痛。

【按语】 绿茶有清热解毒、消肿止痛的功用。此茶使用方法为将烫伤肢体浸于茶汁中，或将浓茶汁涂于烫伤部位。

杨梅鲜根茶油方

【方源】 经验方。

【组成】 杨梅鲜根适量，茶油适量。

【制作】 前味炒至焦黑存性，研细末，加茶油和匀。

【功效】 止血，化瘀。

【适应证】 烧伤，烫伤。

【按语】 杨梅鲜根，味辛，性温，有理气、止血、化瘀的功效，能治疗外伤出血、跌打损伤、烫火伤等。茶油为野山茶果提炼而成的食用油。相传元末，朱元璋被陈友谅军队追杀到建昌（今属江西）的一片油茶林，正在油茶林中采摘的老农见此状况，急中生智，把朱元璋装扮成采摘油茶果的农夫，幸免一劫。朱元璋亲切地称老农为救命“老表”。老表见朱元璋遍体是伤，用茶油帮他涂上。不几天朱元璋就觉得身上的伤口愈合，红肿渐消，于是他高兴地称此油茶果是“上天赐给大地的人间奇果”。后来他在老表家休养一段时间，便秘又有好转，得知这是每天吃茶油的缘故。从此。朱元璋与茶油结下了不解之缘。朱元璋统一天下后，将江西茶油封为“皇宫御膳用油”。茶油能治疗烧烫伤、破皮、刀伤，涂即止疼，不去皮，不起水疱。如有外伤、烫伤，将此茶涂患处，每日数次，连续数日，以愈为度。

桃树皮茶油方

【方源】 经验方。

【组成】 桃树皮、茶油适量。

【制作】 桃树皮烧炭存性，研末。

【功效】 清热解毒，止血消肿。

【适应证】 烫火伤。

【按语】 桃树皮味苦，性平，无毒，有清热解毒的功效。桃树皮炒炭存性，不仅能清热解毒，还能止血。每用此药，将桃树皮烧炭末调茶油敷患处。

干茶渣

【方源】 经验方。

【组成】 干茶渣适量。

【制作】 将干茶渣焙至微黄。

【功效】 止血消炎。

【适应证】 外伤出血。

【按语】 绿茶有清热解毒、消炎消肿的功用，茶渣焙过更有止血的功效。使用时将茶渣撒敷伤口上即可。

苦参明矾茶

【方源】 经验方。

【组成】 绿茶 25 g，苦参 150 g，明矾 50 g。

【制作】 明矾研末备用。

【功效】 清热燥湿，解毒杀虫。

【适应证】 伤口化脓性感染。

【按语】 苦参味苦，性寒，有清热燥湿、祛风杀虫的功效，可治疗湿毒疮疡等。明矾性寒味酸涩，具有较强的收敛作用，中医认为明矾具有解毒杀虫、燥湿止痒、止血止泻、清热消痰的功效。现代研究表明，明矾还有抗菌作用。明矾末与前两味加水 1 500 ml，煮沸 15 分钟，温洗患处。洗后药液可留用，再煮 15 分钟后再洗，日用 1 剂。

芭蕉花茶

【方源】 经验方。

【组成】 芭蕉花 2 g，川贝母 2 g，花茶 3 g。

【制作】 用川贝母的煎煮液泡芭蕉花、花茶饮用。

【功效】 化痰软坚，祛瘀通经。

【适应证】 热病，痈肿热毒，烫伤等。

【按语】 芭蕉花及叶味甘淡，性寒。芭蕉叶预防瘟疫已有几千年的历史。现代药理研究表明，芭蕉叶是一种广谱抗菌抗病毒的药物，对多种病毒和细菌都有抑制和杀灭作用，对呼吸系统疾病有一定的防治作用。其功能清热、利尿、解毒。可治热病、中暑、脚气、痈肿热毒、烫伤等。川贝母味苦、甘，性微寒，清热润肺、化痰止咳。两药合用后能化痰软坚，祛瘀通经。